TRATAMENTO DA PERIMENOPAUSA

TRATAMENTO DA PERIMENOPAUSA

PERCURSOS PRÁTICOS EM OBSTETRÍCIA E GINECOLOGIA

James H. Liu, MD
Arthur H. Bill Professor
Chair, Department of Reproductive Biology
Case School of Medicine
Chair, Department of Obstetrics and Gynecology
University MacDonald Women's Hospital
Cleveland, Ohio

Margery L. S. Gass, MD
Professor, Clinical Obstetrics and Gynecology
Department of Obstetrics and Gynecology
University of Cincinnati College of Medicine
Cincinnati, Ohio

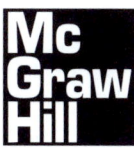

Rio de Janeiro São Paulo Lisboa Chicago Cidade do México Cingapura Londres Madrid Milão Nova Delhi
Nova York San Francisco San Juan Seoul Sydney Toronto

Nota

A medicina é uma ciência em constante evolução. À medida que novas pesquisas e a experiência clínica ampliam o nosso conhecimento, são necessárias modificações no tratamento e na farmacoterapia. Os editores desta obra consultaram as fontes consideradas confiáveis, num esforço para oferecer informações completas e, geralmente, de acordo com os padrões aceitos à época da publicação. Entretanto, em vista da possibilidade de falha humana ou de alterações nas ciências médicas, nem os editores nem qualquer outra pessoa envolvida na preparação ou publicação deste trabalho garantem que as informações aqui contidas sejam, em todos os aspectos, exatas ou completas. Os leitores devem confirmar estas informações com outras fontes. Por exemplo, e em particular, os leitores são aconselhados a conferir a bula de qualquer medicamento que pretendam administrar, para se certificar de que a informação contida neste livro está correta e de que não houve alterações na dose recomendada nem nas contra-indicações para o seu uso. Esta recomendação é particularmente importante em relação a medicamentos novos ou raramente usados.

Tratamento da Perimenopausa

Primeira edição
ISBN: 978-85-7726-014-0

A reprodução total ou parcial deste volume por quaisquer formas ou meios, sem o consentimento escrito da editora, é ilegal e configura apropriação indevida dos direitos intelectuais e patrimoniais dos autores.

Todos os direitos desta primeira edição em português estão reservados.
Copyright © 2007 by
McGraw-Hill Interamericana Editores, S.A. de C.V.
Prol. Paseo de la Reforma 1015 Torre A Piso 17
Col. Desarrollo Santa Fe, Delegación Álvaro Obregón
México 01376, D.F., México
Copyright © 2007 by
McGraw-Hill Interamericana do Brasil Ltda.
Rua da Assembléia, 10 / 2319
20011-000 Centro Rio de Janeiro RJ

Tradução da primeira edição em inglês de
Management of the Perimenopause
ISBN: 0-0-142281-1
Copyright © 2006 by
The McGraw-Hill Companies, Inc.

Dados Internacionais de Catalogação na Publicação (CIP)
(Câmara Brasileira do Livro, SP, Brasil)

Diretor geral
Adilson Pereira

Supervisora de produção
Guacira Simonelli

Editoração eletrônica e capa
Wladimir Melo – WM Design

Assistente de Design
Victor Mauricio Bello

Revisão de redação
Luzia Ferreira

Revisões tipográficas
Carla Romanelli, Jussara Luz da Hora, Graça Rozentul, Solange Cunha

Assistente editorial
Carolina Leocadio

Este livro foi impresso em Melior em corpo 10,5. A editora desta versão em português foi Sandra Barreto de Carvalho.

Impressão e Acabamento
Gráfica Bandeirantes

Liu, James H.
  Tratamento da perimenopausa: percursos práticos em obstetrícia e ginecologia / James H. Liu, Margery L. S. Gass. -- São Paulo: McGraw-Hill, 2007.

  Título original: Management of perimenopause
  Vários tradutores.
  Bibliografia.
  ISBN 978-85-7726-014-0

  1. Dislipidemias - Complicações 2. Doenças genitais femininas - Complicações 3. Doenças genitais femininas - Tratamento 4. Menopausa 5. Perimenopausa 6. Reposição hormonal - Terapia
  I. Gass, Margery L. S. II. Título.

07-3756
CDD-618.17506
NLM-WP 580

Índices para catálogo sistemático:
1. Perimenopausa: Tratamento: Ginecologia: Medicina 618.17506

A McGraw-Hill tem forte compromisso com a qualidade e procura manter laços estreitos com seus leitores. Nosso principal objetivo é oferecer obras de qualidade a preços justos, e um dos caminhos para atingir essa meta é ouvir os leitores. Portanto, se você tem dúvidas, críticas ou sugestões, entre em contato conosco e nos ajude a aprimorar o nosso trabalho. Teremos prazer em conversar com você.
Em Portugal use o endereço servico_clientes@mcgraw-hill.com

Tradução
José Eduardo Ferreira de Figueiredo
Paulo César Mendes
(Médicos)

Revisão Técnica
Jorge de Rezende Filho
Doutor em Ginecologia e Obstetrícia
Chefe das Enfermarias 27 e 33 (Maternidade) da Santa Casa de Misericórdia do Rio de Janeiro
Professor Livre-Docente da Faculdade de Medicina da Universidade de São Paulo (USP)
Professor Adjunto, Doutor, da Faculdade de Medicina da Universidade Federal do Rio de Janeiro (UFRJ)

Sumário

Colaboradores   xi
Introdução   xv
Prefácio   xvii
Agradecimentos   xix

SEÇÃO 1   FISIOLOGIA DA PERIMENOPAUSA

Capítulo 1   Perspectiva da perimenopausa   3
Margery L. S. Gass

Capítulo 2   Alterações endócrinas e estágios da transição menopáusica   13
Robert W. Rebar

SEÇÃO 2   O ENVELHECIMENTO E AS ALTERAÇÕES NEUROCOGNITIVAS

Capítulo 3   Tratamento das ondas de calor   31
Robert R. Freedman

Capítulo 4   Alterações cognitivas na perimenopausa   47
Robert Krikorian

Capítulo 5   Distúrbios do sono em mulheres na perimenopausa e na menopausa, diagnóstico e tratamento clínico   61
E. O. Bixler
A. N. Vgontzas

Capítulo 6   Perimenopausa e sexualidade   71
Sheryl A. Kingsberg

Capítulo 7   Enxaqueca   93
Ken N. Muse

Capítulo 8   Efeito da perimenopausa sobre a aparência física e os tecidos reprodutivos   103
James H. Liu

SEÇÃO 3   FISIOPATOLOGIA

Capítulo 9   Sangramento uterino anormal — avaliação diagnóstico e tratamento   117
James H. Liu

Sumário

Capítulo 10	Tratamento clínico dos miomas uterinos **Karen L. Ashby**	127
Capítulo 11	Avaliação e tratamento da dor pélvica **Thomas Janicki**	141
Capítulo 12	Tratamento de tumores ovarianos císticos em mulheres na perimenopausa **Fred R. Ueland** **Paul D. DePriest** **John R. van Nagell, Jr.**	157
Capítulo 13	Secreção, massa ou dor na mama **Elizabeth A. Shaughnessy**	177
Capítulo 14	Hipercolesterolemia e distúrbios de lipoproteínas **Cynthia A. Stuenkel**	195
Capítulo 15	Depressão, variações de humor e síndrome pré-mestrual **Lesley M. Arnold**	223
Capítulo 16	Disfunção da tireóide **Sona Kashyap** **Shahla Nader**	245
Capítulo 17	Vulvodinia **Michael S. Baggish**	259

SEÇÃO 4   TERAPIAS HORMONAIS

Capítulo 18	Disfunção sexual e terapia de reposição de androgênio **Elizabeth A. Wise** **Carol J. Mack** **James A. Simon**	287
Capítulo 19	Terapia hormonal pós-menopausa: estudos de observação e ensaios clínicos **Shari S. Bassuk** **JoAnn E. Manson**	303
Capítulo 20	Terapia hormonal: quando e como? **Margery L. S. Gass**	331

SEÇÃO 5   ESTRATÉGIAS PREVENTIVAS DE SAÚDE

Capítulo 21	Contracepção **Paul A. Robb** **Daniel B. Williams**	347
Capítulo 22	Triagem e prevenção do câncer **Elizabeth V. Brandewie**	355

Sumário

Capítulo 23 Perimenopausa e saúde óssea 375
Rebecca D. Jackson
W. Jerry Mysiw
Shubhangi Shidham

Capítulo 24 Uso de medicina alternativa 391
Maida Taylor

Índice Alfabético 413

Colaboradores

Lesley M. Arnold, MD *(Cap. 15)*
Associate Professor of Psychiatry
Director of Women's Health Research Program
Department of Psychiatry
University of Cincinnati College of Medicine
Cincinnati, Ohio

Karen L. Ashby, MD *(Cap. 10)*
Assistant Professor Reproductive Biology
Case School of Medicine
University Hospitals of Cleveland
Cleveland, Ohio

Michael S. Baggish, MD *(Cap. 17)*
Professor, Obstetrics and Gynecology
University of Cincinnati

Chairman
Obstetrics and Gynecology
Good Samaritan Hospital

Director, Obstetrics and Gynecology Residency Training Program
TriHealth Hospitals
Cincinnati, Ohio

Shari S. Bassuk, ScD *(Cap. 19)*
Epidemiologist
Division of Preventive Medicine
Brigham and Women's Hospital
Boston, Massachusetts

E.O. Bixler, PhD *(Cap. 5)*
Professor
Sleep Research and Treatment Centre
Department of Psychiatry
Pennsylvania State University College of Medicine
Hershey, Pennsylvania

Elizabeth V. Brandewie, MD *(Cap. 22)*
Department of Obstetrics and Gynecology
Wilson Memorial Hospital
Sidney, Ohio

Paul D. DePriest, MD *(Cap. 12)*
Associate Chief of Staff
Department of Obstetrics and Gynecology
Associate Professor
Division of Gynecologic Oncology
Department of Obstetrics and Gynecology
University of Kentucky Medical Center
Lexington, Kentucky

Robert R. Freedman, PhD *(Cap. 3)*
Professor
Psychiatry and Obstetrics and Gynecology
Wayne State University School of Medicine
Detroit, Michigan

Margery L. S. Gass, MD *(Caps. 1 e 20)*
Professor, Clinical Obstetrics and Gynecology
University of Cincinnati College of Medicine
Cincinnati, Ohio

Rebecca D. Jackson, MD *(Cap. 23)*
Professor of Medicine
Department of Internal Medicine
Division of Endocrinology, Diabetes and Metabolism
The Ohio State University
Columbus, Ohio

Thomas Janicki, MD *(Cap. 11)*
Associate Clinical Professor
Reproductive Biology
Case School of Medicine
Director, Pelvic Pain Center
Department of Obstetrics and Gynecology
MacDonald Women's Hospital
University Hospitals of Cleveland
Cleveland, Ohio

Sona Kashyap, MD *(Cap. 16)*
Practicing Endocrinologist
Lancaster Endocrinology
Lancaster, SC

Sheryl A. Kingsberg, PhD *(Cap. 6)*
Associate Professor
Departments of Reproductive Biology
 and Psychiatry
Case Western Reserve University School
 of Medicine
Chief, Division of Behavioral Medicine
Department of Obstetric and Gynecology
University MacDonald Women's
 Hospital
Cleveland, Ohio

Robert Krikorian, MD *(Cap. 4)*
Associate Professor
Department of Psychiatry
University of Cincinnati
Cincinnati, Ohio

James H. Liu, MD *(Caps. 8 e 9)*
Arthur H. Bill Professor
Chair, Department of Reproductive
 Biology
Case School of Medicine
Chair, Department of Obstetrics
 and Gynecology
University MacDonald Women's Hospital
Cleveland, Ohio

Carol J. Mack, MPH, MSHS, PAC
(Cap. 18)
Physician Assistant
Women's Health Research Center

JoAnn E. Manson, MD *(Cap. 19)*
Chief, Division of Preventive Medicine
Brigham and Women's Hospital
Professor of Medicine and the Elizabeth F.
Brigham Professor of Women's Health
Harvard Medical School
Boston, Massachusetts

Ken N. Muse, MD *(Cap. 7)*
Associate Professor
Department of Obstetrics and Gynecology
University of Kentucky
Lexington, Kentucky

W. Jerry Mysiw, MD *(Cap. 23)*
Bert C. Wiley Chair and Associate
 Professor of Physical Medicine
 and Rehabilitation
Department of Physical Medicine and
 Rehabilitation
The Ohio State University
Columbus, Ohio

Shahla Nader, MD *(Cap. 16)*
Professor, Department of Internal Medicine and
 Obstetrics and Gynecology
University of Texas-Houston
Houston, Texas

Robert W. Rebar, MD *(Cap. 2)*
Clinical Professor
Department of Obstetrics and Gynecology
University of Alabama
Birmingham, Alabama

Paul A. Robb, MD *(Cap. 21)*
Assistant Professor
Obstetrics and Gynecology, REI Division
Medical College of Wisconsin
Milwaukee, Wisconsin

Elizabeth A. Shaughnessy, MD, PhD
(Cap. 13)
Assistant Professor
Surgical Director of the Breast Consultation Center
Division of Surgical Oncology
Department of Surgery
University of Cincinnati Medicine Center
Cincinnati, Ohio

Shubhangi Shidham *(Cap. 23)*
Clinical Fellow
Division of Endocrinology, Diabetes,
 and Metabolism
Department of Endocrinology, Diabetes,
 and Metabolism
Ohio State University
Columbus, Ohio

James A. Simon, MD *(Cap. 18)*
Clinical Professor
Department of Obstetrics and Gynecology
George Washington University
Washington, DC

Colaboradores

Cynthia A. Stuenkel, MD *(Cap. 14)*
Clinical Professor of Medicine
Division of Endocrinology and Metabolism
University of California, San Diego
La Jolla, California

Maida Taylor, MD, MPH *(Cap. 24)*
Clinical Professor
Department of Obstetrics, Gynecology and
 Reproductive Sciences
University of California, San Francisco
San Francisco, California

Fred R. Ueland, MD *(Cap. 12)*
Assistant Professor
Division of Gynecologic Oncology
Department of Obstetrics, and Gynecology
University of Kentucky Medical Center
Lexington, Kentucky

J. R. van Nagell, Jr. *(Cap. 12)*
Professor and Director
Division of Gynecologic Oncology
Department of Obstetrics, and Gynecology
University of Kentucky Medical Center
Lexington, Kentucky

A.N. Vgontzas, MD *(Cap. 5)*
Director, Center for Sleep Disorder
 Medicine
Endowed Chair in Sleep Disorders
 Medicine
Professor of Psychiatry
Department of Psychiatry
Pennsylvania State University College
 of Medicine
Hershey, Pennsylvania

Daniel B. Williams, MD *(Cap. 21)*
Professor and Director
Center for Reproductive Health
Cincinnati, Ohio

Elizabeth A. Wise, MD *(Cap. 18)*
Research Assistant
James A. Simon, MD, PC
Washington, DC

Introdução

O interesse no fenômeno da menopausa surgiu durante a última década, à medida que um grande número de mulheres do *baby boom* pós-guerra começou a entrar na transição da menopausa. Desta maneira, iniciou-se uma campanha por mais informação sobre os sintomas relacionados com a menopausa e sobre as estratégias para a sua melhora, bem como para a melhor compreensão do papel da menopausa no envelhecimento saudável. Esforços direcionados, como conferências, iniciativas e o custeio aumentado de pesquisa pelos National Institutes of Health do Department of Health and Human Services, ajudaram a estimular a nova pesquisa científica da menopausa e suas seqüelas. Diante disso, temos expandido significativamente nosso conhecimento e a base dos conhecimentos clínicos sobre a biologia da transição para a menopausa, assim como os efeitos do estrogênio e de outras terapias sobre os sintomas e as diversas patologias e doenças associadas à menopausa e à deficiência de estrogênio.

Este livro foca a "Perimenopausa", a qual engloba a transição para a menopausa (desde o período reprodutivo até o período menstrual final) e 1 ano de pós-menopausa. É um período de flutuações dinâmicas nos níveis dos hormônios sexuais e de profundas alterações em muitos tecidos não-reprodutores e reprodutores. Como está associada ao relato aumentado de vários sintomas, variando desde ondas de calor e sudorese noturna, problemas de sangramento uterino, atrofia vulvovaginal e problemas musculoesqueléticos e do sono até a depressão e perda do desejo sexual, a perimenopausa pode ter um impacto altamente negativo sobre a qualidade de vida de muitas mulheres. Este livro multidisciplinar e inovador oferece aos médicos uma melhor compreensão dos processos em andamento e das estratégias de tratamento práticas para abordar muitos dos referidos sintomas.

Achados recentes mostram significativa variação na experimentação de sintomas por mulheres em transição para a menopausa e indicam que não existe a "síndrome da menopausa universal". De modo importante, a raça/etnicidade (bem como outras características do hospedeiro, como o índice de massa corporal, a dieta, atividade física e tabagismo) podem ter um papel significativo na apresentação e gravidade de muitos sintomas e resultados associados à menopausa, bem como as respostas a diversas intervenções terapêuticas. Por conseguinte, é vital que se dê atenção para o contexto social e cultural em que a menopausa é vivenciada, a fim de desenvolver e/ou customizar novas estratégias eficazes para populações mais diversas.*

Um desafio atual na redução da carga dos distúrbios e doenças relacionados com a menopausa e a idade, bem como na promoção do envelhecimento saudável reside em estimular a disponibilidade e o acesso a informações atualizadas e confiáveis, assim como a opções de cuidados de saúde para as mulheres. Este livro constitui um excelente avanço em tal direção.

Sherry Sherman, PhD
Program Director
Clinical Aging and Reproductive Hormone Research
National Institute on Aging
National Institute of Health

---

* NIH State-of-the-Science Panel, National Institutes of Health State-of-the-Science Conference Statement: Management of Menopause-Related Symptoms. *Ann Intern Med.* 2005;142:1003-1013.

Prefácio

Tratamento da Perimenopausa destina-se a ser um guia prático para o médico que está assistindo mulheres quando elas fazem a transição da idade reprodutiva para os anos pós-reprodutivos. O livro lida principalmente com os problemas e as preocupações de saúde que podem ser encontrados nessa fase de transição. Gostaríamos de enfatizar que um estilo de vida saudável é primordial a tal transição e que é muito importante incentivar todas as mulheres a incluir a boa nutrição, atividade física e atenção adequada à saúde mental, emocional, espiritual e de relacionamento. No entanto, estes tópicos importantes encontram-se além do âmbito deste livro.

Muitos capítulos apresentam um formato que inclui as informações básicas a respeito do tema, com os pontos-chave destacados, um algoritmo delineando a conduta recomendada pelo autor para a condição, questões de orientação para o médico e estudos de casos que ilustram como as informações podem ser aplicadas. Referências selecionadas foram incluídas em cada capítulo para ampliar as informações básicas fornecidas, pois o livro não pretende servir como um texto de referência sobre a menopausa.

Esperamos que o leitor goste do formato do livro e que ele o auxilie a possibilitar que as mulheres controlem mais suavemente a transição para a menopausa.

James Liu, MD
Margery L. S. Gass, MD

Agradecimentos

Gostaríamos de agradecer a muitos de nossos colegas por sua participação neste livro. Agradecemos a generosa contribuição em tempo e experiência na preparação destes capítulos. Também agradecemos a nossos respectivos companheiros, Lynn Liu, PhD, e Frederik Gass, PhD, pelo apoio e compreensão.

James Liu, MD
Margery Gass, MD

TRATAMENTO DA PERIMENOPAUSA

FISIOLOGIA DA PERIMENOPAUSA

1 Perspectiva da perimenopausa

Margery L. S. Gass

Introdução

PONTO-CHAVE

A perspectiva de uma mulher e seu médico pode afetar as recomendações e ações.

A perimenopausa refere-se aos anos de transição do segmento reprodutivo para o segmento não-reprodutivo da vida de uma mulher. Para algumas, é um marco pouco perceptível. Seus ciclos menstruais cessam tranqüilamente, e a transição comporta pouco ou nenhum impacto. Para outras, é uma fase da vida significativa para os efeitos físicos, psicológicos ou emocionais. Este capítulo aborda como a perspectiva da mulher e a de seu médico podem afetar as recomendações e ações.

O significado literal de perimenopausa deriva do grego *peri* (em torno de, próximo), *men* (mês) e *pausis* (uma parada, interrupção ou repouso).[1] Como é explicitado em mais detalhes no Cap. 2, a perimenopausa geralmente constitui um breve intervalo de tempo de 3 a 4 anos, englobando o último período menstrual. A menopausa é a cessação permanente da menstruação secundária à função ovariana diminuída.[2] No caso da menopausa natural, o diagnóstico é retrospectivo, exigindo 12 meses de amenorréia.

Foram empreendidos esforços significativos para compreender a perimenopausa tanto pela pesquisa básica quanto dos dados obtidos a partir de diversos estudos longitudinais. Estudos de coorte nos EUA, Austrália e Suécia acompanharam os níveis hormonais de mulheres com questionários que abrangem a transição da perimenopausa (Quadro 1.1). Os detalhes da inter-relação entre inibinas, hormônio foliculoestimulante, hormônio luteinizante, estrogênio, progesterona e androgênios podem ser encontrados no Cap. 2.

Quadro 1.1 ESTUDOS DE COORTES LONGITUDINAIS PARA A PERIMENOPAUSA

Nome do Estudo	Localização	Número em Estudo	Idades Basais	Data do Início
Malmo Perimenopausal Project	Malmo, Suécia	160	48	1977
Massachusetts Women's Health Study	Massachusetts	2.570	45 a 55	1981
Seattle Midlife Women's Health Study	Seattle, WA	508	35 a 55	1990
Melbourne Women's Health Study	Melbourne, Austrália	438	45 a 55	1991
Study of Women's Health Across the Nation	Sete locais nos EUA	Transversal 16.065 Longitudinal 3.306	40 a 55 42 a 52	1995

Uma síndrome da perimenopausa?

As tentativas de obter uma síndrome da menopausa universal a partir de muitos sintomas relatados na metade da vida obtiveram diversos resultados. O Study of Women's Health Across the Nation (estudo SWAN) reportou a ocorrência de sintomas em um estudo transversal de 14.906 mulheres nos EUA com 40 a 55 anos, incluindo os subgrupos caucasiano (7.448), afro-americano (4.163), hispânico (1.859), japonês (811) e chinês (625).[3]

Entre os sintomas analisados no estudo SWAN, dois agrupamentos aconteceram com freqüência suficiente em todos os grupos para serem utilizados na análise final. O primeiro agrupamento foi rotulado de sintomas psicossomáticos e incluiu certos termos como irritável, tenso, triste ou deprimido, desatento e cefaléias. O segundo agrupamento foi rotulado como sintomas vasomotores e incluiu ondas de calor e sudorese noturna. No entanto, os relatos de sintomas variaram entre os diferentes grupos raciais/étnicos. As mulheres na perimenopausa relataram mais sintomas psicossomáticos que as mulheres na pré ou pós-menopausa. As mulheres na pós-menopausa (definidas como estando com 12 meses de amenorréia) tiveram mais sintomas vasomotores.

Em um estudo prospectivo, 172 mulheres australianas preencheram anualmente uma lista de verificação de 33 sintomas, à medida que fizeram a transição para a e através da perimenopausa. Embora as mulheres neste grupo etário relatassem diversos sintomas, os únicos que pareceram estar relacionados com a perimenopausa foram os episódios vasomotores, o ressecamento vaginal e o dolorimento das mamas. O dolorimento das mamas diminuiu ao longo da transição, enquanto os sintomas vasomotores e o ressecamento vaginal aumentaram.[4]

Um estudo transversal de 1.329 mulheres chinesas, entre 46 e 54 anos, na ilha agrária de Kinmen, mostrou que o distúrbio do sono, as dores nas costas e a dor articular eram os sintomas mais freqüentemente relatados.[5] No entanto, apenas os sintomas vasomotores e urogenitais foram significativamente associados à menopausa. A prevalência dos sintomas vasomotores foi baixa, sendo as ondas de calor percebidas em 15% e as sudoreses noturnas em 8% da coorte.

> **PONTO-CHAVE**
>
> *A onda de calor é o sintoma mais universal da perimenopausa, porém o percentual de mulheres afetadas varia em diferentes ambientes.*

Um estudo transversal particularmente interessante realizado na China examinou 402 mulheres profissionais urbanas e 404 mulheres trabalhadoras rurais, entre 41 e 60 anos. Os níveis hormonais foram avaliados em um subgrupo de 209 mulheres.[6] Os níveis hormonais foram comparáveis entre os grupos, porém as mulheres trabalhadoras urbanas foram mais sintomáticas que as trabalhadoras rurais ($P < 0,01$). Dos sintomas relatados, apenas as ondas de calor correlacionaram-se com os níveis hormonais. A prevalência maior de sintomas também foi associada aos sentimentos de se tornar mais idosas, tristes ou perdidas. Os autores concluíram que o relato do sintoma está mais relacionado com fatores biológicos.

O relato de ondas de calor varia em diferentes culturas ao redor do mundo. Observou-se que mulheres japonesas, indonésias e maias relataram substancialmente menos ondas de calor que as outras mulheres estudadas.[7] Os motivos para estas diferenças não são plenamente compreendidos.

A variabilidade dos achados nestes relatos ilustra a necessidade de realizar estudos de maneira mais organizada e sistemática. Até o momento, os elementos básicos de uma síndrome da menopausa são as ondas de calor e os sintomas de atrofia vaginal, os quais variam muito de uma mulher para outra, sendo os outros sintomas ainda menos consistentes através das culturas e locais geográficos.

Mudança de perspectivas

As atitudes em relação à menopausa na profissão médica modificaram-se ao correr dos anos. Em relato, John Friend, no século XVIII, deu a opinião de que a menopausa era um benefício para a saúde da mulher, quando envelhecia.[8] No final do século XIX, a clínica Landau, em Berlim, tratou propositalmente a menopausa como um estado de deficiência de estrogênio análogo à deficiência da tireóide.[9] As opiniões positivas da menopausa foram promulgadas no passado por certos médicos proeminentes, como Novak, cujo livro de ginecologia foi bem respeitado durante mais de meio século. A primeira edição de 1941 afirmava que "...existem muitas mulheres para quem a menopausa vem como uma dádiva, com evidente melhora na saúde geral e bem-estar...". Ele escreveu mais adiante: "...dois fatos podem ser considerados como nitidamente estabelecidos: (1) que apenas em uma pequena minoria de mulheres os sintomas característicos da menopausa são suficientemente intensos para interferir materialmente na saúde e bem-estar, conforme medido *grosso modo* pela necessidade de atenção médica, e (2) que muitos dos sintomas freqüentemente relatados pelas mulheres na quinta década de vida são erroneamente atribuídos à menopausa".[9] A afirmação desta última frase decorreu dos resultados dos estudos de sintomas citados anteriormente.

Durante as últimas décadas do século XX, a menopausa era tida em grande parte como uma doença de deficiência de estrogênio. Em 1999, a American Association of Clinical Endocrinologists reportou, em suas orientações para o tratamento da menopausa, que a associação "acredita que a menopausa é um estado de deficiência hormonal que deve ser tratado".[10]

Doutos em história médica sugeriram que uma confluência de eventos nas décadas de 1930 e 1940, incluindo a melhor compreensão da fisiologia e a maior disponibilidade de terapias potenciais, como o dietilestilbestrol (DES)

PONTO-CHAVE

As atitudes da profissão médica em relação à menopausa variaram entre visualizar a menopausa como uma ocorrência benéfica e vê-la como uma doença de deficiência.

e, mais adiante, os estrogênios eqüinos conjugados (Premarin), promoveram uma medicalização da menopausa.[11] Cenários similares envolvendo a aplicação disseminada de terapias recentemente descobertas não são incomuns na medicina, quer relacionadas com medicamentos, quer a aparelhos (p. ex., sendo o medicamento tireóideo usado para adolescentes com sobrepeso, radioterapia para o timo e problemas de acne, e tratamentos a *laser* para diversas patologias).

As mulheres e seus médicos que compartilham a perspectiva de que a menopausa é um estado de deficiência hormonal estarão muito mais inclinados a se voltar para a terapia hormonal (TH) como o curso lógico para as situações sintomáticas e assintomáticas. As mulheres que encaram a menopausa como um marcador do envelhecimento também podem estar mais inclinadas a utilizar a TH. Não é raro ouvir uma mulher dizer que sua pele parece "melhor" com a utilização da TH. As questões de qualidade de vida podem influenciar de modo sutil a perspectiva de uma mulher na menopausa, mesmo quando tais questões não estão claramente relacionadas com os níveis hormonais.

> **PONTO-CHAVE**
>
> *A maioria das mulheres exibe uma atitude neutra a positiva em relação à menopausa.*

Embora as próprias mulheres expressem ampla variedade de atitudes negativas e positivas em relação à menopausa, a maioria visualiza a menopausa em um prisma neutro a positivo. Uma pesquisa por telefone com 750 mulheres mostrou que 42% expressaram uma atitude neutra e 36% transmitiram uma atitude positiva em relação à menopausa.[12] Os dados a partir de grandes estudos de coortes sustentam estes achados.[13]

Perspectiva da Menopausa e a Terapia Hormonal

A TH foi altamente efetiva no tratamento dos sintomas vasomotores e ofuscou antigos remédios, como o Lydia Pinkham's Vegetable Compound e produtos menos conhecidos. O uso de terapias que antecedem a TH parece confirmar que há muito inúmeras mulheres procuravam uma terapia para os sintomas da perimenopausa.

Durante muitos anos na história recente, a intervenção de prescrição mais amplamente utilizada para a menopausa foi a TH, a qual não foi usada apenas de modo liberal para os sintomas da menopausa, sendo cada vez mais empregada como terapia preventiva para muitos propósitos com base em achados de observação (ver Caps. 19 e 20). Contudo, mesmo nos momentos de grande popularidade, a TH foi utilizada de forma muito mais extensa por caucasianas que por outros grupos étnicos.

No Third National Health and Nutrition Examination Survey 1988-1994 (NHANES 3), relatou-se que o uso constante da TH por 3.479 mulheres com mais de 60 anos era de 40% (intervalo de confiança [IC] de 37 a 41%) para as mulheres brancas não-hispânicas, 24% (IC de 20 a 29%) para as mulheres mexicano-americanas, e de 20% (IC de 14 a 25%) para as mulheres negras não-hispânicas.[14] Existem muitas explicações possíveis para o uso diferencial da TH entre os vários grupos étnicos. Os fatores a serem considerados incluem o acesso aos cuidados de saúde, a qualidade do cuidado médico, a crença religiosa da paciente, a relutância em tomar medicamentos, a falta de recursos financeiros para a medicação não-essencial e as preocupações médicas/sociais mais importantes, para nomear alguns. A atitude, ou perspectiva, em relação à menopausa também pode influenciar a probabilidade de usar a TH. O estudo SWAN mostrou que as mulheres afro-americanas tinham uma atitude muito mais positiva em relação à menopausa que os outros grupos étnicos.[15,16]

Um estudo muito menor demonstrou que 197 mulheres afro-americanas de baixa renda tinham uma ocorrência similar de sintomas em comparação com os grupos caucasianos, mas os relatos não foram muito perturbadores.[17] Este achado pode ter resultado de ondas de calor mais brandas ou apenas de uma atitude cultural diferente em relação a elas.

> **PONTO-CHAVE**
>
> *Mulheres que se submeteram à histerectomia são muito mais suscetíveis de iniciar e continuar a TH que as que não sofreram histerectomia.*

Uma nítida diferença no uso da TH acontece entre o grupo de mulheres que experimentou uma menopausa natural e as que sofreram uma menopausa cirúrgica ou mesmo uma histerectomia sem ooforectomia. O NHANES 3 revelou que 51% das mulheres que se submeteram a uma histerectomia relataram utilizar a TH, enquanto apenas 20% das mulheres com uma menopausa natural relataram seu uso.[14] Um motivo para esta discrepância pode relacionar-se com o fato de que algumas mulheres sob menopausa cirúrgica são mais jovens que a idade média da menopausa natural. Alguns médicos e pacientes podem acreditar que a suplementação hormonal é apropriada até a idade média da menopausa, como um meio para estimular a duração normal do estágio de vida reprodutivo feminino. Além disso, existe uma crença amplamente sustentada, confirmada pelo estudo SWAN, de que as mulheres com uma menopausa cirúrgica são mais prováveis de apresentar sintomas que a mulher com uma menopausa natural.[3] E as mulheres que se submetem a histerectomia estão engajadas com os hospitais, onde é mais provável que ocorram as discussões dos riscos e benefícios da TH. As queixas de ondas de calor pós-operatórias podem ser facilmente abordadas com a TH.

Existem outros fatores que podem contribuir para o maior uso da TH entre as mulheres que se submeteram a uma histerectomia, dos quais um não menos importante é que estas mulheres não experimentarão sangramento uterino, o principal efeito colateral incomodativo da TH. O sangramento é o motivo pelo qual muitas mulheres que começam a TH a interrompem. A consciência deste fato pode tornar a terapia mais atraente para o médico bem como para a paciente que sofreu uma histerectomia.

Grandes estudos randomizados e controlados contestaram a visão de que a maioria das mulheres na pós-menopausa se beneficia da TH (ver Caps. 19 e 20).[18-20] O tempo irá dizer se o pêndulo oscilará da perspectiva da menopausa como um estado de deficiência patológica para uma posição mais neutra. Está se tornando lentamente evidente que condições, como a doença coronária e a osteoporose, outrora creditadas como sendo intimamente relacionadas com um impacto negativo da menopausa, podem não estar ligadas a ela de maneira tão negativa: (1) a velocidade do aumento na morte por cardiopatia coronariana não se acelera na menopausa (Fig. 1.1), e (2) a perda rápida e a curto prazo da densidade mineral óssea na menopausa pode ser apenas uma liberação da mineralização adicional que ocorreu na puberdade para fins reprodutivos.[21]

Abordagem à paciente na perimenopausa

Ao abordar a paciente na perimenopausa, é importante saber como ela está experimentando tal fase da vida. Duas mulheres podem ter o mesmo número de ondas de calor por dia. Uma acha que elas são muito perturbadoras e incômodas; a outra as encara como um incômodo controlável. A perspectiva, queixa principal

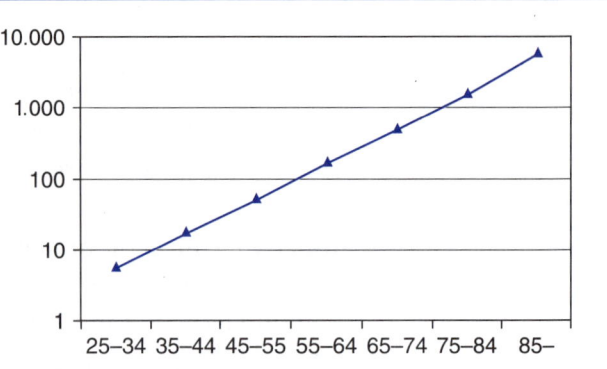

Fig. 1.1
Mortes femininas por cardiopatia por 100.000 em 1999. (Fonte: dados do U. S. Census Bureau, Statistical Abstracts of the United States: 2002.)

> **PONTO-CHAVE**
>
> *Fique ciente das perspectivas tanto do médico quanto da paciente em relação à menopausa.*

ou preocupação da paciente permanecem como o ponto de partida para o encontro paciente-médico. Ela orientará o médico sobre como melhor satisfazer às necessidades da paciente. Durante este processo, os médicos deverão estar cientes de suas próprias atitudes e crenças em relação à menopausa.

O algoritmo da Fig. 1.2 fornece uma revisão conceitual de uma consulta ambulatorial anual para uma mulher em perimenopausa, começando com a agenda de saúde da mulher. Se o motivo primário de sua consulta for a preservação da saúde, poderá ser empreendida uma atualização da saúde pessoal e da história familiar. A atualização permitirá a enumeração das forças e vulnerabilidades da saúde da paciente. O comportamento de promoção da saúde deverá ser reforçado e incentivado; as medidas preventivas poderão ser direcionadas para as áreas de vulnerabilidade. O estímulo a partir da paciente, sobre suas metas de saúde e valores, ajudará ambas as partes a chegar a um curso de ação que seja mais provável de satisfazê-las com sucesso.

Para a mulher que se apresenta principalmente por causa de uma queixa ou preocupação, é necessário tempo para compreender a natureza e o contexto do problema. Alguns problemas poderiam ser controláveis para a paciente, se estivessem fora do contexto. Por exemplo, as ondas de calor que seriam controláveis sob circunstâncias ideais não o são porque a pessoa está, ao mesmo tempo, sob alto estresse no trabalho ou em casa. Ela sente que não pode tolerar qualquer estresse adicional. Outro exemplo de importância contextual pode ser a mulher que se queixa de libido baixa. Ela minimiza subconscientemente o efeito potencial da diminuição da libido das recentes dificuldades conjugais e imagina que a menopausa é culpada pela redução do desejo (ver Cap. 6).

Depois de uma completa exploração da preocupação específica e do contexto, pode ser estabelecido um diagnóstico diferencial e ser solicitados os exames relacionados com o problema. Os resultados dos exames e os prós e contras das várias opções de tratamento são revistos com a paciente, considerando suas metas e sistemas de valores. A conduta deverá levar a um curso de ação aceitável para a paciente assim como benéfico. A paciente que se apresenta com um problema também precisará dos componentes da consulta de manutenção da saúde ao mesmo tempo ou em uma consulta de acompanhamento.

A consulta de manutenção da saúde e a consulta orientada para o problema deverão incluir a educação sobre as questões em que a paciente manifesta conceitos errôneos ou compreensão incompleta. Deverão ser recomendados testes de triagem

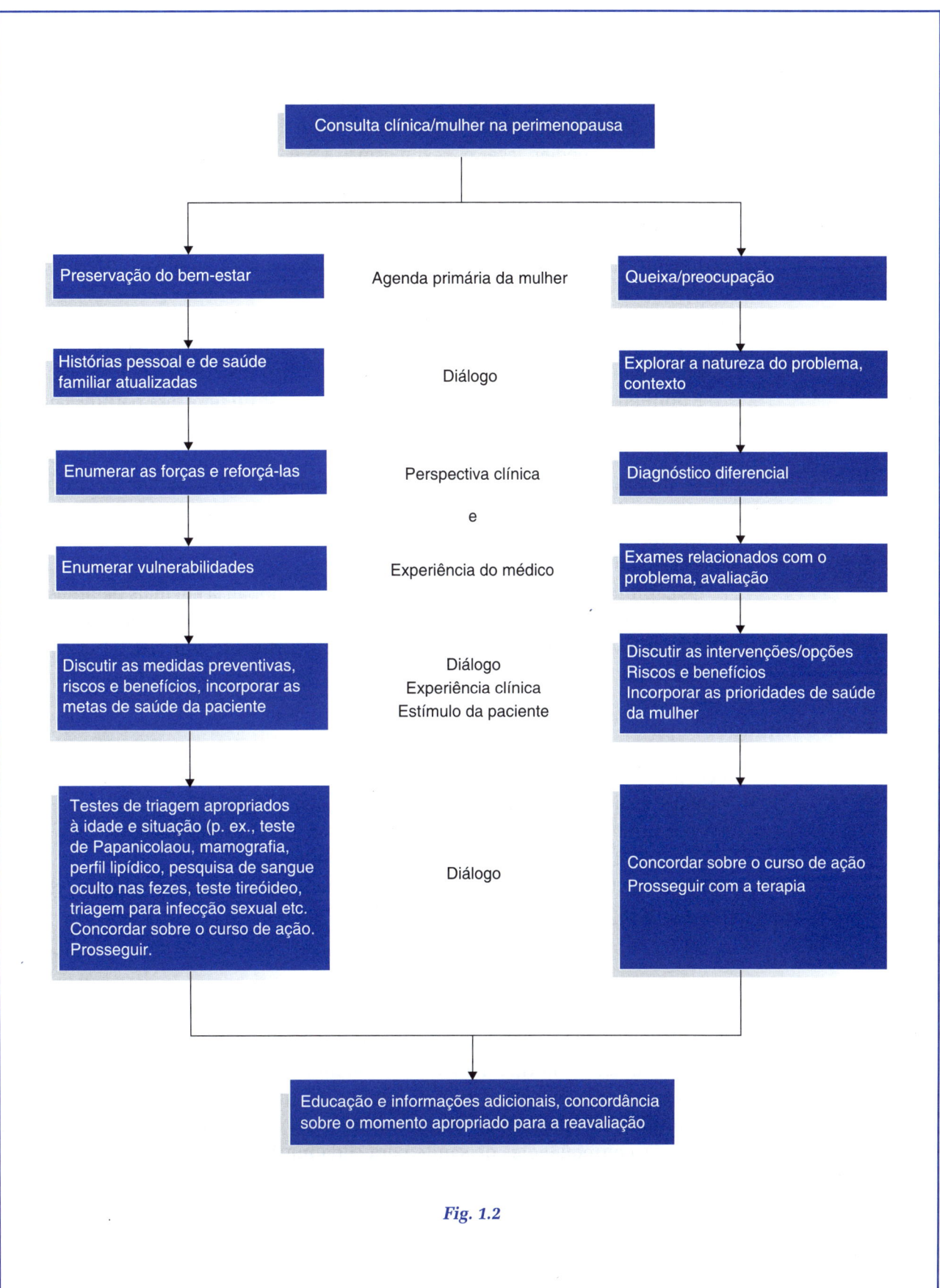

Fig. 1.2

apropriados à idade e situação da paciente (p. ex., teste de Papanicolaou, mamografia, perfil lipídico, pesquisa de sangue oculto nas fezes, teste tireóideo, testes para infecções sexualmente transmissíveis e assim por diante). O próximo passo pode ser discutido e a concordância ser alcançada sobre o tempo para a reavaliação. As mulheres deverão ser informadas de que o estilo de vida saudável é o que de mais importante elas podem fazer para si mesmas a fim de permanecer saudáveis através da perimenopausa e depois dela.

Com a rápida chegada de novas informações médicas, é importante enfatizar para as pacientes que as diretrizes podem mudar de um ano para outro. A meta dos médicos consiste em permanecer atualizados com as novas informações e transmiti-las para as pacientes a cada nova consulta. Se as pacientes vêem ou ouvem alguma coisa na mídia que as preocupam ou contradigam o que ouviram no consultório, devem se sentir livres para ligar ou marcar uma consulta para discutir isso.

É opinião dos autores que a perimenopausa constitui uma fase natural saudável da vida da mulher. Da mesma forma que a menarca e puberdade anunciam o início da fase reprodutiva, a menopausa e o climatério representam a conclusão desta fase. Ambos são normais e naturais. No entanto, podem resultar em sintomas e condições clínicas incômodos para algumas mulheres. Este livro aborda a manutenção da saúde bem como o tratamento dos sintomas e dos problemas médicos comuns para tal estágio da vida.

Os capítulos subseqüentes descrevem a perimenopausa em mais detalhes, focalizam sintomas específicos e problemas de saúde comuns desse estágio da vida, e discutem diversos tratamentos e opções de cuidados preventivos.

Questões de orientação

- Qual é sua atitude em relação à menopausa?
- Qual é a atitude da paciente em relação à menopausa?
- A consulta é para a manutenção da saúde ou para um problema?
- Quais são as prioridades de saúde da paciente?
- O plano de tratamento é compatível com a boa prática médica e com as prioridades de saúde e preferências da paciente?

Qual é a evidência?

A evidência existe para suportar a concepção de que a menopausa constitui uma transição natural e normal na vida de uma mulher, a qual, de modo inerente, não é nem saudável nem prejudicial. Ela comporta diferentes riscos e benefícios para cada mulher em grande parte da mesma maneira que a puberdade e gravidez têm diferentes conseqüências de saúde para cada mulher.

Discussão de casos

CASO 1

Uma mulher caucasiana de 41 anos, grávida, com 1,70 m de altura e 56,6 kg apresenta-se com uma queixa de menstruação irregular nos últimos 6 meses. Sua menstruação havia sido regular até então. O sangramento depois da ausência por um ou dois meses é muito mais intenso. A paciente está com boa saúde e não apresenta outros sintomas. Seu peso tem permanecido estável. Uma história e exame físico completos não revelaram problemas de saúde. A paciente foi submetida à esterilização tubária aos 34 anos.

Qual é a principal preocupação da paciente?

Menstruação irregular e mais intensa.

Qual é o diagnóstico mais provável?

Na ausência de ondas de calor e na presença de sangramento mais intenso durante os últimos meses, o diagnóstico mais provável é o sangramento anovulatório com dominância de estrogênio e uma deficiência relativa de progesterona.

São necessários exames laboratoriais?

Uma dosagem de hormônio tireoestimulante e uma dosagem de prolactina podem ser solicitadas para excluir os distúrbios tireóideos e a hiperprolactinemia. Um teste de gravidez urinário pode ser obtido caso exista incerteza em relação à gravidez da paciente. Os níveis hormonais geralmente não são necessários neste quadro, pois o padrão de ciclo da paciente poderia indicar uma disfunção ovulatória observada na perimenopausa. Além disso, os níveis de hormônio foliculoestimulante e estradiol variam muito de um dia para outro na perimenopausa e, assim, não oferecem informações adicionais úteis na maioria dos casos. Dependendo do grau e da duração da menorragia, pode ser adequado um hemograma completo.

É indicada uma biopsia de endométrio ou ultra-sonografia?

Quando o exame pélvico é insatisfatório ou anormal, uma ultra-sonografia pode ser útil. Se o padrão de sangramento é altamente anormal, muito intenso, persistiu por um longo tempo, ou quando a paciente é obesa e, assim, está em risco mais elevado para a hiperplasia, uma biopsia de endométrio é indicada. Nos outros casos com sangramento irregular por curto prazo, o tratamento pode ser iniciado. Quando o sangramento não melhora com o tratamento nos próximos dois ciclos, é necessária uma biopsia de endométrio (ver Caps. 9 e 21).

Quais são as opções de tratamento?

Como a paciente não tem necessidade de contracepção, uma terapia simples consiste em repor a progesterona em seu ciclo (ver Cap. 20). Ela obviamente ainda está produzindo estrogênio. Com seu padrão de ciclos saltados, o progestogênio pode ser convenientemente administrado durante os primeiros 10 a 14 dias do mês. Para a paciente menorrágica com um intervalo de ciclo normal ou encurtado, o progestogênio pode ser mais efetivo quando administrado naquela que seria a fase lútea, nos dias 19 a 28 em um ciclo com duração normal ou nos dias 16 a 25 em um ciclo mais curto. Em muitos casos, o progestogênio administrado precocemente no ciclo curto pode ser gradualmente passado para os dias 19 a 28 do ciclo, espaçando, assim, o ciclo até o intervalo usual de 4 semanas. Qualquer paciente cujo padrão de sangramento não seja regulado pela terapia com progestogênio deverá ser submetida a avaliação adicional com biopsia de endométrio, histeroscopia, histerossonografia bem como dilatação e curetagem do útero a fim de pesquisar pólipos, fibróides intracavitários, hiperplasia ou câncer (ver Caps. 9 e 21).

Quais são as outras opções de tratamento?

Os contraceptivos hormonais combinados de estrogênio mais progestina podem ser particularmente benéficos para as mulheres saudáveis não-fumantes, que também desejam a contracepção ou que estão apresentando ondas de calor incômodas e intermitentes. Desvantagem: a menopausa natural será camuflada (ver Cap. 21).

Qual seria o tratamento expectante?

Quando a paciente não está incomodada com o padrão menstrual e não se encontra em risco de anemia significativa, a conduta expectante constitui uma opção apropriada. Conforme o grau de irregularidade e menorragia, deverão ser considerados uma biopsia de endométrio e os suplementos de ferro.

REFERÊNCIAS

1. *The American Heritage Dictionary of the English Language*. 4th ed. Boston, MA: Houghton Mifflin Company; 2000.

2. World Health Organization Scientific Group. *Research on the Menopause in the 1990s*. Geneva, Switzerland: World Health Organization; 1996. Technical Report Series 866.

3. Avis NE, Stellato R, Crawford S, et al. Is there a menopausal syndrome? Menopausal status and symptoms across racial/ethnic groups. *Soc Sci Med*. 2001;52:345–356.

4. Dennerstein L, Dudley EC, Hopper JL, et al. A prospective population-based study of menopausal symptoms. *Obstet Gynecol*. 2000;96: 351–358.

5. Fuh J, Wang S, Lu S, et al. The Kinmen women-health investigation (KIWI): a menopausal study of population aged 40–54. *Maturitas*. 2002;21:S51–S58.

6. Zhao G, Wang L, Yan R, et al. Menopausal symptoms: experience of Chinese women. *Climacteric*. 2003;3:135–144.

7. Kronenberg F. Hot flashes: epidemiology and physiology. *Ann NY Acad Sci*. 1990;592:52–86.

8. Andrist LC, MacPherson KI. Conceptual models for women's health research: reclaiming menopause as an exemplar of nursing's contribution to feminist scholarship. *Ann Rev Nurs Res*. 2001;19:29–60.

9. Novak E. *Gynecology and Female Endocrinology*. Boston, MA: Little, Brown and Company; 1941.

10. AACE Medical guidelines for clinical practice for management of menopause. *Endocr Pract*. 1999;5(6):355–366.

11. Bell S. The medicalization of menopause. In: Formanek R, ed. *The Meanings of Menopause: Historical, Medical, and Clinical Perspectives*. London: The Analytic Press; 1990.

12. Kaufert P, Boggs PP, Ettinger B, et al. Women and menopause: beliefs, attitudes, and behaviors. The North American Menopause Society 1997 Menopause Survey. *Menopause*. 1998;5:197–202.

13. Avis ND, McKinlay SM. A longitudinal analysis of women's attitudes toward the menopause: results from the Massachusetts Women's Health Study. *Maturitas*. 1991;13:65–79.

14. Friedman-Koss D, Crespo CJ, Bellantoni MF, et al. The relationship of race/ethnicity and social class to hormone replacement therapy: results from the Third National Health and Nutrition Examination Survey 1988–1994. *Menopause*. 2002;9:264–272.

15. Sommer B, Avis N, Meyer P, et al. Attitudes toward menopause and aging across ethnic/racial groups. *Psychosom Med*. 1999;61:868–875.

16. Pham KT, Grisso JA, Freeman EW. Ovarian aging and hormone replacement therapy. Hormonal levels, symptoms, and attitudes of African American and White women. *J Gen Intern Med*. 1997;12: 230–236.

17. Holmes-Rovner M, Padonu G, Kroll J, et al. African American women's attitudes and expectations of menopause. *Am J Prev Med*. 1996;12:420–423.

18. Hulley S, Grady D, Bush T, et al. Randomized trial of estrogen plus progestin for secondary prevention of coronary heart disease in postmenopausal women. *JAMA*. 1998;280:605–613.

19. Writing Group for the Women's Health Initiative Investigators. Risks and benefits of estrogen plus progestin in healthy postmenopausal women. *JAMA*. 2002;288:321–333.

20. The Women's Health Initiative Steering Committee. Effects of conjugated equine estrogen in postmenopausal women with hysterectomy. The Women's Health Initiative Randomized Controlled Trial. *JAMA*. 2004;291:1701–1712.

21. Järvinen T, Kannus P, Sievanen H. Estrogen and bone: a reproductive and locomotive perspective. *J Bone Miner Res*. 2003;18: 1921–1931.

2 Alterações endócrinas e estágios da transição menopáusica

Robert W. Rebar

Introdução

A transição menopáusica é um período dinâmico da vida da mulher, como a própria expressão indica. As alterações primárias são hormonais, refletem o envelhecimento do ovário e, em muitos casos, estão associadas a sinais e sintomas específicos. Ao mesmo tempo, ocorrem alterações fisiológicas e sociais que dificultam a distinção entre os efeitos do envelhecimento ovariano e as repercussões do envelhecimento em geral.

O fim da vida reprodutiva e a menopausa — definida como o último período menstrual — não ocorrem em uma idade cronológica específica; o mesmo se dá no início da vida reprodutiva, na puberdade. As alterações fisiológicas associadas à transição menopáusica também não ocorrem em um período bem-definido.

PONTO-CHAVE

A principal característica da transição menopáusica é a mudança.

Embora todas as mulheres que continuem vivas após a idade média da menopausa (um pouco mais de 51 anos) passem pela transição menopáusica, pouco se sabia, até recentemente, sobre as alterações que se processam nesse período. A transição menopáusica vem sendo intensamente estudada; por isso, é provável que tal período da vida da mulher seja mais bem compreendido daqui a alguns poucos anos.

Em julho de 2001, foi realizada a Stages of Reproductive Aging Workshop (STRAW), cujo objetivo foi definir os estágios da transição menopáusica e tratar da confusa nomenclatura deste período da vida, a fim de permitir uma comunicação mais clara e precisa entre pesquisadores e clínicos. O sistema de estadiamento proposto é mais fácil de compreender no contexto dos atuais conhecimentos sobre as alterações fisiológicas observadas. Este capítulo descreve tais alterações e discute em detalhes o sistema de estadiamento.

Alterações endócrinas que ocorrem antes da e durante a transição menopáusica

ALTERAÇÕES OVARIANAS

No início, o número de oócitos aumenta, chegando a um pico de 7 a 20 milhões às 20 a 24 semanas de idade gestacional;[1] em seguida, o número diminui: a maioria dos oócitos sofre atresia e degenera, e ao nascer restam apenas 1 a 2 milhões; à época da primeira ovulação, permanecem apenas 200.000 a 400.000. Durante a vida reprodutiva de uma mulher, são liberados no máximo 300 a 400 oócitos.[2] A perda de oócitos parece se acelerar após os 38 anos. No último período menstrual, restam poucos oócitos.[3]

Além da contínua diminuição do número de oócitos e da redução associada da espessura do córtex ovariano (onde os oócitos se alojam no interior dos folículos), o volume ovariano total diminui aos poucos com o tempo. O tamanho dos ovários começa a diminuir após os 30 anos, com redução significativa do volume ovariano a cada década até os 70 anos.[4] Um achado compatível com essa perda de volume é a imagem ultra-sonográfica dos ovários em mulheres aos 40 anos, que revela folículos antrais pequenos, precoces e menos numerosos que em mulheres jovens.[5]

ALTERAÇÕES HORMONAIS

GONADOTROPINAS, ESTRADIOL E PROGESTERONA Já se sabe há vários anos que a principal característica da transição menopáusica é a variabilidade hormonal. O Quadro 2.1 apresenta as características típicas dos ciclos menstruais associados à transição menopáusica.

As primeiras informações detalhadas foram coligidas por Sherman e Korenman em meados da década de 1970.[6,7] Os dados de ciclos menstruais de mulheres entre 46 e 51 anos foram comparados aos de ciclos em mulheres mais jovens. As mulheres mais idosas apresentaram fases foliculares mais breves e níveis menores de estradiol durante o ciclo menstrual que as mulheres com menos de 35 anos.

Os níveis de hormônio foliculoestimulante (FSH) também aumentaram durante todo o ciclo menstrual, embora existissem concentrações de estradiol capazes, em teoria, de suprimi-lo. Outros estudos observaram níveis normais de estradiol em ciclos de algumas mulheres com mais de 40 anos.[8,9]

Em ciclos curtos, porém ovulatórios, os níveis de progesterona são provavelmente normais.

Estudos mais recentes documentaram um aumento monotrópico do FSH sérico, durante todo o ciclo menstrual, associado ao envelhecimento reprodutivo.[10] O FSH aumenta primeiro no início da fase folicular do ciclo menstrual, um achado cuja importância funcional é indicada pela observação de que níveis elevados de FSH no início da fase folicular reduzem as chances de gravidez em mulheres inférteis submetidas a fertilização *in vitro* e transferência de embriões.[11-13]

PONTO-CHAVE

> *Durante a transição menopáusica, a duração dos ciclos menstruais é variável.*

Os clínicos já notaram, há muitos anos, que no decorrer da transição menopáusica a duração dos ciclos menstruais pode ser breve, longa ou normal, e que podem se alternar, ao acaso, ciclos ovulatórios e anovulatórios. Mais recentemente, foram caracterizadas a excreção de gonadotropinas e esteróides durante os ciclos menstruais, inclusive na transição menopáusica.

Os autores mediram a excreção de estrona-3-glucuronídio (E1G) e de pregnanediol glucuronídio (PdG), os principais metabólitos urinários do estradiol e da progesterona; também foram observados, por ultra-sonografia transvaginal, o crescimento folicular e o desenvolvimento endometrial em 35 mulheres de 40 a

Alterações endócrinas e estágios da transição menopáusica

Quadro 2.1 CICLOS MENSTRUAIS DURANTE A TRANSIÇÃO MENOPÁUSICA

Os ciclos podem permanecer regulares até o último período menstrual
Podem existir ciclos variáveis, sendo alguns ovulatórios e outros anovulatórios
Os ciclos podem ser mais breves devido ao encurtamento da fase folicular ou mais longos pela anovulação
Os níveis de FSH às vezes aumentam, sobretudo na fase folicular precoce
Os níveis de estradiol podem estar aumentados, diminuídos ou normais
Os níveis de progesterona podem estar normais ou diminuídos, mesmo em ciclos que parecem ovulatórios

FSH, hormônio foliculoestimulante.

50 anos em comparação com os dados de 50 ciclos em mulheres com menos de 35 anos.[15] Nas mulheres mais idosas, apenas três dos ciclos foram nitidamente anovulatórios. Em muitos casos, foram observados padrões anormais de E1G e PdG, tais como aumentos precoces de E1G e diminuição da excreção de PdG, assim como aumento, redução ou excreção errática de E1G em relação aos ciclos em mulheres mais jovens. Pelo menos mais um grupo de investigadores constatou que a produção de estrogênio no início da transição da menopausa pode ser normal ou até maior que em mulheres jovens e em idade reprodutiva, devido à maior produção de FSH (Fig. 2.1).[14]

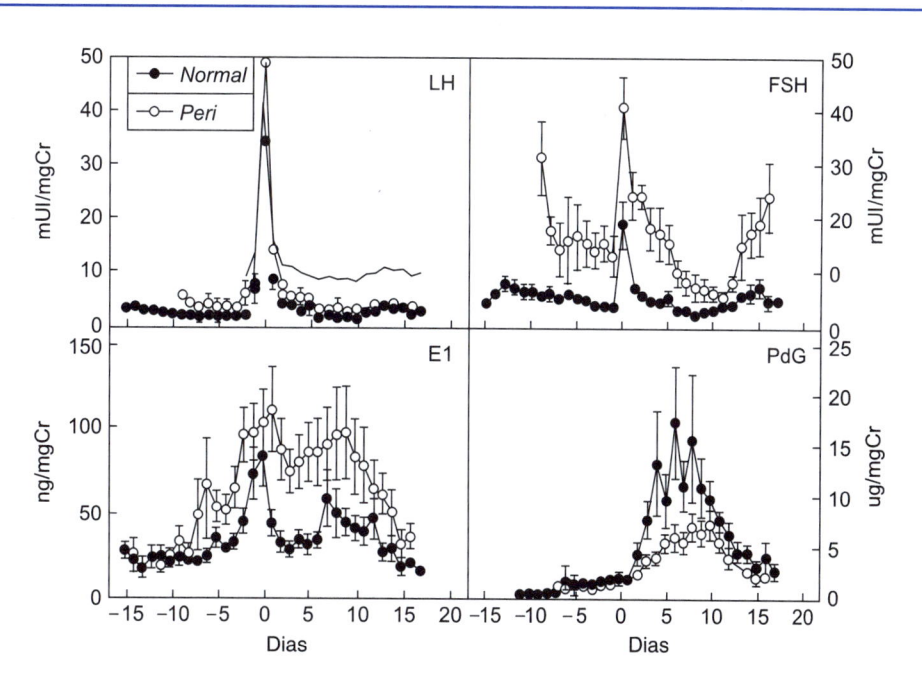

Fig. 2.1 Concentrações médias (± desvio-padrão da média) das concentrações na primeira urina da manhã de hormônio luteinizante (LH), hormônio foliculoestimulante, (FSH), estrogênios conjugados (EC) e glicuronato de pregnanediol (PdG). Os valores foram corrigidos para a creatinina e padronizados de acordo com o pico de LH no meio do ciclo (dia 0) em 11 mulheres na perimenopausa e com menstruação regular (círculos vazios) comparadas a 11 mulheres mais jovens (círculos cheios). Os EC foram maiores em mulheres na perimenopausa ($P = 0,015$), e a PdG foi menor ($P = 0,015$). (*Fonte:* Santoro N, Brown JR, Adel T, *et al*. Characterization or reproductive hormonal dynamics in the perimenopause. *J Clin Endocrinol Metab.* 1996;81:1495.*)*

Mais recentemente, os autores coletaram a primeira urina da manhã durante 4 anos de uma mulher, a partir dos 48,5 anos e com ciclos menstruais regulares à época das primeiras coletas.[16] No primeiro ano, ela sofreu 11 episódios de sangramento vaginal (Fig. 2.2A).

Durante os primeiros 2 meses de monitoramento, o β-FSH urinário foi elevado, alcançando níveis típicos de menopausa; em seguida, houve elevações intermitentes

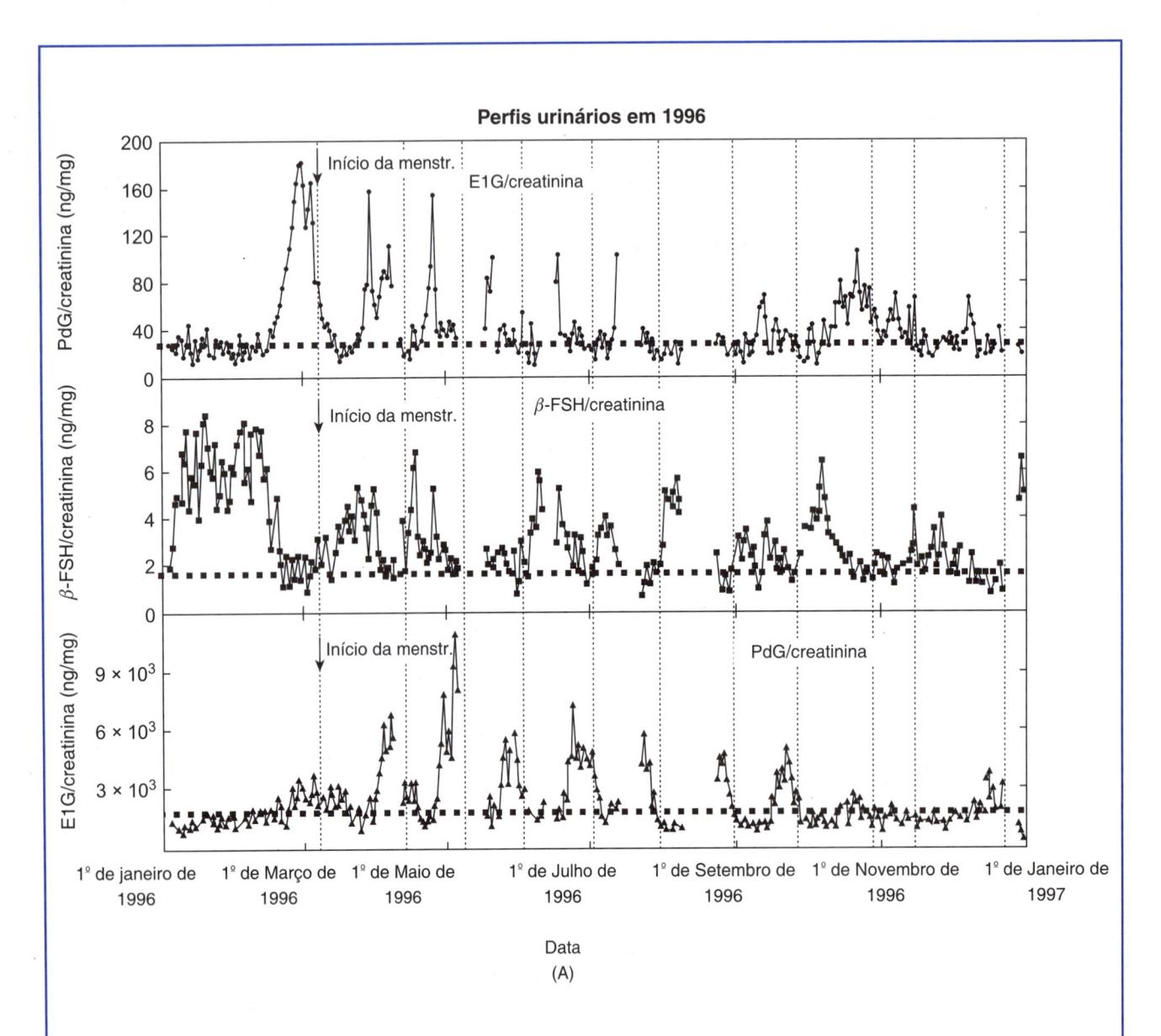

Fig. 2.2 Concentrações na primeira urina da manhã de estrona-3-glicuronídio (E1G), hormônio foliculoestimulante β (β-FSH) e glicuronato de pregnanediol (PdG). As excreções foram normalizadas de acordo com a creatinina em uma mulher na perimenopausa durante 4 anos, contados a partir de 48,5 anos de idade. As linhas verticais tracejadas representam o início do gotejamento ou sangramento vaginais, registrados em um diário, e as linhas horizontais tracejadas em negrito indicam os valores médios em mulheres na perimenopausa durante a fase folicular do ciclo menstrual, conforme medidos em laboratório. Cada um dos painéis, A–D, mostra um ano entre 1996 e 1999. (*Fonte*: Liu JH, Kao L, Rebar RW, *et al*. Urinary β-FSH subunit concentrations in perimenopausal and postmenopausal women: a biomarker for ovarian reserve. *Menopause*. 2003;10:526.)

Fig. 2.2 (Continuação)

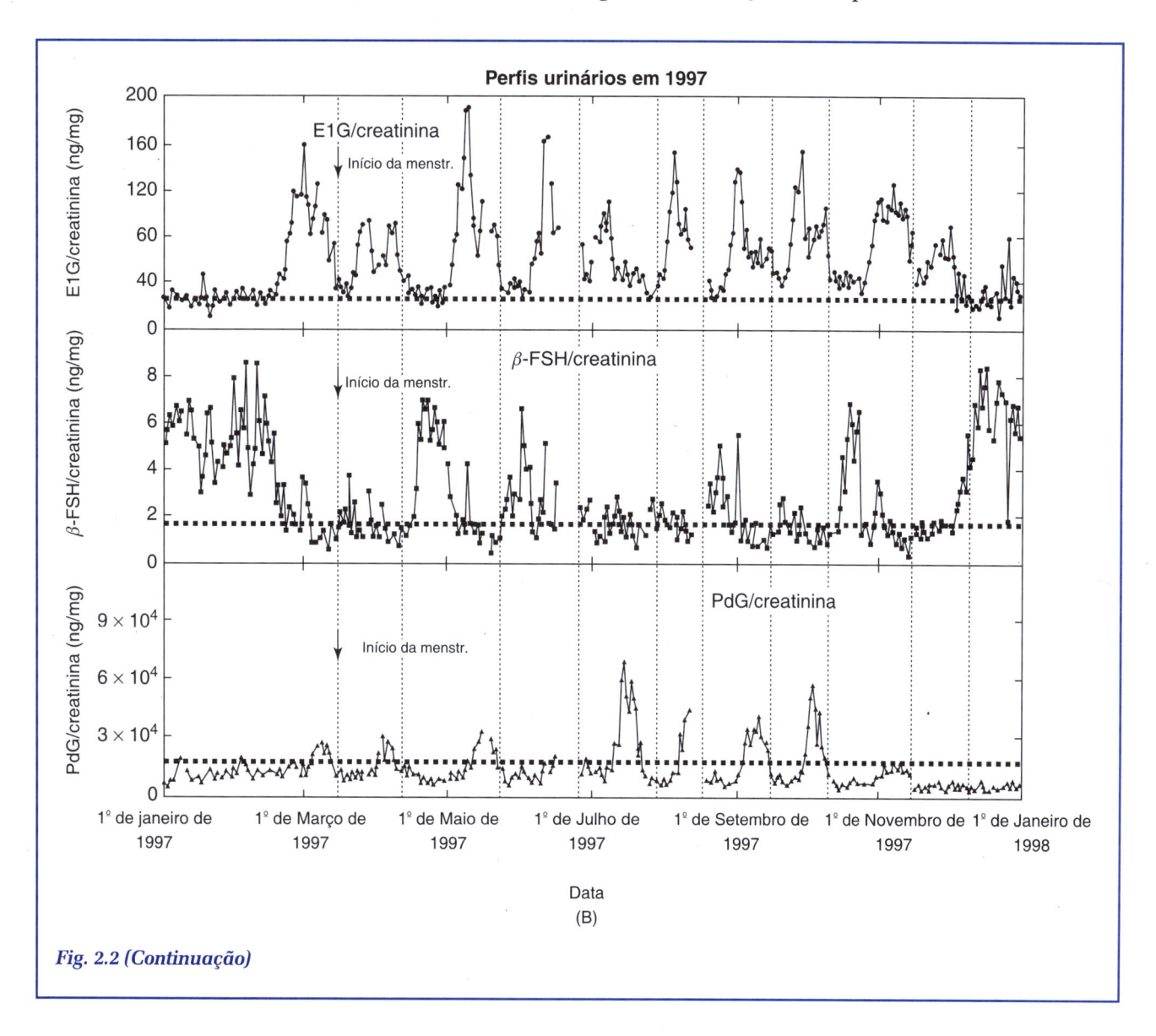

PONTO-CHAVE

Os níveis de FSH circulante aumentam durante a transição menopáusica e após a menopausa, mas o aumento do FSH pode começar vários anos mais cedo.

dos níveis, superando em duas a quatro vezes as concentrações em mulheres no meio de suas vidas reprodutivas, além de aumentos periódicos de E1G.

Os aumentos pré-menstruais da PdG sugerem que 8 dos 11 ciclos foram ovulatórios.

No segundo ano, o β-FSH urinário aumentou, chegando a níveis superiores aos de mulheres mais jovens (Fig. 2.2B), e a excreção de E1G permaneceu no mesmo nível que em mulheres mais jovens. Houve dez episódios de sangramento vaginal, sete dos quais precedidos por aumentos da PdG — um sinal de ovulação. No terceiro ano, as concentrações urinárias de β-FSH aumentaram mais ainda, porém depois caíram, várias vezes, a níveis típicos dos anos reprodutivos em muitos casos (Fig. 2.2C). A excreção de E1G manteve-se em boa parte no mesmo intervalo em que nos anos férteis, ao passo que a excreção de PdG foi em geral menor que durante os ciclos menstruais ovulatórios em mulheres mais jovens. No entanto, seis dos nove episódios de sangramento vaginal descritos foram precedidos por aumentos da PdG, que, embora discretos, eram um sinal de ovulação. No quarto

Perfis urinários em 1998

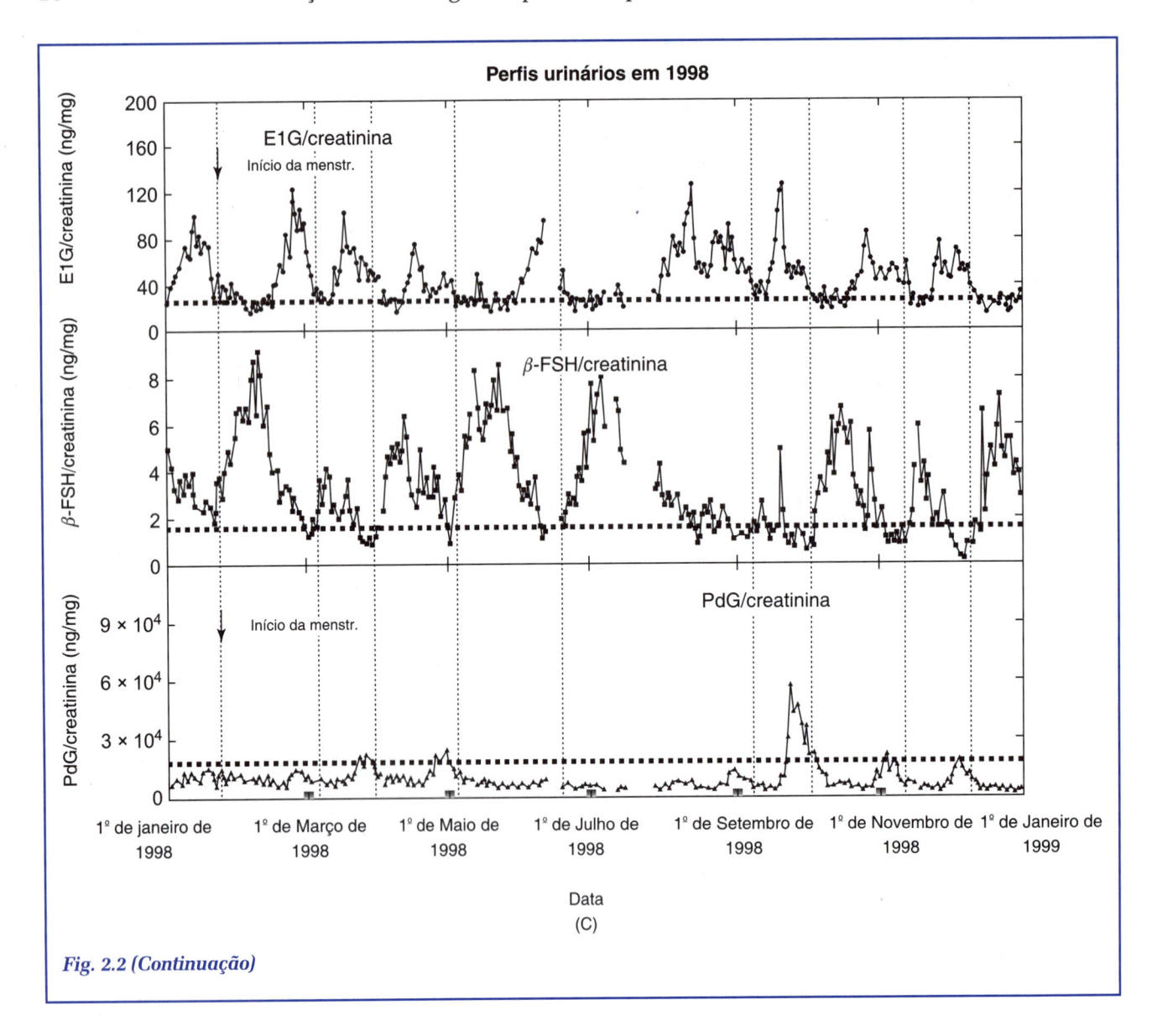

Fig. 2.2 (Continuação)

ano, o número de episódios de sangramento caiu para sete (Fig. 2.2D). Houve menos aumentos consistentes de E1G durante a fase folicular, e a excreção urinária de β-FSH aumentou durante vários dias, a paciente relatou intensos sintomas vasomotores durante a maior parte do ano, e apenas três dos episódios de sangramento foram precedidos por aumentos pequenos, porém nítidos, do PdG.

INIBINAS Embora a evolução dos outros hormônios reprodutivos durante o ciclo menstrual normal já tenha sido descrita há muitos anos, foi apenas na última década que as alterações das inibinas circulantes foram documentadas.[17] As inibinas são peptídios sintetizados pelas células da granulosa em resposta ao FSH, secretados no líquido folicular e no sangue venoso drenado dos ovários. Como o nome indica, as inibinas inibem a secreção de FSH. Logo, o FSH estimula a secreção das inibinas das células da granulosa e, em seguida, é inibido por essas substâncias.

Fig. 2.2 (Continuação)

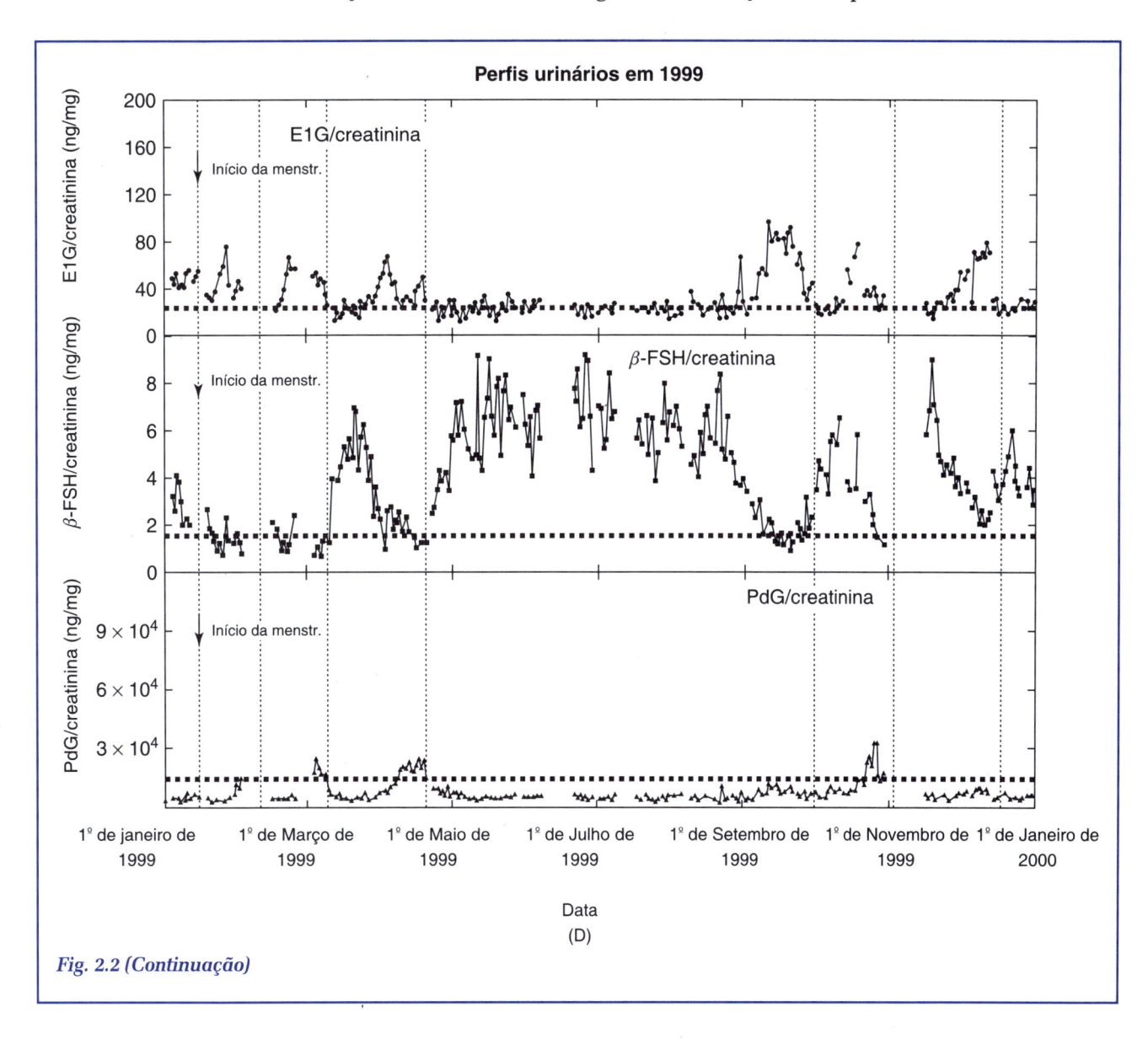

Perfis urinários em 1999

As inibinas são formadas por dois peptídios diferentes ligados por pontes dissulfeto: as subunidades alfa e beta. Foram identificadas duas formas de inibina — inibina A e inibina B. Cada uma é formada por uma subunidade alfa idêntica e subunidades betas semelhantes, porém distintas. Logo, as subunidades de inibina são três: alfa, beta-A e beta-B. A inibina A contém a subunidade beta-A, e a inibina B contém a subunidade beta-B.

Segundo fortes evidências, as concentrações na circulação das inibinas A e B estão sujeitas a controles diferentes: a inibina A, junto com o estradiol, parece ser sintetizada e secretada pelo folículo do ovário dominante e pelo corpo lúteo formado a seguir;[17,18] a inibina B, é sintetizada e secretada pelos pequenos folículos do antro.[17,18]

Os padrões das inibinas A e B variam durante o ciclo menstrual,[17] com as concentrações de inibina A tendendo a seguir as de estradiol, e as de inibina B acompanhando de perto as do FSH durante a transição folicular lútea e a fase folicular inicial. As concentrações de inibina B chegam ao pico no meio do ciclo, mas durante a fase lútea diminuem, chegando aos menores valores durante o ciclo.

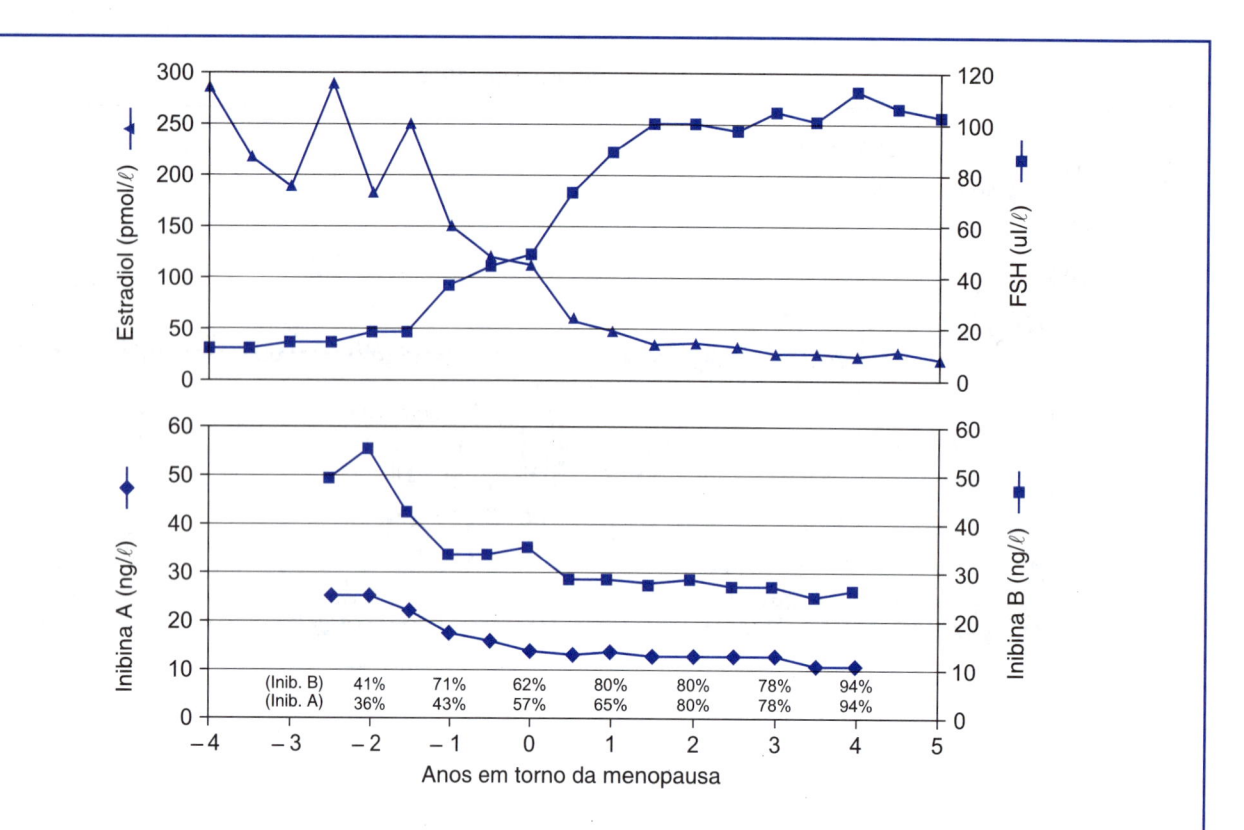

Fig. 2.3 Médias geométricas do (A) hormônio foliculoestimulante (FSH) e estradiol; e (B) inibinas A e B, normalizadas de acordo com o último período menstrual (UPM) (0). Os eixos horizontais representam o tempo em anos em relação ao UPM, sendo os números negativos anteriores e os positivos posteriores ao UPM. As porcentagens acima da escala de tempo no painel B indicam as porcentagens das dosagens das inibinas A e B com nível igual ou inferior à sensibilidade do ensaio. (*Fonte*: Burger HG, et al. Prospectively measured levels of serum follicle-stimulating hormone, estradiol and dimeric inhibins during the menopausal transition in a population-based cohort of women. *J Clin Endocrinol Metab*. 1999;84:4025.)

O fato de que as concentrações de FSH na fase folicular aumentam com o envelhecimento da mulher tem relação específica com a queda das concentrações circulantes de inibina B. A relação foi constatada observando que os níveis de inibina B diminuem à medida que aumentam os de FSH.[19-21] Os níveis de inibina A não mudaram, e os de estradiol foram mais elevados em mulheres mais idosas que nas mais jovens durante o estudo. Os dados do estudo Melbourne Women's Midlife Health Project, um estudo transversal, indicam que os níveis de inibina B diminuem antes dos de estradiol, um achado compatível com a hipótese de que concentrações menores de inibina B são um mecanismo para permitir a subida dos níveis de FSH, a fim de manter os níveis de estradiol nos mesmos níveis observados em mulheres mais jovens (Fig. 2.3).[20, 21] Neste estudo, os níveis de inibina B não caíram até perto do final da transição menopáusica, próximo ao último período menstrual (UPM). Logo, postulou-se que os níveis de inibina B refletem o número de folículos recrutados entre os folículos primordiais, cujo número diminui com a idade, como vimos anteriormente.[3] Burger e colaboradores concluíram que a alteração endócrina mais precoce que assinala a entrada na transição menopáusica é uma queda acentuada na inibina B, que provavelmente indica uma diminuição do número de folículos ovarianos abaixo de um número crítico.[21, 22]

PONTO-CHAVE

Os níveis de androgênios caem lentamente com a idade, mas não diminuem repentinamente na menopausa; na verdade, as concentrações de androgênio livre aumentam durante a transição menopáusica.

ANDROGÊNIOS Os níveis de androgênio circulante parecem diminuir com a idade, mas não caem de repente durante a transição ou após a menopausa.

Longcope e colaboradores (1986) não observaram alterações significativas nos níveis de testosterona (T) ou de androstenediona (A) nos 80 meses antes do UPM,[23] mas notaram que em todas as pacientes, inclusive nas que ainda menstruavam ciclicamente, as concentrações médias de T eram significativamente menores que em um grupo semelhante de mulheres jovens normais. As concentrações foram medidas nos dias 5 e 7 do ciclo menstrual. Outro estudo descreveu uma queda abrupta da T sérica total com a idade e constatou que os níveis em uma mulher de 40 anos eram cerca de 50% dos de uma mulher de 21 anos.[24] As concentrações de T livre sofreram queda semelhante.

No Melbourne Women's Midlife Health Project, não houve reduções significativas na concentração de T total nem na relação T:globulina ligadora de hormônios sexuais (SHBG) — o chamado índice de androgênio livre [IAL]) — em função da evolução da menopausa.[25, 26] Na verdade, o IAL aumentou em 80% no período, indo de 4 anos antes a 2 anos depois do UPM devido a uma diminuição concomitante da SHBG durante o mesmo período. A causa da queda foi, claro, a diminuição dos níveis de estradiol. Segundo outras pesquisas, os níveis de sulfato de desidroepiandrosterona, o principal androgênio supra-renal, diminuíram lentamente com a idade; mas não se observou relação dos níveis com a idade.

SINTOMAS ASSOCIADOS AO ENVELHECIMENTO REPRODUTIVO

PONTO-CHAVE

A transição menopáusica dura cerca de 4 anos e termina com o UPM; seu início é assinalado por irregularidades menstruais.

PONTO-CHAVE

Os sintomas podem ser leves, graves ou ausentes, e começar antes do ou após o início da transição menopáusica.

Como veremos nos próximos capítulos, são vários os sintomas que apresentam associação temporal com a transição da menopausa. O Massachusetts Women's Health Study foi um estudo de coorte prospectivo com mais de 2.500 mulheres entre 45 e 55 anos, nas quais a idade mediana do UPM foi de 51,3 anos. A idade mediana da chamada perimenopausa, determinada com base no surgimento de irregularidades menstruais, foi de 47,5 anos, e a duração da transição menopáusica típica foi estimada em quase 4 anos. A transição menopáusica foi mais precoce em fumantes e, talvez, em multíparas.

A causa da maioria dos sintomas é a queda dos níveis de estrogênio circulantes. Na verdade, os clínicos já sabem há muitos anos que a retirada dos ovários antes da menopausa reproduz os sintomas associados à transição menopáusica e à menopausa. Vários estudos prospectivos já documentaram que os sintomas podem até anteceder o início das irregularidades menstruais associadas à transição menopáusica.[28,29] Com efeito, observamos que, para até 50% das mulheres, a menopausa começa com o início dos sintomas neste período da vida, e não com o UPM.[30] Os dados do Melbourne Women's Midlife Health Project sugerem que os sintomas associados à menopausa tardia e à fase inicial da transição menopáusica precoce podem se sobrepor.[28] Os sintomas que parecem específicos para alterações hormonais da transição menopáusica são sintomas vasomotores (p. ex., fogachos e sudorese noturna), secura vaginal e dor mamária. No final da transição menopáusica, os fogachos, a sudorese noturna e a secura vaginal aumentam, e a dor mamária diminui à medida que caem os níveis de estrogênio.

Definições e estágios da transição menopáusica

PONTO-CHAVE

A menopausa é a interrupção permanente da menstruação secundária à perda da atividade ovariana.

Segundo a Organização Mundial de Saúde, a menopausa é o término permanente da menstruação secundário à perda da atividade folicular dos ovários;[31] na definição do estudo STRAW, a transição menopáusica começa com as variações na duração do ciclo menstrual em mulheres que apresentam, na fase folicular precoce, níveis de FSH superiores aos encontrados naquelas com menos de 35 anos e menstruação regular, e termina com o UPM (Fig. 2.4).[32] O relatório publicado do estudo STRAW sugere que a perimenopausa começa na mesma época que a transição menopáusica e termina um ano após o UPM, pois os termos perimenopausa (*perimenopause*) e climatérico (*climacteric*) são usados de forma inconsistente no texto. Estes termos não devem ser empregados em artigos científicos, mas apenas com pacientes ou com a imprensa leiga.

No estudo STRAW, a vida reprodutiva e os períodos posteriores são divididos, com base no UPM e na faixa etária, em diversos estágios, cujas durações e faixas etárias são variáveis. Cinco estágios antecedem o UPM (identificado como 0) e recebem números negativos; após o UPM, são caracterizados dois estágios de número positivo. O estágio −5 é o período reprodutivo precoce, o −4 é o pico e o −3 o período reprodutivo tardio. A fertilidade da mulher é máxima entre o meio e o fim da segunda década (estágio −4); depois, sobrevém uma queda progressiva até a menopausa. A diminuição da fertilidade é provavelmente um sinal precoce de envelhecimento reprodutivo, que antecede o aumento monotrópico dos níveis de FSH e as mudanças da periodicidade menstrual. No entanto, a fertilidade

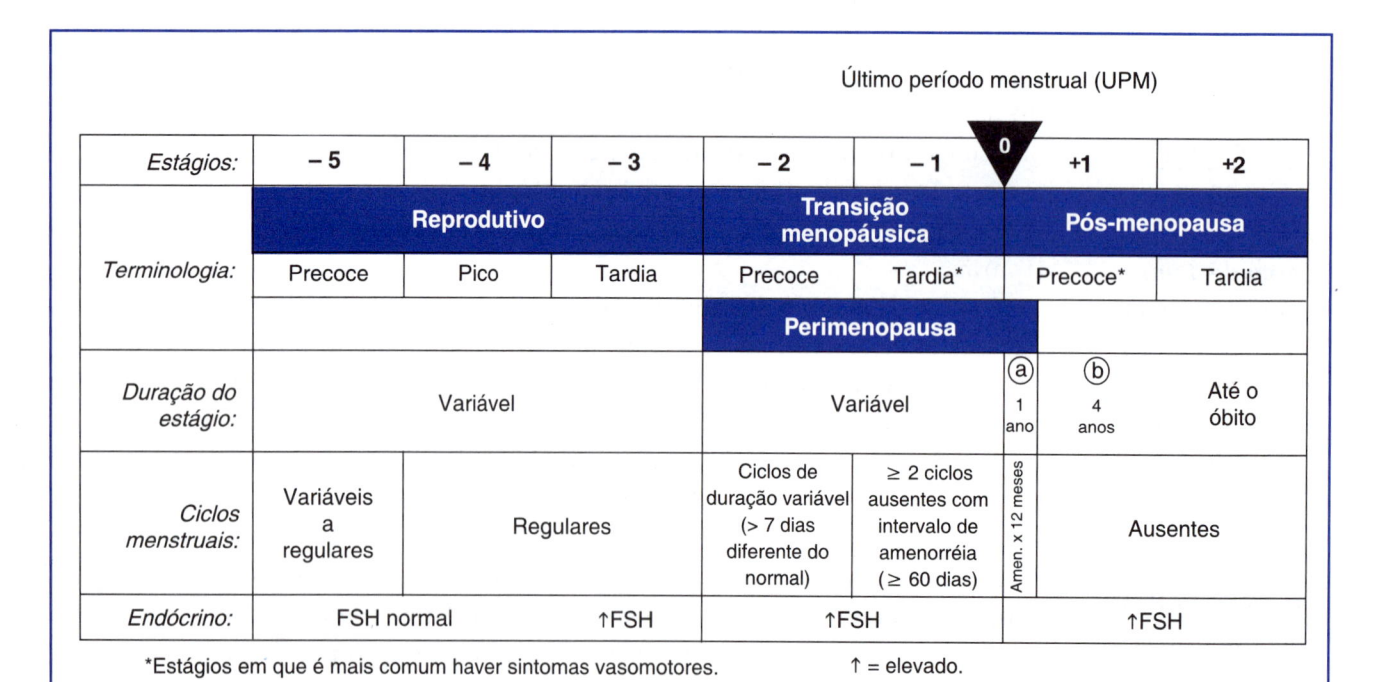

						Último período menstrual (UPM) ▼		
Estágios:	−5	−4	−3	−2	−1	0	+1	+2
	Reprodutivo			Transição menopáusica		Pós-menopausa		
Terminologia:	Precoce	Pico	Tardia	Precoce	Tardia*		Precoce*	Tardia
				Perimenopausa				
Duração do estágio:	Variável			Variável			(a) 1 ano	(b) 4 anos	Até o óbito
Ciclos menstruais:	Variáveis a regulares	Regulares		Ciclos de duração variável (> 7 dias diferente do normal)	≥ 2 ciclos ausentes com intervalo de amenorréia (≥ 60 dias)	Amen. x 12 meses	Ausentes	
Endócrino:	FSH normal		↑FSH	↑FSH			↑FSH	

*Estágios em que é mais comum haver sintomas vasomotores.   ↑ = elevado.

Fig. 2.4 Sistema de estadiamento STRAW para o envelhecimento reprodutivo feminino normal (para explicações, ver texto). (*Fonte*: Soules MR, Sherman S, Parrot E, *et al*. Executive summary: Stages of Reproductive Aging Workshop (STRAW). *Fertil Steril*. 2001;76:874, com autorização da American Society for Reproductive Medicine.)

> **PONTO-CHAVE**
>
> *O sistema de estadiamento proposto para a transição menopáusica será modificado à medida que se adquirem novas informações.*

não foi mencionada no sistema de estadiamento porque a fertilidade relativa é quase impossível de medir em um único indivíduo e depende da fertilidade do parceiro. O estágio −2 é o início da transição menopáusica, e o −1 a transição tardia.

O estágio +1 é o primeiro ano após o UPM, o estágio +1b vai de 2 a 5 anos pós-menopausa, e o estágio +2 é constituído pelos anos pós-menopausa tardios (após o quinto ano). As participantes concordaram que os primeiros 5 anos após a menopausa devem ser incluídas no estágio +1 (pós-menopausa precoce), pois neste intervalo de tempo a função hormonal ovariana diminui mais até cair a um nível baixo permanente. Também se acelera a perda óssea. O estágio +2 (menopausa tardia) tem um início bem-definido, mas sua duração é variável, pois o fim é definido como o momento do óbito. Talvez sejam propostas mais divisões à medida que aumente a longevidade das mulheres e se acumulem mais informações.

No fim dos anos reprodutivos (estágio −3), os níveis de FSH sofrem aumento significativo na fase folicular precoce em comparação aos observados em mulheres que menstruam regularmente, mas o período menstrual se mantém regular. Nesta idade, a dificuldade de conceber é maior e os abortos espontâneos são mais freqüentes, porém a gravidez ainda é possível. Na fase inicial da transição menopáusica (estágio −2), os ciclos menstruais da mulher continuam regulares, mas a duração varia em 7 dias ou mais; engravidar é ainda mais difícil, porém continua possível. O fim da transição menopáusica (estágio −1) é caracterizado pela ausência de dois ou mais períodos menstruais e pelo menos um intervalo intermenstrual com 60 dias ou mais; engravidar se torna dificílimo, porém ainda possível. A menopausa só é determinável em retrospecto, após a mulher passar 1 ano ou mais em amenorréia.

Embora imperfeitas, essas definições foram consideradas aceitáveis pelos participantes da conferência STRAW, mas, no futuro, deverão ser modificadas. Os dados indicam que as mulheres com 3 a 11 meses de amenorréia têm grandes chances de entrar em menopausa nos 4 anos seguintes.[33] Nove em cada dez mulheres com mais de 45 anos que passaram 1 ano em amenorréia não terão outro ciclo menstrual espontâneo.[34] Os sintomas não foram mencionados, pois se observou grande variabilidade da sintomatologia entre grupos étnicos, culturas, extratos socioeconômicos e climas; também não há correlação nítida dos sintomas com o ciclo menstrual ou com as alterações endócrinas associadas à transição menopáusica. Embora os participantes tenham considerado prematuro usar a ultra-sonografia pélvica para tentar estagiar as pacientes, eles reconheceram a possibilidade de usar, no futuro, as contagens de folículos antrais (p. ex., folículos com mais de 2 a 10 mm de diâmetro), como medida adjunta.

Os participantes da conferência STRAW não consideraram o sistema de estadiamento aplicável a mulheres fumantes (o tabagismo retarda a menopausa), nos extremos do peso corporal (índice de massa corporal < 18 kg/m² ou > 30 kg/m²), praticantes de exercícios aeróbicos pesados (> 10 h/semana), portadoras de irregularidades crônicas do ciclo menstrual, histerectomizadas ou anomalias anatômicas do útero (p. ex., fibróides) ou ovários (p. ex., endometriomas). Existem também dados recentes, em especial do Study of Women's Health Across the

```
┌─────────────────────────────────────────────────────────┐
│  Amenorréia ou irregularidades menstruais entre         │
│  45 e 50 anos                                           │
└─────────────────────────────────────────────────────────┘
                            │
                            ▼
              ┌──────────────────────────┐
              │  Dosar níveis basais de FSH │
              └──────────────────────────┘
                            │
        ┌───────────────────┴───────────────────┐
      < 15              (mUI/mℓ)              > 15
        ▼                                       ▼
┌──────────────────────────────┐    ┌──────────────────────┐
│ Possível pré-menopausa;      │    │ Transição menopáusica │
│ indicada avaliação complementar │  └──────────────────────┘
└──────────────────────────────┘
```

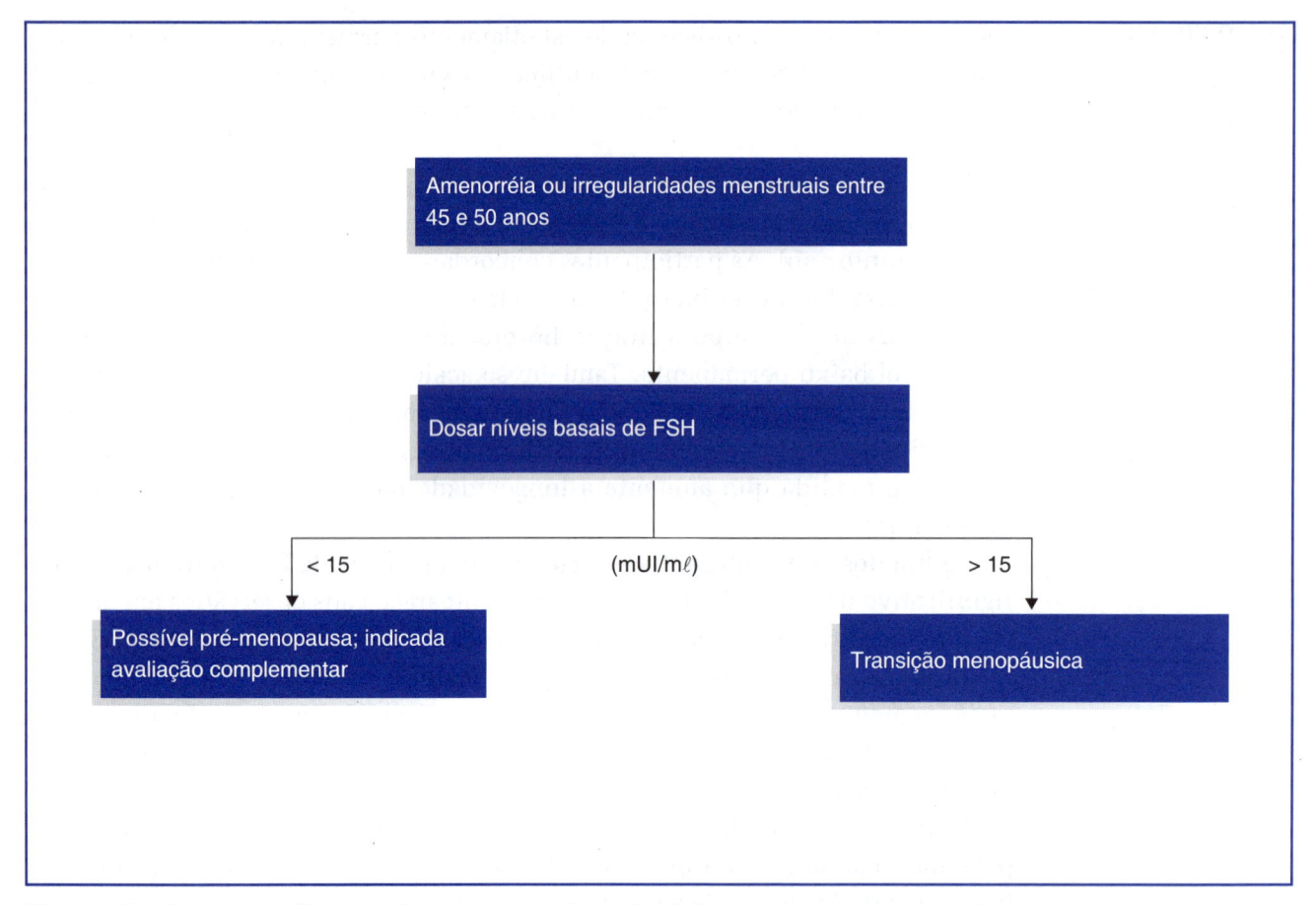

Fig. 2.5 Abordagem às mulheres com amenorréia ou irregularidades menstruais entre 45 e 50 anos de idade.

Nation (SWAN), que sugerem haver variações dos padrões de acordo com o grupo racial.[35,36] São necessários mais estudos para determinar se tais diferenças afetam o sistema de estadiamento proposto.

Identificação da transição menopáusica e da menopausa

As mulheres que apresentam irregularidades menstruais ou amenorréia por 3 meses ou mais antes dos 45 anos podem estar entrando na transição menopáusica; mas nesses casos devem-se pesquisar as principais etiologias da amenorréia, com história e exame físico cuidadosos, dosagens de níveis basais de LH, FSH e prolactina, bem como avaliações posteriores com base nos resultados desses exames.

Mulheres com irregularidades menstruais ou amenorréia, e 45 anos ou mais, têm muito mais chances de já terem alcançado a transição menopáusica (Fig. 2.5). Logo, medir o FSH basal é uma abordagem mais sensata. Se houver mudanças típicas da menopausa acompanhadas de alterações menstruais, poderá não ser necessário medir os níveis de FSH, exceto se a paciente manifestar preocupação. Raramente é necessário dosar o FSH em mulheres com 50 anos ou mais. Na maioria dos laboratórios, níveis de FSH > 15 mUI/mℓ são típicos da transição menopáusica. Embora mulheres neste período apresentem valores < 15 mUI/mℓ por alguns períodos, níveis normais indicam necessidade de prosseguir com a avaliação.

Também é importante lembrar que, nesta faixa etária, as anomalias menstruais podem ser um sinal de ausência de ovulação e indicar um maior risco de hiperplasia do endométrio. Logo, a biopsia de endométrio pode ser indicada em mulheres com história de menstruação irregular há mais de 6 meses.

Como vimos anteriormente, os sintomas de deficiência de estrogênio podem anteceder ou surgir após alterações associadas à transição menopáusica. Assim, a presença de sintomas não deve levar o clínico a concluir que a menopausa está se aproximando. Às vezes, sintomas que parecem típicos de menopausa e deficiência estrogênica podem indicar uma doença menos comum, tal como hipertireoidismo não-diagnosticado ou até feocromocitoma ou um tumor secretante de serotonina do trato gastrintestinal.

Quais as evidências?

A transição menopáusica é uma fase dinâmica da vida da mulher, e distinguir as alterações associadas ao envelhecimento das secundárias especificamente ao fim da vida reprodutiva é um grande desafio; no entanto, a maior dificuldade atualmente é determinar com exatidão em que fase da transição menopáusica uma mulher se encontra.

Como a transição tem duração variável, não é possível dizer para uma paciente por quantos anos ela continuará a ovular e menstruar antes do UPM. É evidente que a fertilidade diminui e que o aumento dos níveis de FSH na fase folicular precoce do ciclo indica a aproximação do fim da vida reprodutiva; no entanto, esse aumento não parece ser o primeiro sinal da aproximação da menopausa. Um importante grupo de cientistas australianos, liderados por Henry Burger, sugeriu que a queda dos níveis de inibina B pode ser a primeira alteração hormonal facilmente detectável da transição menopáusica, porém este achado ainda requer mais observações e discussão. Na conferência STRAW, os participantes escolheram a alteração da freqüência menstrual como sendo, provavelmente, o primeiro sinal evidente da transição menopáusica na maioria das mulheres. Os estudos prospectivos em andamento levarão, sem dúvida, a mudanças em nosso entendimento sobre esta etapa da vida e permitirão explicar melhor tal período em cada paciente.

Discussão de casos

Caso 1

Uma mulher de 46 anos se queixa de fogachos, suores noturnos e dificuldade de dormir. E a falta de sono vem criando problemas no emprego. Na anamnese, ela afirma que sua menstruação se tornou algo irregular, passando a ocorrer em intervalos entre 22 e 40 dias nos últimos 6 meses; antes, os ciclos duravam 29 a 32 dias.

Quais exames poderão confirmar que esta mulher se encontra na transição menopáusica?

É indicada a dosagem dos níveis basais de FSH. O nível foi de 16 mUI/mℓ, compatível com a transição menopáusica.

Qual tratamento, se necessário, deve ser oferecido a essa paciente?

Se não houver contra-indicações, a hormonioterapia menopáusica (HM) deverá ajudar a essa paciente. Deve-se oferecer a menor dose de estrogênios capaz de aliviar seus sintomas. Em alguns casos, basta 0,3 mg/dia de estrogênios conjugados em formulação oral ou transdérmica. Como ela ainda está menstruando, é importante informar que as irregularidades menstruais deverão continuar.

É sensato acrescentar progestogênios (p. ex., progesterona micronizada, 100 mg, ou acetato de medroxiprogesterona, 5 mg/dia) por 14 dias em intervalos de 1 a 2 meses, a fim de minimizar o risco de hiperplasia do endométrio.

Se a paciente não tiver contra-indicações ao uso de HM, as evidências indicarão que o uso de inibidores seletivos de recaptação da serotonina (ISRS) poderá ser eficaz em ajudar a aliviar seus sintomas; no entanto, nenhum tratamento se mostrou tão eficaz contra os sintomas vasomotores quanto o estrogênio.

Caso 2

Uma mulher de 49 anos se queixa de irregularidades menstruais, com ciclos de 20 a 60 dias, fogachos, suores noturnos, insônia e ganho de peso de 9 kg no ano anterior. Ela é dona de uma padaria, junto com seu marido. Ao exame físico, a pressão arterial é de 130/85, e a freqüência cardíaca de 104 bpm. São observados um fino tremor nas mãos e fasciculações linguais. O resto do exame físico é normal, com boa estrogenização da mucosa vaginal.

Quais exames são indicados para esta paciente?

Embora esta mulher se encontre perto da menopausa, os sintomas não são inteiramente compatíveis com o início da transição menopáusica: a taquicardia, os fogachos, o tremor e a fasciculação podem ser sinais de hipertireoidismo. Um achado conflitante é o ganho de peso, no entanto explicável porque ela tem acesso a alimentos e o hipertireoidismo aumenta o apetite. Por isso são indicadas dosagens dos níveis basais de FSH, TSH e tiroxina (T4). Os resultados da paciente foram FSH, 21 mUI/mℓ; TSH, 0,2 nU/mℓ; e T4 de 20,2 µg/dℓ.

Quais exames são indicados para esta paciente?

Os sintomas da paciente sugerem tanto hipertireoidismo quanto o início da transição menopáusica. A primeira medida é um tratamento adequado do hipertireoidismo; após a paciente se tornar eutireóidea, os sintomas de deficiência de estrogênio, se persistirem, poderão ser abordados.

Referências

[1] Baker TG. A quantitative and cytological study of germ cells in human ovaries. *Proc R Soc Lond B Biol Sci.* 1963;158:417.

[2] Block E. A quantitative morphological investigation of the follicular system in newborn female infants. *Acta Anat.* 1953;17:201.

[3] Richardson SJ, Senikas V, Nelson JF. Follicular depletion during the menopausal transition: evidence for accelerated loss and ultimate exhaustion. *J Clin Endocrinol Metab.* 1987;65:1231.

[4] Pavlik EJ, DePriest PD, Gallion HH, et al. Ovarian volume related to age. *Gynecol Oncol.* 2000;77:410.

[5] Flaws JA, Langenberg P, Babus JK, et al. Ovarian volume and antral follicle counts as indicators of menopausal status. *Menopause.* 2001; 8:175.

[6] Sherman BM, Korenman SG. Hormonal characteristics of the human menstrual cycle throughout reproductive life. *J Clin Invest.* 1975;55: 699.

7 Sherman BM, West JH, Korenman SG. The menopausal transition: analysis of LH, FSH, estradiol, and progesterone concentrations during menstrual cycles of older women. *J Clin Endocrinol Metab.* 1976;42:629.

8 Reyes FI, Winter JS, Faiman C. Pituitary ovarian relationships preceding the menopause. I. A cross-sectional study of serum follicle-stimulating hormone, luteinizing hormone, prolactin, estradiol, and progesterone levels. *Am J Obstet Gynecol.* 1977;129:557.

9 Lee SJ, Lenton EA, Sexton L, et al. The effect of age on the cyclical patterns of plasma LH, FSH, estradiol and progesterone in women with regular menstrual cycles. *Hum Reprod.* 1988;3:851.

10 Klein NA, Battaglia DE, Fujimoto VY, et al. Reproductive aging: accelerated ovarian follicular development associated with a monotropic follicle-stimulating hormone rise in normal older women. *J Clin Endocrinol Metab.* 1996;81:1038.

11 Scott RT, Toner JP, Muasher SJ, et al. Follicle-stimulating hormone levels on cycle day 3 are predictive of in vitro fertilization outcome. *Fertil Steril.* 1989;51:651.

12 Cahill DJ, Prosser CJ, Wardle PG, et al. Relative influence of follicle stimulating hormone, age, and other factors on ovarian response to gonadotrophin stimulation. *Br J Obstet Gynaecol.* 1994;101:999.

13 Toner JP, Philput CB, Jones GS, et al. Basal follicle-stimulating hormone level is a better predictor of in vitro fertilization performance than age. *Fertil Steril.* 1991;55:784.

14 Santoro N, Brown JR, Adel T, et al. Characterization or reproductive hormonal dynamics in the perimenopause. *J Clin Endocrinol Metab.* 1996;81:1495.

15 Rebar RW, Cedars MI, Liu JH. Premature ovarian failure: a model for the perimenopause? In: Lobo RA (ed). *Perimenopause.* New York: Springer-Verlag; 1997:7.

16 Liu JH, Kao L, Rebar RW, et al. Urinary β-FSH subunit concentrations in perimenopausal and postmenopausal women: a biomarker for ovarian reserve. *Menopause.* 2003;10:526.

17 Groome NP, Illingworth PJ, O'Brien M, et al. Measurement of dimeric inhibin B throughout the menstrual cycle. *J Clin Endocrinol Metab.* 1996;81:1401.

18 Roberts VJ, Barth S, El-Roeiy A, et al. Expression of inhibin/activin subunits and follistatin messenger ribonucleic acids and proteins in ovarian follicles and the corpus luteum during the menstrual cycle. *J Clin Endocrinol Metab.* 1993;77:1402.

19 Klein NA, Illingworth PJ, Groome NP, et al. Decreased inhibin B secretion is associated with the monotropic rise of FSH in older, ovulatory women: a study of serum and follicular fluid levels of dimeric inhibin A and B in spontaneous menstrual cycles. *J Clin Endocrinol Metab.* 1996;81:2742.

20 Burger HG, Dudley EC, Cui J, et al. Early follicular phase serum FSH as a function of age: the roles of inhibin B, inhibin A, and estradiol. *Climacteric.* 2000;3:17.

21 Burger HG, Dudley EC, Robertson DM, et al. Hormonal changes in the menopause transition. *Recent Prog Horm Res.* 2002;57:257.

22 Burger HG, Cahir N, Robertson DM, et al. Serum inhibins A and B fall differentially as FSH rises in perimenopausal women. *Clin Endocrinol.* 1998;48:809.

23 Longcope C, Franz C, Morello C, et al. Steroid and gonadotropin levels in women during the perimenopausal years. *Maturitas.* 1986;8:189.

24 Zumoff B, Strain GW, Miller LK, et al. Twenty-four hour mean plasma testosterone concentration declines with age in normal premenopausal women. *J Clin Endocrinol Metab.* 1995;80:1429.

25 Burger HG, Dudley EC, Hopper JL, et al. The endocrinology of the menopausal transition: a cross-sectional study of a population-based sample. *J Clin Endocrinol Metab.* 1995;80:3537.

26 Burger HG, Dudley EC, Cui J, et al. A prospective longitudinal study of serum testosterone, dehydroepiandrosterone sulphate and sex hormone binding globulin levels through the menopause transition. *J Clin Endocrinol Metab.* 2000;85:2832.

27 McKinlay SM. The normal menopause transition: an overview. *Maturitas.* 1996;23:137.

28 Mitchell ES, Woods NF. Symptom experiences of midlife women: observations from the Seattle midlife women's health study. *Maturitas.* 1996;25:1.

29 Dennerstein L, Dudley EC, Hopper JL, et al. A prospective population-based study of menopausal symptoms. *Obstet Gynecol.* 2000;96:351.

30 Anderson E, Hamburger S, Liu JH, et al. Characteristics of menopausal women seeking assistance. *Am J Obstet Gynecol.* 1987;156:428.

31 World Health Organization Scientific Group. *Research on the Menopause in the 1990s.* Geneva, Switzerland: World Health Organization; 1996. Technical Report Series 866.

32 Soules MR, Sherman S, Parrot E, et al. Executive summary: Stages of Reproductive Aging Workshop (STRAW). *Fertil Steril.* 2001;76:874.

33 Garamszegi C, Dennerstein L, Dudley E, et al. Menopausal status: subjectively and objectively defined. *J Psychosom Obstet Gynaecol.* 1998;19:165.

34 Wallace RB, Sherman BM, et al. Probability of menopause with increasing duration of amenorrhea in middle-aged women. *Am J Obstet Gynecol.* 1979;135:1021.

35 Manson JM, Sammel MD, Freeman EW, et al. Racial differences in sex hormone levels in women approaching the transition to menopause. *Fertil Steril.* 2001;75:297.

36 Lasley BL, Santoro N, Randolf JF, et al. The relationship of circulating dehydroepiandrosterone, testosterone, and estradiol to stages of the menopausal transition and ethnicity. *J Clin Endocrinol Metab.* 2002;87:3760.

O ENVELHECIMENTO E AS ALTERAÇÕES NEUROCOGNITIVAS

Controle da onda de calor

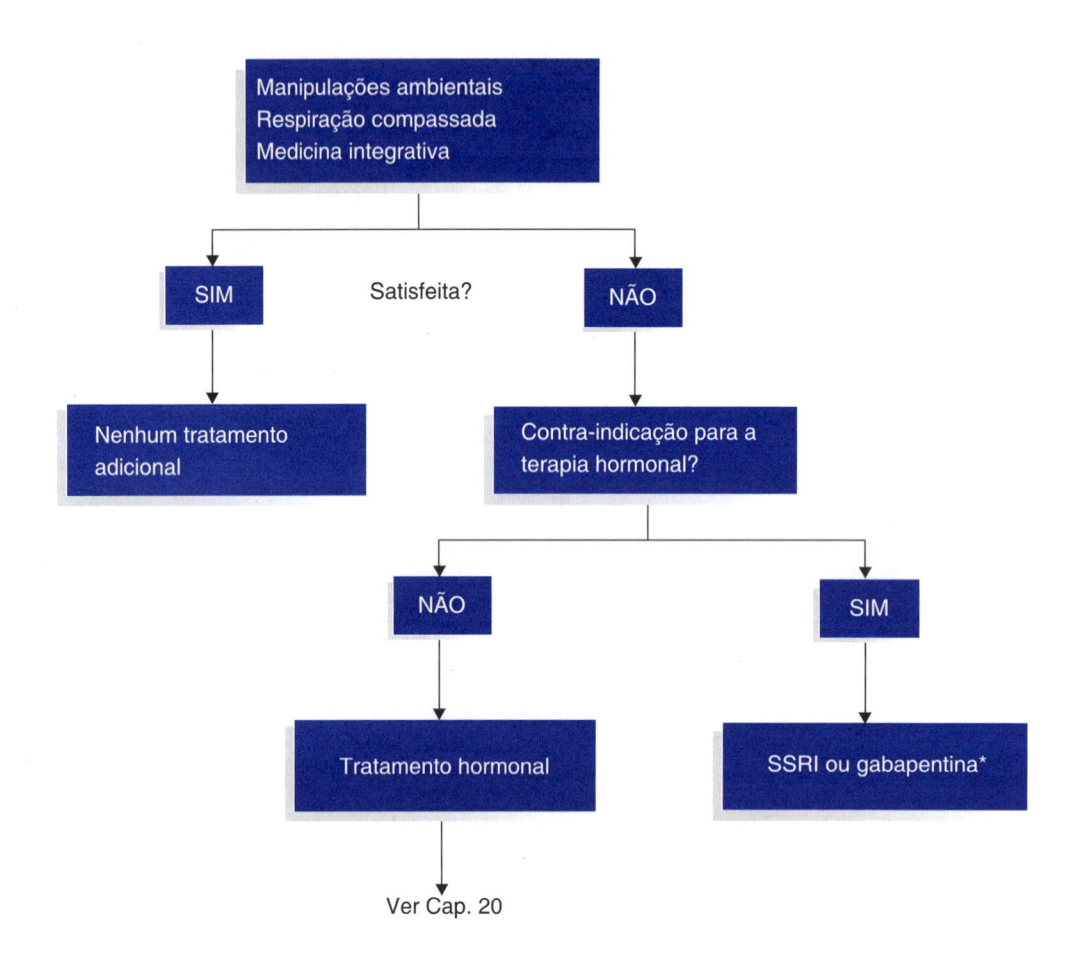

```
                    ┌─────────────────────────┐
                    │ Manipulações ambientais │
                    │ Respiração compassada   │
                    │ Medicina integrativa    │
                    └─────────────────────────┘
                                │
              ┌─────────── Satisfeita? ───────────┐
              │                                    │
            [SIM]                               [NÃO]
              │                                    │
              ▼                                    ▼
    ┌──────────────────┐            ┌──────────────────────────┐
    │ Nenhum tratamento│            │ Contra-indicação para a  │
    │ adicional        │            │ terapia hormonal?        │
    └──────────────────┘            └──────────────────────────┘
                                         │              │
                                       [NÃO]          [SIM]
                                         │              │
                                         ▼              ▼
                              ┌────────────────┐  ┌──────────────────────┐
                              │ Tratamento     │  │ SSRI ou gabapentina* │
                              │ hormonal       │  │                      │
                              └────────────────┘  └──────────────────────┘
                                         │
                                         ▼
                                    Ver Cap. 20
```

*Nenhum medicamento foi aprovado pelo FDA para esta indicação.

3 Tratamento das ondas de calor

Robert R. Freedman

Introdução

As ondas de calor constituem o sintoma mais comum do climatério e ocorrem na maioria das mulheres no período da pós-menopausa. O Study of Women's Health Across the Nation (estudo SWAN) mostrou que o percentual de mulheres que relatam ondas de calor variou de 25,2% naquelas com 40 a 43 anos até 46,4% nas com 52 a 55 anos.[1] Outros estudos mostraram que a prevalência entre as mulheres com menopausa natural foi de 68%[2] e 82%[3] nos EUA. Nas mulheres em pré-menopausa que se submeteram à ooforectomia, a prevalência das ondas de calor foi de aproximadamente 90%.[4]

Embora não existam fatores de risco importantes para as ondas de calor da menopausa, os fatores culturais afetam seus relatos. Na China as mulheres relatam as ondas de calor em taxas de 10 a 25%.[5] Nas indonésias as taxas são de 10 a 20%.[6] Os motivos para estas diferenças não são conhecidos. É possível que as mulheres de culturas orientais demonstrem eventos de ondas de calor fisiológicas da mesma maneira que as ocidentais, mas por questões culturais não relatam tal fato. Também é possível que elas realmente tenham menos ondas de calor fisiológicas, possivelmente devido a fatores nutricionais e a outros fatores ambientais.

Fisiologia

Descritiva

PONTO-CHAVE

As ondas de calor são uma resposta de dissipação do calor.

As ondas de calor geralmente são descritas como sensações de intenso calor interno, acima do esterno, acompanhadas de sudorese, fogacho e calafrios. A sudorese é mais freqüentemente relatada na face, no pescoço, na cabeça e no tórax. Em geral, as ondas de calor duram aproximadamente 2 a 4 min, mas podem persistir por muito mais tempo. Feldman[3] mostrou que 64% das mulheres pesquisadas relataram ondas de calor por 1 a 5 anos, com uma mediana de 4 anos.

Aproximadamente 40% das mulheres relataram uma premonição de que uma onda de calor estava prestes a ocorrer.

OBJETIVAÇÃO

A vasodilatação periférica, conforme evidenciado pela temperatura e pelo fluxo sanguíneo cutâneos aumentados, ocorre sobre quase toda a superfície corporal (Fig. 3.1).[7-9] A taxa de suor corporal total durante as ondas de calor foi medida como sendo de aproximadamente 1,3 g/min, acontecendo a maior quantidade de suor na metade superior do corpo.[10] A condutância da pele, uma medida elétrica da sudorese, também aumenta durante as ondas de calor, podendo ser utilizada de maneira objetiva para indicá-las.[11, 12] Demonstrou-se que um aumento na condutância cutânea de 2 µmho/30 s, medido sobre o esterno, corresponde aos autorelatos da paciente em 95% das ondas de calor registradas em laboratório e em 77 a 86% das registradas durante a monitoração ambulatorial.[11, 12]

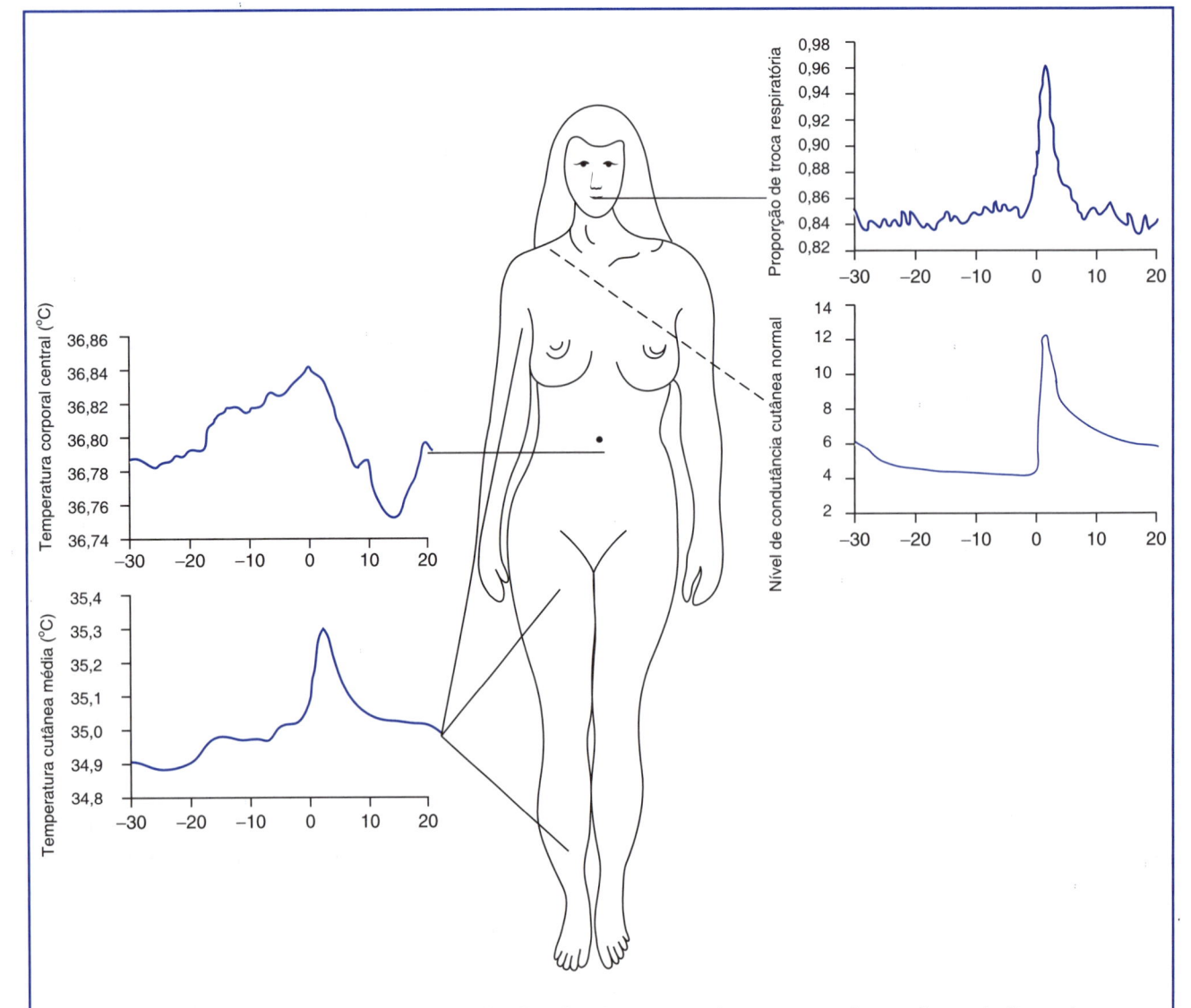

Fig. 3.1 Eventos fisiológicos periféricos das ondas de calor. (*Fonte*: Freedman RR. Biochemical, metabolic, and vascular mechanisms in menopausal hot flashes. *Fertil Steril*. 1998;70:332-7.)

Os seres humanos regulam a temperatura corporal central (T_c) entre um limiar superior, em que ocorrem a sudorese e vasodilatação periférica, e um limiar inferior, em que ocorre o tremor. A faixa de temperatura entre os dois limiares é considerada a zona termoneutra. Quando a T_c estava elevada em mulheres com as ondas de calor, poderiam ser explicados seus sintomas de sudorese e vasodilatação periférica. Contudo, as mensurações das temperaturas esofágica,[13] retal[14] e timpânica[15] não mostraram estar elevadas antes das ondas de calor.

Todos estes estudos mostraram declínios de aproximadamente 0,3 EC após as ondas de calor, provavelmente devido à perda de calor aumentada (vasodilatação periférica) e pelo resfriamento por evaporação (sudorese). No entanto, as temperaturas esofágica e retal apresentaram longos intervalos de tempo térmicos e respondem muito lentamente para aparecer junto com os rápidos eventos periféricos da onda de calor.[16] Além disso, demonstrou-se que a temperatura timpânica não mede seguramente a T_c, porque é afetada pela vasodilatação periférica e sudorese.[17]

> **PONTO-CHAVE**
>
> *As ondas de calor são deflagradas por pequenas elevações na temperatura corporal central que agem dentro de uma zona termoneutra reduzida.*

Vários estudos foram realizados nos quais a T_c foi registrada com a ingestão de um comprimido de radiotelemetria, o qual responde mais rapidamente que as temperaturas esofágica e retal. Detectou-se que aumentos pequenos, porém significativos, na temperatura corporal central precederam 65 a 76% das ondas de calor registradas em laboratório, enquanto a temperatura retal não se modificou.[7,14] Por conseguinte, pequenas elevações na T_c podem ser o evento deflagrador para a maioria das ondas de calor.

As elevações na T_c podem ser causadas pela taxa metabólica aumentada (produção de calor) e vasoconstrição periférica (perda calórica diminuída). Procurou-se determinar se um destes fatores contribuiu para as elevações da temperatura corporal central que precedem as ondas de calor. Ocorreram elevações significativas na taxa metabólica (aproximadamente 15%), mas foram simultâneas com a sudorese e vasodilatação, e não antecederam as elevações na T_c (Fig. 3.1). Não ocorreu vasoconstrição periférica. Desta maneira, a taxa metabólica aumentada e a vasoconstrição periférica não contribuíram para as elevações na temperatura corporal central nas referidas mulheres.

Pequenos aumentos na freqüência cardíaca, aproximadamente 7 a 15 bpm, ocorrem ao mesmo tempo que a vasodilatação periférica e a sudorese.[13]

Endocrinologia

ESTROGÊNIO

> **PONTO-CHAVE**
>
> *Os níveis de estrogênio não diferem entre as mulheres sintomáticas e assintomáticas.*

Como as ondas de calor acompanham o declínio do estrogênio na grande maioria das mulheres com menopausa natural e cirúrgica, há poucas dúvidas de que os estrogênios desempenham uma função na gênese das ondas de calor.

Contudo, os estrogênios sozinhos não parecem ser responsáveis pelas ondas de calor porque não existe nenhuma correlação entre a presença deste sintoma e as concentrações plasmática,[18] urinária[19] e vaginal.[20] Nenhuma diferença foi encontrada nas concentrações de estrogênio plasmático não-conjugadas nas mulheres sintomáticas *versus* assintomáticas.[21] Adicionalmente, a clonidina reduz significativamente a freqüência das ondas de calor em alguns estudos, sem alterar os valores do estrogênio circulante.[22]

GONADOPRINAS

Como as gonadotropinas se tornam elevadas na menopausa, foi pesquisado o seu possível papel no início das ondas de calor. Embora nenhuma diferença nas concentrações de hormônio luteinizante (LH) fosse encontrada entre mulheres com ou sem ondas de calor,[23] foi notada uma associação temporal entre os pulsos de LH e a ocorrência das ondas de calor.[24, 25] No entanto, a investigação subseqüente revelou que as mulheres com um defeito da secreção de hormônio liberador da gonadotropina (GnRH) (deficiência de gonadotropina isolada) tinham ondas de calor, mas ausência de pulsos de LH, e que as mulheres com o estímulo anormal para os neurônios de GnRH (amenorréia hipotalâmica) apresentavam alguns pulsos de LH, mas sem ondas de calor.[25] Além disso, as ondas de calor ocorrem em mulheres hipofisectomizadas, as quais não apresentam liberação de LH,[26] nas mulheres com insuficiência hipofisária e hipoestrogenismo,[27] assim como naquelas com liberação de LH suprimida por tratamento com análogo do GnRH.[28, 29] Desta maneira, o LH não pode ser a base para as ondas de calor

OPIÁCEOS

Observou-se que o fogacho induzido pelo álcool em pessoas que tomam clorpropamida, uma substância que estimula a liberação de insulina e diminui a glicemia, foi relacionado com a ativação do receptor de opiáceo.[30] Lightman e colaboradores[31] mostraram subseqüentemente que a infusão de naloxona reduziu significativamente a onda de calor e as freqüências do pulso de LH em seis mulheres na pós-menopausa. No entanto, DeFazio e colaboradores[32] tentaram replicar este estudo e não encontraram efeitos. Tepper e colaboradores[33] mostraram que a concentração plasmática de β-endorfina diminuiu muito antes da ocorrência das ondas de calor da menopausa, enquanto Genazzani e colaboradores[34] encontraram valores muito aumentados antecedendo as ondas de calor. Desta maneira, não existe evidência consistente do envolvimento de um sistema opioidérgico nas ondas de calor da menopausa.

CATECOLAMINAS

Existe considerável evidência de que a norepinefrina desempenha um papel importante na termorregulação, mediada em parte pelos receptores α_2-adrenérgicos.[35] A injeção de norepinefrina no hipotálamo pré-óptico causa vasodilatação periférica, perda de calor e um declínio subseqüente na T_c.[35] Adicionalmente, há considerável evidência de que os esteróides gonadais modulam a atividade noradrenérgica central.[36]

PONTO-CHAVE

A atividade noradrenérgica central mostra-se elevada antes das e durante as ondas de calor e estreita a zona termoneutra.

O 3-metoxi-4-hidroxifenilglicol (MHPG) é o principal metabólito da norepinefrina e reflete a ativação simpática corporal total.[37] Os níveis basais do MHPG plasmático são muito mais elevados em mulheres na pós-menopausa sintomáticas que nas assintomáticas, e aumentam muito mais com a ocorrência de cada onda de calor.[38] Subseqüentemente, demonstrou-se que o ácido vanililmandélico (VMA), o metabólito periférico da norepinefrina, não se altera com as ondas de calor,[7] levando a sustentar a hipótese de que os níveis centrais de norepinefrina estão elevados nas mulheres sintomáticas.

A clonidina, um agonista α_2-adrenérgico, reduz a ativação noradrenérgica central e a freqüência das ondas de calor.[39-41] De modo contrário, a ioimbina, um antagonista α_2-adrenérgico, aumenta a ativação noradrenérgica central e deflagra as ondas de calor.[42] Estes dados sustentam a hipótese de que os receptores

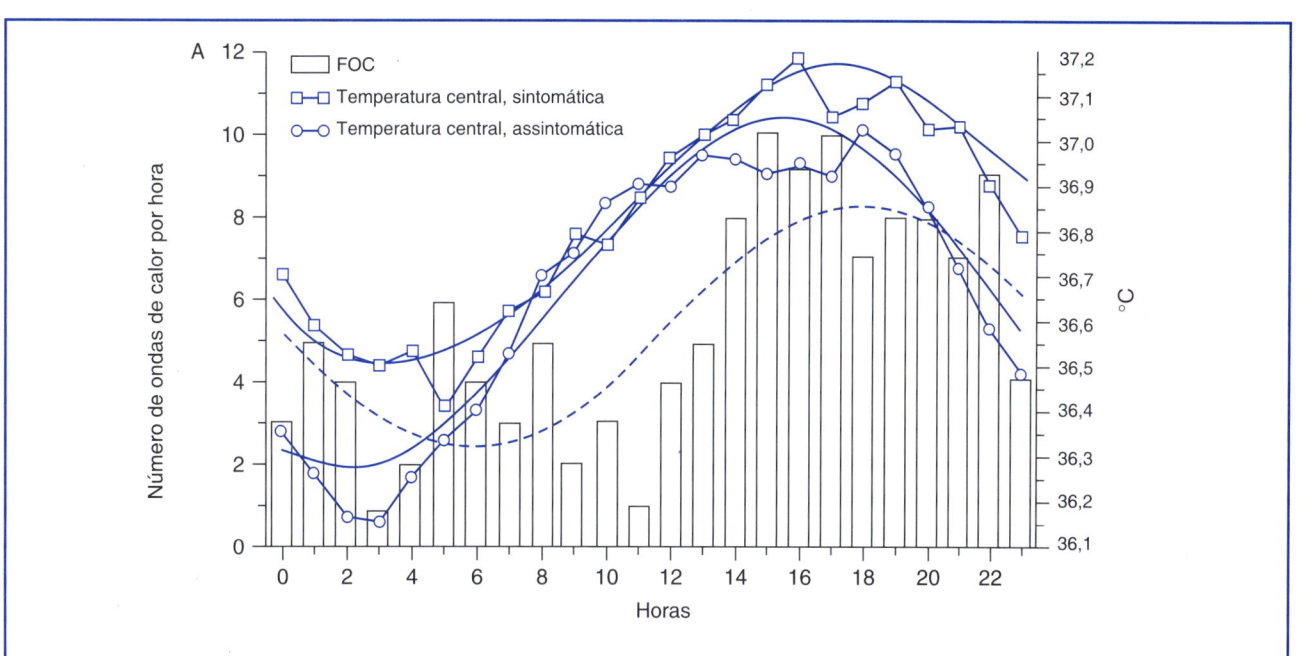

Fig. 3.2 Freqüência das ondas de calor (FOC) e as temperaturas corporais centrais durante 24 h. A freqüência das ondas de calor em dez mulheres sintomáticas é mostrada como barras. Curvas: curva de co-seno mais bem adaptada para a freqüência das ondas de calor (-----): dados da temperatura central por 24 h para 10 mulheres sintomáticas (–) com a curva de co-seno mais bem adaptada (—): dados da temperatura central de 24 h em seis mulheres assintomáticas (□ — □) com a curva de co-seno mais bem adaptada (-----). (*Fonte*: Freedman RR, Norton D, Woodward S *et al*. Core body temperature and circadian rhythm of hot flashes in menopausal Women. *J Clin Endocrinol Metab*. 1995;80(8):2354-2358. The Endocrine Society.)

α_2-adrenérgicos dentro do sistema noradrenérgico central estão envolvidos no início das ondas de calor e que a norepinefrina cerebral se encontra elevada neste processo.

Termorregulação e ondas de calor

RITMOS CICARDIANOS

O ritmo circadiano da T_c é bem conhecido e foram demonstradas variações similares em outros parâmetros termorreguladores, como a condutância do calor e sudorese. Estas pacientes sugerem que as respostas efetoras termorreguladoras das ondas de calor também poderiam demonstrar variações temporais. Um estudo prévio mostrou a ritmicidade circadiana das ondas de calor auto-relatadas em algumas mulheres na menopausa, mas não foram coletados dados fisiológicos.[43] Por isso, registramos o nível de condutância cutânea esternal e a T_c (com a pílula de telemetria) em mulheres na pós-menopausa sintomáticas e assintomáticas, usando a monitoração ambulatorial por 24 h.[21] A análise de Cosinor demonstrou um ritmo circadiano ($P < 0,02$) das ondas de calor com um pico em torno de [18, 25] (Fig. 3.2). Este ritmo exibiu um hiato com o ritmo circadiano da T_c nas mulheres sintomáticas de aproximadamente 3 h. Os valores da T_c das mulheres sintomáticas foram menores que os das mulheres assintomáticas ($P < 0,05$) de 0 h até 4 h e com 15 e 22 h. A maioria das ondas de calor foi precedida por elevações na T_c, um efeito estatisticamente significativo ($P < 0,05$). A temperatura central média associada às ondas de calor ($36,82 \pm 0,04°C$) foi muito mais elevada ($P < 0,05$) que a temperatura central média durante os períodos em que não ocorreram ondas de calor ($36,70 \pm 0,005°C$). Estes dados são compatíveis com a hipótese de que a T_c elevada serve como parte do mecanismo deflagrador da onda de calor.

A maior termossensibilidade na menopausa foi notada na literatura durante muitos anos e se reflete em relatos da freqüência e duração aumentadas da onda de calor durante o clima quente.[44,45] O aquecimento periférico foi demonstrado para provocar as ondas de calor na maioria das mulheres sintomáticas.[11,46] Conforme notado anteriormente, a T_c em seres humanos é regulada por centros hipotalâmicos entre os limiares de T_c para a sudorese e vasodilatação periférica, bem como para o tremor. De acordo com este mecanismo, as respostas de dissipação de calor das ondas de calor (sudorese e vasodilatação periférica) seriam deflagradas quando a temperatura corporal fosse elevada acima do limiar de sudorese reduzido.

Três pesquisas distintas mostraram que pequenas elevações na T_c antecedem a maioria das ondas de calor da menopausa.[7,11,14] Como estas elevações também ocorrem em mulheres assintomáticas, não explicam todo o mecanismo de deflagração.[47] No entanto, se a zona termoneutra fosse suficientemente estreitada nas mulheres assintomáticas, as elevações da T_c seriam um provável deflagrador. Este parece ser o caso.

Foi realizado um estudo em que a zona termoneutra foi medida como sendo de 0,0 EC em mulheres na pós-menopausa sintomáticas e de 0,04 EC em mulheres na pós-menopausa assintomáticas.[48] As taxas de sudorese foram muito mais elevadas nas mulheres sintomáticas, e as ondas de calor foram deflagradas por elevações na T_c produzidas pelo aquecimento corporal e exercício.

Estudos em animais mostraram que a norepinefrina cerebral aumentada estreita a largura da zona termoneutra.[35] De modo contrário, a clonidina reduz a liberação

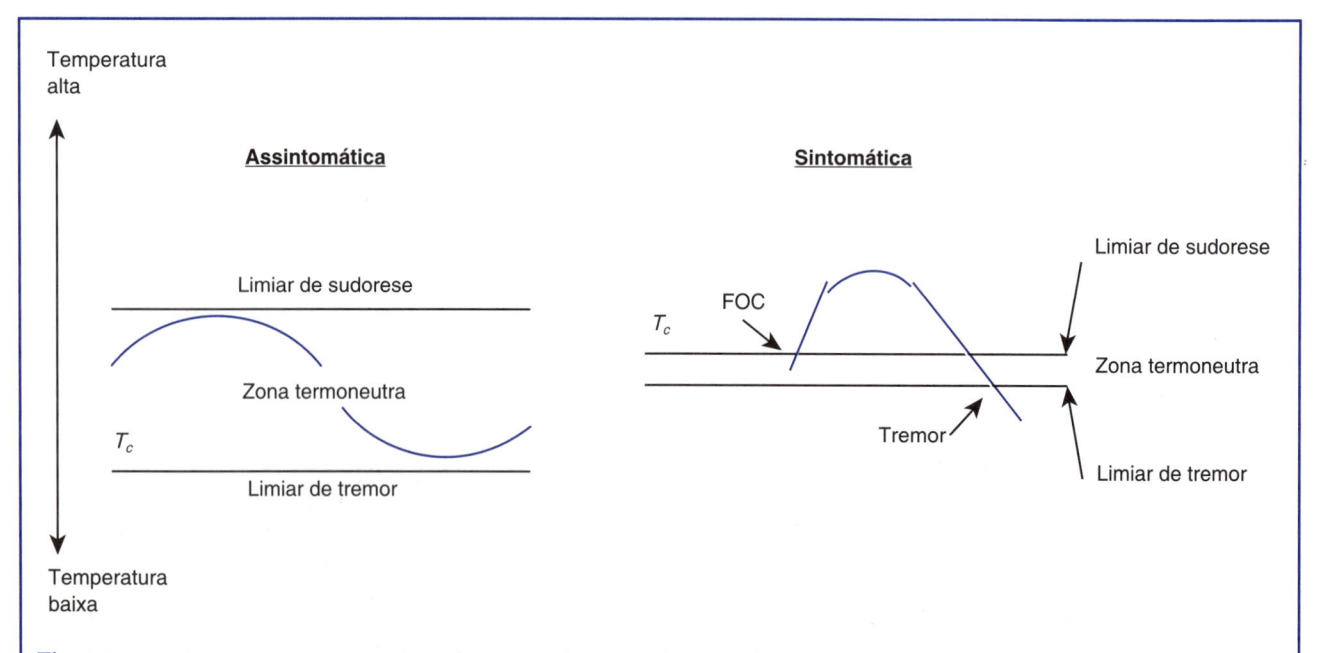

Fig. 3.3 Pequenas elevações da temperatura corporal central (T_c) atuando dentro de uma zona termoneutra reduzida deflagram as FOC em mulheres na pós-menopausa sintomáticas.

da norepinefrina, eleva o limiar de sudorese e reduz as ondas de calor nas mulheres sintomáticas.[49] O estrogênio melhora as ondas de calor ao elevar o limiar de sudorese nas mulheres sintomáticas.[50]

Desta maneira, propõe-se que a norepinefrina cerebral elevada estreita a zona interlimiar termorreguladora (zona termoneutra) em mulheres na pós-menopausa sintomáticas e que pequenas elevações na temperatura corporal central deflagram as ondas de calor quando o limiar da sudorese é ultrapassado (Fig. 3.3).

Tratamento

INTRODUÇÃO

PONTO-CHAVE

A TH não deverá ser mais considerada como a primeira linha de tratamento para as ondas de calor.

Até recentemente, a terapia hormonal (TH) era considerada o tratamento de escolha para as ondas de calor da menopausa. Contudo, dados recentes a partir do Women's Health Initiative demonstram os riscos aumentados para o câncer de mama, cardiopatia coronária, acidente vascular encefálico, tromboembolia e demência com o uso da TH, embora as mulheres naquele estudo tivessem, em média, mais idade do que as que geralmente experimentam as ondas de calor.[56] Não obstante, a TH precisa não ser considerada como a primeira linha de tratamento para este sintoma.

Os níveis de estrogênio flutuam substancialmente durante a perimenopausa, como acontece com a ocorrência das ondas de calor. Desta maneira, a necessidade de tratamento pode não permanecer constante durante tal período.

MANIPULAÇÕES AMBIENTAIS

As pesquisas revistas anteriormente, sugerem que as ondas de calor são deflagradas por pequenas elevações na T_c que agem dentro de uma zona termoneutra reduzida. Além disso, demonstrou-se que as ondas de calor ocorrem com mais freqüência em ambientes quentes que nos frios e que podem ser deflagradas pelo aquecimento periférico. Assim, as medidas para reduzir o calor ambiental e a T_c reduzem a ocorrência das ondas de calor. A diminuição da temperatura ambiente, o uso de roupas em camadas e a ingestão de líquidos frios em lugar de quentes são creditados, sem exceção, como sendo valiosos. Ventiladores pequenos e aparelhos de ar-condicionado pessoais podem ser úteis no local de trabalho.

TRATAMENTOS COMPORTAMENTAIS

PONTO-CHAVE

Os métodos de resfriamento do corpo reduzem as ondas de calor.

Apresentamos evidência de que a ativação simpática central mostra-se aumentada nas mulheres com ondas de calor. Os métodos de relaxamento comportamental mostraram reduzir a atividade simpática nas pessoas normais e em algumas populações clínicas.[51] Por conseguinte, tratamos sete mulheres na menopausa com ondas de calor usando uma combinação de exercícios de relaxamento muscular progressivo e respiração profunda lenta.[52] Sete outras mulheres foram designadas para receber um procedimento de controle, *biofeedback* de onda alfa no EEG. O procedimento de relaxamento reduziu muito os sintomas objetivos registrados no laboratório e a freqüência das ondas de calor relatadas diariamente (em aproximadamente 50%) em comparação com o procedimento de controle. Esta pesquisa demonstrou que uma combinação de exercícios de relaxamento muscular e respiração profunda lenta reduziu significativamente a freqüência das ondas de calor em um pequeno grupo de pessoas. No entanto, como dois procedimentos de tratamento foram combinados, não se mostrou possível determinar qual componente foi responsável pelo efeito terapêutico. Os dados fisiológicos mostraram que a freqüência respiratória constituiu a única variável registrada que foi significativamente alterada durante o treinamento.

Por isso, um segundo estudo foi efetuado, no qual um grupo de pessoas recebeu apenas a respiração profunda lenta, outro grupo recebeu somente os exercícios de relaxamento muscular e um terceiro grupo recebeu o *biofeedback* de onda alfa do EEG.[53] O resultado do tratamento foi avaliado através de monitoração ambulatorial das respostas de condutância cutânea esternais, descritas anteriormente. Apenas o grupo da respiração compassada mostrou um declínio significativo na freqüência das ondas de calor (aproximadamente 50%), freqüência respiratória diminuída e volume corrente aumentado. Não ocorreram as alterações significativas mostradas pelos outros dois grupos.

Em seguida, pesquisamos para determinar se a ativação simpática reduzida consistiu no mecanismo pelo qual a respiração compassada melhora as ondas de calor.[54] Por conseguinte, medimos a MHPG plasmática, epinefrina, norepinefrina e receptores α_2 plaquetários durante a respiração compassada ou *biofeedback* com ondas alfa do EEG em 24 mulheres sintomáticas. O resultado do tratamento foi novamente avaliado por monitoração ambulatorial da condutância cutânea esternal. O grupo da respiração compassada mostrou um declínio significativo na freqüência das ondas de calor (novamente em torno de 50%) na comparação com nenhuma alteração no grupo de controle. Entretanto, não houve alterações significativas em qualquer medida bioquímica para ambos os grupos. Desta maneira, o mecanismo através do qual a respiração compassada reduz a freqüência das ondas de calor precisa ser determinado.

Dois outros pequenos estudos[55,56] também mostraram melhoria significativa das ondas de calor por meio de procedimentos de relaxamento comportamental. Assim, os tratamentos comportamentais deverão ser recomendados para as mulheres para as quais as medidas ambientais não proporcionam o controle suficiente do sintoma.

A acupuntura foi investigada como um tratamento para as ondas de calor. Um estudo randomizado comparou a acupuntura com uma intervenção de acupuntura de controle (aplicação superficial da agulha) e com o estrogênio oral. O tratamento com estrogênio experimentou uma diminuição de 90% nas ondas de calor, e os dois grupos de acupuntura experimentaram uma diminuição de 50%.[57]

> **PONTO-CHAVE**
>
> *A respiração compassada reduz a freqüência das ondas de calor em aproximadamente 50%.*

TERAPIAS DE PRESCRIÇÃO

VÁRIOS INIBIDORES SELETIVOS DE RECAPTAÇÃO DA SEROTONINA O estrogênio é a única terapia aprovada pelo Food and Drug Administration (FDA) para as ondas de calor e tem 90% de eficácia. As terapias descritas adiante não estão atualmente aprovadas pelo FDA, mas estudos demonstraram que elas reduzem as ondas de calor.

Vários inibidores seletivos de recaptação da serotonina (SSRI), incluindo os venlafaxina, paroxetina e fluoxetina, mostraram ser razoavelmente efetivos no tratamento das ondas de calor. Um estudo clínico randomizado da venlafaxina em

229 mulheres que relatavam pelo menos 14 ondas de calor por semana mostrou reduções nos escores das ondas de calor de aproximadamente 60% para 75 e 150 mg/dia.[58] Os efeitos colaterais relatados incluíram náuseas e vômitos (5 a 10%), bem como ressecamento da boca, apetite diminuído, prisão de ventre e, ocasionalmente, disfunção orgásmica.

Um estudo clínico randomizado da paroxetina[59] encontrou declínios significativos nos escores das ondas de calor de 62% (12,5 mg/dia) e 65% (25 mg/dia) em comparação com 38% para o grupo-placebo. Os efeitos colaterais relatados incluem náuseas, sonolência, apetite diminuído e disfunção orgásmica.

A sudorese aumentada é listada como um efeito colateral potencial para muitos SSRI e pode aumentar a confusão para o quadro do tratamento. É importante que os SSRI sejam interrompidos com uma diminuição progressiva da dose.

Gabapentina. Este anticonvulsivante tem sido usado para tratar as ondas de calor, embora o mecanismo de ação seja totalmente desconhecido. Um ensaio clínico randomizado de 59 mulheres mostrou uma redução na freqüência das ondas de calor de 45% em uma dose de 900 mg/dia.[60] Tontura, vertigem e edema periférico foram os efeitos colaterais mais comumente relatados.

Clonidina. Vários pequenos estudos clínicos mostraram que a clonidina, administrada por vias oral ou transdérmica, reduz a freqüência das ondas de calor em aproximadamente 50%.[39,40] No entanto, como a clonidina reduz a pressão arterial, a hipotensão constitui um problema significativo. Além disso, a clonidina pode provocar sedação, prisão de ventre e ressecamento da boca.

Para uma discussão do tratamento das ondas de calor com hormônios, fitoestrogênios e ervas, ver os Caps. 20 e 24.

RESPIRAÇÃO COMPASSADA: UMA INTERVENÇÃO COMPORTAMENTAL PARA O CONTROLE DAS ONDAS DE CALOR

Quando um membro da equipe se aproximou de nós para aconselhar a respeito de um tratamento não-farmacológico para uma familiar que tinha sido tratada para o câncer de mama, estabelecemos uma intervenção comportamental para as ondas de calor. O tratamento que desenvolvemos centraliza-se em torno de uma técnica de respiração diafragmática controlada e lenta (respiração compassada). A paciente é instruída a encontrar uma área tranqüila em que possa sentar e empregar a técnica com o máximo de concentração possível. Durante 15 min pela manhã e à noite, a mulher pratica a técnica inspirando lentamente (contagem de até 5 s) e expirando lentamente (contagem de até 5 s), empregando a respiração diafragmática. Quando a mulher se acostuma a tal técnica, pode usar a respiração compassada como uma intervenção quando sente o início de uma onda de calor. Como esta é uma intervenção consciente, não pode certamente ser utilizada para as ondas de calor que ocorrem durante o sono.

Discussão de casos

Caso 1

Uma mulher de 49 anos com ciclos menstruais intermitentes começou a experimentar ondas de calor freqüentes, as quais eram conturbadoras no trabalho e em casa. Ela tentou usar roupas em camadas, reduzir a temperatura ambiente e a respiração compassada durante vários meses, mas ainda experimentava o desconforto substancial. Ela recebeu Paxil, 10 mg/dia. A princípio, experimentou sedação diurna durante várias semanas, a qual regrediu. Relatou que a freqüência e a gravidade dos seus sintomas diminuíram em "mais de 50%" e que se sentia muito mais confortável. Nenhum tratamento adicional foi necessário.

Caso 2

Uma mulher de 50 anos com câncer de mama recente tratado com quimioterapia experimentou ondas de calor freqüentes e intensas. Ela recusou todos os tratamentos farmacológicos e disse que não esperava a resolução completa das ondas de calor. Começou a praticar a respiração compassada usando o regime aqui descrito, dando atenção particular para o início dos sintomas. Sua freqüência de sintomas foi reduzida aproximadamente pela metade, ficando satisfeita com este resultado. Nenhum tratamento adicional foi recomendado.

Questões de orientação

- Quais são a freqüência e intensidade dos sintomas vasomotores?
- São controláveis ou a mulher quer assistência para o controle?
- Ela tem vontade de tentar, em primeiro lugar, medidas ambientais e/ou as respirações compassadas?
- Compreende e aceita que estas medidas proporcionam a melhoria, mas que raramente eliminam por completo as ondas de calor?
- A mulher entende a evolução natural das ondas de calor como sendo a melhora gradual com o passar do tempo?
- É evidente que ela precisa de prescrição medicamentosa e está apta a aceitar qualquer efeito colateral associado?

Qual é a evidência?

Os dados continuam a ser adquiridos em relação aos mecanismos associados aos sintomas vasomotores. Os receptores α_2-adrenérgicos, a norepinefrina e a temperatura corporal central parecem, sem exceção, desempenhar um papel importante. A zona termoneutra estreitada desempenha um papel-chave. Numerosas terapias alternativas foram promovidas para o alívio dos sintomas vasomotores, mas, para a sua maioria, os estudos propiciaram resultados mistos. O controle ambiental e as respirações compassadas apresentam estudos de sustentação e proporcionam à paciente as medidas que pode utilizar com custo e risco mínimos. O uso de terapias prescritas com não-estrogênios, como SSRI, pode modificar a zona termoneutra (ver Fig. 3.4).

Tratamento das ondas de calor 41

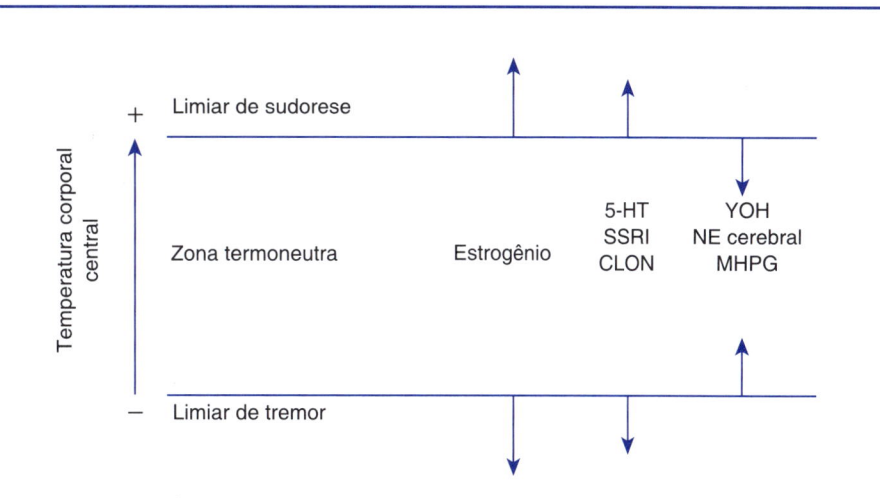

> Mostramos que a zona termoneutra se encontra estreitada em mulheres sintomáticas. A norepinefrina (NE) cerebral elevada em animais reduz esta zona. A ioimbina (YOH) eleva a norepinefrina cerebral e deve reduzir esta zona. De modo contrário, a clonidina (CLON) deve alargá-la.
>
> MHPG, 3-metoxi-4-hidroxifenilglicol (o metabólito primário da NE); 5-HT, serotonina; SSRI, inibidor seletivo de recaptação da serotonina.
>
> *Fig. 3.4* Compostos que podem expandir ou reduzir a zona termoneutra.

Referências

1. Gold EB, Sternfeld B, Kelsey JL, *et al*. Relation of demographic and lifestyle factors to symptoms in a multi-racial/ethnic population of women 40–55 years of age. *Am J Epidemiol*. 2000;152:463–473.

2. Neugarten BL, Kraines RJ. "Menopausal symptoms" in women of various ages. *Psychosom Med*. 1965;27:266–273.

3. Feldman BM, Voda A, Gronseth E. The prevalence of hot flash and associated variables among perimenopausal women. *Res Nurs Health*. 1985;8:261–268.

4. Chakravarti S, Collins WP, Newton JR, *et al*. Endocrine changes and symptomatology after oophorectomy in premenopausal women. *Br J Obstet Gynaecol*. 1977;84:769–775.

5. Tang G. Menopause: the situation in Hong Kong Chinese women. In: Berg G, Hammar M, eds. *The Modern Management of the Menopause*. Vol. 8. New York: Parthenon; 1994:47–55.

6. Flint M, Samil RS. Cultural and subcultural meanings of the menopause. *Ann NY Acad Sci*. 1990;592:134–148.

7. Freedman RR. Biochemical, metabolic, and vascular mechanisms in menopausal hot flashes. *Fertil Steril*. 1998;70:332–337.

8. Ginsburg J, Swinhoe J, O'Reilly B. Cardiovascular responses during the menopausal hot flash. *Br J Obstet Gynaecol*. 1981;88:925–930.

9. Sturdee DW, Reece BL. Thermography of menopausal hot flashes. *Maturitas*. 1979;1:201–205.

10. Molnar GW. Body temperature during menopausal hot flashes. *J Appl Physiol Respir Environ Exercise Physiol*. 1975;38:499–503.

11. Freedman RR. Laboratory and ambulatory monitoring of menopausal hot flashes. *Psychophysiology*. 1989;26:573–579.

12 Freedman RR, Woodward S, Norton D. Laboratory and ambulatory monitoring of Menopausal hot flashes: comparison of symptomatic and asymptomatic women. *J Psychophysiology.* 1992;6:162166.

13 Kronenberg F, Cote LJ, Linkie DM, *et al.* Menopausal hot flashes: thermoregulatory, cardiovascular, and circulating catecholamine and LH changes. *Maturitas.* 1984;6:31–43.

14 Freedman RR, Woodward S. Core body temperature during menopausal hot flashes. *Fertil Steril.* 1996;65:1141–1144.

15 Tataryn IV, Lomax P, Bajorek JG, *et al.* Postmenopausal hot flashes: a disorder of thermoregulation. *Maturitas.* 1980;2:101–107.

16 Molnar GW, Read RC. Studies during open heart surgery on the special characteristics of rectal temperature. *J Appl Physiol.* 1974;36:333–336.

17 Skiraki K, Nobuhide K, Sagawa S. Esophageal and tympanic temperature responses to core blood temperature changes during hyperthermia. *J Appl Physiol.* 1986;61:98–102.

18 Askel S, Schomberg DW, Tyrey L, *et al.* Vasomotor symptoms, serum estrogens, and gonadotropin levels in surgical menopause. *Am J Obstet Gynecol.* 1976;126:165–169.

19 Stone SC, Mickal A, Rye F, *et al.* Postmenopausal symptomatology, maturation index, and plasma estrogen levels. *Obstet Gynecol.* 1975; 45:625–627.

20 Hutton JD, Jacobs HS, Murray MAF, *et al.* Relation between plasma esterone and estradiol and climacteric symptoms. *Lancet.* 1978;1: 671–681.

21 Freedman RR, Norton D, Woodward S, *et al.* Core body temperature and circadian rhythm of hot flashes in menopausal women. *J Clin Endocrinol Metab.* 1995;80:2354–2358.

22 Schindler AE, Muller D, Keller E, *et al.* Studies with clonidine (Dixarit) in menopausal women. *Arch Gynecol.* 1979;227:341–347.

23 Campbell S. Intensive steroid and protein hormonal profiles on postmenopausal women experiencing hot flashes and a group of controls. In: Campbell S, ed. *Management of the Menopause and Post-Menopause Years.* London: MTP Press; 1976.

24 Casper RF, Yen SSC, Wilkes MM. Menopausal flashes: a neuroendocrine link with pulsatile luteinizing hormone secretion. *Science.* 1979;205:823–825.

25 Gambone J, Meldrum DR, Laufer L, *et al.* Further delineation of hypothalamic dysfunction responsible for menopausal hot flashes. *J Clin Endocrinol.* 1984;59:1097–1102.

26 Mully G, Mitchell RA, Tattersall RB. Hot flashes after hypophysectomy. *Br Med J.* 1977;2:1062.

27 Meldrum DR, Erlik Y, Lu JKH, *et al.* Objectively recorded hot flashes in patients with pituitary insufficiency. *J Clin Endocrinol Metab.* 1981;52:684–687.

28 Casper RF, Yen SSC. Menopausal flashes: effect of pituitary gonadotropin desensitization by a potent luteinizing hormone releasing factor agonist. *J Clin Endocrinol Metab.* 1981;53:1056–1058.

29 DeFazio J, Meldrum DR, Laufer L, *et al.* Induction of hot flashes in premenopausal women treated with a long-acting GnRH agonist. *J Clin Endocrinol Metab.* 1983;56:445–448.

30 Leslie RDG, Pyke DA, Stubbs WA. Sensitivity to enkephalin as a cause of non-insulin dependent diabetes. *Lancet.* 1979;1:341–344.

31 Lightman SL, Jacobs HS, Maquire AK, *et al.* Climacteric Flashing: clinical and endocrine response to infusion of naloxone. *Br J Obstet Gynaecol.* 1981;88:919–924.

32 DeFazio J, Vorheugen C, Chetkowski R, *et al.* The effects of naloxone on hot flashes and gonadotropin secretion in postmenopausal women. *J Clin Endocrinol Metab.* 1984;58:578–581. Tepper R, Neri A, Kaufman H, Schoenfield A, Ovadia J. Menopausal hot flashes and plasma β-endorphins. *Obstet Gynecol.* 1987;70:150–152.

33 Genazzani AR, Petraglia F, Facchinetti F, *et al.* Increase of proopiomelanocortin-related peptides during subjective menopausal flashes. *Am J Obstet Gynecol.* 1984;149:775–779.

34 Brück K, Zeisberger E. Adaptive changes in thermoregulation and their neuro-pharmacological basis. In: Schönbaum E, Lomax P, eds. *Thermoregulation: Physiology and Biochemistry*. New York: Pergamon; 1990:255–307.

35 Insel PA, Motulskey HJ. Physiologic and pharmacologic regulation of adrenergic receptors. In: Insel PA, ed. *Adrenergic Receptors in Man*. New York: Dekker;1987:201–336.

36 Lambert GW, Kaye DM, Vas M, *et al*. Regional origins of 3-methoxy-4-hydroxyphenylglycol in plasma: effects of chronic sympathetic nervous activation and denervation, and acute reflex sympathetic stimulation. *J Autom Nerv Syst*. 1995;55:169–178.

37 Freedman RR, Woodward S. Elevated α_2-adrenergic responsiveness in menopausal hot flashes: pharmacologic and biochemical studies. In: Schönbaum E, Lomax P, eds. *Thermoregulation: The Pathophysiological Basis of Clinical Disorders*. Basel: Karger; 1992:6–9.

38 Clayden JR, Bell JW, Pollard P. Menopausal flashing: double blind trial of a non-hormonal medication. *Br Med J*. 1974;1:409–412.

39 Laufer LR, Erlik Y, Meldrum DR, *et al*. Effect of clonidine on hot flashes in postmenopausal women. *Obstet Gynecol*. 1982;60:583–589.

40 Schmitt H. The pharmacology of clonidine and related products. *Handb Exp Pharmacol*. 1977;39:299–396.

41 Freedman RR, Woodward S, Sabharwal SC. α_2-adrenergic mechanism in menopausal hot flashes. *Obstet Gynecol*. 1990;76:573–578.

42 Albright DL, Voda AM, Smolensky MH, *et al*. Circadian rhythms in hot flashes in natural and surgically-induced menopause. *Chronobiol Int*. 1989;6:279–284.

43 Molnar GW. Menopausal hot flashes: their cycles and relation to air temperature. *Obstet Gynecol*. 1981;57(Suppl. 6):52–55.

44 Kronenberg F, Barnard RM. Modulation of menopausal hot flashes by ambient temperature. *J Therm Biol*. 1992;17:43–49.

45 Sturdee DW, Wilson KA, Pipili E, *et al*. Physiological aspects of menopausal hot flash. *Br Med J*. 1978;2:79–80.

46 Freedman RR. Core body temperature variation in symptomatic and asymptomatic post-menopausal women: brief report. *Menopause*. 2002;9:399–401.

47 Freedman RR, Krell W. Reduced thermoregulatory null zone in postmenopausal women with hot flashes. *Am J Obstet Gynecol*. 1999;181:66–70.

48 Freedman RR, Dinsay MD. Clonidine raises the sweating threshold in symptomatic but not in asymptomatic postmenopausal women. *Fertil Steril*. 2000;74:20–23.

49 Freedman RR, Blacker CM. Estrogen raises the sweating threshold in postmenopausal women with hot flashes. *Fertil Steril*. 2002;77:487–490.

50 Hoffman JW, Benson H, Arns PA, *et al*. Reduced sympathetic nervous system responsivity associated with the relaxation response. *Science*. 1982;215:190–192.

51 Germaine LM, Freedman RR. Behavioral treatment of menopausal hot flashes: evaluation by objective methods. *J Consult Clin Psychol*. 1984;52(6):1072–1079.

52 Freedman RR, Woodward S. Behavioral treatment of menopausal hot flashes: evaluation by ambulatory monitoring. *Am J Obstet Gynecol*. 1992;167(2):436–439.

53 Freedman RR, Woodward S, Brown B, *et al*. Biochemical and thermoregulatory effects of behavioral treatment for menopausal hot flashes. *Menopause*. 1995;2(4):211–218.

54 Irvin JH, Domar AD, Clark C, *et al*. The effects of relaxation response training on menopausal symptoms. *J Psychosom Obstet Gynecol*. 1996;17:202–207.

55 Wijima K, Melin A, Nedstrand E, *et al*. Treatment of menopausal symptoms with applied relaxation: a pilot study. *J Behav Ther Exp Psychiatry*. 1997;28(4):251–261.

56 Wyon Y, Wijma K, Nedstrand E, *et al*. A comparison of acupuncture and oral estradiol treatment of vasomotor symptoms iin postmenopausal women. *Climacteric*. 2004;7:153–64.

57 Loprinzi CL, Kugler JW, Sloan JA, *et al*. Venlafaxine in management of hot flashes in survivors of breast cancer: a randomized controlled trial. *Lancet*. 2000;356:2059–2063.

58 Stearns V, Beebe KL, Iyengar M, *et al*. Paroxetine controlled release in the treatment of menopausal hot flashes: a randomized controlled trial. *JAMA*. 2003;289:2827–2834.

59 Guttuso T Jr, Kurlan R, McDermott MP, *et al*. Gabapentin's effects on hot flashes in postmenopausal women: a randomized controlled trial. *Obstet Gynecol*. 2003;101:337–345.

60 MacLennan JE, Lester S, Moore V. Oral oestrogen replacement therapy versus placebo for hot flashes (Cochrane Review). *Cochrane Database Syst Rev*. 2001;1: CD002978.

61 Notelovitz M, Lenihan JP, McDermott M, *et al*. Initial 17beta-estradiol dose for treating vasomotor symptoms. *Obstet Gynecol*. 2000;95: 726–731.

62 North American Menopause Society. Role of progestogen in hormone therapy for postmenopausal women: position statement of The North American Menopause Society. *Menopause*. 2003;10:113–132.

63 North American Menopause Society. Estrogen and progestogen use in peri- and postmenopausal women: September 2003 position statement of The North American Menopause Society. *Menopause*. 2003;10:497–507.

64 Writing Group for the Women's Health Initiative Investigators. Risks and benefits of estrogen plus progestins in healthy postmenopausal women. *JAMA*. 2002;288:321–333.

65 Bullock JL, Massey FM, Gambrell RD Jr. Use of medroxyprogesterone acetate to prevent menopausal symptoms. *Obstet Gynecol*. 1975;46: 165–168.

66 Schiff I, Tulchinsky D, Cramer D, *et al*. Oral medroxyprogesterone in the treatment of postmenopausal symptoms. *JAMA*. 1980;244: 1443–1445.

67 Loprinzi CL, Michalak JC, Quella SK, *et al*. Megestrol acetate for the prevention of hot flashes. *N Engl J Med*. 1994;331:347–352.

68 Casper RF, Dodin S, Reid RD. The effect of 20 μg ethinyl estradiol/ 1 mg norethindrone acetate (Minestrin™), a low-dose oral contraceptive, on vaginal bleeding patterns, hot flashes, and quality of life in symptomatic perimenopausal women. *Menopause*. 1997;4:139–147.

Algoritmo para a avaliação de queixas de memória durante a perimenopausa

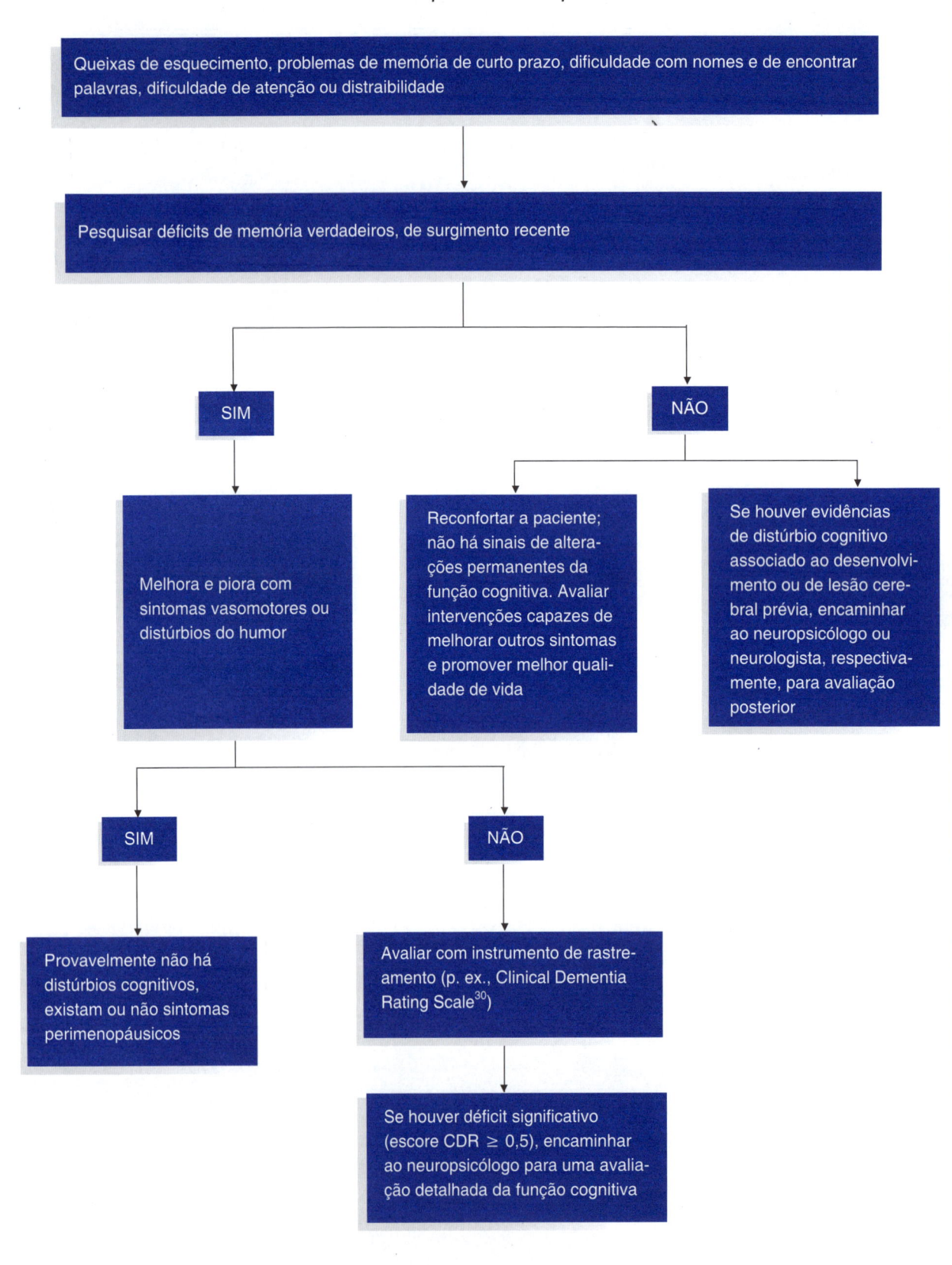

Queixas de esquecimento, problemas de memória de curto prazo, dificuldade com nomes e de encontrar palavras, dificuldade de atenção ou distraibilidade

↓

Pesquisar déficits de memória verdadeiros, de surgimento recente

↓

- **SIM** → Melhora e piora com sintomas vasomotores ou distúrbios do humor
- **NÃO** →
  - Reconfortar a paciente; não há sinais de alterações permanentes da função cognitiva. Avaliar intervenções capazes de melhorar outros sintomas e promover melhor qualidade de vida
  - Se houver evidências de distúrbio cognitivo associado ao desenvolvimento ou de lesão cerebral prévia, encaminhar ao neuropsicólogo ou neurologista, respectivamente, para avaliação posterior

De "Melhora e piora com sintomas vasomotores ou distúrbios do humor":

- **SIM** → Provavelmente não há distúrbios cognitivos, existam ou não sintomas perimenopáusicos
- **NÃO** → Avaliar com instrumento de rastreamento (p. ex., Clinical Dementia Rating Scale[30])

↓

Se houver déficit significativo (escore CDR ≥ 0,5), encaminhar ao neuropsicólogo para uma avaliação detalhada da função cognitiva

4 Alterações cognitivas na perimenopausa

Robert Krikorian

Introdução

A função neurocognitiva na perimenopausa ainda não foi bem caracterizada. Embora haja extensos estudos da função cognitiva na infância e na velhice, faltam pesquisas sobre as alterações cognitivas associadas à meia-idade, e são necessários mais estudos empíricos desta importante e complexa fase do amadurecimento. Este capítulo faz uma revisão dos dados já existentes a respeito do assunto.

Uma dificuldade de compreender as alterações cognitivas em mulheres na perimenopausa é a presença de dois processos simultâneos: o envelhecimento e a transição menopáusica. Vários fatores podem influenciar a função cognitiva, confundindo a avaliação. Entre eles, estão as alterações dos níveis de hormônios reprodutivos, sintomas concomitantes (vasomotores ou mentais) e o fato de que a perimenopausa se prolonga por vários anos, durante os quais também pode ocorrer declínio neurológico associado ao envelhecimento. Outro problema é a grande variabilidade individual da evolução da perimenopausa, que dificulta a identificação de manifestações neurocognitivas típicas.

O fim da capacidade reprodutiva é, sem dúvida, um sinal de envelhecimento; mas ainda não está clara a relação entre o início e a progressão do envelhecimento reprodutivo e o envelhecimento do organismo em geral assim como do cérebro em particular. A sobrevida após a menopausa dobrou nos últimos 100 anos, mas a idade reprodutiva máxima não mudou.[1] A constância da idade reprodutiva máxima sugere que as alterações dos hormônios reprodutivos independem do envelhecimento global do organismo; entretanto, as mudanças endocrinológicas associadas à perimenopausa são controladas por alterações cerebrais relacionadas com a idade, e seus efeitos sobre outros tecidos e sistemas orgânicos nem sempre são inofensivos. Um malefício bem demonstrado é constituído pelos efeitos negativos sobre a densidade mineral óssea. A longevidade pode não influenciar o início da menopausa, mas alguns dos processos intrínsecos da perimenopausa

PONTO-CHAVE

A compreensão da função cognitiva durante a perimenopausa é dificultada pelos sintomas vasomotores e mentais associados à transição menopáusica e, talvez, pelo declínio cognitivo associado à idade.

PONTO-CHAVE

A importância da ação do estrogênio na mediação neural da função de memória foi bem demonstrada; no entanto, ainda há dúvida sobre se a ET melhora a função da memória ou é neuroprotetora.

podem influenciar o envelhecimento do organismo; também há indicações de que as alterações endocrinológicas intrínsecas do envelhecimento reprodutivo podem influenciar a função cognitivo-cerebral. Parece haver interações primárias e secundárias da função cerebral com o envelhecimento reprodutivo, e alguns dados sugerem que o sistema hipotálamo-hipofisário influencia o início da senescência reprodutiva e os distúrbios relacionados com a idade do controle circadiano central. Um detalhe intrigante é que há forte associação entre boa função intelectual na infância e início mais tardio da menopausa. Essa relação não é explicada pelos fatores preditivos típicos, tais como situação social, educação, desenvolvimento físico, tabagismo e consumo de álcool.[4]

Neste capítulo, são abordadas questões sobre se há alterações cognitivas durante a perimenopausa e se os vários distúrbios de origem endócrina que induzem a senescência reprodutiva ou outros processos associados à idade contribuem para esses efeitos. Pesquisas em humanos e animais mostraram que os hormônios reprodutivos, e em especial o estrogênio, participam de processos neurais em regiões cerebrais que medeiam a função cognitiva.[5] Entre tais pesquisas, incluem-se estudos de observação que avaliaram alterações cognitivas após a menopausa, estudos de reposição hormonal e pesquisas em mulheres normais, nas quais foram demonstradas diferenças mensuráveis em tarefas funcionais cognitivas específicas em diferentes fases do ciclo menstrual. Todas essas pesquisas sugerem que os hormônios reprodutivos influenciam a atividade cognitiva.

O hormônio mais estudado é o estrogênio, e já há bastante trabalho mostrando a base neurobiológica dos efeitos do estrogênio sobre a função cognitiva, o que sugere que o estrogênio talvez seja um dos mais importantes hormônios relacionados com a função cognitiva. A base empírica da premissa de que o estrogênio é importante para a função cognitiva, e em especial para a memória, criou a expectativa de que as flutuações dos níveis dos hormônios reprodutivos durante a transição menopáusica estariam associadas à deterioração da função cerebral e ao envelhecimento cognitivo. Essa inferência parte da premissa de que a função cerebral normal depende do estrogênio mesmo após a menopausa; ou seja, se a redução do estrogênio endógeno estivesse associada à diminuição da atividade cognitiva, a reposição exógena seria capaz de restaurar a função normal. Embora essa expectativa seja bastante razoável e as ações neurais positivas do estrogênio já tenham sido bem caracterizadas, a eficácia da estrogenioterapia (ET) para promover a função da memória ou para profilaxia contra perda de memória não foi bem demonstrada. Existem diversos problemas metodológicos que dificultam o estudo da ET. Alguns problemas são o viés do usuário saudável, que confunde estudos de observação, problemas com doses, esquemas e vias de administração do estrogênio, bem como diferenças entre coortes, em especial quanto à idade de início da ET.

Envelhecimento cognitivo

Segundo os dados compilados em 2003 pela Divisão da População das Nações Unidas, a idade mediana dos países industrializados subirá de 37 anos em 2000 para 50 anos em 2050.* Logo, os países industrializados — inclusive os EUA

— chegarão a um ponto em que quase metade das mulheres estará na menopausa e sob risco de declínio cognitivo associado à idade, que afetará uma enorme porção da população geral. Nos EUA, espera-se que a prevalência de demência aumentará de 4 para 14 milhões de casos até 2050, e a idade avançada é o maior fator de risco para o desenvolvimento de transtornos neurodegenerativos.[6]

As manifestações clínicas e o diagnóstico de demência são precedidos, em vários anos, por alterações cognitivas e neuropatológicas mensuráveis, o que sugere um processo patológico com fases latente e maligna. O surgimento da doença de Alzheimer (DA) foi caracterizado como um processo arrastado, no qual ocorre um processo de *iniciação* — que envolve diversos mecanismos, mas em especial inflamação, apoptose e estresse oxidativo —, seguido por uma *propagação*, na qual cascatas moleculares auto-realimentadas aceleram a patogênese.[7] As regiões cerebrais mais vulneráveis aos efeitos da inflamação, da apoptose e da geração de radicais livres são as envolvidas na memória e cognição superior. As fases de iniciação e propagação vêm sendo associadas a manifestações clínicas precoces, tais como declínio cognitivo leve (DCL) e demência (DA), respectivamente. Logo, as alterações da função cognitiva relacionadas com a idade são um importante problema mesmo na meia-idade, período em que podem já ter começado os processos que influenciam a neurodegeneração.

PONTO-CHAVE

Os processos neurodegenerativos se desenvolvem ao longo de vários anos, e doenças como a DA tendem a afetar a aquisição de novos conhecimentos, memória e adaptações funcionais.

O DCL vem sendo reconhecido como a manifestação clínica mais precoce dos processos neurodegenerativos associados à DA e outras patologias com potencial de levar à demência.[8] O DCL é definido como déficit de memória significativo com relativa ausência de deficiência generalizada, intelectual ou funcional. Uma evolução com déficits de memória precoces e isolados corresponde a evidências neuropatológicas que indicam uma perda celular precoce no córtex entorrinal e no hipocampo, regiões que mediam o aprendizado de coisas novas e a consolidação de lembranças, bem como a progressão posterior para uma degeneração mais disseminada do lobo temporal medial e das estruturas neocorticais. Estudos longitudinais verificaram que a taxa de progressão de DCL para DA varia de 10 a 15% ao ano. Em grupos de indivíduos com DCL, a prevalência de DA é de 50 a 60% após 5 anos.[8, 10]

De modo geral, o chamado declínio cognitivo normal da idade é de natureza semelhante, embora não tão grave, às manifestações de demência. Entre essas manifestações, a mais acentuada é a perda da função executiva e da capacidade de memória, assim como a diminuição da velocidade de processamento de informações. Indivíduos com demência incipiente apresentam diminuição da atividade metabólica nos lobos frontais, temporais e parietais.[11] Os processos executivos e de memória funcional associados a regiões pré-frontais e a outras áreas neocorticais são essenciais para o armazenamento inicial e codificação de informações, e as estruturas do lobo temporal medial, inclusive o hipocampo, mediam a integração de informações episódicas e consolidação do aprendizado. Assim, as estruturas cerebrais que mediam a resolução de problemas, o aprendizado e as funções adaptativas parecem ser as mais vulneráveis aos efeitos prejudiciais da idade e das doenças neurodegenerativas.

---

*N. T.: no Brasil, a idade mediana da população é de 28,7 anos; em 2050, estima-se que alcançará 40 anos — http://www.ibge.gov.br/home/estatistica/populacao/estimativa2005/metodologia.pdf.

Perimenopausa e declínio cognitivo-cerebral

EFEITOS DO ESTROGÊNIO SOBRE A FUNÇÃO COGNITIVO-CELEBRAL

No passado, eram citadas evidências epidemiológicas que sugeriam um risco maior de DA em mulheres que em homens; mais recentemente, surgiram dados que contestam essa hipótese,[12] embora o risco das mulheres talvez seja maior em idades muito avançadas. Existem, porém, diferenças entre os sexos na estrutura e na fisiologia cerebral, induzidas por diferenças nos hormônios gonádicos no início do desenvolvimento. Também é possível que a diminuição da função cerebral após a menopausa esteja relacionada com a diminuição dos níveis de estrogênio em locais do cérebro específicos para cada sexo.

PONTO-CHAVE

As ações do estrogênio no cérebro medeiam uma série de funções não-reprodutivas, em especial a memória.

Os estrogênios exercem vários efeitos em muitas regiões cerebrais, mediados por diversos mecanismos.[13] Essas ações envolvem a manutenção e regulagem da função neural, bem como profilaxia contra lesões neurais. Entre os vários mecanismos de ação, os mais importantes em relação à função cognitiva são: regulação dos sistemas neurotransmissores serotoninérgicos, colinérgicos e catecolaminérgicos; inibição da síntese de proteína betaamilóide; regulação dos níveis de glicocorticóides; e modulação das conexões dendríticas no hipocampo.[13] O estrogênio também exerce potentes efeitos neurotróficos sobre o hipocampo durante o desenvolvimento e em outras regiões cerebrais, em especial o neocórtex e o hipocampo, na idade adulta.[14] O neocórtex e o hipocampo são regiões que medeiam a atenção seletiva, a memória funcional e as funções episódicas da memória. Os efeitos neurais diretos foram detectados em estudos em animais, nos quais o estrogênio se mostrou capaz de induzir a produção de novas espículas dendríticas e apresentou efeitos sinaptogênicos no hipocampo. Em humanos, o estrogênio age sobre regiões cerebrais que medeiam a cognição, em especial as estruturas do lobo temporal medial, que participam da função de memória episódica. Esses efeitos estimulantes sobre as estruturas cerebrais e a função cognitiva aparecem com bastante rapidez. As imagens cerebrais com tomografia computadorizada por emissão de fóton único (SPECT) mostraram aumento do fluxo sanguíneo cerebral, sobretudo no lobo temporal medial (região hipocampal) após ET de curto prazo. Tais alterações foram associadas à melhora no desempenho da memória verbal.[13] Mais recentemente, mostrou-se que as mulheres idosas menopausadas que usaram ET costumavam apresentar aumento regional do fluxo sanguíneo cerebral, que se tornava maior de acordo com a duração da ET. Os aumentos mais acentuados foram verificados nas estruturas do hipocampo, e notou-se acentuada melhora na capacidade de memória em comparação a indivíduos que não receberam ET.[15]

A possibilidade de maior vulnerabilidade à demência decorrente de uma diminuição do estrogênio endógeno após a menopausa implica uma oportunidade para empregar, em mulheres, o tratamento com agentes estrogênicos. No entanto, ainda falta uma demonstração definitiva desses efeitos terapêuticos. Os primeiros estudos pareciam indicar que a ET seria capaz de agir como fator protetor contra o declínio e a demência associados à idade. Pensava-se também que a ET seria capaz de melhorar a cognição em mulheres idosas sem demência e exercer efeitos benéficos em mulheres com demência; no entanto, dados mais recentes levantaram a possibilidade de que a ET pode piorar em vez de melhorar a cognição em idosos.

Diversos estudos de intervenção indicaram melhora da memória, em especial da memória verbal, em mulheres usuárias de ET após a menopausa.[16,17]

Esses primeiros estudos acompanharam mulheres mais jovens e com menopausa cirúrgica, que apresentavam, por isso, uma queda abrupta dos níveis de estrogênio endógeno. Observou-se nesses estudos uma correlação positiva entre o desempenho da memória e as dosagens de estrogênio circulante. O benefício para a memória foi demonstrado com protocolos de tratamento de 2 a 12 semanas de duração, um intervalo compatível com as observações feitas em mulheres jovens com ciclos normais, que apresentam alterações no desempenho de tarefas verbais e espaciais associadas a diferentes fases do ciclo menstrual, as quais duram alguns dias cada uma.

Os estudos de observação também renderam achados positivos.[18] Esses estudos, é claro, não são intervencionistas, tendem a ser clínicos ou comunitários e muitas vezes não são do tipo prospectivo. Contudo, um estudo prospectivo recente de observação na comunidade também revelou efeitos protetores contra o desenvolvimento de DA.[19] Os estudos de observação são igualmente suscetíveis ao viés do usuário saudável, um problema de amostragem que torna maior a proporção de pacientes saudáveis ou de alto nível socioeconômico (NSE) entre usuárias que entre não-usuárias de estrogênio. Como a saúde e o NSE apresentam correlação inversa com o déficit cognitivo e o risco de demência, talvez parte do efeito benéfico observado em usuárias de estrogênio seja secundária à boa saúde geral e às características demográficas dessas pacientes. Em média, os dados sugerem que o estrogênio melhora ou mantém a cognição em mulheres mais jovens e que, quando iniciado na meia-idade, pode reduzir o risco de surgimento de declínio cognitivo associado à idade na velhice.

No entanto, estudos recentes sugerem que uma ET iniciada mais tardiamente pode ser inócua ou aumentar o déficit, sobretudo se já houver DCL ou demência.[20] Este importante resultado, obtido em um estudo randomizado e controlado de mulheres com DA leve e moderada, assinala a importância do tempo de introdução da ET. Tal efeito diferencia-se dos achados de estudos de observação, que sugeriram acentuados efeitos benéficos cognitivos da ET, em especial sobre a memória verbal, quando introduzidos em mulheres menopausadas saudáveis.[18,19] Mais recentemente, os dados do Women's Health Initiative Memory Study, um estudo duplo-cego, randomizado e controlado com placebo, não mostraram benefício do tratamento com estrogênio mais progestogênio no declínio cognitivo leve em uma grande coorte de mulheres com 65 anos ou mais à época da entrada no estudo.[21] Os achados do mesmo estudo também sugeriram um aumento em duas vezes do risco de demência com o tratamento em relação às mulheres no grupo placebo.[22]

PONTO-CHAVE

Existe algum suporte empírico à idéia de que a ET pode preservar a função da memória em mulheres mais jovens na menopausa; no entanto, também há indícios, mais recentes, de efeito negativo sobre a cognição com o início mais tardio.

Discussão de casos

Caso 1

Uma mulher de 42 anos marcou uma consulta com o ginecologista em razão de problemas subjetivos de memória, com 1 ano de evolução. Ela se queixava de esquecimento, maior dificuldade de lembrar os nomes de pessoas conhecidas e diminuição da capacidade de concentrar a atenção em tarefas específicas. Nos últimos meses, vinha sofrendo sudorese noturna, fogachos, distúrbios do sono e episódios de irritabilidade. O evento que motivou a consulta foi o esquecimento de um almoço com um amigo íntimo. Ela é a principal responsável pela casa, embora seu marido e filhos a ajudem na casa a maior parte do tempo. Sua capacidade de realizar as tarefas do lar continua a mesma, porém ela vem se sentindo mais sobrecarregada, sobretudo ao receber visitas. É *designer* de interiores, tem um negócio próprio, trabalha cerca de 7 h por semana e se considera capaz de um bom desempenho no trabalho bem como de satisfazer às expectativas de seus clientes; contudo, vem sofrendo mais ansiedade e se sentindo menos competente do que antes. No último ano, sua filha adolescente começou a menstruar, tornou-se menos cooperativa, passou a ajudar menos em casa e a ficar mais tempo com os amigos. A paciente acha que ela tem um namorado, mas a filha nega, e isso vêm preocupando a paciente e piorando seu estresse. No entanto, em um período de férias prolongadas, durante o qual a paciente achava que as relações familiares estavam harmoniosas, sentiu-se relaxada e conseguia dormir sem preocupações por mais tempo. Nesse contexto de menor estresse, não percebeu nenhum problema de memória ou de atenção. Não havia história de depressão ou de outros distúrbios psiquiátricos. Ela não usa nenhum medicamento, mas aumentou seu consumo de alimentos contendo soja no último ano.

Esta avaliação sugere que os sintomas cognitivos são simultâneos aos de perimenopausa e à exacerbação das pressões ambientais que a paciente vem sofrendo. Reforçam tal impressão a especificidade do contexto e a relação temporal dos problemas de memória com os sintomas vasomotores e o ambiente estressante. Ela provavelmente se beneficiaria de orientações sobre a natureza de seus sintomas cognitivos e de terapia orientada a maneiras de reduzir o estresse, sobretudo o relacionado com o período sintomático da transição menopáusica. Esse tipo de intervenção terá grandes chances de melhorar sua capacidade cognitiva e reduzir os sintomas relacionados.

SINTOMAS PERIMENOPÁUSICOS

A evolução e a gravidade dos sintomas perimenopáusicos variam de acordo com o indivíduo. Os sintomas podem começar nas etapas mais precoces da transição menopáusica, porém tendem a ser mais acentuados nas fases mais tardias.[23] Em culturas ocidentais, muitas mulheres sofrem alterações sintomáticas bastante intensas na perimenopausa, sobretudo no último ano de menstruação e no ano após o último ciclo. Em algumas culturas não-ocidentais, as mulheres costumam apresentar sintomas menos freqüentes e menos intensos (p. ex., Japão) ou permanecer assintomáticas (maias). É interessante notar que a evolução temporal do climatério feminino é idêntica nessas culturas. As diferenças transculturais nas manifestações sintomáticas sugerem a possibilidade de que fatores ambientais (p. ex., dieta e nível de atividade física) podem ter efeito moderador significativo sobre a fisiologia e experiência psicológica da transição menopáusica; também há dados sugerindo que o nível de atividade física está associado à regulação do humor.[24]

Os sintomas mais acentuados são os vasomotores, fogachos e suores noturnos; mas também são comuns os sintomas do sistema nervoso central (SNC) e psicológicos, tais como distúrbios do sono, enxaqueca e alterações do humor; outros problemas comuns, muitas vezes associados a estes últimos, são os de concentração e memória. Existem evidências de que a distimia e a irritabilidade podem estar associadas a sintomas vasomotores. As incidências de distúrbios do humor variam durante o envelhecimento reprodutivo, sendo mais altas em mulheres na perimenopausa, menores em mulheres menopausadas mais idosas e moderadas no início da menopausa.[25] Os sintomas vasomotores também parecem contribuir para os sintomas depressivos mesmo na ausência de distúrbios do sono e independente dos níveis de estradiol. Esses achados mostram que as alterações do humor na menopausa estão relacionadas com os sintomas vasomotores.[26]

Durante a perimenopausa, uma importante pergunta sobre a função cognitiva é se os sintomas cognitivos, dos quais muitas mulheres se queixam, representam alterações funcionais relacionadas com distúrbios dos hormônios reprodutivos, fenômenos secundários aos outros sintomas ou alterações associadas à idade. Embora alguns estudos de observação tenham descrito queixas de dificuldade de memória durante a perimenopausa, poucos deles utilizam avaliações formais para medir o estado neuropsicológico dessas mulheres, e os dados empíricos existentes parecem indicar que as queixas de memória na perimenopausa estão relacionadas, quando ocorrem, a outros sintomas.

A avaliação da percepção da função de memória e dos sintomas associados, conduzida no estudo Seattle Midlife Women's Health Study, constitui um dos melhores estudos de observação da memória e dos sintomas da perimenopausa.[27] O estudo foi conduzido de forma longitudinal, com avaliações anuais, por até 8 anos. A avaliação de memória se baseava em um questionário com perguntas sobre vários aspectos da capacidade cotidiana de memória, tais como esquecimento. As pacientes classificavam sua capacidade de memória, mas não eram avaliadas com técnicas objetivas. Os resultados indicaram que, embora quase 50% da amostra se queixassem de problemas de memória, poucas pacientes os consideravam graves. Foram observadas, em todas as fases da perimenopausa, correlações entre percepção de dificuldade de memória, em todas as categorias, e mau estado geral de saúde bem como sintomas de depressão. Tais associações sugerem, mas não comprovam, que o mau estado de saúde, a piora dos sintomas e as perturbações do humor causaram os distúrbios de memória. Também se observou que as mulheres mais jovens, nas fases mais precoces da perimenopausa, se queixaram mais de dificuldades de memória, e as mulheres com menos sintomas, independente da idade ou estágio, sofriam menos distúrbios de memória. Como observado em outro estudo, 62% das mulheres de meia-idade se queixaram de perda subjetiva da memória, mas ainda não está claro se esses resultados são variações mensuráveis da memória ou de outro aspecto da capacidade cognitiva.[28]

Um dos poucos estudos que avaliaram objetivamente, usando testes neuropsicológicos, os sintomas e a função de memória na perimenopausa não encontrou diminuições subjetivas nas medidas neuropsicológicas da função de memória.[29] Neste estudo, foram avaliados os sintomas vasomotores, queixas de memória e aplicados testes neuropsicológicos da capacidade de memória em mulheres na pré e na perimenopausa. As mulheres na perimenopausa se queixaram de muito mais sintomas e problemas de memória que as mulheres na pré-menopausa. Não houve, porém, diferença estatisticamente significativa entre esses dois grupos no desempenho da memória ou em parâmetros neuropsicológicos. Também foi encontrada uma associação significativa entre queixas de memória e estresse psicológico. Esses achados sugeriram que, durante a perimenopausa, as queixas de memória estavam relacionadas com os sintomas, e não a medidas objetivas de dificuldade cognitiva. O estudo não analisou diferenças em função da etapa da perimenopausa, não empregou controles para possíveis diferenças etárias entre os grupos nem pesquisou diferenças endócrinas entre as mulheres na pré e na perimenopausa. Esses fatores demográficos e endocrinológicos têm especial importância: se houvesse pouca ou nenhuma diferença nos fatores demográficos ou endócrinos, a significância da constatação de que não houve diferença na função de memória dos dois grupos seria bem maior. Mesmo assim, o estudo ajudou a corroborar a idéia de que as queixas de memória da perimenopausa estão intimamente associadas aos sintomas e que as mulheres com esquecimento e outros sintomas podem não apresentar transtornos mensuráveis de memória.

Discussão de casos

Caso 2

Uma mulher de 48 anos foi atendida na clínica para uma consulta de rotina. Ela estava há 15 meses sem menstruar e achava que os sintomas vasomotores moderados associados à transição menopáusica haviam melhorado bastante. Ao ser perguntada, descreveu maior dificuldade de encontrar palavras e problemas com a memória de curto prazo, que haviam persistido, talvez com alguma piora, em um período de 2 anos. Os problemas de memória a perturbavam mais, pois às vezes interferiam nas atividades em seu emprego de meio-expediente e prejudicavam sua eficiência em casa. Ela sentiu uma diminuição na capacidade de realizar tarefas domésticas, pois muitas vezes esquecia o que pretendia fazer ou os objetivos de tarefas específicas enquanto as realizava. Também era comum começar uma tarefa, mas deixá-la interrompida por longos períodos, algo que antes não ocorria. Comentou que seu marido pareceu perceber as alterações de memória e que sua filha havia perguntado várias vezes sobre seu esquecimento. Ela não estava usando hormonioterapia. A paciente demonstrava boa saúde geral, com alguma artrite, ganho de peso moderado nos últimos anos e ligeira elevação da pressão arterial. Não havia história psiquiátrica ou neurológica nem alterações importantes em seus medicamentos ou em fatores ambientais que pudessem afetar-lhe a função cognitiva. Seus hábitos de sono permaneceram inalterados, e ela negou estar sofrendo de distúrbios do humor.

Durante a consulta, foi aplicada a escala Clinical Dementia Rating (CDR),[30] a fim de avaliar mais objetivamente a perda de memória. O escore na CDR foi de 0,5, um valor compatível com demência questionável ou DCL, que sugeria uma alteração modesta, porém significativa, na capacidade de memória, capaz de prejudicar bastante sua capacidade funcional. Diante desse achado, foi encaminhada a um neuropsicólogo para uma avaliação mais detalhada sobre a natureza e a extensão do déficit cognitivo, bem como obter dados basais para comparação com os resultados de exames futuros.

CAPACIDADE DE MEMÓRIA VERBAL EM MULHERES JOVENS E DE MEIA-IDADE

Como a piora da função de memória é o principal sinal de envelhecimento cognitivo e é a principal queixa de mulheres idosas, a avaliação da memória é a mais importante no acompanhamento evolutivo de adultos. Os autores acumularam dados sobre o desempenho da memória em 361 mulheres adultas jovens e de meia-idade, com 18 a 59 anos. Foram recrutadas amostras transversais entre estudantes universitárias e mulheres da comunidade. Todas eram saudáveis e nenhuma havia sido encaminhada de programas clínicos ou estava recebendo reposição hormonal. A faixa etária dessa amostra representa uma porção significativa da vida reprodutiva — mais especificamente, dos anos mais férteis até a menopausa. Neste estudo, a memória foi medida pelo teste Verbal Paired Associate Test (V-PAL),[31] um teste de memória que exige do indivíduo formar novas associações entre palavras comuns (p. ex., jardim-nota). É um teste de memória muito usado que requer tanto recursos de função executiva quanto capacidade de consolidação da memória. Constitui um dos testes mais sensíveis para avaliar o declínio da memória associado à idade. Também foram aplicadas uma estimativa de inteligência verbal[32] e uma escala de distúrbios do humor.[33]

As pacientes foram divididas por idade em seis coortes, cada uma contendo um intervalo etário de 6 anos. O Quadro 4.1 mostra que houve diferenças estatísticas entre as coortes nas medidas de QI; no entanto, as estimativas de inteligência de todas as coortes situaram-se no intervalo médio (101 a 110), e as diferenças estatísticas não refletiram variações significativas desse fator. O Quadro 4.1 também mostra grandes diferenças entre os grupos nos níveis de distúrbios do humor, confirmados estatisticamente. Um detalhe interessante foi que as mulheres da coorte[6] — todas na pós-menopausa — apresentaram os menores níveis de distúrbios do humor, o que sugere um menor nível de oscilações emocionais da pós-menopausa — uma observação comum. Também foram constatados níveis maiores de distúrbios do humor durante a perimenopausa, sobretudo nas coortes 3 e 4. Um achado mais importante foi a ausência de correlação entre os escores de distúrbios do humor e o desempenho da memória ($P > 0,14$), o que indica não haver relação entre memória e fatores emocionais nessa amostra. Foram feitas outras correlações, que não revelaram, em nenhum dos grupos, associações significativas entre desempenho da memória e humor.

A Fig. 4.1 mostra o declínio do desempenho da memória com a idade. As análises *post hoc* indicaram uma diferença significativa entre os grupos, explicada pelos escores de memória mais baixos nas coortes 5 e 6 que nas coortes 1 e 2. Como o estudo foi transversal, talvez essas diferenças de idade não signifiquem perda de memória associada à idade, mas sim diferenças intrínsecas na capacidade de memória entre as coortes. No entanto, a categorização das idades em grupos bem-definidos e contínuos em todas as faixas etárias diminui bastante essa preocupação. Em geral, os dados mostraram uma queda relativamente constante no desempenho. Logo, as diferenças de idade medidas provavelmente representam alterações reais no desempenho da memória, o que sugere uma diminuição da capacidade de memória das mulheres da amostra que estavam nos períodos perimenopausa e pós-menopausa. Tal diminuição corresponde à fase da perimenopausa em que houve a máxima redução dos níveis de estrogênio,[34] o que indica a possibilidade de que essa alteração hormonal induza as diferenças no desempenho da memória. No entanto, a diminuição da memória observada nas coortes mais idosas levanta a possibilidade de que outros fatores, relacionados com a idade, tenham contribuído para esse efeito.

Quadro 4.1 **INFORMAÇÕES DEMOGRÁFICAS E HUMOR EM MULHERES JOVENS E DE MEIA-IDADE**

COORTE DE IDADE	EDUCAÇÃO (ANOS)	PPVT*	POMS-TMD†
18 a 24	13,2	103,1	31,8
25 a 31	14,2	102,8	28,9
32 a 38	13,9	101,8	52,2
39 a 45	14,5	108,4	42,4
46 a 52	14,4	106,5	21,3
53 a 59	14,1	110,3	10,8

PPVT, Peabody Picture Vocabulary Test (Ref. 32) equivalente do escore-padrão (estimativa do QI); POMS-TMD, escore Profile of Mood States-Total Mood Disturbance (Ref. 33).

NOTA: todos os dados representam médias de grupos, exceto as faixas etárias das coortes.

* Diferença global da coorte a $P < 0,05$.

†Diferença global da coorte a $P < 0,001$.

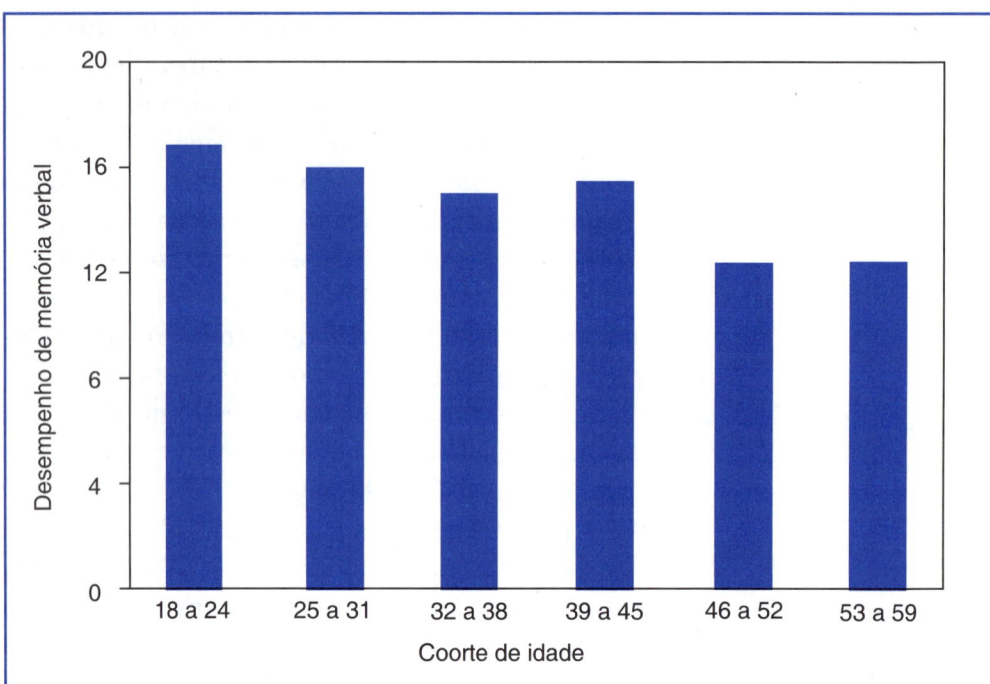

Fig. 4.1 Diferenças etárias no desempenho da memória verbal. As diferenças estatísticas no aprendizado de pares verbais por associação (Ref. 31) foram demonstradas nesse estudo transversal. Nas duas coortes mais idosas, o desempenho das mulheres foi significativamente pior que nas duas coortes mais jovens, o que sugere um efeito da idade sobre a memória em mulheres saudáveis na pré e na pós-menopausa, na ausência de tratamento.

Questões de orientação

- As dificuldades de memória surgiram recentemente ou estavam presentes durante toda a vida?
- Qual a natureza da dificuldade de memória?
- Até que ponto os problemas de memória dificultam a vida diária?
- Os problemas de memória estão associados a alterações ambientais que impuseram maiores demandas cognitivas, exacerbaram o estresse ou propiciaram distrações persistentes?
- Os problemas de memória variam de acordo com a presença ou ausência de sintomas vasomotores ou distúrbios do humor?
- Houve algum episódio depressivo prévio, em especial associado aos períodos pré-menstrual ou pós-parto?

Quais as evidências?

Grande parte dos dados disponíveis parece indicar que os problemas de memória e concentração durante a perimenopausa estão relacionados com os sintomas vasomotores e talvez sejam mediados pelos mesmos mecanismos responsáveis por esses sintomas: os distúrbios nos hormônios reprodutivos. Em tal perspectiva, as queixas de memória devem ser temporárias e desaparecer com o fim da transição menopáusica. Esta visão é apoiada por estudos de observação, dados de questionários e, ao menos parcialmente, por uma pesquisa que empregou uma medida objetiva da capacidade de memória.

No entanto, também pode haver durante a perimenopausa uma real diminuição da capacidade de memória, possibilidade que ainda não foi bem investigada e que, ironicamente, pode ser mascarada pelas queixas de sintomas vasomotores e outras alterações subjetivas. Os dados preliminares apresentados na Fig. 4.1 sugerem que as alterações da memória relacionadas com a idade podem ocorrer durante a perimenopausa. Os dados da coorte indicam que mulheres saudáveis e sem tratamento sofrem redução objetiva do desempenho da memória em idades que correspondem à perimenopausa tardia e à pós-menopausa precoce. Talvez esse tipo de efeito não tenha sido observado antes por não ter sido estudado objetivamente com amostras longitudinais ou transversais com pequenos intervalos entre elas. É evidente que esses achados precisam ser replicados.

Para algumas mulheres, tais alterações da memória são eventos benignos relacionados com a idade; em outras, porém, indicam o início de um processo patológico que se acelerará com o tempo e culminará com a demência. Ambos os cenários podem ocorrer, e diferenciar essas duas patologias poderá se tornar possível, permitindo prever a evolução com base em alterações da memória observadas durante a menopausa. Assim, seria possível intervir nas etapas iniciais da evolução neurodegenerativa. Hoje, no entanto, os instrumentos que permitam tais previsões ainda não existem.

Conclusão

Indubitavelmente, são necessários estudos empíricos mais abrangentes e objetivos da função cognitiva durante o período perimenopausa. Diante da perspectiva de um número cada vez maior de adultos idosos com deterioração cognitiva, a prevenção, o diagnóstico precoce e a mitigação do processo neurodegenerativo são as melhores maneiras de lidar com esse problema. No entanto, as estratégias preventivas e intervenções precoces ainda não foram bem desenvolvidas. O desenvolvimento e a aplicação de detectores precisos para déficits cognitivos patológicos associados à idade são importantes problemas de saúde pública, pois estamos, dadas as características demográficas e a saúde de nossa população idosa, no limiar de uma verdadeira epidemia de demência. A compreensão da perda da memória durante a meia-idade e a perimenopausa é um importante passo nessa empreitada. Tais conhecimentos poderiam ser usados junto com uma compreensão de como a hormonioterapia poderia ser empregada para preservar e melhorar a função cerebral-cognitiva, a fim de propiciar acentuada redução no risco de demência.

Se for confirmado que a memória diminui com o início da menopausa, será possível indicar ET a partir da fase tardia da perimenopausa, sobretudo diante de evidências de efeitos profiláticos em pacientes que recebem esse tratamento na meia-idade. Assim, seria possível melhorar o desempenho da memória e ajudar a reduzir o risco de diminuições posteriores. Os dados obtidos em modelos animais indicam uma base hipotética para tal efeito profilático da ET na meia-idade, tanto para doença coronária quanto para a piora da doença com o início mais tardio da terapia de reposição.[36] Da mesma forma, dados recentes do Women's Health Initiative Memory Study indicaram que o tratamento com associação de estrogênio e progestogênio exerce efeito negativo sobre a memória em mulheres que iniciam o tratamento mais tardiamente.[21] É possível que esses efeitos cardiovasculares e cerebrais tenham os mesmos mecanismos etiológicos, talvez com o envolvimento de processos inflamatórios induzidos pelo estrogênio que poderiam aumentar o risco tanto de doenças cardiovasculares quanto de doenças neurodegenerativas como a DA.[37] A complexidade dos mecanismos dos efeitos do estrogênio e as possíveis interações da ET com processos patológicos específicos para determinadas etapas da vida requerem cuidadosos estudos tanto dos efeitos reprodutivos quanto dos não-reprodutivos, a fim de se compreender como e se o estrogênio pode ser usado de forma benéfica. Em teoria, a ET é um conceito atraente, mas ainda não está claro se esta intervenção é benéfica mesmo quando administrada por um período limitado à época da menopausa.

REFERÊNCIAS

1 Brody JA, Grand MD, Frateschi LJ, *et al*. Epidemiology and aging: maximum reproductive age unaffected by increase life expectancy in the twentieth century. *Aging*. 1998;10:170.

2 Reame NE. Neuroendocrine regulation of the perimenopause transition. In: Lobo RA, Kelsey J, Marcus R, eds. *Menopause: Biology and Pathobiology*. San Diego, CA: Academic Press; 2000:95.

3 Wise PM. Estrogens: protective or risk factors in brain function? *Prog Neurobiol*. 2003;69:181.

4 Richards M, Kuh D, Hardy R, *et al*. Lifetime cognitive function and timing of natural menopause. *Neurology*. 1999;53:308.

5 McEwen BS. Estrogen actions throughout the brain. *Recent Prog Horm Res*. 2002;57:357.

6 Katzman R, Kawas C. The epidemiology of dementia and Alzheimer disease. In: Terry RD, Katzman R, Bick KL, eds. *Alzheimer Disease*. New York: Raven Press; 1994.

7 Cotman CW. Homeostatic process in brain aging: the role of apoptosis, inflammation, and oxidative stress in regulating healthy neural circuitry in the aging brain. In: Stern PC, Carstensen LL, eds. *The Aging Mind*. Washington, DC: National Academy Press; 2000:114.

8 Petersen RC, Doody R, Kruz A, *et al*. Current concepts in Mild Cognitive Impairment. *Arch Neurol*. 2001;58:1985.

9 Morrison JH. Age-related shifts in neural circuit characteristics and their impact on age-related cognitive impairment. In: Stern PC, Carstensen LL, eds. *The Aging Mind*. Washington, DC: National Academy Press; 2000:83.

10 Morris JC, McKeel DW, Storandt M. Very mild Alzheimer's disease: informant-based clinical, psychometric, and pathologic distinction from normal aging. *Neurology*. 1991;41:469.

11 Small GW, Ercoli LM, Silverman DH, *et al*. Cerebral metabolic and cognitive decline in persons at genetic risk for Alzheimer's disease. *Proc Natl Acad Sci U S A*. 2000;97:6037.

12 Ruitenberg A. Incidence of dementia: does gender make a difference? *Neurobiol Aging*. 2001;22:575.

13 McEwen BS, Alves SE. Estrogen actions in the central nervous system. *Endocr Rev*. 1999;20:279.

14 Greene JD, Miles K, Hodges JR. Neuropsychology of memory and SPECT in the diagnosis of dementia of Alzheimer type. *J Neurol*. 1996;243:175.

15 Maki PM, Resnick SM. Longitudinal effects of estrogen replacement therapy on PET cerebral blood flow and cognition. *Neurobiol Aging.* 2000;21:373.

16 Sherwin B. Estrogenic effects on memory in women. *Ann N Y Acad Sci.* 1994;743:213.

17 Wolf OT, Kudielka BM, Hellhammer DH, et al. Two weeks of transdermal estradiol treatment in postmenopausal elderly women and its effect on memory and mood: verbal memory changes are associated with the treatment induced estradiol level. *Psychoneuroendocrinology.* 1999; 24:727.

18 Jacobs DM, Tang MX, Stern Y, et al. Cognitive function in nondemented older women who took estrogen after menopause. *Neurology.* 1998;50:368.

19 Zandi PP, Carlson MC, Plassman BL, et al. Hormone replacement therapy and incidence of Alzheimer disease in older women: the Cache County Study. *JAMA.* 2002;288:2123.

20 Mulnard RA, Cotman CW, Kawas C, et al. Estrogen replacement therapy for treatment of mild to moderate Alzheimer's disease. *JAMA.* 2000;283:1007.

21 Rapp SR, Espeland MA, et al. Effect of estrogen plus progestin on global cognitive function in postmenopausal women. *JAMA.* 2003; 289:2663.

22 Schumaker SA, Legault C, Rapp SR, et al. Estrogen plus progestin and the incidence of dementia and mild cognitive impairment in postmenopausal women. *JAMA.* 2003;289:2651.

23 Soules MR, Sherman S, Parrott E, et al. Executive summary: stages of reproductive aging workshop (STRAW) Park City, Utah, July 2001. *Menopause.* 2001;8:402.

24 Joffe H, Hall JE, Soares CN, et al. Vasomotor symptoms are associated with depression in perimenopausal women seeking primary care. *Menopause.* 2002;9:389.

25 Avis NE, Crawford S, Stellato R, et al. Longitudinal study of hormone levels and depression among women transitioning through menopause. *Climacteric.* 2001;4:243.

26 Slaven L, Lee C. Mood and symptom reporting among middle-aged women: the relationship between menopausal status, hormone replacement therapy, and exercise participation. *Health Psychol.* 1997;16:203.

27 Woods NF, Mitchell ES, Adams C. Memory functioning among midlife women: observations from the Seattle Midlife Women's Health Study. *Menopause.* 2000;7:257.

28 Maki P, Hogervorst E. HRT and cognitive decline. *Baillieres Best Pract Res Clin Endocrinol Metab.* 2003;17:105.

29 Pickholtz JL. Self-assessment of memory function and memory test performance in perimenopausal women. *Diss Abstr Int: Sci Eng.* 2001;16:4423.

30 Hughes CP, Berg L, Danziger WL, et al. A new clinical scale for the staging of dementia. *Br J Psychiatry.* 1982;140:566.

31 Krikorian R. Independence of verbal and spatial paired associate learning. *Brain Cogn.* 1996;32:219.

32 Williams K, Wang JJ. *Technical References to the Peabody Picture Vocabulary Test-third edition.* Circle Pines, MN, American Guidance Service, 1997.

33 McNair D, Lorr M, Droppleman L. *Manual for the Profile of Mood States.* San Diego, CA: Educational and Industrial Testing Service; 1992.

34 Burger HG, Dudley EL, Robertson DM, et al. Hormonal changes in the menopause transition. *Recent Prog Horm Res.* 2002;57:257.

35 Russo-Neustadt AA, Beard RC, Huan YM, et al. Physical activity and antidepressant treatment potentiate the expression of specific brain-derived neurotrophic factor transcripts in the rat hippocampus. *Neuroscience.* 2000;101:305.

36 Koras RH, Clarkson TB. Considerations in interpreting the cardiovascular effects of hormone replacement therapy observed in the WHI: timing is everything. *Menopausal Med*[s8]. 2003;10:8.

37 Marriott LK, Hauss-Wegrzyniak B, Benton RS, et al. Long-term ET worsens the behavioral and neuropathological consequences of chronic brain inflammation. *Behav Neurosci.* 2002;116:902.

Diagnóstico e tratamento dos distúrbios do sono

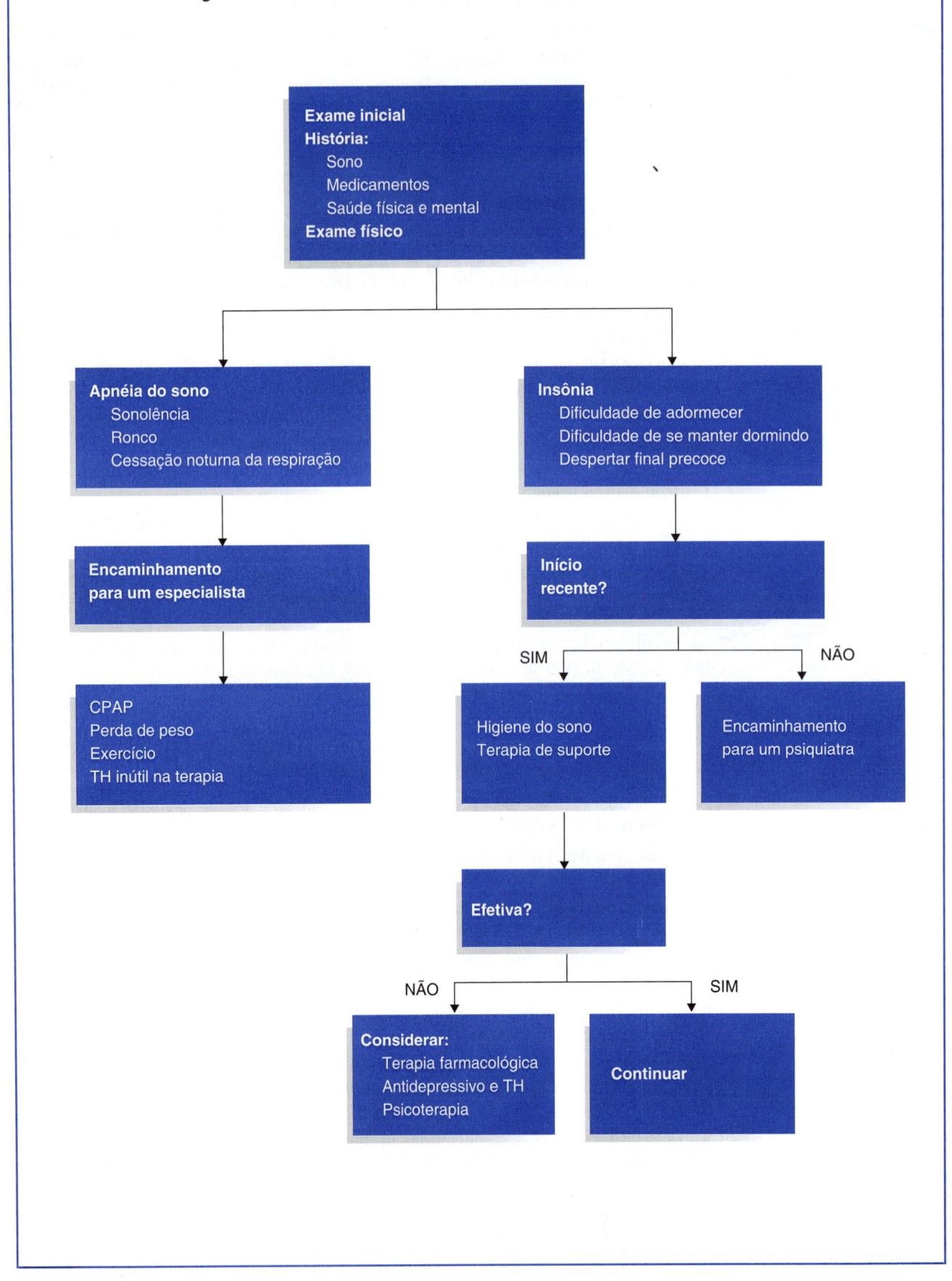

Exame inicial
História:
- Sono
- Medicamentos
- Saúde física e mental

Exame físico

Apnéia do sono
- Sonolência
- Ronco
- Cessação noturna da respiração

↓

Encaminhamento para um especialista

↓

- CPAP
- Perda de peso
- Exercício
- TH inútil na terapia

Insônia
- Dificuldade de adormecer
- Dificuldade de se manter dormindo
- Despertar final precoce

↓

Início recente?

- **SIM** → **Higiene do sono / Terapia de suporte**
- **NÃO** → **Encaminhamento para um psiquiatra**

↓

Efetiva?

- **NÃO** → **Considerar:**
  - Terapia farmacológica
  - Antidepressivo e TH
  - Psicoterapia
- **SIM** → **Continuar**

5 Distúrbios do sono em mulheres na perimenopausa e na menopausa, diagnóstico e tratamento clínico

E. O. Bixler
A. N. Vgontzas

Introdução

PONTO-CHAVE

A incidência de insônia e de apnéia do sono aumenta durante a perimenopausa.

Os distúrbios do sono mais comuns observados em mulheres de meia-idade são queixas de sono inadequado (insônia) ou respiração conturbada durante o sono (apnéia do sono). Os aumentos em ambos os tipos de distúrbio do sono estão associados a mulheres de meia-idade à medida que se aproximam da menopausa.

No entanto, há controvérsia se as queixas aumentadas de insônia estão diretamente ligadas a alterações nos níveis hormonais. Por outro lado, a associação entre apnéia do sono e alterações nos níveis hormonais é estabelecida de maneira mais clara. Vamos recapitular as evidências disponíveis para sustentar a associação entre ambos os tipos de distúrbio do sono e níveis hormonais mutáveis e sintetizar as diretrizes para o diagnóstico e o tratamento desses distúrbios.

Insônia

QUEIXA SUBJETIVA

A insônia tem sido tradicionalmente definida como um problema que se caracteriza por dificuldade de adormecer e permanecer dormindo ou por um despertar final precoce.[1] Mais recentemente, foi acrescentada a queixa de acordar sentindo-se cansado.[2] A insônia é considerada o distúrbio do sono mais comum.[1] No entanto, as estimativas de prevalência variam bastante, dependendo da definição utilizada.[3] Estudos anteriores em que se empregou a definição de problema que se caracteriza por dificuldade de adormecer e permanecer dormindo ou despertar final precoce relataram estimativas na ordem de 33%. Quando a questão empregada foi a insônia ocasional ou insônia sem restrição de duração, as estimativas relatadas foram mais baixas (p. ex., cerca de 25%). Quando as estimativas de prevalência exigiram cronicidade, a prevalência relatada foi ainda menor (p. ex., aproximadamente 10%).

Demonstrou-se que a insônia está associada a inúmeras variáveis.[3] A classe de variáveis mais consistentemente relatada é a associação com a psicopatologia. Por exemplo, a insônia é comumente empregada como critério diagnóstico de distúrbios psiquiátricos e, de modo contrário, a psicopatologia está comumente presente nos pacientes que têm insônia. A forte associação entre insônia e psicopatologia foi repetidamente demonstrada em relação à melhora em uma dimensão por meio do tratamento da outra. Por fim, existem dados epidemiológicos longitudinais que demonstram que a presença de insônia na linha de base está associada a risco aumentado de um novo início de depressão maior no acompanhamento.

Existe um forte consenso de que as mulheres estão em maior risco de insônia que os homens.[1,3] Isto pode ser explicado, pelo menos em parte, pelo achado de que as mulheres também estão em maior risco de depressão. Esse risco aumentado de depressão inclui a depressão distímica mais branda, que é o transtorno depressivo mais comumente associado à insônia.

Existe consenso de que a prevalência de insônia aumenta com a idade.[1] Em uma grande amostra geral, de 3 a 94 anos de idade, Lugaresi observou que a prevalência de queixa de insônia aumentou tanto em homens quanto em mulheres a uma taxa semelhante até os 40 anos.[4] Depois de 40 anos, a prevalência de insônia em mulheres mostrou um drástico aumento em comparação com os homens. Com base nesta observação, ele especulou que esse aumento na prevalência aos 40 anos para as mulheres estava associado ao início da menopausa. Esta especulação foi confirmada em outro estudo baseado em uma subamostra de uma coorte muito grande estabelecida pela American Cancer Society.[5]

Houve vários estudos especificamente idealizados para avaliar a associação entre menopausa e insônia.[6,7] O consenso é de que a menopausa está associada a um aumento nas queixas de insônia, com apenas alguns estudos não encontrando qualquer associação quando avaliados por meio de análise transversal. Também existe consenso de que a presença de ondas de calor aumenta o risco de queixa de insônia.

Os sintomas vasomotores aumentam o risco de insônia. No entanto, a insônia também ocorre em mulheres na perimenopausa que não estão experimentando ondas de calor.

Muitos dos estudos que avaliaram a associação entre insônia e menopausa não foram controlados para a idade, deixando aberta a questão de se as alterações decorrentes da idade contribuem para a associação entre insônia e menopausa. Um recente estudo a partir do Wisconsin Sleep Cohort avaliou os padrões de sono em 589 mulheres acompanhadas durante 4 anos. Esse estudo foi controlado para a idade e para o índice de massa corporal (IMC) e observou que a queixa de dificuldade de iniciar o sono estava associada à perimenopausa, mas não à pós-menopausa.[8]

PONTO-CHAVE

As mulheres estão em maior risco de insônia que os homens.

PONTO-CHAVE

Os sintomas vasomotores aumentam o risco de insônia.

> **PONTO-CHAVE**
>
> *A dificuldade de iniciar o sono está associada à perimenopausa.*

A dificuldade de iniciar o sono está associada à perimenopausa. Além disto, a queixa de sono insatisfatório foi associada à perimenopausa e à pós-menopausa. No entanto, nenhuma outra queixa de sono foi associada à perimenopausa ou à pós-menopausa, incluindo o despertar durante a noite, despertar muito cedo ou sonolência diurna excessiva. Estes achados sugerem que a perimenopausa ou a pós-menopausa não são preditores fortes de queixas específicas do sono.

O uso da terapia hormonal (TH) como um meio de reduzir o risco de uma queixa de insônia é geralmente sustentado por dados.[6, 7, 9] Nas amostras de observação transversais, parece que as mulheres que tomam TH estão em risco mais elevado de queixa de insônia. Esta associação inesperada nesses estudos de observação poderia decorrer de um possível efeito que confunde as mulheres, com os sintomas mais graves sendo mais prováveis de ser atribuídos à TH. Contudo, em um estudo longitudinal, observou-se que havia um risco aumentado de insônia apenas nas mulheres que entraram na menopausa sem TH. Vários estudos da TH comparada ao placebo foram relatados e o consenso a partir desses estudos é de que a queixa de distúrbio do sono é reduzida com a TH. O recente Women's Health Initiative Study observou que as mulheres encaminhadas para TH exibiram risco menor para a insônia do que aquelas às quais foi administrado placebo com 1 ano, mas não com 3 anos.[10]

> **PONTO-CHAVE**
>
> *O recente* Women's Health Initiative Study *observou que as mulheres designadas para terapia hormonal (TH) exibiram menor risco para insônia do que aquelas designadas para placebo.*

Os sintomas depressivos parecem estar associados à perimenopausa, principalmente em mulheres que têm sintomas vasomotores.[11] Também se observou que mulheres com história de depressão maior durante a vida tendem a apresentar um declínio mais precoce na função ovariana.[12] Por fim, demonstrou-se que é efetivo tratar as mulheres na perimenopausa com psicoterapia ou antidepressivos combinados à TH.[13] Esses dados sugerem fortemente que as queixas aumentadas de distúrbio do sono em mulheres na menopausa podem estar associadas a distúrbios aumentados do humor.

DISTÚRBIO DO SONO OBJETIVO

Comumente se observa que a capacidade de dormir enfraquece com o aumento da idade. Recentemente, avaliamos os padrões de sono em um subgrupo de 1.324 adultos de 20 a 100 anos sem queixa de distúrbio do sono a partir do Penn State Cohort do público em geral que foi avaliado no laboratório do sono.[14] Nessa subamostra, observamos que a capacidade de dormir piorou com a idade. Essa diminuição na capacidade de dormir incluiu tanto a quantidade de sono quanto os padrões do estágio do sono (p. ex., quantidades de sono profundo e sono com movimento ocular rápido [REM]). Recentemente, Vgontzas relatou um possível mecanismo para essa diminuição na eficiência do sono com a idade crescente.[15] Sabe-se que ambos os hormônios de estresse, o hormônio liberador de corticotropina (CRH) e o cortisol, estimulam a vigília e inibem o sono de ondas lentas. Em uma amostra de homens jovens e de meia-idade, ele injetou um bolo de CRH depois do início do sono e observou o aumento antecipado do cortisol em ambos os grupos. No entanto, foi apenas no grupo de meia-idade que se notou um aumento na vigília em comparação com o grupo jovem, o que indica que o grupo de meia-idade foi muito mais sensível aos efeitos da vigília do CRH e/ou do cortisol.

> **PONTO-CHAVE**
>
> *Ambos os hormônios de estresse, o CRH e o cortisol, são conhecidos por estimular a vigília e inibir o sono de ondas lentas.*

Na subamostra de pessoas com sono normal a partir do Penn State Cohort, também avaliamos os efeitos do sexo sobre o sono registrado por meios polissonográficos.[14] Observamos que, comparadas aos homens, as mulheres tendiam a dormir melhor em relação à eficiência do sono, bem como aos padrões de estágio de sono. Esse sono melhorado ocorreu principalmente entre as idades de 45 e 70 anos. Uma ausência semelhante de distúrbio do sono objetivo associada à perimenopausa ou à menopausa foi notada na subamostra de mulheres a partir do Wisconsin Sleep Cohort.[8] Desta maneira, os dados polissonográficos objetivos não sustentam o suposto aumento da deterioração do sono associada à menopausa. Contudo, existem alguns dados objetivos que sustentariam a observação de que a presença de ondas de calor pode estar associada a algum grau de distúrbio do sono.[14]

> **PONTO-CHAVE**
>
> *O estrogênio não apresenta efeitos de melhora do sono.*

Existe disponibilidade limitada de dados polissonográficos que sustentam a eficácia da TH em relação à melhora do sono.[6-8] Parece que o estrogênio não tem efeito sobre a melhora do sono. A progesterona nas doses empregadas não parece somar muito em relação à eficiência do sono, ainda que, em doses mais elevadas, apresente um acentuado efeito sedativo.

Pode parecer que a prevalência aumentada de queixa de insônia nas mulheres é incompatível com a observação de que as mulheres tendem a dormir melhor que os homens.[12] No entanto, essa aparente inconsistência pode ser compreendida pelo menos em parte em termos da forte relação entre insônia e depressão.[1] Como as mulheres apresentam risco aumentado de depressão, a queixa de insônia pode estar mais fortemente associada ao humor do que o tempo de sono real. Avaliamos diretamente esta questão no Penn State Cohort.[3] Uma subamostra ($N = 1.741$) foi selecionada ao acaso para uma avaliação polissonográfica do sono em laboratório por uma noite, a partir de uma amostra maior aleatória do público em geral ($N = 16.583$), variando de 20 a 100 anos. A prevalência de insônia crônica (duração de 1 ano) foi de 7,5%, enquanto a prevalência de dificuldade de dormir foi de 22,4%. Uma análise de regressão logística multivariada indicou que a depressão era o fator isolado mais forte, seguido pelo sexo feminino, tanto na insônia crônica quanto na dificuldade de dormir. Outra importante observação foi que o modelo final não incluiu a menopausa ou o estado da TH, bem como a idade ou o IMC ou quaisquer achados laboratoriais do sono. Esse achado sustenta fortemente a posição de que as variáveis do humor seriam o principal fator associado à dificuldade de dormir em mulheres de meia-idade.

> **PONTO-CHAVE**
>
> *A depressão foi o fator isolado mais forte seguido pelo sexo feminino, para insônia crônica e dificuldade de dormir.*

Os dados disponíveis sustentam a associação entre as queixas de distúrbio do sono e a perimenopausa ou a menopausa. Quando a idade é controlada, a associação de menopausa com queixas específicas do sono é enfraquecida. Não parece haver qualquer sustentação para o distúrbio específico do sono associado ao início na menopausa. Desta maneira, os distúrbios subjacentes do humor ou do sono deverão ser primeiramente excluídos antes de se atribuir uma queixa de insônia, principalmente, à menopausa.

Apnéia do sono

Até muito recentemente, supunha-se que a apnéia do sono estava associada principalmente aos homens. Vários estudos recentes mostraram que a proporção M:F para apnéia do sono encontra-se na faixa de 2:1 a 4:1.[17-19] Originalmente,

PONTO-CHAVE

A prevalência de apnéia do sono alcança o ponto máximo na sexta década para os homens e na sétima década para as mulheres.

também se presumia que a prevalência de apnéia do sono aumentava linearmente com a idade, *i. e.*, os idosos estavam em maior risco. No Penn State Cohort, observamos que a prevalência de apnéia do sono atinge o máximo na sexta década para os homens e na sétima para as mulheres.[19, 20] Também observamos que a gravidade da apnéia do sono diminuía com a idade, o que seria compatível com uma possível contribuição genética.[20]

Demonstrou-se que a menopausa é um fator de risco para apnéia do sono quando se controlou os fatores confundidores relevantes indicados pelo Penn State Cohort[19] e confirmados pelo Wisconsin Sleep Cohort.[21] Além disto, um recente estudo observou que a proporção M:F da incidência de apnéia do sono diminui com a idade, o que sugere novamente que a menopausa é um fator de risco para apnéia do sono.[22] Também se demonstrou no Penn State Cohort e se confirmou no Sleep Heart Health Study que o uso da TH em mulheres na pós-menopausa continuou a proteção contra apnéia do sono observada nas mulheres na pré-menopausa.[19, 23] Esse efeito protetor da TH para apnéia do sono parece ser de duração limitada, *i. e.*, mulheres de mais de 70 anos pareceram não mais ser protegidas.[23]

Nos pacientes com obesidade central significativa (IMC > 40 kg/m^2), existe uma incidência de aproximadamente 40% de respiração desordenada no sono. Nas mulheres, uma circunferência do pescoço de 40 cm ou mais também constitui um fator de risco para apnéia do sono.

Estudos atuais observaram que os fatores metabólicos desempenham importante papel na apnéia do sono.[24] De modo específico, existe uma forte associação entre apnéia do sono, diabetes tipo 2 e resistência à insulina, todos fatores da síndrome metabólica. Mulheres que têm síndrome do ovário policístico, que é a causa endócrina mais comum em mulheres na pré-menopausa, estão em alto risco de apnéia do sono, e especulamos que isto pode ser considerado, pelo menos em parte, para as mulheres na pré-menopausa que têm apnéia do sono.[25]

PONTO-CHAVE

A hipertensão é considerada um risco importante para apnéia do sono.

A hipertensão é considerada um importante risco para apnéia do sono. Atualmente, existem quatro estudos epidemiológicos que demonstraram que a apnéia do sono dá uma contribuição independente para a presença de hipertensão quando se controla para os fatores confundidores relevantes.[26-29] Um desses estudos estabeleceu a apnéia do sono como um fator de risco independente para hipertensão somente depois de um acompanhamento de 4 anos.[28] O sexo pareceu ser um fator contribuinte em apenas um desses estudos.[27] O Sleep Heart Healthy Study observou que o modelo totalmente ajustado da associação entre apnéia do sono e hipertensão permaneceu significativo para homens, mas não para mulheres. Contudo, deve-se lembrar que esse estudo baseou-se em uma coorte com idade mais avançada (idade média = 63 anos) e seria de se esperar que a prevalência de apnéia do sono começasse a declinar em torno da idade média dessa coorte. Assim, a força pode ter sido um problema. Também foi demonstrado em dois desses estudos que a força da associação entre apnéia do sono e hipertensão diminui com a idade (*i. e.*, a associação entre apnéia do sono e hipertensão é a mais fraca nos idosos.)[27,29]

PONTO-CHAVE

A menopausa é um forte fator de risco independente da apnéia do sono.

Os dados obtidos a partir de diversos estudos epidemiológicos mostraram que a menopausa é um forte fator de risco independente para apnéia do sono. A idade é um fator confundidor, pois a prevalência de apnéia do sono aumenta até aproximadamente os 60 anos, e em seguida diminui. Nas mulheres na pós-menopausa que utilizam TH, o risco de apnéia do sono parece permanecer baixo em níveis pré-menopausa, apesar da idade aumentada dessas mulheres. O principal risco associado à apnéia do sono é a hipertensão e outros eventos cardiovasculares. Desta maneira, as mulheres na pós-menopausa que utilizam TH parecem estar em risco reduzido de apnéia do sono e, assim, em risco reduzido de hipertensão associada à apnéia do sono.

Tratamento dos distúrbios do sono

Os dois distúrbios do sono mais freqüentes que as mulheres na perimenopausa e na menopausa apresentam a seus médicos-assistentes ou ginecologistas são insônia e apnéia do sono.

INSÔNIA

A insônia manifesta-se como dificuldade de adormecer, dificuldade de permanecer dormindo, despertar precocemente pela manhã ou uma combinação desses sintomas. Em uma mulher que experimenta ondas de calor associadas a um surto de atividade simpática, a dificuldade de adormecer ou de permanecer dormindo pode ser uma queixa freqüente. Embora muitas mulheres na menopausa que têm insônia relatem dificuldades transitórias prévias com o sono ou que tiveram sono "leve" a vida toda, algumas relatam início da dificuldade no sono que coincide com as alterações fisiológicas associadas à menopausa (p. ex., ondas de calor). Em todos os casos de insônia, é importante obter informações a respeito dos padrões de vigília e sono de 24 h, incluindo a fadiga diurna e cochilos, oscilações do humor, depressão e ansiedade (ver Quadro 5.1). Da mesma forma, história de uso abusivo de substâncias, tais como álcool ou fumo, história familiar de distúrbios do sono e psiquiátricos, bem como intervenções prévias para insônia, constituem um importante elemento da avaliação desse

Quadro 5.1 **PERGUNTAS DE TRIAGEM SOBRE A HISTÓRIA DO SONO**

Qual é sua rotina de sono usual?
   Focalize-se no horário de sono/vigília regular
   Tempo gasto no leito
   Outras atividades diferentes de dormir no leito
Quanto tempo você dorme por noite?
Você cochila?
Você acorda descansado?
Você fica cansado durante o dia?
Quais são as atividades potenciais do estilo de vida que podem afetar o sono?
   Cafeína
   Nicotina
   Exercício tarde da noite
Você usa medicamentos que ajudam a adormecer?
   Álcool
   Medicamentos populares
   Medicamentos prescritos
   Medicamentos alternativos

Quadro 5.2 **HIGIENE DO SONO**

Quantidade ótima de sono
  7 a 8 h em geral são adequadas
  Evitar extremos na duração
  Não forçar o sono
Esquemas regulares
  Estabilizar o horário de despertar
  Estabelecer o tempo no leito com base na quantidade ótima de sono
  Manter o horário durante os 7 dias da semana
  Evitar os cochilos diurnos
  Quando você não conseguir dormir, levante-se e faça algo relaxante
Ambiente do sono
  Controle a iluminação, o ruído, a temperatura e a umidade
  Melhore o conforto no leito
Exercício
  Estabeleça o exercício regular
  Incorpore o exercício nas atividades diárias
  Aumente gradualmente o exercício
Alimentação
  Regularize os hábitos alimentares
  Evite alterações extremas no peso
  Um lanche leve antes de dormir pode ser valioso
Controle do estresse
  Esteja ciente dos efeitos da idade
  Reconheça a associação com eventos estressantes
  Tolere a sonolência ocasional
  Exercícios de relaxamento podem ajudar
Evite os distúrbios do sono induzidos por substâncias
  Reduza o consumo de cafeína e cigarros
  Reconheça que o álcool pode conturbar o sono
  Avalie o papel de estimulantes ou outros medicamentos sobre o sono

FONTE: Kales A., Kales D. *Evaluation and Treatment of Insomnia.* New York: Oxford University Press; 1984.

distúrbio. No caso de insônia preexistente exacerbada durante a menopausa, os problemas psiquiátricos e emocionais são freqüentes, estando, assim, assegurada uma referência psiquiátrica para farmacoterapia ambulatorial e psicoterapia. Se o início da insônia é deflagrado em torno da perimenopausa ou da menopausa, as alterações fisiológicas podem ser os principais fatores etiológicos, e em geral são suficientes as medidas de higiene do sono, exercício e dieta apropriados, tranqüilização e terapia de suporte pelo médico-assistente. Além disso, pode ser valioso o uso a curto prazo de benzodiazepínicos ou de antidepressivos sedativos (trazodona, nefazodona, mirtazapina) quando existe uma indicação para uso mais prolongado.

Um esboço geral das estratégias para melhorar a higiene do sono é fornecido no Quadro 5.2. Quando os sintomas persistem por mais de 6 meses e há evidência de psicopatologia associada, deverá ser considerado o encaminhamento para um psiquiatra ou para um especialista em sono. A TH deverá ser reservada para os casos refratários mais graves de insônia que estão associados a alterações fisiológicas mais persistente e graves, tais como sudorese e ondas de calor. A TH deverá ser considerada por um tempo específico e depois de se pesarem os prós e os contras dessa intervenção.

Apnéia do sono

Atualmente, está estabelecido que a menopausa é um fator de risco para o desenvolvimento de respiração desordenada do sono. Em geral, há queixas do parceiro quanto a ronco ou ronco aumentado e cessações noturnas da respiração. O paciente pode relatar subjetivamente sonolência e fadiga diurnas e, ocasionalmente, despertar à noite sufocado ou por motivos desconhecidos. Em geral, o despertar noturno em uma pessoa apnéica é breve em comparação com aquelas que sofrem de insônia. Outros sinais associados a risco aumentado de respiração desordenada do sono incluem ganho de peso, principalmente desde uma idade jovem até a idade média, ou, depois da menopausa, o desenvolvimento de hipertensão ou de outros problemas cardiovasculares e diabetes, bem como história familiar das últimas condições. Na presença de fadiga, os exames laboratoriais rotineiros, tais como hemograma completo com contagem diferencial, urinálise, velocidade de hemossedimentação, glicemia de jejum, creatinina sérica e níveis de hormônio tireoidiano, são necessários para excluir as causas secundárias. Quando há suspeita de apnéia do sono nos campos clínicos, o encaminhamento para um centro do sono e uma polissonografia comum é a próxima etapa. Embora a TH pareça desempenhar um papel protetor na respiração desordenada do sono nas mulheres, não existe evidência de que possa melhorar ou curar a respiração desordenada do sono já existente. Além da pressão positiva contínua da via respiratória, que constitui o tratamento padronizado para os pacientes que têm respiração desordenada do sono, as medidas no estilo de vida geral, tais como perda de peso e exercício, são importantes para melhorar a respiração desordenada do sono, diminuir a fadiga e estimular a sensação de bem-estar. Quando o exame do sono é negativo para apnéia do sono, deverão ser considerados outros distúrbios associados à fadiga, tais como depressão, obesidade, diabetes ou distúrbios auto-imunes, como a fibromialgia. Por fim, deverá ser considerada a possibilidade de hipersonia primária em conseqüência de uma queda significativa dos níveis de estrogênio e de progesterona, estando assegurado o encaminhamento para um centro do sono para avaliação e tratamento adicionais.

Discussão de casos

Caso 1

Uma mulher casada de 47 anos queixa-se de crescentes dificuldades de adormecer e de que acorda "cansada". A paciente relata intervalos crescentes entre os períodos menstruais e ondas de calor. Ela tentou *hipnóticos* populares sem alívio significativo. Sua história pregressa inclui episódios transitórios de insônia durante períodos de estresse. Relata também um grau brando de ansiedade e "oscilações de humor", mas nega sintomas e sinais de depressão maior ou de ideação suicida. Ela relata discreto ganho de peso e um aumento de 5 para 10 cigarros por dia. A paciente foi tratada para hipotireoidismo durante muitos anos. Seu exame médico é inexpressivo e os exames de sangue rotineiros são negativos para os achados anormais. A paciente recebeu a prescrição de uma dose relativamente pequena de um antidepressivo sedativo e diversas medidas de higiene do sono, tais como abandonar o fumo, exercício regular e evitar permanecer no leito quando não estiver com sono. Ela também freqüenta reuniões de "controle do estresse" em um centro de adaptação local. A paciente experimenta alívio significativo da insônia e continua o mesmo regime durante 6 meses. Uma consulta de acompanhamento indica que as ondas de calor e a insônia diminuíram e se recomenda que ela faça uma suspensão gradual do antidepressivo em dose baixa.

Caso 2

Uma mulher de 53 anos apresenta-se com queixa de fadiga durante os últimos anos. O início da fadiga parece ter relação com as alterações da perimenopausa. A paciente relata freqüentes episódios de breve despertar à noite e foi dito que ela ronca alto. Ela não tem certeza se pára de respirar à noite. Nega dificuldade de adormecer ou despertar cedo pela manhã. Também nega sintomas auxiliares de narcolepsia, *i. e.*, cataplexia, alucinações hipnagógicas ou paralisia do sono. Sua história pregressa é significativa para enxaquecas crônicas, hipotireoidismo e síndrome hiperlipidêmica hereditária. O exame médico é negativo para achados anormais, bem como para os exames de sangue rotineiros anormais. Hemograma completo, hormônio tireoestimulante (TSH), velocidade de hemossedimentação, creatinina e glicemia de jejum estão dentro dos limites da normalidade. A paciente negou ter sensações de depressão ou ansiedade. Da mesma forma, não existe história de uso abusivo de substância. O médico que dá assistência à paciente prescreveu ensaios com benzodiazepínicos hipnóticos (*i. e.*, flurazepam, estazolam, triazolam, zaleplon e zolpidem) e antidepressivos sedativos (*i. e.*, antidepressivos tricíclicos, trazodona e nefazodona). Estes medicamentos reduziram o número de episódios de despertar noturno, mas não diminuíram a sonolência diurna. A paciente foi encaminhada para um centro do sono para exames laboratoriais do sono, a fim de excluir a presença de apnéia do sono. Os achados foram negativos para respiração desordenada do sono ou mioclonia noturna. Houve um número moderado de episódios de despertar que, no entanto, não afetou a eficiência ou a estrutura do sono. Um ensaio com trazodona não melhorou a sonolência diurna. Um novo teste de sono noturno associado a múltiplos testes de latência do início do sono (o intervalo de tempo que se leva para adormecer) mostrou latências de sono que estavam na faixa patológica (< 5 min). A paciente recebeu diagnóstico de hipersonia inespecífica (NOS) e foi colocada sob estimulantes que melhoraram a sonolência diurna.

Referências

[1] Kales A, Kales D. *Evaluation and Treatment of Insomnia.* New York: Oxford University Press; 1984.

[2] American Psychiatric Association. *Diagnostic and Statistical Manual of Mental Disorders Fourth Edition DSM-IV.* Washington, DC: American Psychiatric Association; 1994.

[3] Bixler EO, Vgontzas AN, Lin H-M, *et al.* Insomnia in Central Pennsylvania. *J Psychosom Res.* 2002;53:589–592.

[4] Lugaresi E, Cirignotta F, Zucconi M, *et al.* Good and poor sleepers: an epidemiological survey of the San Marino population. In: Guilleminault C, Lugaresi E, eds. *Sleep/Wake Disorders: Natural History, Epidemiology, and Long-Term Evolution.* New York: Raven Press; 1983.

[5] Brugge KL, Kripke DF, Ancoli-Israel S, *et al.* The association of menopausal status and age with sleep disorders. *Sleep Res.* 1989;18:208.

[6] Shaver JLF, Zenk SA. Sleep disturbance in menopause. *J Women's Health Gend Based Med.* 2000;9:109–118.

[7] Bixler EO, Vgontzas AN, Lin H-M, *et al.* Women and sleep related disorders. *Eur Respir Mon.* 2003;25:204–218.

[8] Young T, Rabago D, Zgierska A, *et al.* Objective and subjective sleep quality in premenopausal, perimenopausal, and postmenopausal women in the Wisconsin Sleep Cohort study. *Sleep.* 2003;26: 667–672.

[9] Manber R, Armitage R. Sex, steroids, and sleep: a review. *Sleep.* 1999; 22:540–555.

[10] Hays J, Ockene JK, Brunner RL, *et al.* Effects of estrogen plus progestin on health-related quality of life. *N Engl J Med.* 2003;348:1839–1854.

11 Joffe H, Hall JE, Soares CN, *et al*. Vasomotor symptoms are associated with depression in perimenopausal women seeking primary care. *Menopause*. 2002;9:392–398.

12 Harlow BL, Wise LA, Otto MW, *et al*. Depression and its influence on reproductive endocrine and menstrual cycle markers associated with perimenopause. *Arch Gen Psychiat*. 2003;60:29–36.

13 Anarte MT, Chadros JL, Herrera J. Hormonal and psychological treatment: therapeutic alternative for menopausal women? *Maturitas*. 1998;29:203–213.

14 Bixler EO, Vgontzas AN, Lin HM, *et al*. Normal sleep and sleep stage patterns: effects of age, BMI and gender. *Sleep*. 2003;26:A61.

15 Vgontzas AN, Bixler EO, Wittman AM, *et al*. Middle-aged men show higher sensitivity of sleep to the arousing effects of corticotropin-releasing hormone than young men: clinical implications. *J Clin Endocrinol Metab*. 2001;86:1489–1495.

16 Woodward S, Freedman RR. The thermoregulatory effects of menopausal hot flashes on sleep. *Sleep*. 1994;17:497–501.

17 Young T, Palta M, Dempsey J, *et al*. The occurrence of sleep-disordered breathing among middle-aged adults. *N Engl J Med*. 1993;328:1230–1235.

18 Redline S, Kump K, Tishler PV, *et al*. Gender differences in sleep disordered breathing in a community-based sample. *Am J Respir Crit Care Med*. 1994;149:722–726.

19 Bixler EO, Vgontzas AN, Lin H-M, *et al*. Prevalence of sleep-disordered breathing in women: effects of gender. *Am J Respir Crit Care Med*. 2001;163:608–613.

20 Bixler EO, Vgontzas AN, Ten Have T, *et al*. Effects of age on sleep apnea in men: I. Prevalence and severity. *Am J Respir Crit Care Med*. 1998;157:144–148.

21 Young T, Finn L, Austin D, *et al*. Menopausal status and sleep-disordered breathing in the Wisconsin Sleep Cohort Study. *Am J Respir Crit Care Med*. 2003;167:1181–1185.

22 Tishler PV, Larkin EK, Schluchter MD, *et al*. Incidence of sleep-disordered breathing in an urban adult population: the relative importance of risk factors in the development of sleep-disordered breathing. *JAMA*. 2003;289:2230–2237.

23 Shahar E, Redline S, Young T, *et al*. Hormone replacement therapy and sleep-disordered breathing. *Am J Respir Crit Care Med*. 2003;167: 1186–1192.

24 Vgontzas AN, Bixler EO, Chrousos GP. Metabolic disturbances in obesity versus sleep apnea: the importance of visceral obesity and insulin resistance. *J Int Med*. 2003;254:1–13.

25 Vgontzas AN, Legro RS, Bixler EO, *et al*. Polycystic ovary syndrome is associated with obstructive sleep apnea and daytime sleepiness: role of insulin resistance. *J Clin Endocrinol Metab*. 2001;86:517–520.

26 Young T, Peppard P, Palta M, *et al*. Population-based study of sleep-disordered breathing as a risk factor for hypertension. *Arch Intern Med*. 1997;157:1746–1752.

27 Nieto FJ, Young TB, Lind BK, *et al*. Association of sleep-disordered breathing, sleep apnea, and hypertension in a large community-based study. *JAMA*. 2000;283:1829–1836.

28 Peppard PE, Young T, Palta M, *et al*. Prospective study on the association between sleep-disordered breathing and hypertension. *N Engl J Med*. 2000;342:1378–1384.

29 Bixler EO, Vgontzas AN, Lin H-M, *et al*. Association of hypertension and sleep disordered breathing. *Arch Intern Med*. 2000;160: 2289–2295.

6 Perimenopausa e sexualidade

Sheryl A. Kingsberg

Introdução

Fato ou ficção: a perimenopausa tem alta correlação com aumento nas disfunções sexuais. Em sentido literal, esta frase pode parecer relativamente fácil de confirmar. Mediante uma investigação mais rigorosa, esta frase não é tão simples assim.

Um motivo para que esta pergunta seja tão difícil de responder é que as variáveis em questão (perimenopausa e sexualidade feminina) são multifatoriais e difíceis de definir, e mais ainda de delinear para se determinar a causalidade. Além disso, se existem problemas aumentados no funcionamento sexual durante a perimenopausa, surge a questão se isto se deve especificamente a eventos fisiológicos que definimos como perimenopausa (embora a conferência Stages of Reproductive Aging Workshop [STRAW][1] indique atualmente a expressão *transição da menopausa* como mais correta, para os propósitos deste capítulo e para a facilidade de uso, continuaremos a usar o termo perimenopausa) ou a outras coisas que estejam acontecendo com as mulheres nesse período (alterações relacionadas com a idade e fatores psicossociais). Em outras palavras: quem surgiu primeiro, a galinha ou o ovo (envelhecimento)? A sexualidade feminina, e não apenas a sexualidade na perimenopausa, é complexa. A pesquisa científica para se compreender as complexidades da fisiologia sexual feminina e a natureza exata da resposta sexual feminina ainda está nos estágios iniciais, assim como estão os ensaios clínicos para se avaliarem as condutas de tratamentos farmacológico e psicoterápico dos problemas sexuais femininos.

Este capítulo não se destina a fornecer uma resposta absoluta para a questão inicialmente colocada, mas, em vez disso, visa a rever os fatores específicos para as mulheres na perimenopausa que podem causar impacto na saúde sexual. Não é suficiente nem útil concentrar apenas na ciência subjacente as nossas tentativas de compreender os mecanismos básicos do funcionamento sexual feminino. Devemos também incorporar a *experiência* sexual da mulher. Com essa estrutura conceitual integrada em mente, o objetivo deste capítulo é fornecer um guia prático para os médicos na avaliação e no tratamento das preocupações sexuais das mulheres na perimenopausa. Visando a fornecer o cuidado médico efetivo dessas mulheres, principalmente em relação à saúde sexual, os médicos devem ser capazes de compreender a etiologia dos problemas apresentados a fim de diferenciar o que é físico, o que é psicossocial e o que é interação dos dois.

O que é saúde sexual e por que os médicos deverão considerá-la importante?

Muitos adultos, incluindo as mulheres que estão envelhecendo, consideram a sexualidade um importante componente da qualidade de vida percebida.[2-4] Além da importância da sexualidade para a qualidade de vida das pacientes, a manutenção da saúde sexual faz parte da esfera de ação dos médicos, principalmente aqueles que se especializam em medicina da reprodução. Em 2000, a Organização Mundial de Saúde (OMS), em conjunto com a Organização Pan-Americana de Saúde (PAHO), organizou um encontro internacional que resultou na publicação de um documento intitulado *Promotion of Sexual Health*.[5] Este documento inclui a definição atualmente aceita de *saúde sexual*.

A saúde sexual é a experiência do contínuo processo de bem-estar físico, psicológico e sociocultural relacionado com a sexualidade. A saúde sexual se evidencia pelas expressões livres e responsáveis das capacidades sexuais que fomentam o bem-estar pessoal e social com harmonia, enriquecendo a vida individual e social. Isto não significa apenas ausência de disfunção, doença e/ou enfermidade. Para que a saúde sexual seja atingida e mantida, é necessário que os direitos sexuais de todas as pessoas sejam reconhecidos e defendidos.

O documento da promoção da saúde sexual também traz recomendações para o treinamento dos médicos em saúde sexual. Ele identifica especificamente os profissionais de saúde que se especializam em programas de saúde reprodutiva como necessitando de treinamento adequado em sexualidade humana. "Devido à conexão óbvia entre a saúde reprodutiva e a sexualidade humana, freqüentemente se supõe que levar em consideração os aspectos reprodutivos da saúde será suficiente para satisfazer às necessidades impostas pelo direito à saúde sexual, mas esta suposição está incorreta. Os médicos que se especializam em saúde reprodutiva deverão receber treinamento mais aprofundado nas questões da sexualidade humana do que recebe o médico-clínico".[5]

Alterações na atividade sexual em adultos idosos

Embora muitos estudos nacionais e internacionais sobre a atividade sexual confirmem que a freqüência da atividade sexual diminui com a idade, enquanto a freqüência de problemas sexuais aumenta (p. ex., Refs. 6 a 8, apenas para nomear algumas), esses estudos populacionais não indicam de modo algum que o envelhecimento marca o final da sexualidade ou da satisfação sexual. Por exemplo, o estudo de 1998 do National Council on Aging, feito com 1.300 norte-americanos idosos (de 60 anos ou mais), mostrou que a atividade sexual desempenha um importante papel nos relacionamentos entre homens e mulheres idosos.[9] Quase 50% relataram praticar sexo pelo menos uma vez ao mês. Dessas pessoas sexualmente ativas que responderam, 79% dos homens e 66% das mulheres consideraram o sexo um componente importante de seus relacionamentos com o(a) parceiro(a). Com relação à questão de a satisfação sexual permanecer intacta nas pessoas idosas, 70% e 74% das mulheres e homens sexualmente ativos, respectivamente, relataram-se satisfeitos ou ainda mais satisfeitos com sua vida sexual em comparação com a época em que estavam com quarenta anos.

O Pfizer Global Study sobre atitudes e comportamentos sexuais[10] também sustenta a crença de que os idosos permanecem sexualmente ativos e consideram o sexo importante para sua qualidade de vida. Este estudo visou a avaliar a importância do sexo e da intimidade em homens e mulheres de 40 a 80 anos em 29 países. Mais de 26.000 homens e mulheres foram estudados, seja pessoalmente, seja por telefone ou por questionário enviado pelo correio, dependendo do país. As pessoas foram indagadas sobre seu nível de concordância com várias frases em relação a crenças e comportamentos sexuais. Em resposta à frase "As pessoas idosas não querem mais saber de sexo", 64% dos homens e 56% das mulheres discordaram veementemente, enquanto apenas 17% dos homens e 24% das mulheres concordaram. Em resposta à pergunta "Qual é a importância do sexo em sua vida de modo geral?", 83% dos homens e 63% das mulheres disseram que era muito ou pelo menos moderadamente importante. Sessenta e cinco por cento dos homens e 58% das mulheres discordaram da frase "pessoas idosas não fazem mais sexo". Perguntados sobre se haviam tido relação sexual no último ano, 82% dos homens e 64% das mulheres responderam que sim. Em uma pergunta mais específica quanto à freqüência de atividade sexual no último ano, 57% dos homens e 51% das mulheres responderam que praticavam sexo pelo menos uma e no máximo 6 vezes por semana. Estes resultados sugerem que os idosos continuam a valorizar e a apreciar a atividade sexual.

PONTO-CHAVE

Quase 50% dos pacientes, com base na prática ginecológica, experimentarão um problema sexual em algum momento da vida adulta.

O Pfizer Global Study é ainda mais evidente quando colocado em um contexto mais amplo. O fato é que a disfunção sexual é altamente prevalente em homens e mulheres. O National Health and Social Life Survey (NHSLS)[11] pesquisou 1.410 homens e 1.749 mulheres de 18 a 59 anos e relatou que 31% dos homens e 43% das mulheres haviam experimentado uma disfunção sexual. No entanto, o NHSLS, assim como o Pfizer Survey, também observou que nas mulheres, diferentemente dos homens, a prevalência de disfunção sexual tende a diminuir com a idade. O estudo populacional de homens mais freqüentemente citado é o Massachusetts Male Aging Study.[12] Trata-se de um estudo de observação de amostra tomada ao acaso baseado na comunidade, com homens de 40 a 70 anos, realizado de 1987 a 1989. Os resultados mostraram que a idade, tomada isoladamente, foi a variável mais fortemente associada à disfunção erétil, e a prevalência de disfunção erétil completa (*versus* mínima e moderada) triplicou de 5% para 15% entre pessoas de 40 a 70 anos.

Fatores relacionados com a idade que têm impacto no funcionamento sexual

Embora os resultados do Pfizer Global Study indiquem que o único problema sexual feminino que aumenta consistentemente com a idade é a dificuldade de lubrificação, e outros estudos tenham relatado que a satisfação sexual feminina não declina apreciavelmente com a idade[11, 13], a pesquisa sobre o impacto da menopausa e o funcionamento sexual produziu resultados inconsistentes e duvidosos, em parte relacionados com discordâncias quanto às medidas de resultado apropriadas. Avis *et al.* avaliaram estudos sobre o funcionamento sexual pós-menopausa e encontraram amplas variações no tipo de questões de funcionamento sexual formuladas, os intervalos de tempo estudados, a inclusão de mulheres sem parceiros e a natureza das amostras de estudo.[13] Medidas de resultado muito diversas também foram encontradas, incluindo a satisfação, freqüência da atividade, desejo, fantasias/pensamentos sexuais, excitação, crenças/atitudes, dor e anorgasmia. Além disso, apenas alguns estudos de grande porte baseados na população geral avaliaram o impacto da menopausa sobre a sexualidade.[8, 13-15] Desses, apenas um — o Massachusetts Women's Health Study[13] — avaliou mulheres norte-americanas. Nesse estudo, a menopausa (mas não os níveis séricos de estrogênio) mostrou-se significativamente associada a várias medições da função sexual, incluindo menor desejo sexual, uma crença de que o interesse pela atividade sexual diminui com a idade, e relatos de mulheres sobre estimulação diminuída em comparação com o que sentiam aos quarenta anos de idade. Os pesquisadores também avaliaram o impacto de várias outras variáveis, englobando as variáveis sociodemográficas, de saúde, variáveis psicológicas, variáveis dos parceiros (principalmente a saúde ou problemas sexuais do parceiro) e as variáveis do estilo de vida. Os resultados a que chegaram sugerem que esses outros fatores têm um impacto maior sobre o funcionamento sexual do que a menopausa, ressaltando a importância da necessidade de se compreender o contexto de vida das mulheres quando se estuda a sexualidade.

O Melbourne Women's Midlife Health Project[8,16] foi idealizado especificamente para abordar as falhas metodológicas nos antigos estudos baseados na população. Esse foi um estudo longitudinal que durou uma década, feito com 2.100 mulheres na pré-menopausa, de 45 a 55 anos na linha de base. Um subestudo prospectivo de menor porte feito com essa população (*n* = 438) foi idealizado para avaliar se as alterações (declínios) no funcionamento sexual estão relacionadas com a menopausa ou com a idade. Os pesquisadores mostraram que muitos aspectos do funcionamento sexual feminino diminuíram com a transição para a menopausa e concluíram que, embora a menopausa fosse mais relevante que a idade, as causas foram multifatoriais (*i. e.*, alterações hormonais, estado de saúde ou fatores psicossociais relacionados com a menopausa.)

A alta prevalência do sexo em pessoas idosas é ainda mais evidente quando se observam os resultados do National Survey of Sex in America.[11] Este é um estudo famoso e freqüentemente citado de quase 1.800 mulheres e 1.400 homens, que constituem uma amostra muito mais jovem — de 18 a 59 anos. Como se pode ver, 43% das mulheres nessa amostra e 31% dos homens relataram ter tido uma disfunção sexual em algum momento de suas vidas.

Para as mulheres, independentemente da idade, a disfunção sexual mais prevalente é o transtorno do desejo sexual hipoativo (HSDD), a disfunção que se supõe, com maior freqüência, estar lado a lado com a menopausa. Porém, esta é a disfunção sexual mais prevalente, independentemente da idade.

No entanto, o HSDD não é a única disfunção sexual feminina e os médicos devem ser capazes de identificar e tentar um tratamento de primeira linha para todas as disfunções sexuais femininas. Por conseguinte, antes de se revisar o HSDD, é necessária uma revisão de outras disfunções sexuais femininas.

O Diagnostic and Statistical Manual of Mental Disorders — Fourth Edition (DSM-IV) lista seis disfunções sexuais femininas[17]:
- Distúrbio do desejo sexual hipoativo
- Transtorno da aversão sexual
- Transtorno da estimulação sexual feminina (FSAD)
- Transtorno orgásmico feminino
- Dispareunia
- Vaginismo

O transtorno da aversão sexual é um diagnóstico de disfunção sexual freqüentemente mal compreendido. Com base nos sintomas, poder-se-ia considerá-lo um transtorno de ansiedade, e só foi classificado como um transtorno sexual com a publicação do DSM-III-R.[18] Desde então, foi escrita uma quantidade relativamente pequena de material sobre a etiologia e o tratamento da aversão sexual. Os critérios para o transtorno de aversão sexual sobrepõem-se ao transtorno do pânico e ao distúrbio do desejo sexual hipoativo, o que o torna difícil para muitos médicos, mesmo os especialistas em tratamento de transtornos sexuais, diagnosticar a aversão sexual.[19]

Critérios do DSM-IV-TR para o transtorno da aversão sexual (302.79)

- Aversão extrema persistente ou recorrente a, e prevenção de, todo (ou quase todo) contato sexual genital com um parceiro sexual.
- O distúrbio provoca angústia ou dificuldade interpessoal acentuada.
- A disfunção sexual não é computada a outro transtorno do Eixo I (exceto outra disfunção sexual.)

A aversão sexual pode ser expressa como simples prevenção do comportamento sexual com o parceiro, bem como uma resposta de pânico ao se engajar na atividade sexual com o parceiro, e os critérios do DSM-IV não exigem uma resposta fisiológica que os médicos freqüentemente associem à aversão (p. ex., náuseas e repulsa). Além do espectro da sexualidade, a aversão implica mais que a prevenção simplesmente fóbica e em geral se caracteriza por náuseas, vômitos e enorme desgosto. No entanto, os pesquisadores do tema aversão sexual sustentam que esta se iguala mais a uma fobia com o aspecto diagnóstico essencial do medo e prevenção persistentes.[20]

Com freqüência, a aversão sexual é erroneamente diagnosticada como transtorno do desejo sexual hipoativo, porque a prevenção persistente pode ser percebida (pelo paciente, pelo parceiro e até mesmo pelo médico) como falta de interesse. Entretanto, as mulheres com aversão sexual podem ter estímulo sexual significativo e praticar a masturbação com relativa freqüência. Por outro lado, o transtorno do desejo sexual hipoativo também pode ser confundido com a aversão sexual quando o desinteresse sexual evolui para raiva ou agitação durante anos de sensação de ser pressionada à realização. Contudo, esta apresentação refere-se ao medo e à resposta de ansiedade à atividade sexual.

Em geral, o tratamento segue um modelo comportamental cognitivo que é empregado para o descondicionamento dos padrões comportamentais fóbico e de prevenção. Por exemplo, o tratamento pode incluir a criação de uma hierarquia de imagens que provocam aversão e ansiedade, variando desde as que provocam ansiedade mínima (p. ex., masturbação) até as mais revoltantes ou provocadoras de ansiedade (p. ex., a relação sexual). Então, os pacientes são ensinados sobre respiração profunda diafragmática e técnicas de relaxamento autogênico. Em seguida, o relaxamento é pareado, de um modo passo-a-passo, com essas imagens e, em seguida, subseqüentemente abordado *in vivo*. Embora este tratamento pareça ser relativamente direto, a aversão sexual se mostra, com freqüência, de difícil tratamento e raramente desaparece por conta própria. O comportamento de prevenção não é fácil de extinguir, porque os indivíduos aprendem que a prevenção impede a geração do medo, e se o medo não for produzido, não pode ser extinto (neste caso, na presença da atividade sexual com o parceiro).[19]

Transtorno do estímulo sexual feminino

O FSAD é definido no DSM-IV como incapacidade persistente ou recorrente de manter, até o término da atividade sexual, uma resposta de lubrificação-inchaço adequada da excitação sexual. Neste caso, o estímulo é uma resposta física e apresenta uma manifestação comportamental de lubrificação e inchaço vaginal e freqüência cardíaca aumentada. Discussões mais recentes sobre esse diagnóstico sustentam a idéia de dividir ainda mais o transtorno em mulheres que apresentam estimulação subjetiva, mas não exibem o despertar fisiológico, tal como a lubrificação ou inchaço vaginal, e as mulheres que apresentam a estimulação fisiológica, mas sem a percepção disso. Além do mais, isto não significa que elas não sintam desejo — elas apenas não têm a percepção subjetiva da estimulação de seu corpo. O diagnóstico só deverá ser feito quando se determina que a paciente experimenta desejo suficiente que se esperaria resultasse em estimulação e que existe estimulação física adequada para provocar uma resposta física.

Além disso, é importante diferenciar mulheres que não exibem estimulação ou percepção da estimulação e mulheres que percebem a sua estimulação mas não a apreciam (nesse caso, o distúrbio mais provável seria o desejo hipoativo ou a aversão sexual.)

O tratamento para o FSAD dependerá da subcategoria do transtorno e da etiologia. A etiologia do FSAD é geralmente fisiológica, sendo as fontes potenciais categorizadas como neurogênicas (p. ex., lesão raquimedular, esclerose múltipla, neuropatias periféricas e acidente vascular encefálico), endócrinas (p. ex., diabetes, distúrbios tireoidianos e distúrbios supra-renais), hormonais (p. ex., insuficiência de estrogênio ou androgênio), ginecológicas (p. ex., efeitos pós-cirúrgicos principalmente depois de histerectomia com ou sem ooforectomia bilateral, cistite recorrente), e efeitos colaterais de medicamentos (p. ex., antidepressivos, antipsicóticos, anticolinérgicos, anti-histamínicos e anti-hipertensivos.)[21-24]

Desde que os inibidores da fosfodiesterase (PDE 5) se transformaram na salvação sexual para homens que têm disfunção erétil, surgiu naturalmente a questão de sua eficácia em mulheres. Os inibidores da PDE 5 atuam bloqueando a clivagem do monofosfato cíclico de guanosina (cGMP) nos órgãos genitais, o que provoca relaxamento da musculatura lisa e aumento da vasodilatação. Para as mulheres, a meta da vasodilatação aumentada seria que o fluxo sanguíneo aumentado leva a aumento da congestão vulvar, o que conduz a aumento da sensação. Até este momento, o sucesso dos inibidores da PDE 5 (o sildenafil foi o único com dados publicados por meio de ensaios duplamente cegos controlados por placebo) foi bastante limitado, e os estudos não evidenciaram melhora na comparação com o placebo.[25] Há alguns possíveis motivos para isto. Em primeiro lugar, o FSAD não é um distúrbio tão prevalente em mulheres como é a disfunção erétil nos homens. Em segundo lugar, e relacionado com o primeiro motivo, muitas mulheres que têm FSAD ou apresentam HSDD como um distúrbio mórbido concomitante ou sua FSAD é realmente mais bem considerada como um sintoma da HSDD. Na verdade, o mais recente estudo do sildenafil em mulheres mostrou um efeito significativo quando eliminaram as mulheres com HSDD do seu grupo de pacientes.[26] Em terceiro lugar, mesmo quando são empregados agentes vasoativos, a sensação subjetiva pode ser limitada.[25, 27]

TRANSTORNO ORGÁSMICO FEMININO

O transtorno orgásmico feminino é a incapacidade de experimentar orgasmo após uma fase de excitação sexual normal com tempo, intensidade e estimulação adequados e quando o problema provoca angústia ou dificuldade interpessoal acentuada. O diagnóstico só deverá ser feito quando existe angústia *pessoal*.

Em uma versão anterior ao IV o DSM enfatizou em seus critérios para o orgasmo inibido que a ausência de orgasmo durante a relação sexual representa uma variação normal da resposta sexual feminina e não justifica um diagnóstico de orgasmo inibido.

Apesar de sua importância em nossas vidas, o orgasmo é apenas um reflexo. O orgasmo é um reflexo cujo centro neural provavelmente se localiza na porção lombossacra da medula espinal. Assim como os centros reflexos que servem a outras funções, o centro de reflexo orgásmico está sujeito a múltiplas influências inibitórias e facilitadoras a partir do estímulo sensorial direto e dos centros neurais superiores. Pode ser valioso visualizar a obtenção do orgasmo nas mulheres como uma distribuição normal.

Essa distribuição reflete mulheres que não apresentam problemas físicos que poderiam interferir na obtenção do orgasmo. À esquerda estão as mulheres que nunca experimentaram orgasmo. A melhor estimativa coloca essa prevalência em aproximadamente 10%. De modo semelhante, no outro extremo da curva estão aquelas mulheres afortunadas que conseguem experimentar orgasmo em quase todas as circunstâncias, inclusive a fantasia sem qualquer estimulação física. Esta prevalência também se encontra em torno de 10%. O restante da população se situa em algum ponto entre os extremos.

Um grande percentual de mulheres é *situacionalmente* orgásmico; ou seja, elas podem atingir o orgasmo de modo imediato e seguro com algumas formas de estimulação, mas não com outras. Com freqüência, as mulheres são seguramente orgásmicas com a masturbação ou com sexo oral, mas não com a relação sexual. Lembre-se de que isto é considerado uma variação normal no funcionamento sexual feminino.

É importante reconhecer que a relação sexual é uma das maneiras mais difíceis para uma mulher alcançar seguramente um orgasmo. Apenas aproximadamente 25 a 50% das mulheres podem atingir seguramente o orgasmo através apenas da relação sexual.

A causa das dificuldades orgásmicas é, provavelmente, multifatorial e diferente para cada mulher. Muitas mulheres desenvolvem a ansiedade de desempenho em torno de ter orgasmo com um parceiro. Se elas começam a se preocupar com o fato de que estão demorando, ou consideram divertido quando atingem o orgasmo, surgem ansiedade e distração, e o desejo e a estimulação se perdem.

Com informações, leitura e orientação adequadas, muitas mulheres estão aptas a atingir o orgasmo.

DISPAREUNIA

A dispareunia é definida como dor ou desconforto que ocorre durante ou em conseqüência da relação sexual. A dor pode ser experimentada como pressão, dolorimento, sensação de laceração, fricção, atrito ou queimação. A dor pode ser localizada na região vulvovaginal (dispareunia superficial) ou na pelve ou em parte inferior do abdome (dispareunia profunda). Permanece a controvérsia sobre que grau de dor constitui um diagnóstico de dispareunia. No entanto, seria uma prática clínica prudente definir a dispareunia como dor durante o coito que a paciente relata como um problema.

A prevalência de dispareunia na população geral é de aproximadamente 20%, crescendo à medida que as mulheres envelhecem e experimentam atrofia genital. A mais importante mensagem para se guardar sobre dispareunia é considerá-la um sintoma em vez de um diagnóstico e enfocar a avaliação e o tratamento da etiologia subjacente.

VAGINISMO

O vaginismo é definido como o espasmo involuntário, recorrente e persistente do terço externo dos músculos vaginais, que impossibilita a penetração da vagina.[17] Tecnicamente, não é um distúrbio doloroso, porque as mulheres podem não sentir dor. No entanto, com freqüência é o resultado da dor ou pode coexistir com dispareunia. As mulheres podem apreciar a atividade sexual e ser orgásmicas, mesmo tendo vaginismo; apenas a penetração não é possível.

Também é importante notar que, em algumas mulheres, o vaginismo é limitado à atividade sexual e, portanto, elas exibem pouca dificuldade nos exames pélvicos. De modo semelhante, algumas mulheres não apresentam dificuldade com a relação sexual, mas apresentam vaginismo relacionado com o medo dos exames pélvicos. Certamente, muitas mulheres apresentam vaginismo que é generalizado em ambas as circunstâncias.

Voltando ao meu tema do dia — envelhecimento e sexualidade —, existem algumas alterações sexuais que consistem em um resultado direto do envelhecimento.

Fatores fisiológicos do envelhecimento que apresentam impacto no funcionamento sexual

Para as mulheres, o principal problema, conforme mostrou o Pfizer Global Study,[10] é a dificuldade de lubrificação. A própria idade não aumenta necessariamente outras disfunções sexuais femininas. A perimenopausa está associada a um declínio nos níveis de estrogênio. As mudanças no revestimento epitelial da vagina acontecem de maneira relativamente rápida, à medida que os níveis de estrogênio diminuem. Com o passar do tempo, ocorrem alterações vasculares, musculares e dos tecidos conjuntivos subseqüentes. A vascularização diminuída provoca diminuição dos nutrientes para os tecidos circunvizinhos e dificulta o ingurgitamento e a lubrificação. A vagina também perde a elasticidade e se estreita, o que pode causar desconforto significativo durante a penetração sexual. Além disso, o útero tipicamente se contrai com o orgasmo, sendo que, com a idade avançada, essas contrações podem tornar-se dolorosas.

O clitóris também é afetado pelo envelhecimento. As alterações do clitóris incluem enrugamento, diminuição na perfusão, ingurgitamento diminuído durante a estimulação sexual, e declínio na resposta neurofisiológica, incluindo alentecimento dos impulsos nervosos e diminuição na percepção do toque, sensação vibratória e tempo de reação. A tensão muscular diminuída pode aumentar o tempo necessário para que a estimulação leve ao orgasmo, diminuir o pico do orgasmo e provocar uma resolução mais rápida. No entanto, embora tudo isto soe como muito mau agouro para mulheres idosas, a percepção real da satisfação sexual não necessariamente se altera.

Perimenopausa e o papel dos androgênios

Embora o estrogênio diminuído seja responsável por muitas dessas alterações físicas, a testosterona também pode desempenhar um papel importante nas alterações sexuais da meia-vida que afetam as mulheres.

Este livro inclui um capítulo dedicado especificamente ao papel dos androgênios na perimenopausa, mas esse assunto deve ser incluído em qualquer discussão sobre a sexualidade feminina, principalmente nas mulheres em perimenopausa.

PONTO-CHAVE

Os níveis de testosterona começam a diminuir precocemente já no final da terceira década de vida da mulher.

A testosterona é necessária para um estímulo sexual normal em homens e mulheres, desempenhando um papel na motivação, no desejo e na sensação sexual. As mulheres atingem a produção máxima de androgênio em meados da terceira década. Começando no início da quarta década, elas perdem gradualmente a testosterona de uma maneira relacionada com a idade. No período em que a maioria das mulheres chega aos 60 anos de idade, seus níveis de testosterona são metade do que eram antes dos 40 anos.[22] Durante a perimenopausa, à medida que os níveis de estrogênio vão declinando, as mulheres também experimentam uma diminuição na globulina de ligação do hormônio sexual (SHBG), a qual se liga tanto ao estrogênio quanto à testosterona e, na verdade, tende a se ligar mais à testosterona do que ao estrogênio. Algumas mulheres que estão na perimenopausa perceberão um aumento no desejo e na atividade sexuais, talvez porque os níveis decrescentes de SHBG liberem mais testosterona. As mulheres que tomam estrogênio oral aumentam seus níveis de SHBG e diminuem seus níveis de testosterona livre, podendo perceber uma diminuição no desejo sexual. Mulheres que foram submetidas a uma ooforectomia têm maior probabilidade de experimentar um declínio no estímulo sexual — possivelmente porque é uma perda súbita e sabemos que os ovários são responsáveis por produzir 50% da testosterona circulante, e possivelmente porque, em algumas mulheres que estão na pós-menopausa natural, os ovários ainda produzem algum nível de testosterona.

O papel dos androgênios na sexualidade feminina transformou-se no atual tema do debate sobre se a chamada síndrome de insuficiência de androgênio feminino (FAI), cuja denominação é relativamente recente, é uma síndrome clínica válida ou uma fantasia sexual de algum gerente de marketing da indústria farmacêutica.

A FAI é definida como um padrão de sintomas clínicos na presença de testosterona biodisponível diminuída e estado de estrogênio normal. Os sintomas clínicos incluem função sexual prejudicada, alterações de humor e da energia e bem-estar diminuídos.[28] Braunstein[28] desenvolveu um algoritmo útil para ajudar na avaliação da FAI (Fig. 6.1).

A explicação para a denominação insuficiência em vez de deficiência é que ainda não sabemos o suficiente a respeito dos níveis normais de androgênios nas mulheres para dizer o que é considerado uma deficiência. Não existem exames laboratoriais consistentes. Os métodos mais comercialmente disponíveis são inexatos ou não-confiáveis. Com freqüência, o tratamento envolve reposição de testosterona — em quantidades fisiológicas. Atualmente, não existem tratamentos de reposição de androgênio aprovados pelo FDA para as mulheres. No entanto, os estudos clínicos estão bem avançados nesta área. A Procter and Gamble, por exemplo, está realizando estudos de fase III de sua placa de 300 μg de testosterona em mulheres na menopausa natural e cirúrgica que têm HSDD.

Uma de minhas preocupações quanto ao potencial uso excessivo da FAI é que é um diagnóstico muito mais confortável para os médicos. Os profissionais de saúde ficam muito satisfeitos quando existe um fator biológico simples que seja responsável por um problema específico. Infelizmente, esse não é o caso em relação a qualquer disfunção sexual feminina e isto é particularmente verdadeiro em relação às mulheres que estão envelhecendo e ao desejo sexual diminuído. A sexualidade feminina e o transtorno do desejo hipoativo são muito complicados e não podem ser reduzidos a uma simples teoria biológica.

Agora gostaríamos de retornar ao tema do transtorno do desejo sexual hipoativo — a disfunção sexual que está mais freqüentemente associada à perimenopausa.

Declínio no estímulo sexual

Uma das alterações mais significativas e universais que acontecem com a idade é um declínio no estímulo do desejo sexual. O desejo refere-se ao interesse de uma pessoa por ser sexual e é determinado pela interação de três componentes correlatos porém distintos: estímulo, crenças/valores/experiências e motivação.[29]

O estímulo é o componente biológico do desejo. É o resultado dos mecanismos neuroendócrinos e é experimentado como interesse sexual endógeno espontâneo. O estímulo geralmente se manifesta por pensamentos, sentimentos, fantasias ou sonhos sexuais, atração erótica aumentada por outras pessoas próximas, procurar a atividade sexual (sozinho ou com um parceiro) e formigamento genital ou sensibilidade genital aumentada. Embora ainda não compreendamos os mecanismos neuroendócrinos exatos que são responsáveis pelo estímulo, não sabemos se o estímulo diminui em homens e mulheres como função do envelhecimento.

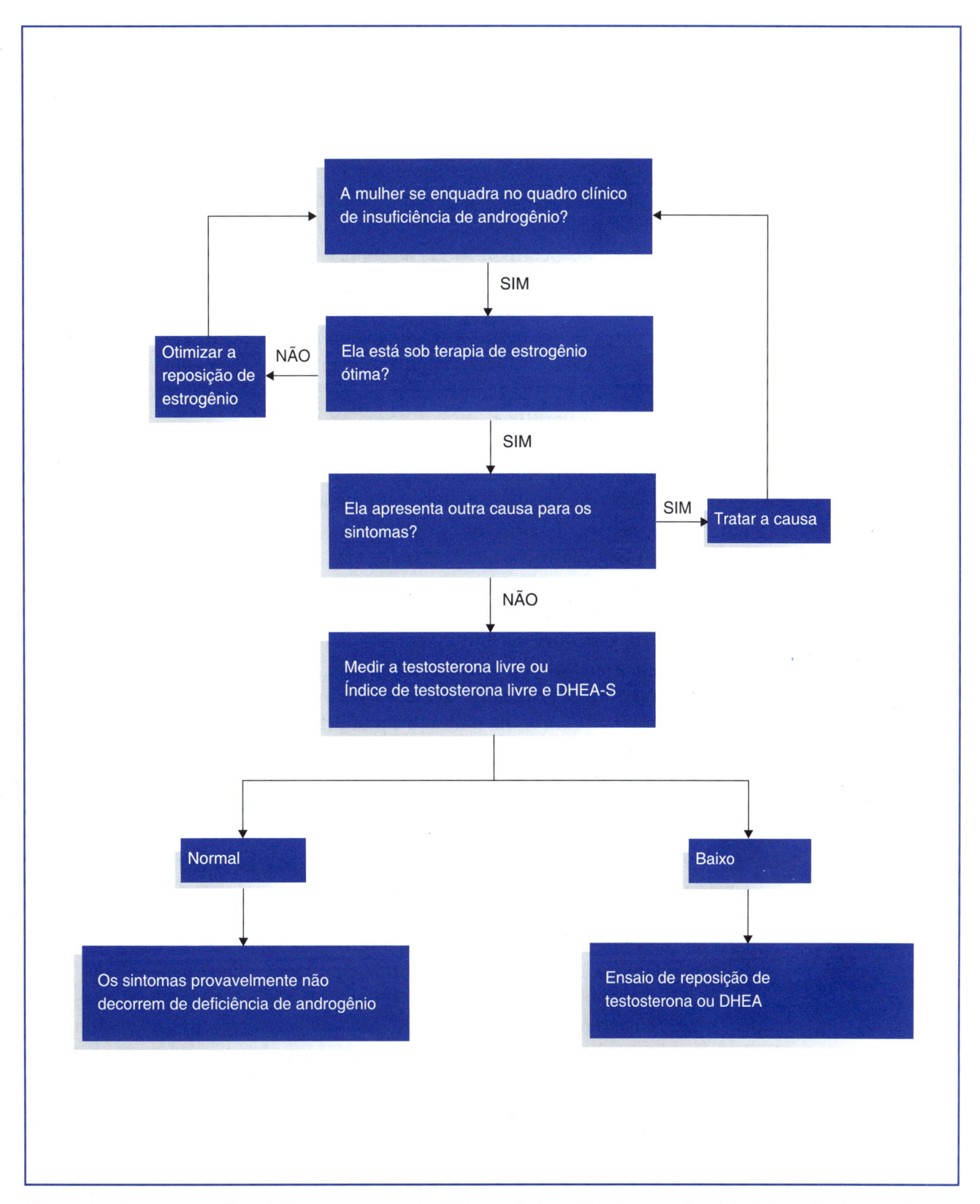

Fig. 6.1 Algoritmo para o diagnóstico e tratamento da síndrome de insuficiência de androgênio. [*Fonte:* Braunstein GD. Androgen insufficiency in women: summary of critical issues. Fertil Steril 2002; 77(Suppl. 4):S94-S99.]

Para algumas mulheres, os níveis declinantes de testosterona livre, relacionados com a função ovariana declinante, resultarão em uma diminuição perceptível no estímulo sexual. A súbita diminuição na testosterona livre em conseqüência da menopausa cirúrgica também pode resultar em uma diminuição perceptível no estímulo sexual para algumas mulheres. O segundo componente do desejo reflete as expectativas, nas crenças e nos valores do indivíduo a respeito da atividade sexual. Quanto mais positivos forem as crenças e os valores da pessoa a respeito da sexualidade, maior será o desejo da pessoa de se comportar sexualmente. O terceiro componente do desejo é a motivação psicológica e interpessoal. A motivação é direcionada por fatores emocionais ou interpessoais e se caracteriza por uma vontade da pessoa para se comportar sexualmente com um determinado parceiro. Este componente tende a ter o impacto global máximo sobre o desejo e é o mais complexo e ardiloso.

Esta distinção entre estimulação e desejo é absolutamente essencial para que qualquer médico avalie ou trate os problemas sexuais, porque o tratamento será muito diferente com base em qual componente ou componentes do desejo diminuiu. Por exemplo, uma mulher pode ter um estímulo sexual muito forte, mas se ela não estiver motivada a ser sexual, se ela estiver com raiva do parceiro, se estiver lidando com um problema de trabalho estressante ou se estiver sofrendo de depressão, ela não cederá ao estímulo. Na verdade, este está praticamente inerte. Por outro lado, quando uma mulher perdeu parte de seu estímulo mas permanece motivada a ficar próximo e em intimidade com seu parceiro, então, apesar de ter pouco interesse ou poucos indícios físicos, ela ainda aprecia a experiência sexual. Esta distinção entre estímulo e desejo é particularmente importante para a compreensão da sexualidade feminina e aponta algumas diferenças entre os sexos na prevalência de determinados problemas sexuais. Também ressalta as diferenças relativas ao sexo no próprio ciclo de resposta sexual e nos lembra sobre o mais importante dos dilemas heterossexuais: os homens tendem a usar o sexo para aliviar o estresse, enquanto as mulheres precisam aliviar o estresse para desejar fazer sexo.

Para muitas mulheres, principalmente aquelas que estão na pós-menopausa, o estímulo diminui e não é mais a etapa inicial no ciclo de resposta. O clássico modelo de Masters e Johnson, desenvolvido em 1966, sugeriu um modelo linear progressivo do ciclo de resposta sexual-desejo levando à excitação e ao platô, e em seguida ao orgasmo e à resolução.[30] Embora acreditassem que esse modelo linear era universal e imutável para ambos os sexos, Masters e Johnson estavam bastante convictos de que, apesar dessa ordem de resposta, havia uma diferença significativa entre os sexos; ou seja, para os homens, a resposta era sempre a mesma — nunca variando, exceto no tocante à duração. Contudo, para as mulheres, existe uma infinita variedade de respostas.

Embora se possa creditar a Masters e Johnson o trabalho pioneiro de estudar empiricamente a resposta sexual feminina, seu modelo linear de resposta não parece se encaixar na nossa moderna conceituação da natureza multifatorial da resposta sexual das mulheres. Em vez desse, Rosemary Basson oferece um outro modelo.[31] Ela sugere que as respostas das mulheres não são tão lineares e que, em muitas mulheres, o desejo vem depois da estimulação e que muitas mulheres começam a partir de um ponto de neutralidade sexual. A estimulação pode vir de uma decisão consciente ou em conseqüência da sedução ou sugestão do parceiro.

PONTO-CHAVE

A resposta sexual de uma mulher freqüentemente difere daquela de um homem e não segue um modelo linear.

Esta é uma importante distinção a ser feita para as pacientes porque você pode então explicar esta realidade para suas pacientes que chegaram a acreditar que, por ter o seu estímulo inicial diminuído, elas não são mais seres sexuais.

Fatores relacionados com a idade: o impacto da disfunção sexual do parceiro

De acordo com o modelo de se observar o contexto para compreender a sexualidade feminina, uma das variáveis contextuais ou psicossociais mais significativas que afetam as mulheres é o impacto de o parceiro ter uma disfunção sexual.

Embora o estímulo sexual decline com a idade em homens e mulheres, muitos casais heterossexuais idosos deixam de praticar sexo, porque diminui o interesse do parceiro do sexo masculino, em geral devido à experiência de disfunção erétil. A disfunção erétil é uma importante fonte de imagem corporal deficiente e de baixo desejo para os homens. Muitas mulheres na pós-menopausa se abstêm de sexo por causa das dificuldades eréteis do parceiro ou do declínio dele em termos de estimulação.

Embora os inibidores da PDE 5 sejam extremamente valiosos para os homens na superação da disfunção erétil, há que reconhecer que sua eficácia pode provocar um deslocamento no equilíbrio sexual do casal. As mulheres, que primeiramente se ajustaram ao equilíbrio sexual de abstinência devido à disfunção sexual do parceiro, agora têm novamente de se acomodar a uma outra alteração no equilíbrio. Isto cria um desafio. As pessoas idosas não só precisam de um período de ajuste mais prolongado para fazer a mudança cognitiva necessária, como também as mulheres idosas definitivamente precisam de tempo para que seu corpo se reajuste a uma vida sexual com o parceiro.[32] Infelizmente, se ele e sua parceira não tiveram relação sexual por um tempo prolongado, a vagina envelhecida provavelmente se estreitou e se atrofiou e pode não acomodar confortavelmente o pênis sem o risco de dor e/ou lesão. Isto pode levar a uma disfunção sexual feminina secundária de dispareunia ou vaginismo. Quanto às mulheres heterossexuais na pós-menopausa que se abstiveram de sexo por um longo período, os médicos *devem* se lembrar disso e orientá-las para, de início, retomar a atividade sexual de maneira lenta e alongar e "exercitar" a vagina de maneira gradual. As mulheres deverão ser instruídas a começar pela penetração com um dedo ou um dilatador e alongar gradualmente a vagina para acomodar o pênis.

Traduzindo a teoria em prática: como avaliar e tratar de maneira eficiente os problemas sexuais

Para que qualquer médico esteja apto a tratar um problema sexual, deve ser capaz de perguntar sobre tal problema. Você não pode tratar um problema se não sabe da sua existência. Os médicos não precisam ser treinados como terapeutas sexuais para abordar efetivamente muitos dos problemas sexuais de suas pacientes na peri/pós-menopausa. Em vez disso, os médicos só precisam expandir minimamente o que já estão treinados a fazer: em primeiro lugar, examinar e avaliar e, em segundo lugar, tratar e/ou encaminhar.

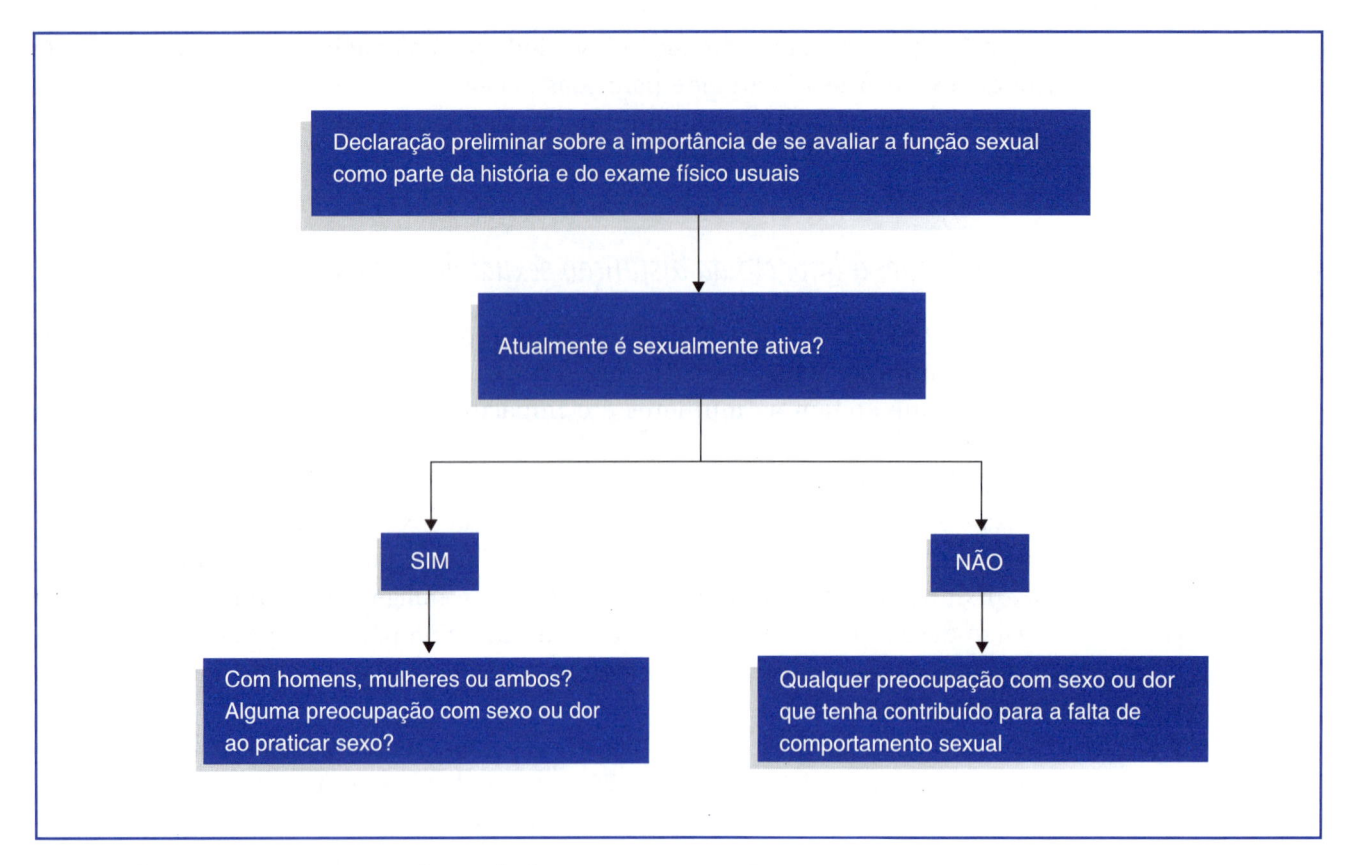

```
┌─────────────────────────────────────────────────────────┐
│  Declaração preliminar sobre a importância de se        │
│  avaliar a função sexual como parte da história         │
│  e do exame físico usuais                               │
└─────────────────────────────────────────────────────────┘
                            │
                            ▼
              ┌──────────────────────────┐
              │ Atualmente é sexualmente ativa? │
              └──────────────────────────┘
                     │            │
                   SIM           NÃO
                     │            │
                     ▼            ▼
   ┌─────────────────────────┐  ┌─────────────────────────┐
   │ Com homens, mulheres    │  │ Qualquer preocupação    │
   │ ou ambos? Alguma        │  │ com sexo ou dor que     │
   │ preocupação com sexo    │  │ tenha contribuído para  │
   │ ou dor ao praticar      │  │ a falta de comportamento│
   │ sexo?                   │  │ sexual                  │
   └─────────────────────────┘  └─────────────────────────┘
```

Fig. 6.2 Algoritmo para uma triagem básica do funcionamento sexual.

A simples iniciação de uma discussão sobre preocupações sexuais constitui o componente mais valioso do tratamento para homens, mulheres e casais. Ao perguntar a respeito da sexualidade, o médico informa à paciente que é apropriado debater os problemas sexuais naquele ambiente e valida a autopercepção de uma pessoa idosa como um ser sexual.

O que incluir em uma história sexual e como perguntar

O componente mais importante da obtenção de uma história sexual não é a informação que você coleta — é a abertura de espaço para o tema da sexualidade! Ao perguntar, mesmo que resumidamente, sobre a função ou a história sexual, você indica à paciente que, em seu consultório, é seguro e apropriado levantar preocupações sexuais. Mesmo quando nada dizem durante uma consulta ou nas duas consultas seguintes, elas sabem que podem.

A forma mais básica de avaliação sexual inclui as três perguntas a seguir:

- Você está atualmente envolvida em um relacionamento sexual?
- Você está sexualmente envolvida com um homem, uma mulher ou ambos?
- Você ou seu parceiro tem algum problema ou preocupação sexual?

Uma avaliação mais completa incluiria uma revisão do ciclo da resposta sexual (desejo-estimulação-orgasmo-satisfação) e uma avaliação adicional de problemas específicos como:

```
                          ┌─────────────────────────┐
                          │ Estabelecer o diagnóstico│
                          └─────────────────────────┘
```

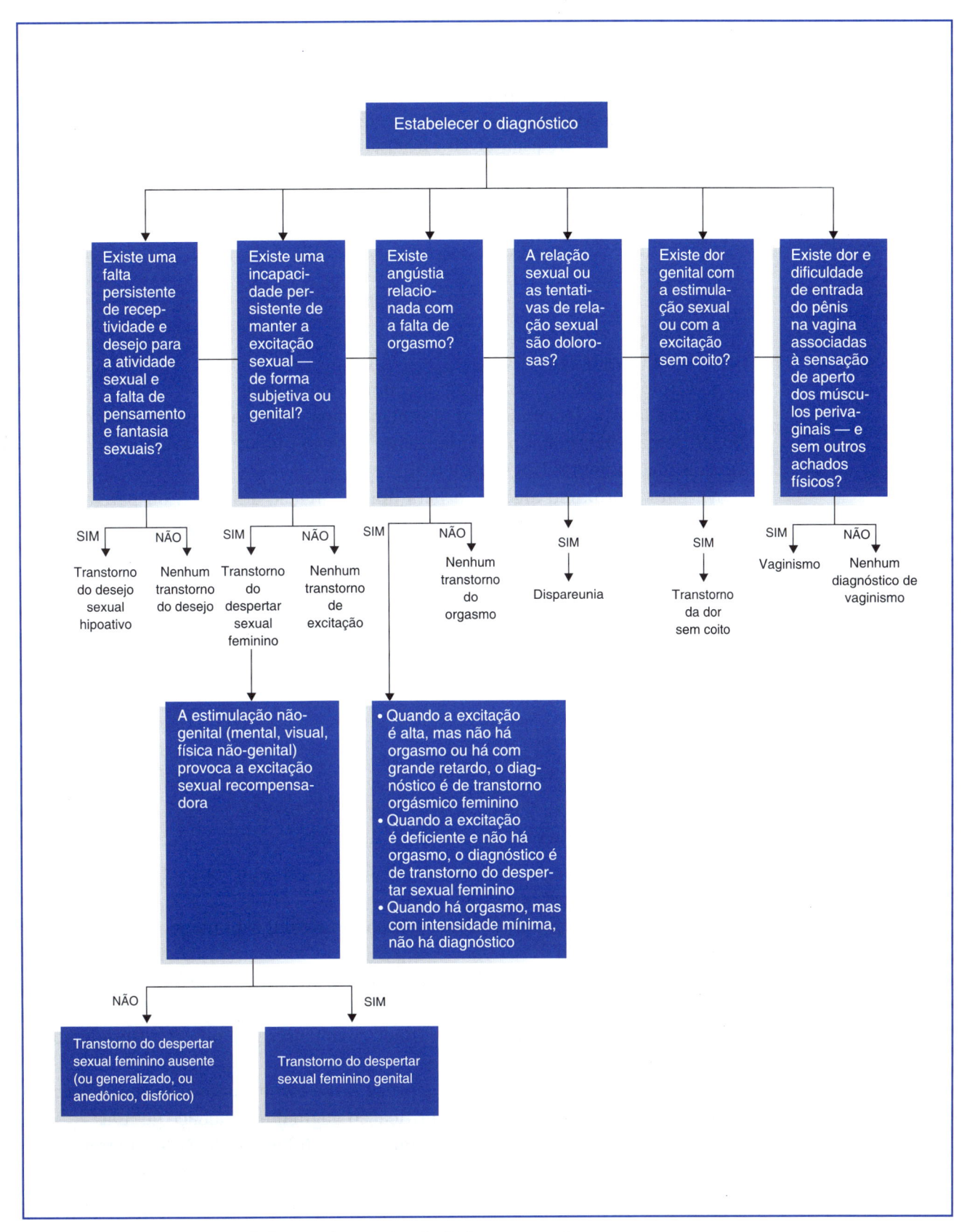

- **Existe uma falta persistente de receptividade e desejo para a atividade sexual e a falta de pensamento e fantasia sexuais?**
  - SIM → Transtorno do desejo sexual hipoativo
  - NÃO → Nenhum transtorno do desejo

- **Existe uma incapacidade persistente de manter a excitação sexual — de forma subjetiva ou genital?**
  - SIM → Transtorno do despertar sexual feminino
    - **A estimulação não-genital (mental, visual, física não-genital) provoca a excitação sexual recompensadora**
      - NÃO → Transtorno do despertar sexual feminino ausente (ou generalizado, ou anedônico, disfórico)
      - SIM → Transtorno do despertar sexual feminino genital
  - NÃO → Nenhum transtorno de excitação

- **Existe angústia relacionada com a falta de orgasmo?**
  - SIM:
    - Quando a excitação é alta, mas não há orgasmo ou há com grande retardo, o diagnóstico é de transtorno orgásmico feminino
    - Quando a excitação é deficiente e não há orgasmo, o diagnóstico é de transtorno do despertar sexual feminino
    - Quando há orgasmo, mas com intensidade mínima, não há diagnóstico
  - NÃO → Nenhum transtorno do orgasmo

- **A relação sexual ou as tentativas de relação sexual são dolorosas?**
  - SIM → Dispareunia

- **Existe dor genital com a estimulação sexual ou com a excitação sem coito?**
  - SIM → Transtorno da dor sem coito

- **Existe dor e dificuldade de entrada do pênis na vagina associadas à sensação de aperto dos músculos perivaginais — e sem outros achados físicos?**
  - SIM → Vaginismo
  - NÃO → Nenhum diagnóstico de vaginismo

Fig. 6.3 Algoritmo para se estabelecer o diagnóstico de disfunção sexual.

Quadro 6.1 INFORMAÇÕES A SEREM INCLUÍDAS COMO PARTE DE UMA HISTÓRIA SEXUAL E REPRODUTIVA DETALHADA

Primeiras experiências sexuais
Número aproximado de parceiros sexuais durante a vida
Doenças sexualmente transmissíveis e história reprodutiva, incluindo o número de gestações e/ou abortos e cirurgias ginecológicas
História de abusos sexual ou físico
Qualquer uso de medicamentos prescritos ou populares ou tratamentos que possam afetar o funcionamento sexual

- Primário *versus* secundário
- Geral *versus* específico
- Etiologia: psicogênico, orgânico, misto, idiopático

Os médicos podem encontrar dois algoritmos, sendo o segundo, desenvolvido por Rosemary Basson,[25] particularmente valioso quando se avaliam problemas sexuais nas pacientes (Figs. 6.2 e 6.3).

Vá para o próximo algoritmo para uma avaliação adicional ou para explicar a importância de se fazer um exame completo e a necessidade de agendar uma consulta de acompanhamento ou encaminhar para um especialista.

Obviamente, é importante recapitular as práticas sexuais mais seguras — não importando a idade da paciente — e rever as opções contraceptivas com suas pacientes heterossexuais. Além disso, conhecer a história sexual das pacientes pode ser muito útil quando se diagnosticam as disfunções sexuais atuais.

Uma história sexual detalhada pode incluir a obtenção das informações listadas no Quadro 6.1.

Questões de orientação

- Qual(is) aspecto(s) da resposta sexual sofreu(sofreram) impacto?
- O que você está apresentando agora?
- Você costuma ter algum pensamento/sonho sexual espontâneo, formigamento genital (estímulo)?
- Você tem alguma crença religiosa ou cultural que possa interferir em seu prazer na sua vida sexual?
- Você está motivada para ter intimidade sexual com seu parceiro (independentemente do estímulo espontâneo)?
- Uma vez ciente do desejo, você é capaz de se tornar fisiologicamente estimulada, conforme evidenciam a lubrificação vaginal e o inchaço genital?
- Você é capaz de perceber subjetivamente essa(e) estimulação/despertar?
- Quando adequadamente estimulada, você é capaz de ter orgasmo de maneira confiável com qualquer tipo de estimulação (explicar que a relação sexual não é, com freqüência, um método seguro)?
- Quando esse problema começou?
- Isto aconteceu durante toda a sua vida ou começou a se desenvolver depois de um período de funcionamento sexual saudável?

- Isto ocorre em toda atividade sexual e com qualquer parceiro ou é específico de uma atividade ou um determinado parceiro?
- Você já procurou tratamento para este problema antes?
- Caso a resposta seja afirmativa, quais tratamentos foram tentados? Esses tratamentos ajudaram?
- Existem outros fatores psicossociais que possam estar contribuindo para, ou exacerbando esse problema?

Conclusões

A saúde sexual das mulheres na perimenopausa é da competência do ginecologista. O tema da *sexualidade* feminina, não apenas a *função* sexual, entrou no foco da mídia e de nossa sociedade. Isto é causa e efeito de uma ampla variedade de pesquisas que tentam compreender melhor a sexualidade das mulheres e encontrar tratamentos psicológicos e clínicos para as suas disfunções sexuais. Atualmente, não existem verdades universais que tornem a prática da medicina sexual fácil para os ginecologistas, que podem não se sentir a princípio adequadamente treinados nesta área. Este capítulo visa a transmitir a você que a sua sensação de incerteza não se deve à falta de conhecimentos ou de habilidades básicas, mas, de modo muito parecido com a questão de recomendar a terapia hormonal (TH), ao fato de que cada mulher é diferente e que o tratamento deve ser individualizado. A comunicação efetiva com as pacientes sobre saúde sexual é necessária e a mais importante habilidade que os ginecologistas devem dominar para satisfazer a contento às necessidades de suas pacientes na perimenopausa.

Qual é a evidência?

ADULTOS IDOSOS CONTINUAM A VALORIZAR E A APRECIAR O SEXO

O Pfizer Global Study, que observou mais de 26.000 homens e mulheres, indicou que 57% dos homens e 51% das mulheres têm relações sexuais pelo menos 1 a 6 vezes por semana. O estudo National Council on Aging, de 1998, feito com adultos de 60 anos ou mais, mostrou que 50% dos respondentes tinham atividade sexual pelo menos 1 vez ao mês.

EXISTE UMA ALTA PREVALÊNCIA DE DISFUNÇÃO SEXUAL

Os resultados do National Survey of Sex in American[11] indicam que 31% dos homens e 43% das mulheres relatam ter disfunção sexual em algum momento de suas vidas. A disfunção sexual mais comum nas mulheres é o transtorno do desejo sexual hipoativo.

Discussão de casos

CASO 1

Maureen

Maureen é uma dona-de-casa caucasiana com 47 anos, encaminhada para um terapeuta sexual por sua ginecologista, com uma queixa principal de perda do interesse sexual.

Estado de perimenopausa

Maureen relata ciclos menstruais regulares, mas observa que seu padrão de sangramento vem se alterando durante o último ano. Ela não pratica qualquer controle de natalidade desde que seu marido, Richard, se submeteu a vasectomia.

História psicossocial e sexual

Maureen está casada há 21 anos. Richard tem 52 anos e é um consultor muito bem-sucedido. Eles têm um filho de 19 anos e duas filhas, de 11 e 14 anos.

Maureen relata que o início da perda do interesse por sexo tornou-se perceptível nos últimos 6 meses, mas pode ter vindo se desenvolvendo gradualmente durante os últimos 12 meses. Primeiramente ela imaginou que fosse um problema importante quando ela e o marido estavam de férias nos trópicos um mês atrás e ela não teve interesse sexual. Esse fato a convenceu a procurar ajuda, pois, segundo ela, embora sempre tenha tido um estímulo relativamente baixo (o estímulo máximo que sentira na fase de adulta jovem fora de 2 vezes ao mês), ela sempre contaria ter interesse por fazer sexo especialmente naquelas férias anuais. Desde então, não teve desejo.

Maureen diz que Richard sempre teve mais estímulo que ela, preferindo fazer sexo pelo menos 3 vezes por semana. Richard viaja bastante a trabalho. Por conseguinte, a freqüência de sexo é, em geral, "tudo ou nada". Quando Richard está longe, Maureen não se vê fazendo sexo ou nem se sente pressionada a ser sexual. Logo que prevê o retorno de Richard, ela sente certa ansiedade por saber que ele vai querer fazer sexo logo que chegar. Maureen relata que, quando está estimulada, isto geralmente ocorre com maior intensidade pelas manhãs. No entanto, diz que seu marido levanta muito cedo para aproveitar esse interesse.

Ciclo de resposta sexual

Diante da queixa principal de Maureen da perda do desejo, um primeiro foco de avaliação foi sobre os componentes do desejo sexual, o estímulo, as expectativas/crenças/valores (*i. e.*, componente cognitivo) e a motivação:

- Estímulo: há 6 meses, seu estímulo ocorria 2 vezes por mês durante a maior parte de sua vida adulta. Atualmente, ela não tem estímulo.
- Cognitivo: as crenças e os valores de Maureen são compatíveis com a vontade de fazer sexo com Richard. Para ela, o sexo é saudável e apropriado para uma mulher e esposa de 47 anos. Ela não acha que a menopausa reflita perda da feminilidade ou da sexualidade.
- Motivação: Maureen tem um casamento feliz. Ela ama o marido, sente-se muito atraída por ele e não tem problemas subjacentes em relação ao relacionamento deles. Sua saúde mental é boa; não há evidência de depressão subjacente, transtorno de ansiedade ou qualquer outro problema clínico ou subclínico. Maureen não tem história de qualquer abuso sexual ou físico nem de dificuldades com a sexualidade no passado. No entanto, por causa de seu baixo estímulo durante toda a vida, Maureen apresenta uma autopercepção duradoura de ser relativamente assexual. Agora que ela não tem estímulo, sua identidade como um ser sexual é ainda mais negativa. Além disto, diante da discrepância de longa data nos níveis de estímulo, Maureen sempre achou que ela se entregava à atividade sexual com maior freqüência do que teria de outra forma escolhido. Em termos comportamentais, isto se manifestava com Richard sempre sendo quem iniciava a atividade sexual. Como Maureen supunha que Richard estava sempre interessado em fazer sexo, era só aguardar a iniciativa dele, em vez de tomar a iniciativa alguma vez. Seu raciocínio era que, se ela tomasse a iniciativa nas ocasiões infreqüentes em que sentia o estímulo, isto apenas se somaria à freqüência da atividade sexual que Richard queria ou esperaria. Isto era problemático, porque resultava no fato de que Maureen ignorava ou suprimia seu próprio estímulo quando ele surgia. Além disso, diante

do fato de o sexo não ocorrer com freqüência quando ela sentia o estímulo, a experiência não deveria ser tão passional, excitante ou estimuladora como teria sido com o elemento adicional do estímulo fisiológico espontâneo. Esta supressão de seu próprio estímulo provavelmente contribuía para a sensação de ser assexual e interferia na satisfação sexual percebida. Durante anos, a vida sexual do casal tinha sido insatisfatória, porém tolerável para ambos. A perda do pouco estímulo que ela sentia modificou suficientemente o contexto para fazer com que ela procurasse tratamento.

Com relação ao restante da resposta sexual de Maureen, uma vez iniciado o sexo ela percebe a estimulação genital e subjetiva, tem lubrificação suficiente e experimenta a estimulação genital como agradável. O orgasmo é difícil e incerto, mas este tem sido um problema consistente durante toda a sua vida sexual. Isto resultou no fato de Maureen experimentar certa ansiedade de desempenho — quanto mais ela se preocupa em atingir o orgasmo, menos provável será que isto aconteça. Contudo, isto não foi um problema suficientemente significativo para assegurar o diagnóstico de anorgasmia, nem era uma fonte de prevenção. Ela gosta de ter relação sexual e de várias atividades sexuais e sente vontade de experimentar novas atividades/posições. Ela atinge mais seguramente o orgasmo com estimulação manual, com ou sem penetração vaginal.

Saúde sexual do parceiro

Apesar de Richard ter 52 anos, seu estímulo permaneceu consistente em torno de 3 vezes/semana e ele não evidenciou qualquer declínio em sua função erétil. Maureen nega que Richard tenha qualquer preocupação ou problema sexual atual ou prévio.

Tratamento

À primeira vista, o tratamento pode parecer bastante óbvio. Maureen teve uma perda bastante rápida do estímulo sexual que ela sentia e essa perda correspondeu, no tempo, a seu ciclo menstrual mutável. A perda rápida do estímulo com a perimenopausa é certamente sugestiva de uma causa hormonal para o que parece ser apenas um problema de *estímulo*. Por conseguinte, o tratamento de primeira linha pode ser a avaliação dos níveis de testosterona total e livre e se eles parecem baixos (reconhecendo que ainda não temos medidas exatas do que constitui os níveis normal e baixo) e a prescrição de reposição de testosterona. No entanto, diante do equilíbrio e da vida sexual pregressa do casal, a reposição de testosterona como o único tratamento, sem uma abordagem das dificuldades prévias que agora estão exacerbadas pela perda total do estímulo de Maureen, pode ser uma estrutura para a falha. A história sexual de Maureen torna difícil a certeza de que a perda do desejo é simplesmente um estímulo e, assim, um problema hormonal. Esta é uma questão crítica. Quando apenas o componente do desejo do estímulo é abordado (pela reposição de testosterona), isto pode não ser suficiente e, então, surgirão dois problemas. Em primeiro lugar, a reposição de testosterona será erroneamente observada como um fracasso, quando, em conjunto com outro tratamento, ela poderia ter agido de outra maneira. Em segundo lugar, ao apenas tratar um componente do problema do desejo, a mulher ou o casal não sentirão a melhora de modo suficiente. Isto leva as pacientes a suporem que o ginecologista ou o terapeuta sexual não podem resolver seu problema, e então elas se sentem desesperançadas, esmorecem e abandonam o tratamento.

Portanto, no caso de Maureen, em vez de prescrever a reposição de testosterona como a *primeira* intervenção de tratamento, pode-se indicar a psicoterapia breve, consistindo principalmente em educação e modificação do comportamento. Em primeiro lugar, o tratamento abordou a autopercepção de Maureen como assexual e suas crenças sobre a sexualidade em geral e sua própria sexualidade e sensualidade em particular. Ela aprendeu que, independentemente de quanto estímulo fisiológico ela tenha, se sua *crença* é que ela não é uma pessoa sexual e ela não se vê como sensual e desejável, ela terá baixo *desejo*.

Visando cumprir essa meta de tratamento, a terapia focalizou-se em contestar e alterar a percepção de Maureen a respeito da sua identidade sexual. Ela aprendeu que o estímulo era apenas um componente do desejo e que, mesmo que fosse baixo, ele não refletia necessariamente sua identidade e poderia ser compensado. Ela aprendeu a colocar maior ênfase em sua motivação psicológica para ser sexual e ter intimidade com Richard em vez de fundamentar seu estímulo como o único sinal para iniciar a atividade sexual. Maureen também aprendeu que ela poderia desempenhar um papel mais ativo na determinação da freqüência sexual e que poderia tomar a iniciativa sem sentir a pressão de que isto significaria ter mais sexo do que ela desejava. Em conseqüência disso, a atividade sexual não seria mais percebida como um afazer doméstico ou uma obrigação, e ela poderia maximizar seu prazer ao fazer sexo quando seu corpo estivesse fisicamente mais receptivo.

Com relação à resposta sexual, a terapia também abordou a dificuldade de Maureen em ter orgasmo. Mais uma vez, ela foi instruída sobre a resposta sexual feminina. Ela aprendeu, por exemplo, que muitas mulheres não alcançam com segurança o orgasmo, principalmente com a relação sexual, e que isto não reflete uma inadequação, mas, ao contrário, reflete a variação normal dentro das respostas sexuais das mulheres. Além disso, ela aprendeu a usar a masturbação para ajudar a descobrir quais tipos de estimulação funcionavam de forma mais efetiva para que ela experimentasse o máximo prazer e quais eram as maneiras mais confiáveis de alcançar o orgasmo. Isto também ajudou em sua ansiedade de desempenho. Maureen não se sentiu mais pressionada a ter orgasmo cada vez que fizesse sexo. Em contraste, aprendeu a relaxar na presença de Richard e desenvolveu confiança para ensinar-lhe como estimulá-la de maneira efetiva. Também parou com a freqüente preocupação com o fato de que ela estava demorando muito, uma preocupação que quase sempre resultava em um prognóstico de autosatisfação.

Só depois que essas metas foram alcançadas é que o momento parecia apropriado para abordar a perda do estímulo. Agora, os outros componentes problemáticos do desejo não sabotariam a eficácia da reposição de testosterona. Em vez disso, a melhora nas crenças e na motivação estabeleceu o estágio para tornar mais efetivo o uso do estímulo melhorado.

O tratamento foi bem-sucedido em três sessões, espaçadas por um intervalo de 4 semanas. Maureen relatou melhora significativa em todos os três componentes do desejo e, por fim, na satisfação sexual. Seu ginecologista prescreveu o uso de uma preparação de testosterona em creme, 2 ×/semana. Maureen relatou que em 2 semanas ela percebeu um aumento nos pensamentos sexuais, sentindo-se fisicamente mais sensual, aumento da sensação genital e orgasmos mais intensos. Ela admitiu que, embora ainda tivesse dificuldade de alcançar o orgasmo, houve uma melhora a partir da linha de base e não foi um impedimento para o gosto pelo sexo ou para sua autopercepção sexual.

Este caso ilustra a importância de se coletar uma história sexual minuciosa, além de um exame físico completo e da avaliação do estado de menopausa. Essa história deverá incluir uma avaliação dos três componentes do desejo em relação à atuação pregressa e atual. Também deverá incluir uma avaliação do equilíbrio sexual da paciente com seu parceiro, quando existir. Mesmo quando a fonte do problema tem uma etiologia fisiológica, é importante não ignorar os outros fatores psicológicos que coexistem ou que possam ter resultado do problema fisiológico (p. ex., os homens desenvolvem a ansiedade de desempenho quando têm algum problema em obter/manter uma ereção.)

REFERÊNCIAS

1 Soules MR. Executive summary: stages of reproductive aging workshop (STRAW). Park City, UT, July, 2001. *Menopause.* 2001;8(6):402–405.

2 Kingsberg SA. Maintaining and evaluating quality of life after menopause. *The Female Patient.* 1996;(Suppl. 21):19–24.

3 Utian WH, Janata JW, Kingsberg SA, *et al.* The Utian Quality of Life (UQOL) Scale: development and validation of an instrument to quantify quality of life through and beyond menopause. *Menopause.* 2002;9:402–410.

4 Gelfand MM. Sexuality among older women. *J Womens Health Gend Based Med.* 2000;9(Suppl. 1);200:S-15-S-20.

5 World Health Organization (2000). *Education and Treatment in Human Sexuality: The Training of Health Professionals.* Report of a WHO Meeting. Q Corporation, 49 Sheridan Avenue, Albany, NY 12210.

6 Janus SS, Janus CL. *The Janus Report on Sexual Behavior.* New York: John Wiley & Sons; 1993.

7 Brecher E. *Love, Sex and Aging: A Consumer's Union Survey.* Boston, MA: Little, Brown and Co; 1984.

8 Dennerstein L, Dudley E, Burger H. Are changes in sexual functioning during midlife due to aging or menopause? *Fertil Steril.* 2001;76(3):456–460.

9 *The National Council on Aging (1998, September).* Healthy sexuality and vital again. Retrieved from *www.cin-ncoa.org/love/ natural.part.htm.*

10 Pfizer, Inc. *The Pfizer Global Study of Sexual Attitudes and Behaviors (2003).* Retrieved from *www.pfizerglobalstudy.com.*

11 Laumann EO, Paik MA, Rosin R. Sexual dysfunction in the United States: prevalence and predictors. *JAMA.* 1999;281:537–544.

12 Feldman HA, Goldstein I, Hatzichristou DG, *et al.* Impotence and its medical and psychosocial correlates: results of the Massachusetts Male Aging Study. *J Urol.* 151:54–61.

13 Avis NE, Stellato R, Crawford S, *et al.* Is there an association between menopause status and sexual functioning? *Menopause.* 2000;7: 297–309.

14 Hällström T. Sexuality in the climacteric. *Clin Obstet Gynecol.* 1977;4:227–239.

15 Køster A, Garde K. Sexual desire and menopausal development. A prospective study of Danish women born in 1936. *Maturitas.* 1993;16:49–60.

16 Dennerstein LL. The sexual impact of menopause. In: *Handbook of Clinical Sexuality for Mental Health Professionals.* Levine SB, ed. New York: Brunner-Routledge; 2003:187–198.

17 American Psychiatric Association. *DSM-IV-TR: Diagnostic and Statistical Manual of Mental Disorders, 4th edition, Text Revision.* Washington, DC: American Psychiatric Press; 2000.

18 American Psychiatric Association. *DSM-III-R: Diagnostic and Statistical Manual of Mental Disorders, 3rd edition-revised.* Washington, DC: American Psychiatric Press; 1987.

19 Kingsberg SA, Janata JW. Sexual aversion. In: *Handbook of Clinical Sexuality for Mental Health Professionals.* Levine SB, eds. New York: Brunner-Rutledge; 2003:153–166.

20 Katz RC, Jardine D. The relationship between worry, sexual aversion, and low sexual desire. *J Sex Marital Ther.* 1999;25:293–296.

21 Phillips NA. Female sexual dysfunction: evaluation and treatment. *Am Fam Physician.* 2000;62:127–136.

22 Davis SR. Testosterone treatment: psychological and physical effects in postmenopausal women. *Menopausal Med.* 2001;9(2):1–6.

23 American College of Obstetricians and Gynecologists. *Issues in Women's Health.*Washington, DC: Office of Public Information; 1992.

24 Heiman JR, Meston CM. Evaluating sexual dysfunction in women. *Clin Obstet Gynecol.* 1997;40(3):616–629.

25 Basson R. *Clinical Updates in Women's Health Care: Sexuality and Sexual Disorders.* Vol 2, No. 2. Washington, DC: The American College of Obstetricians and Gynecologists; Spring 2003.

26 Berman JR, Berman LA, Toler SM, *et al.* Sildenafil Study Group. Safety and efficacy of sildenafil citrate for the treatment of females sexual arousal disorder: a double-blind, placebo controlled study. *J Urol.* 2003;170(6, pt 1):2333–8.

27 Basson R, Brotto LA. Sexual psychophysiology and effects of sildenafil citrate on oestrogenized women with acquired genital arousal disorder and impaired orgasm: a randomized controlled trial. *Br J Obstet Gynaecol.* 2003;110(11):1014–1024.

28 Braunstein GD. Androgen insufficiency in women: summary of critical issues. *Fertil Steril.* 2002;77(Suppl. 4):S94–S99.

29 Levine SB. *Sexual Life.* New York: Plenum Press; 1992.

30 Masters WH, Johnson VE. *Human Sexual Response.* Boston, MA: Little Brown & Co; 1966.

31 Basson R. The female sexual response. A different model. *J Sex Marital Ther.* 2000;26:51–65.

32 Kingsberg SA. The impact of aging on sexual function in women and their partners. *Arch Sex Behav.* 2002;31(5):431–437.

Tratamento da cefaléia

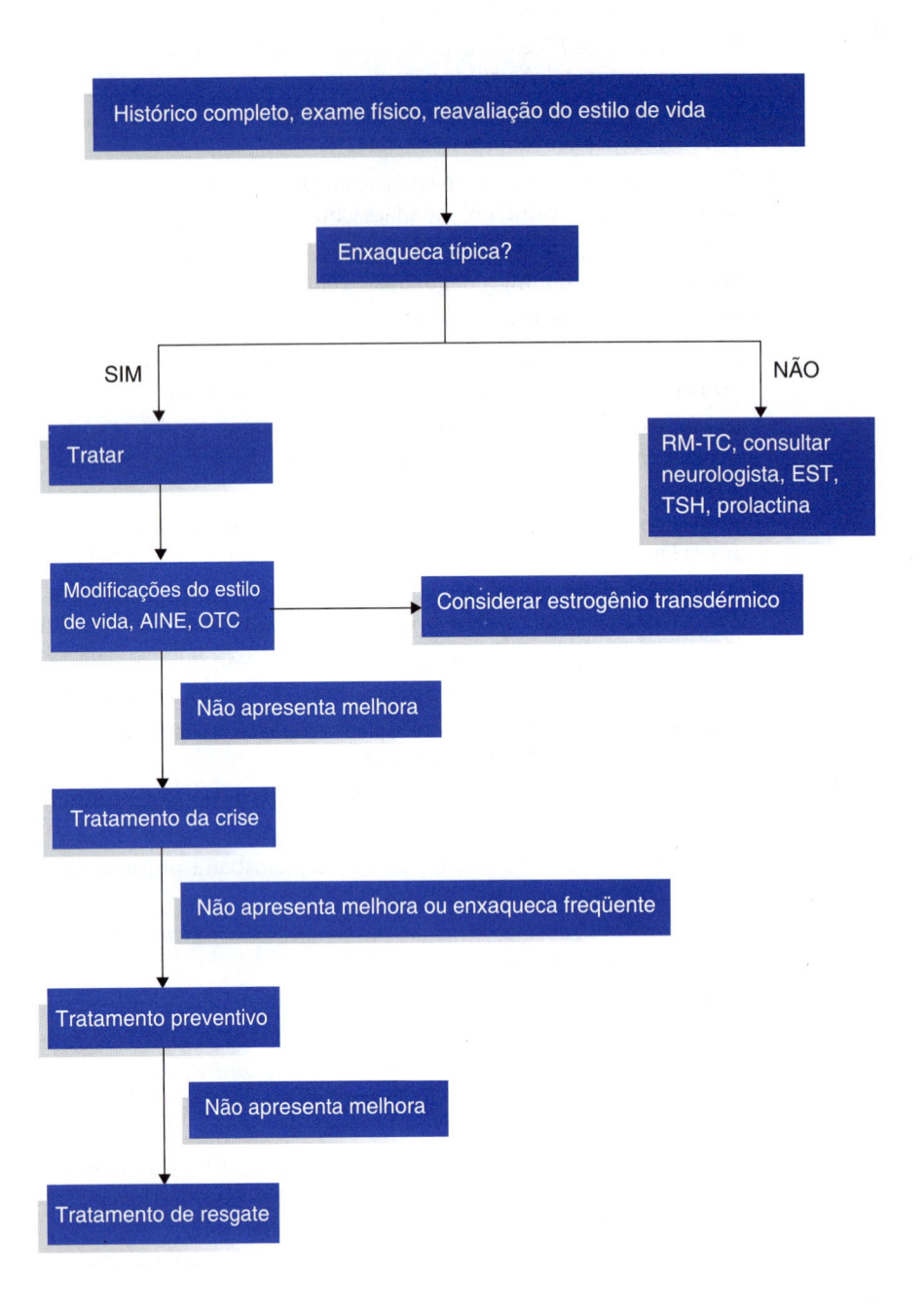

```
┌─────────────────────────────────────────────────────────────┐
│ Histórico completo, exame físico, reavaliação do estilo de vida │
└─────────────────────────────────────────────────────────────┘
                              │
                              ▼
                    ┌──────────────────┐
                    │ Enxaqueca típica? │
                    └──────────────────┘
                    │                  │
                  SIM                 NÃO
                    │                  │
                    ▼                  ▼
              ┌─────────┐      ┌──────────────────┐
              │ Tratar  │      │ RM-TC, consultar │
              └─────────┘      │ neurologista, EST,│
                    │          │ TSH, prolactina  │
                    ▼          └──────────────────┘
        ┌──────────────────────┐       ┌───────────────────────────────┐
        │ Modificações do estilo │─────▶│ Considerar estrogênio transdérmico │
        │ de vida, AINE, OTC    │       └───────────────────────────────┘
        └──────────────────────┘
                    │  Não apresenta melhora
                    ▼
           ┌──────────────────┐
           │ Tratamento da crise │
           └──────────────────┘
                    │  Não apresenta melhora ou enxaqueca freqüente
                    ▼
           ┌──────────────────┐
           │ Tratamento preventivo │
           └──────────────────┘
                    │  Não apresenta melhora
                    ▼
           ┌──────────────────┐
           │ Tratamento de resgate │
           └──────────────────┘
```

7 Enxaqueca

Ken N. Muse

Introdução

A enxaqueca e os fenômenos relacionados estão entre as causas mais comuns pelas quais as mulheres na perimenopausa procuram auxílio médico. Em qualquer tempo, cerca de 18% das mulheres e 6% dos homens sofrem de cefaléia tipo enxaqueca. Em mulheres, a incidência é máxima nos anos reprodutivos, em especial na época da menopausa. Acredita-se que a incidência três vezes maior em mulheres se deva à exacerbação do processo patológico pelo estrogênio, sobretudo em épocas em que há variação dos níveis de estrogênio, tais como ciclos menstruais, perimenopausa e início ou interrupção de medicamentos estrogênicos.

Os sintomas fazem com que os pacientes que têm enxaqueca faltem, em média, 1 dia por semana ao trabalho ou à escola. Nos EUA, as despesas com assistência médica superam 1 bilhão de dólares ao ano. Embora a enxaqueca piore bastante a qualidade de vida dos pacientes, estima-se que apenas metade deles busca assistência médica; os outros se autodiagnosticam e se automedicam usando medicamentos vendidos sem receita.

Fisiopatologia

PONTO-CHAVE

Os conhecimentos sobre a etiologia e a fisiopatologia da enxaqueca ainda são incompletos.

Apesar de avanços recentes, pouco se conhece sobre a causa e o mecanismo da enxaqueca. A doença tem um forte componente genético: 90% dos pacientes possuem pelo menos um parente de primeiro grau com sintomas semelhantes; existem também um componente racial (a enxaqueca é mais comum em brancos e mais rara em negros) e uma correlação inversa entre classe socioeconômica e prevalência de enxaqueca. A enxaqueca é mais comum em obesos, em indivíduos com vida sedentária, fumantes e em alguns transtornos neuropsiquiátricos, como epilepsia, depressão, mania e transtorno disfórico pré-menstrual.[1]

O conceito mais antigo e mais simples, segundo o qual a enxaqueca era considerada secundária à vasoconstrição cerebral regional seguida de vasodilatação reativa, foi substituído por um modelo mais complexo. Técnicas avançadas de neuroimagem revelaram que o evento inicial é uma disfunção ou depressão da atividade dos neurônios corticais, que se dissemina pelo córtex à taxa de 2 a 3 mm por minuto. É este processo que parece causar a "aura" nos pacientes com tal fenômeno. Em seguida, surgem alterações do fluxo sanguíneo cerebral, que primeiro aumenta e depois diminui, extravasamento das proteínas e citocinas, alterações nos marcadores inflamatórios e da atividade de determinadas regiões do tronco cerebral, em especial do lócus cerúleo, e áreas onde predominam os receptores da serotonina. A dor de cabeça é causada por esses e outros processos, sendo transmitida para o sistema nervoso central pelo nervo trigêmeo.[2]

> **PONTO-CHAVE**
>
> *Os sintomas de enxaqueca variam. Algumas queixas comuns são cansaço, dor cervical, dificuldade de concentração e déficit funcional.*

Clinicamente, os sintomas de enxaqueca são classificados em uma seqüência de fases, que às vezes se sobrepõem: premonição, aura, cefaléia e resolução. Cerca de um terço dos pacientes descreve sintomas premonitórios que podem persistir por horas a vários dias antes da cefaléia. A natureza dos sintomas varia de paciente para paciente. Os mais comuns são diminuição funcional generalizada, cansaço, dificuldade de concentração e dor cervical.

Os sintomas da fase da aura levam vários minutos para surgir e duram, em casos típicos, 1 h. Entre eles incluem-se vários processos neurológicos, em especial os visuais — luzes piscando, linhas irregulares, padrões reticulares, escotomas e visão em túnel; mais raramente, ocorrem outras manifestações sensoriais, motoras ou complexas.

> **PONTO-CHAVE**
>
> *A maioria dos pacientes com enxaqueca sofre de náuseas, e 33% apresentam vômitos.*

Os sintomas da fase da cefaléia, os mais incômodos, também variam bastante. Uma enxaqueca "de livro" começa no início da manhã, piora até alcançar um pico e depois cede. A dor é unilateral, latejante, dura 4 a 72 h e é associada a fotofobia, fonofobia e náuseas. A dor da cefaléia costuma piorar com o movimento, mas é sentida em todas as áreas da cabeça. Pode começar a qualquer hora do dia, inclusive durante o sono. Quase todos os pacientes têm algum grau de náuseas, e cerca de um terço apresenta vômitos. É importante assinalar que nem todos os pacientes com aura evoluem para dor de cabeça e que nem toda cefaléia é precedida de aura. Na fase de resolução, que ocorre em muitos dos portadores de enxaqueca, os sintomas mais típicos são cansaço, alterações do humor e dificuldade de se concentrar.

A International Headache Society desenvolveu critérios de pesquisa para definir e classificar as enxaquecas, outros tipos de cefaléia e seus subtipos. Essas classificações são utilíssimas para pesquisa, mas têm pouca utilidade clínica, porque são poucos os pacientes com apresentação "clássica" de qualquer tipo de cefaléia e os tratamentos dos vários tipos de cefaléia são bastante parecidos.

> **PONTO-CHAVE**
>
> *Um indivíduo com enxaqueca tende a apresentar sintomas com um padrão previsível.*

Embora os sintomas variem muito de paciente para paciente, tendem a ser repetitivos e previsíveis em cada paciente. A maioria das mulheres que têm enxaqueca começa a apresentar sintomas logo após a puberdade e identifica rapidamente o seu padrão de sintomas, a freqüência das crises de enxaqueca e, em especial, os fatores desencadeantes, ou seja, coisas que tendem a provocar as crises. Os desencadeantes mais comuns são dietéticos: consumo de álcool, cafeína e determinados alimentos, sobretudo os que contêm tiramina, nitratos e glutamato monossódico. Outros desencadeantes comuns são as alterações nos hábitos diários, como padrões de sono, horário de refeições etc. A maioria dos pacientes tem desencadeantes ambientais, tais como luzes brilhantes ou certos ruídos, e alguns medicamentos podem desencadear enxaquecas, em especial os nitratos e anti-hipertensivos.

Papel do estrogênio

PONTO-CHAVE

É comum variações dos níveis de estrogênio desencadearem enxaquecas. Este fenômeno pode ser responsável pela piora das enxaquecas durante a menopausa.

Em um sentido mais amplo, o estrogênio é o fator desencadeante mais comum em mulheres com enxaqueca. Acredita-se que o aumento do estrogênio na puberdade inicie o problema na maioria das mulheres que têm enxaqueca, e que a incidência três vezes maior de enxaqueca em mulheres na idade reprodutiva se deva às flutuações de estrogênio que ocorrem com os ciclos menstruais. Em torno de 20 a 25% das pacientes têm enxaquecas menstruais, em que a maioria das crises ocorre no período que vai de 1 dia antes a 4 dias após o início da menstruação. A incidência de ataques de enxaqueca parece aumentar durante a menopausa. Uma possível explicação é a secreção de estrogênio mais errática e sem oposição. Quando acaba a transição menopáusica, diminuem a freqüência e a intensidade das crises. As enxaquecas são mais raras (prevalência inferior a 3%) em mulheres com mais de 65 anos que não usam estrogenioterapia.[3]

Na gravidez, a enxaqueca piora no início, quando sobem os níveis de estrogênio, em 25% das pacientes; nos últimos dois trimestres, quando as concentrações de estrogênio são altas, porém constantes, a freqüência dos ataques diminui na maioria das pacientes. No pós-parto, os níveis de hormônio caem de repente, o que tende a exacerbar a intensidade e a freqüência dos ataques de enxaqueca. Antes de os níveis de estrogênio se estabilizarem, a amamentação pode prolongar os sintomas.

PONTO-CHAVE

Os anticoncepcionais orais podem induzir a enxaquecas menstruais semelhantes às que ocorrem com a menstruação natural.

As mulheres que têm enxaqueca submetidas à menopausa cirúrgica (ooforectomia bilateral, em geral com histerectomia) devem ser informadas de que, em cerca de um terço dos casos, a freqüência e a intensidade das enxaquecas sofrem um aumento transitório. Acredita-se que a causa seja a diminuição abrupta do estrogênio após a retirada dos ovários, mais acentuada em mulheres que não usam terapia de reposição hormonal após a cirurgia, que são a maioria.[4]

Outro desencadeante comum em mulheres que têm enxaqueca é o uso de anticoncepcionais orais, sobretudo durante o intervalo livre de hormônio no fim de cada ciclo. Assim, é simulado o padrão de enxaqueca menstrual que ocorre em mulheres que têm ciclos espontâneos, nas quais as enxaquecas são desencadeadas sobretudo pelos níveis de estrogênio.

Avaliação do paciente

PONTO-CHAVE

Para diagnosticar enxaqueca, os sintomas do paciente e o padrão de enxaqueca devem ser compatíveis com a descrição atual das cefaléias tipo enxaqueca.

A avaliação das mulheres na perimenopausa com diagnóstico presuntivo de enxaqueca começa com uma história e exame físico cuidadosos. É importante observar se há história familiar de enxaqueca e anotar todas as características das crises de dor de cabeça: início típico, duração, localização e intensidade da dor, presença de aura e outros sintomas associados, tais como náuseas ou déficits neurológicos. Também devem-se registrar os fatores que pioram os ataques — desencadeantes, como luzes brilhantes, sons etc. — ou que diminuem a cefaléia e os sintomas associados, bem como avaliar questões de estilo de vida, tais como sono, exercícios e padrão dietético. A maioria dos pacientes já terá recorrido a remédios caseiros para seus sintomas, medicamentos sem receita e, talvez, técnicas de medicina alternativa. Tais medidas devem ser cuidadosamente avaliadas, e sua eficácia documentada.

> **PONTO-CHAVE**
>
> *Um diário da cefaléia permite validar o diagnóstico, compreender a patologia do paciente e fazer comparações para avaliar a eficácia do tratamento.*

Os pacientes devem ser estimulados a registrar seus sintomas de forma prospectiva em um diário de cefaléia, cuja revisão com o profissional de saúde tem diversas utilidades. O diário ajuda a verificar e expandir a história obtida inicialmente; em muitos casos, ajuda a revelar outras características do problema tanto para a paciente quanto para o médico. Assim, a paciente adquire a sensação de que passou a compreender melhor o problema. Outro aspecto ainda mais importante é que manter o diário após o início do tratamento permite avaliar com precisão a eficácia do tratamento. Avaliações globais retrospectivas pela paciente não têm a mesma eficácia para este fim.

DIAGNÓSTICO DIFERENCIAL

O principal objetivo da avaliação da paciente é reconhecer que a cefaléia constitui um sintoma e não um diagnóstico, e que é importante identificar as pacientes com problemas graves e indicação de tratamentos diferentes. Na maioria das pacientes com histórias típicas de dor de cabeça, ataques que se iniciam na adolescência e cujo padrão permanece inalterado durante anos, é seguro diagnosticar enxaqueca, e outras avaliações são desnecessárias.

> **PONTO-CHAVE**
>
> *Cefaléias de início recente ou de padrão atípico para enxaqueca exigem melhor avaliação.*

Por outro lado, um processo de enxaqueca raramente tem início mais tardio, sobretudo após os 50 anos. Uma história de dor de cabeça com início após os 50 anos requer a pesquisa de outra causa, possivelmente orgânica. Deve-se recorrer à neuroimagem (ressonância magnética ou tomografia computadorizada) da cabeça e do pescoço para descartar tumores, hematoma subdural ou outras lesões; e dosar o hormônio estimulador da tireóide bem como a prolactina para ajudar a avaliar o quadro tireoidiano e a possibilidade de lesão hipofisária.

A velocidade de hemossedimentação (Westergren) deve ser medida, a fim de descartar arterite das células gigantes, doença, em muitos casos, descrita como cefaléia associada à dor muscular e articular, perda visual, febre, perda de peso e suores noturnos. A dor sobre a artéria temporal constitui importante achado diagnóstico, e o método diagnóstico de escolha é a biopsia da artéria temporal.

Outra causa comum de cefaléia em idosas são os medicamentos, tais como nitratos para doença cardíaca e anti-hipertensivos.

A maioria das cefaléias tensionais é descrita como em banda ou em viseira, com incidência e intensidade variáveis e bastante freqüentes. Não há associação com aura ou sintomas premonitórios, e os melhores tratamentos são a fisioterapia e os analgésicos.

As cefaléias tipo *cluster* são fortíssimas e unilaterais, com o centro em torno do olho ou em áreas próximas, e associadas a lacrimejamento ou descarga sinusal do lado afetado. Os episódios duram 15 a 180 min e ocorrem em salvas, intercaladas por períodos assintomáticos mais longos.

Tratamentos

TRATAMENTOS GERAIS

Ao chegar à perimenopausa, a maioria das pacientes com enxaqueca já passou por extensas avaliações para as suas dores de cabeça. É importante iniciar o tratamento de forma lógica, em etapas bem-definidas, sem omitir etapas necessárias, como orientar a paciente sobre seu processo patológico de forma que abra novas perspectivas de tratamento. A primeira etapa consiste em modificar o estilo de

PONTO-CHAVE

A enxaqueca também pode melhorar após modificações do estilo de vida.

vida: orientar a paciente a criar hábitos regulares de sono, despertando e indo dormir nas mesmas horas tanto quanto possível todos os dias. Também devem-se estimular refeições regulares, com ênfase na importância de não "pular" refeições, além de evitar alimentos capazes de desencadear crises, com especial cuidado em restaurantes. Se a paciente for obesa, deve-se estimular a perda de peso como parte do esquema e a interrupção do tabagismo deve ser promovida sempre. Os medicamentos da paciente devem ser reavaliados para determinar se podem estar contribuindo para as cefaléias. O exercício aeróbico regular é parte integrante do tratamento, e os esforços de redução do estresse devem ser vigorosos e contínuos. Também são benéficas terapias cognitivas, de relaxamento e de *biofeedback*; no entanto, a maioria dos clínicos não é capaz de aplicá-las.

MANIPULAÇÃO DE ESTROGÊNIO

As portadoras de cefaléia na perimenopausa são em geral boas candidatas para o uso de manipulação de estrogênio como parte do tratamento, pois as flutuações acentuadas dos níveis de estrogênio durante a transição menopáusica podem contribuir para os sintomas. No entanto, o tratamento com estrogênios ou estrogênio progestogênio também pode causar ou contribuir para as cefaléias perimenopáusicas.

Quais as evidências?

No estudo Women's Health Initiative, o maior estudo controlado randomizado de hormonioterapia em mulheres menopausadas, cerca de metade das mulheres que se queixavam inicialmente de cefaléia ou enxaqueca descreveu melhora com a hormonioterapia após 1 e 3 anos; no entanto, as mulheres tratadas com placebo também melhoraram. Das mulheres que não sofriam cefaléia no início, 5,8% no primeiro ano e 7,5% no terceiro ano tiveram cefaléia com a hormonioterapia combinada contra 4,7% e 10,4% das que receberam placebo. No primeiro ano, a incidência de cefaléia foi maior, e significativa, em mulheres que usaram hormonioterapia; no terceiro ano, foram significativamente menores.[6] Logo, a hormonioterapia não produziu efeito previsível na população geral de mulheres menopausadas que têm cefaléia, mas talvez seja eficaz em alguns casos.

Pode-se usar qualquer forma de estrogenioterapia. O objetivo é manter um nível sérico estável de estrogênio, porém a dose de estrogênio será, em muitos casos, determinada por outros parâmetros, tais como eficácia no tratamento de sintomas vasomotores ou efeitos colaterais da estrogenioterapia. Todas as vias de administração podem ser eficazes no tratamento das cefaléias da menopausa, mas parece preferível a aplicação transdérmica por adesivo ou creme, que produz níveis séricos mais constantes e menos efeitos hepáticos.

PONTO-CHAVE

O objetivo da estrogenioterapia é alcançar um nível altamente estável de estrogênio sérico.

Mulheres com enxaqueca e que não desejam engravidar durante a perimenopausa podem usar anticoncepcionais orais contra a enxaqueca. Esta é uma abordagem razoável, mas deve-se levar em conta que algumas mulheres sentem melhora, em especial aquelas nas quais predominam os sintomas de enxaqueca menstrual; em outras, as cefaléias pioram. A chave para o sucesso do tratamento é usar anticoncepcionais orais contínuos, sem intervalo livre de hormônio. Para tanto, a paciente deve ser orientada a descartar os comprimidos-placebo, contidos na última semana da cartela. É importante frisar que o objetivo é manter os níveis de estrogênio constantes, evitando a queda que ocorre no fim do ciclo. Uma alternativa é deixar semanas livres de hormônio a cada 2, 3 ou 4 semanas, ou suplementação com estrogênio em baixas doses durante a semana na qual a paciente ficaria sem hormônio. Segundo vários relatos de caso, essa abordagem foi útil em várias pacientes que têm enxaqueca, mas ainda não foi realizado um estudo de grande porte.

Na enxaqueca, uma importante preocupação é o risco de acidente vascular com o uso de anticoncepcionais orais. Recentemente, uma grande revisão constatou que o risco de acidente vascular é cerca de duas vezes maior em pacientes com enxaqueca típicas (com ou sem aura); em usuárias de anticoncepcionais orais, o risco é oito vezes maior,[7,8] logo deve-se ter cuidado nesses casos, e o anticoncepcional oral deve ser iniciado apenas se a paciente e o médico considerarem que os benefícios superam os riscos. As fumantes e as hipertensas devem ser excluídas.

Tratamento da crise aguda

Os tratamentos agudos (também chamados abortivos) são os empregados para tratar a cefaléia no início ou em sua fase inicial, e são usados apenas conforme necessário. São divididos em tratamentos específicos e não-específicos. Entre os tratamentos não-específicos, estão os analgésicos e os antiinflamatórios não-esteróides (AINE). Uma possível opção nesses casos é constituída pelas técnicas de medicina alternativa. É importante lembrar que o abuso de alguns desses agentes pode levar a cefaléias de rebote.

PONTO-CHAVE

> *Os tratamentos agudos são usados para frear ataques incipientes de enxaqueca.*

Os tratamentos específicos são os usados apenas para enxaqueca. Entre eles, estão o ergot e os medicamentos da família das triptanas. Estes últimos revolucionaram o tratamento da enxaqueca, devendo ser considerados opções de primeira linha em mulheres que têm crises intensas e freqüentes de enxaqueca (Quadro 7.1).[9,10]

Tratamentos preventivos

PONTO-CHAVE

> *Os tratamentos preventivos são indicados em pacientes que têm ataques freqüentes ou nos quais falharam os tratamentos agudos.*

Os tratamentos preventivos são indicados em pacientes que têm ataques freqüentes ou nos quais falharam os tratamentos agudos; são usados cronicamente, com o objetivo de diminuir a freqüência e a gravidade dos ataques. Entre eles, encontram-se os betabloqueadores, antidepressivos, bloqueadores dos canais de cálcio e anticonvulsivantes. Em muitos casos, o clínico escolhe o agente com base nas co-morbidades da paciente: pacientes hipertensas podem se beneficiar de um betabloqueador ou anti-hipertensivo, e pacientes que têm depressão ou sintomas relacionados podem obter melhora com um antidepressivo (Quadro 7.2).

Quadro 7.1 **TRATAMENTOS AGUDOS PARA AS CEFALÉIAS TIPO ENXAQUECA, INCLUSIVE MEDICAMENTOS DE RESGATE**

TRATAMENTOS ESPECÍFICOS

Triptanas

Almotriptana	6,25, 12,5 mg VO	Pode-se repetir a cada 2 h
Eletriptana	40 a 80 mg VO	Pode-se repetir a cada 2 h
Frovatriptana	2,5 mg VO	Pode-se repetir a cada 2 h
Naratriptana	2,5 mg VO	Pode-se repetir a cada 2 h
Rizatriptana	5, 10 mg VO	Pode-se repetir a cada 2 h
Sumatriptana	25, 50, 100 mg VO	Pode-se repetir a cada 2 h
	5, 10, 20 mg IN	
	6 mg SC	
Zolmitriptana	2,5, 5 mg VO	Pode-se repetir a cada 2 h

Derivados do ergot

Comprimidos	1 mg, 100 mg de cafeína	2 agora, 1 a 2 a cada 30 a 60 min
Supositórios de ergotamina	2 mg, 200 mg cafeína	
Intranasal	4 mg IN	Repetir a cada hora

TRATAMENTOS NÃO-ESPECÍFICOS

Analgésicos simples

Acetaminofeno	325 mg
Ácido acetilsalicílico	325 mg
Ácido acetilsalicílico/cafeína/butalbital	325/40/50 mg
Acetaminofeno/ácido acetilsalicílico/cafeína	250/250/65 mg
Acetaminofeno/ácido acetilsalicílico/butalbital	325/40/50 mg
Antiinflamatórios não-esteróides	

MEDICAMENTOS DE RESGATE

Opióides

Butorfanol	1 mg IN, IV e IM
Hidromorfona	1, 4 mg VO
Meperidina	50, 100 mg VO
Morfina	20, 60 mg VO

Quadro 7.2 **TRATAMENTO PREVENTIVO PARA AS CEFALÉIAS TIPO ENXAQUECA**

Tratamentos Preventivos	
Anticonvulsivantes	
Gabapentina	500-3.000 mg VO
Topiramato	15-25 mg PO à noite
Ácido valpróico	500–3.000 mg/dia
Antidepressivos	
Nortriptilina	10-100 mg/dia
Amitriptilina	25-75 à noite
Doxepina	10-150 mg/dia
Fluoxetina	10-80 mg/dia
Betabloqueadores	
Atenolol	50-150 mg/dia
Metoprolol	100-200 mg/dia
Nadolol	40-240 mg/dia
Propranolol	40-120 mg 2 vezes/dia
Timolol	10-30 mg/dia
Bloqueadores dos canais de cálcio	
Verapamil	160-320 mg/dia
Nifedipina	30–180 mg/dia
Diltiazém	120-360 mg/dia

TRATAMENTOS DE RESGATE

PONTO-CHAVE

A maioria das pacientes responde muito bem às triptanas e analgésicos comuns, mas o tratamento de resgate deve estar disponível para as enxaquecas eventuais que sempre ocorrem.

Embora os agentes anteriores sejam eficazes, alguns pacientes não conseguem usar a droga nas horas certas; em outros, a resposta é subideal. Nesses casos, devem-se fornecer tratamentos de resgate à paciente. Os analgésicos opióides propiciam alívio significativo, porém inespecífico. Ao contrário dos outros tratamentos, que visam permitir à paciente o máximo de atividade normal, os tratamentos de resgate podem acarretar prejuízo funcional; logo, não se deve usá-los como opção de primeira linha ou com muita freqüência. Nessas horas, deve-se permitir que a paciente se automedique para evitar uma ida à emergência e para que possa dormir à noite.

QUANDO ENCAMINHAR

Mesmo quando esses algoritmos de tratamento detalhados são cuidadosamente seguidos, muitas mulheres não conseguem responder bem ao tratamento. Em tais casos, o encaminhamento a um neurologista ou especialista em cefaléia pode ser benéfico por levar a uma avaliação mais detalhada e tratamento mais vigoroso. O encaminhamento também é indicado em pacientes cujas características sugerem outro diagnóstico que não cefaléia tipo enxaqueca, tais como cefaléia com início em idade mais avançada, cefaléia com déficits neurológicos ou várias co-morbidades.

Enxaqueca

Questões de orientação

A PACIENTE TEM ENXAQUECA TÍPICA?
- Existe história de cefaléias semelhantes há vários anos?
- Há história de aura ou de alterações visuais típicas?

ESTA PACIENTE TEM CHANCES DE RESPONDER À TERAPIA ALTERNADA COM ESTROGÊNIO?
- Existem sintomas sugestivos de alterações catameniais, perimenopáusicas ou menopáusicas, como fogachos, secura vaginal etc.?
- A paciente está usando estrogenioterapia atualmente?
- Há história de reações desfavoráveis à estrogenioterapia?

A PACIENTE NECESSITA DE ENCAMINHAMENTO?
- As cefaléias começaram em idade mais avançada?
- Existem sintomas atípicos, tais como déficits neurológicos ou várias co-morbidades.

Discussão de casos

Caso 1

Uma mulher de 50 anos se queixa de cefaléias perimenstruais intensas que não ocorrem em outras épocas, são precedidas de aura e acompanhadas de alterações visuais. Suas menstruações são regulares e espontâneas, e os únicos medicamentos são o ibuprofeno e ácido acetilsalicílico, que "não ajudaram com as dores de cabeça". Ela nega sintomas vasomotores. Solicita um medicamento mais potente para dor. Não há outros elementos relevantes em sua história ou exame físico.

Neste ponto, seriam recomendáveis mais exames?

Não: pode-se fazer, com convicção, o diagnóstico de enxaqueca menstrual.

Qual tratamento deve ser iniciado?

Como tratamentos mais brandos falharam, pode-se tentar uma prova terapêutica com triptanas para uso conforme necessário; outra opção é iniciar estrogênio, em creme ou adesivo, para uso durante o período esperado para menstruação, a fim de ver se bastaria a suplementação estrogênica.

Mais alguma coisa?

Também poderiam ser receitados opióides orais como medicamento de resgate, e a paciente deve começar a manter um diário de sua cefaléia.

Caso 2

Uma mulher de 55 anos encontra-se em uso, há 8 anos e com bom resultado, de terapia de reposição hormonal com estrogênio e progestogênio e sem sintomas de menopausa. No entanto, ela desenvolveu, pela primeira vez, cefaléias intensas, com o centro no olho esquerdo, associadas a lacrimejamento e rinorréia. A paciente nega aura ou outros sintomas, mas as cefaléias são freqüentes, com vários episódios por semana. A história e o exame físico não revelaram outras anomalias.

Qual o próximo passo?

Uma cefaléia com início após a menopausa é preocupante, sendo a história fortemente sugestiva de cefaléia tipo *cluster*. Devem ser empregados analgésicos opióides. Como a cefaléia é de início recente, deve-se encaminhar a uma consulta neurológica e avaliar a indicação de neuroimagem.

REFERÊNCIAS

1. Goadsby PJ. Migraine pathophysiology. *Headache.* 2005;45(Suppl. 1): S14–S24.
2. Goadsby PJ, Lipton RB, Ferrari MD. Migraine—current understanding and treatment. *N Engl J Med.* 2002;346:257–270.
3. Johnson CJ. Headache in women. *Prim Care Clin Office Pract.* 2004;31:417–428.
4. MacGregor EA. Oestrogen and attacks of migraine with and without aura. *Lancet Neurol.* 2004;3:354–361.
5. Silberstein SD. Migraine. *Lancet.* 2004;363:381–391.
6. Barnabei VM, Cochrane BB, Aragaki AK, *et al.* Menopausal symptoms and treatment-related effects of estrogen and progestin in the Women's Health Initiative. *Obstet Gynecol.* 2005;105:1063–1073.
7. Etminan M, Takkouche B, Isosrna FC, *et al.* Risk of ischaemic stroke in people with migraine: systematic review and meta-analysis of observational studies. *Br Med J.* 2005;330:63–66.
8. Kurth T, Slomke MA, Kase CS, *et al.* Migraine, headache, and the risk of stroke in women. A prospective study. *Neurology.* 2005;64: 1020–1026.
9. Ferrari MD, Roon, KI, Lipton RB, *et al.* Oral triptans (serotonin 5-HT1B/1D agonists) in acute migraine treatment: a meta-analysis of 53 trials. *Lancet.* 2001;358:1668–1675.
10. Loder E, Biondi D. General principles of migraine management: the changing role of prevention. *Headache.* 2005;45(Suppl. 1):S33–S47.

8 Efeito da perimenopausa sobre a aparência física e os tecidos reprodutivos

James H. Liu

Introdução

A transição perimenopáusica está associada a diversas alterações da aparência física: enrugamento gradual da pele, ganho de peso, aumento da gordura abdominal e do tecido adiposo nas nádegas e coxas, redução da densidade das mamas e ligeiro afinamento do cabelo. Não se sabe se tais alterações se devem ao envelhecimento, à redução da síntese do estrogênio nos ovários ou apenas à genética. Este capítulo revê as alterações da pele e do tecido conjuntivo, dos tecidos reprodutivos, da composição e da massa corporal que podem ocorrer durante a transição menopáusica. São discutidos, ainda, o impacto do envelhecimento e a ligação entre essas alterações físicas e o ambiente hormonal global.

Pele e tecido conjuntivo subjacente

Em muitas culturas, as mulheres são julgadas por sua aparência externa, em especial o aspecto da pele da face, pescoço e mãos. A importância dessas partes do aspecto físico da mulher se reflete no aumento das vendas de produtos de cuidados com a pele e na crescente demanda por procedimentos de cirurgia plástica cosmética na última década.

> **PONTO-CHAVE**
>
> *Com o envelhecimento, sobrevêm atrofia da pele, diminuição da elasticidade do colágeno e perda de tecido subcutâneo.*

Estruturalmente, a pele é organizada em várias camadas: epiderme, derme, gordura subcutânea e tecidos conjuntivos. As alterações da pele associadas ao envelhecimento ocorrem aos poucos, ao longo de 20 a 40 anos, e são aceleradas pelo tabagismo e pela exposição ao sol. Em mulheres mais idosas, a pele se torna mais fina, seca, enrugada e com pigmentação irregular; também aumenta a incidência de lesões proliferativas, tais como carcinoma de células basais. Em idades avançadas, o aspecto macroscópico da pele se torna brilhante, fino e translúcido devido à atrofia progressiva da epiderme, derme e da gordura subcutânea logo abaixo. À microscopia, observam-se diminuição do volume de queratinócitos na epiderme, aplainamento das papilas dérmicas com desaparecimento das cristas epidérmicas, diminuição da densidade dos melanócitos e redução dos macrófagos da pele (células de Langerhans). Ocorre ainda uma redução geral do conteúdo de colágeno dos tecidos subcutâneos, e as fibras colágenas se tornam quebradiças devido ao aumento das ligações cruzadas de colágeno e à perda de vascularização.

Os dermatologistas classificam as rugas em dois tipos: as permanentes, que surgem em áreas expostas ao sol e não desaparecem quando a pele é esticada, cuja causa é a indentação permanente da epiderme com formação de um sulco; e as rasas ou temporárias, que ocorrem sobretudo em áreas não expostas ao sol e desaparecem quando a pele é esticada.

> **PONTO-CHAVE**
>
> *A pele responde a alterações nos estrogênios ou androgênios.*

A pele é um órgão capaz de resposta endócrina, dotado de receptores androgênicos e estrogênicos.[1, 2] Os adipócitos da gordura subcutânea e a própria pele também contêm a enzima aromatase, que converte os androgênios em estrogênios.[3] As concentrações de aromatase são mais elevadas nas coxas, abdome e nádegas.

É difícil diferenciar entre os efeitos do envelhecimento da pele e as ações dos hormônios, fatores genéticos e exposição ao sol. A maioria das evidências que sugerem um efeito favorável dos estrogênios ou estrogênios-progestogênios sistêmicos foi obtida em estudos transversais de observação. Nessas pesquisas, as usuárias de HM tiveram menos rugas faciais, pele seca e perda de elasticidade quando outras variáveis, como exposição ao sol ou tabagismo, foram consideradas.[4-6]

Os efeitos da estrogenioterapia sistêmica sobre a pele foram avaliados em dois pequenos estudos randomizados. Maheux et al. randomizaram 60 pacientes, que receberam estrogênios eqüinos conjugados (EEC) 0,625 mg ou placebo por 12 meses e depois tiveram a pele biopsiada,[7] tendo verificado o aumento da espessura à ultra-sonografia e derme mais espessa à biopsia; Sauerbronn *et al.* conduziram um estudo semelhante em pacientes menopausadas, das quais 21 foram tratadas com valerato de estradiol/acetato de ciproterona e 20 receberam placebo por 6 meses.[8] Estas últimas tiveram melhora significativa da quantidade de fibras colágenas, mas não houve variações significativas na espessura. Tais estudos sugerem que a estrogenioterapia pode ser benéfica à espessura total e conteúdo de colágeno da pele, mas não age especificamente sobre as rugas faciais.

A aplicação local de estrogênio tópico na pele pode trazer algum benefício sem causar elevações significativas dos níveis séricos de estrogênio. Dois estudos avaliaram o efeito dos estrogênios tópicos. A avaliação dos locais de aplicação mostrou o aumento do conteúdo de colágeno na pele que foi exposta diretamente ao estrogênio,[9, 10] mas ainda não há evidências suficientes para recomendar o uso de estrogênios sistêmicos ou tópicos para a prevenção ou tratamento de rugas, ou para retardar o envelhecimento da pele.

Alterações do trato geniturinário

ATROFIA VAGINAL

Na mulher, os tratos genital e urinário são altamente sensíveis aos estrogênios e progestogênios, pois têm elevadas concentrações de receptores para esses hormônios.[11, 12] Com o início da transição perimenopáusica e a redução do estrogênio, o fluxo sanguíneo da mucosa vaginal diminui, as pregas rugosas se perdem, e a cor da mucosa muda de vermelho-arroxeada para rosa-pálida e brilhante. Ao nível celular, o epitélio escamoso deixa de ter morfologia com células superficiais e apresenta uma porcentagem maior de células basais e parabasais. A flora bacteriana vaginal se modifica, de modo que o crescimento do *Lactobacillus* é interrompido, e o pH vaginal se torna mais neutro.

Em mulheres menopausadas, a incidência de secura vaginal é descrita em 17 a 43%;[13, 14] também são descritas incidências mais elevadas de incontinência urinária e infecções recorrentes do trato urinário.[15] Não se sabe se tais infecções urinárias são causadas apenas pela deficiência de estrogênio ou se o envelhecimento também é importante e, por isso, as infecções e a incontinência melhoram com o tempo.

PONTO-CHAVE

Os estrogênios sistêmicos e locais são eficazes no tratamento da atrofia vaginal.

Em estudos randomizados controlados do tratamento da atrofia vaginal, a reposição com EEC sistêmicos nas doses de 0,3, 0,45 ou 0,625 mg, isolados ou com acetato de medroxiprogesterona (AMP), fez as células epiteliais vaginais assumirem um fenótipo superficial, mais próximo do encontrado em mulheres em idade reprodutiva.[16] O uso tópico de tabletes de estradiol vaginal (25 µg/dia durante 2 semanas; depois, 2 vezes/semana) também foi um tratamento eficaz para atrofia vaginal.[17]

O uso dos moduladores seletivos dos receptores do estrogênio (p. ex., tamoxifeno) também está associado a efeitos estrogênicos sobre a mucosa vaginal. De modo geral, os esfregaços vaginais mostram o aumento das células superficiais e deslocamento para um pH vaginal mais ácido.[18] O raloxifeno é outro modulador seletivo dos receptores do estrogênio, com o qual não é descrito efeito em atrofia vaginal preexistente ou aumento da descarga vaginal.[19] Um pequeno estudo randomizado e controlado com placebo apresentou uma incidência maior de prolapso dos órgãos pélvicos em mulheres que receberam raloxifeno ou tamoxifeno que nas tratadas com estrogênio ou placebo.

Os suplementos de soja também parecem ter efeitos estrogênicos mínimos sobre os índices de maturação vaginal.[20] Esses estudos são limitados pelo escasso número de participantes, diferenças nas preparações de soja e variações entre as preparações na biodisponibilidade das isoflavonas.

Incontinência urinária e infecções do trato urinário

PONTO-CHAVE

A HM aumenta a incidência de incontinência urinária e freqüência de infecções do trato urinário.

Nos estudos Women's Health Initiative (WHI), que foram ensaios randomizados e controlados com placebo, a hormonioterapia (HM) na menopausa aumentou a incidência de incontinência urinária, de todos os tipos, após 1 ano em mulheres inicialmente continentes. O risco que mais aumentou foi o de incontinência urinária de estresse (EEC + AMP: risco relativo [RR], 1,87 [intervalo de 95% de confiança [IC], 1,61-2,18]; EEC isolado: RR, 2,15; IC 95%, 1,77-2,62]), e a freqüência de incontinência urinária geral aumentou em ambos os estudos (EEC + AMP: RR, 1,38 [IC 95%, 1,28-1,49]; EEC isolado: RR, 1,47 [IC 95%, 1,35-1,61]). Com base nessas observações, feitas em mais de 25.000 mulheres menopausadas, "os estrogênios eqüinos conjugados, com ou sem progestogênio, não devem ser prescritos para o alívio da incontinência urinária."[21]

A freqüência das infecções do trato urinário foi avaliada no estudo Heart Estrogen/Progestin Replacement Study (HERS), um ensaio clínico randomizado com mais de 2.700 mulheres, que constatou um ligeiro aumento da freqüência das infecções do trato urinário no grupo tratado com HM (razão de riscos [RR] 1,16, IC 95%, 0,99-1,37).[22] Outros estudos controlados e uma meta-análise sugeriram que o estrogênio pode ser mais benéfico que o placebo em mulheres com infecções recorrentes do trato urinário.[23]

Massa e composição corporal

Nos EUA, existe uma tendência de aumento da massa corporal durante a vida adulta, tanto em homens como em mulheres.[24] A composição corporal também vem mudando, com a diminuição do componente de massa sem gordura (massa muscular) e aumento progressivo dos depósitos corporais de gordura, que continua até em torno dos 70 anos. Em seguida, o índice de massa corporal (IMC) diminui aos poucos com o envelhecimento. O maior fator que contribui para o ganho de peso em adultos é a atividade física, um conceito bastante intuitivo e até óbvio. Outro fator associado a ganho de peso progressivo é o número de partos.[25] Nos EUA, elementos do estilo de vida, como o uso crescente de automóveis e a redução na prática de atividades físicas (p. ex., caminhar), vêm contribuindo para aumentar a população de adultos com excesso de peso. Esses fatores do estilo de vida fizeram aumentar nos EUA a população com o aumento da gordura visceral, resistência aumentada à insulina, maior prevalência de diabetes tipo 2 e maior incidência de síndrome metabólica (ver Quadro 8.1).[26, 27] Hoje, estima-se que mais de 39% dos adultos nos EUA tenham excesso de peso (IMC 25-29 kg/m^2) ou sejam obesos (IMC > 30 kg/m^2).* No futuro, essa tendência perturbadora se tornará, junto com a maior incidência de adultos diagnosticados com síndrome metabólica e seus efeitos adversos sobre a saúde, a maior fonte de despesas médicas nos EUA.

Quadro 8.1 CARACTERÍSTICAS DA SÍNDROME METABÓLICA EM MULHERES

Circunferência da cintura > 88 cm (35 pol.)
Trigliceridemia ≥ 150 mg/dℓ
HDL sérico < 50 mg/dℓ
Pressão arterial ≥ 130/85 mmHg
Glicemia em jejum ≥ 110 mg/dℓ

---

* N.T.: no Brasil, observa-se a mesma tendência. A Pesquisa de Orçamentos Familiares 2002–2003 do IBGE constatou que a obesidade atinge 8,9% dos homens e 13,1% das mulheres brasileiros.

Impacto das alterações hormonais fisiológicas na composição corporal

PONTO-CHAVE

Com o início da menopausa, a relação androgênio: estrogênio se desloca.

As atuais evidências sugerem que a maioria das alterações na composição corporal está relacionada com a idade e não com a transição menopáusica; no entanto, as variações nos estrogênios e androgênios circulantes podem influenciar a massa muscular, composição e distribuição da gordura. Durante a perimenopausa, os níveis de estradiol na circulação diminuem, mas os ovários continuam a produzir testosterona.[28] Essa combinação de fatores leva a um desvio fisiológico na relação androgênio-estrogênio, e a predominância de androgênio assim produzida pode aumentar a perda de cabelo, tornar os cabelos finos ou promover acne facial. A redução dos níveis de estrogênio também diminui a densidade total das mamas, cujas estruturas de tecido glandular são em grande parte substituídas por gordura.

Ainda mais importante, esse deslocamento na relação androgênio:estrogênio induz a modificações significativas no metabolismo hepático que levam a reduções significativas nas concentrações da globulina ligadora dos hormônios sexuais, diminuição da lipoproteína de alta densidade (HDL), bem como o aumento da lipoproteína de baixa densidade (LDL) e dos triglicerídios. Os efeitos dessas variações das lipoproteínas sobre o risco cardiovascular ainda não são claros.

Com o envelhecimento normal, os níveis circulantes de desidroepiandrosterona (DHEA), um esteróide supra-renal, e de seu conjugado estável, o sulfato de DHEA, diminuem até alcançar valores baixos, ao passo que a produção de cortisol parece se manter.[29, 30] A diminuição fisiológica do sulfato de DHEA pode chegar a 70 a 80% e é atribuída à redução da atividade da 17,20-desmolase no córtex supra-renal.[31] O papel fisiológico da DHEA ainda não foi definido, mas pode-se considerá-la um pró-hormônio que é convertido na periferia em androgênios e estrogênios. As conseqüências metabólicas dessas variações sugerem que as variações posteriores dos níveis de androgênio contribuem para diminuir a massa magra. A reposição a curto prazo com DHEA exógena em doses de 25 a 50 mg/dia foi descrita, em estudos-piloto, como aumentando a massa corporal magra, elevando ligeiramente os níveis de androgênios e estrogênios circulante sem estimular a proliferação endometrial.[32] Em pequenos estudos prospectivos, o uso de DHEA melhorou a sensibilidade à insulina,[33] apetite sexual,[34] redução de sintomas vasomotores,[35] aumento da densidade óssea[36] e melhora do índice de maturação vaginal,[12] além de aumentar o desempenho cognitivo.[37] No entanto, ainda não foram conduzidos estudos randomizados de prazo mais longo para a avaliação da relação risco:benefício da DHEA.

Outro hormônio que diminui com o envelhecimento é o hormônio de crescimento (GH),[38] e os aumentos noturnos do GH que ocorrem durante o sono diminuem. Essas reduções dos níveis médios de GH levam a uma diminuição dos níveis de fator de crescimento análogo à insulina (IGF-1), que reduz a massa muscular e aumenta a gordura corporal. A curto prazo, a reposição de GH ou IGF-1 em homens e mulheres mais idosos parece capaz de reverter algumas de tais alterações da composição corporal, mas não se sabe quais são os riscos e benefícios a longo prazo dessa abordagem.[39]

O diagnóstico de hipotireoidismo é mais freqüente em mulheres mais idosas, porém os níveis circulantes de hormônio estimulador da tireóide (TSH) não parecem variar com a idade. As mulheres que usam reposição de hormônio tireoidiano devem ter seus níveis de TSH monitorados ao iniciar ou interromper o HM para que se possa ajustar o tratamento.

Hormonioterapia: efeito sobre a composição corporal

Acredita-se que a HM induz ganho de peso, e vários estudos de observação sugerem que o uso de HM está associado à redução da razão cintura:quadril,[2] redução do IMC[40, 41] e diminuição do ganho de peso abdominal em relação às não-usuárias.[42] Essas observações podem estar sujeitas ao viés do usuário saudável entre as voluntárias do estudo, pois as mulheres que usam HM têm, muitas vezes, estilos de vida mais saudáveis que as não-usuárias. A maior parte dos estudos clínicos randomizados indica que o uso de HM, a curto ou a longo prazos, não induz alterações significativas no peso corporal, composição corporal ou distribuição de gordura.[43]

A leptina é um hormônio peptídico sintetizado pelos adipócitos, considerado um possível mediador de saciedade.[44] Os níveis de leptina diminuem com a idade, mas não há estudos indicando um papel direto da leptina no ganho de peso ou na composição corporal.[45] Também não se sabe o papel no envelhecimento da grelina, um hormônio produzido pela mucosa gástrica e responsável pela estimulação do apetite.

Abordagens ao tratamento

PONTO-CHAVE

A abordagem inicial do tratamento da obesidade consiste em exercício e modificação da dieta.

O tratamento de primeira linha da obesidade consiste em modificações do estilo de vida, sobretudo dieta e exercícios regulares. O foco das intervenções dietéticas é a restrição calórica: estima-se que uma redução de 500 a 1.000 kcal/dia no consumo diário usual leve a uma perda de peso de 0,5 a 1 kg/semana.[46] Para aumentar os níveis de atividade, deve-se iniciar um programa de exercícios com pelo menos 30 min de exercícios de intensidade moderada ao menos 3 vezes/semana.[47]

Quanto à escolha da dieta, as atuais evidências sugerem que a perda de peso em 6 meses é maior com dietas pobres em carboidratos que com dietas pobres em gorduras em um estudo randomizado;[48] no entanto, a perda de peso foi idêntica nos usuários de ambas as dietas após 12 meses. A comparação da eficácia da dieta dos Vigilantes do Peso à de outras dietas comuns, como as de Atkins, Ornish e Zone, indica que todas produzem resultados semelhantes quanto à redução de peso em 1 ano.[49] Assim como em muitas doenças crônicas, essas alterações do estilo de vida precisam ser mantidas ou o excesso de peso voltará. As taxas de sucesso para as mudanças do estilo de vida indicam uma adesão ruim, pois 60 a 86% dos pacientes voltam a ganhar peso em 3 anos.[50]

PONTO-CHAVE

O tratamento clínico da obesidade só deve ser indicado após iniciadas as modificações do estilo de vida.

O sucesso do tratamento clínico da obesidade também foi limitado e não se deve recomendá-lo até que os pacientes tenham participado, durante pelo menos 6 meses, de um programa de modificação do estilo de vida. O tratamento pode ser indicado em pacientes com IMC > 30 kg/m^2 ou IMC > 27 kg/m^2 mais os fatores

Quadro 8.2 TRATAMENTO CLÍNICO PARA PERDA DE PESO

MEDICAMENTO	DOSE	MECANISMO DE AÇÃO	PERDA DE PESO ACIMA DO PLACEBO
Fentermina	30 mg/dia	Induz saciedade por aumentar os níveis centrais de norepinefrina	8,1 kg
Sibutramina	15 mg/dia	Inibe a recaptação de norepinefrina e de serotonina	5 kg
Orlistat	120 mg/dia	Bloqueia a hidrólise da gordura da dieta no trato GI ao se ligar à lipase intestinal	3,4 kg
Metformina	1.500–2.000 mg/dia	Reduz a liberação de glicose pelo fígado e a insulinemia	Desconhecido
Suplementos herbais contendo Ephedra*	Variável	A Ephedra aumenta a freqüência cardíaca e o metabolismo basal	Desconhecido

GI, gastrintestinal..

*Nos EUA, o Food and Drug Administration retirou do mercado os suplementos contendo Ephedra.

de risco.[51] Os testes com farmacoterapia com um único agente sugerem que não há uma droga ou classe de drogas claramente superiores. O Quadro 8.2 enumera todos os agentes disponíveis para uso isolado nos EUA. Uma meta-análise dos estudos de perda de peso mostrou que a perda de peso média acima do grupo-placebo variou de 2 a 4 kg em estudos clínicos com 7 a 48 semanas de duração.[52]

O emprego de técnicas de cirurgia bariátrica para o tratamento da obesidade mórbida (> 40 kg/m^2) aumentou enormemente. Tais cirurgias são classificadas em restritivas ou combinadas (restritivas e mal-absortivas). Os procedimentos tipo restritivo consistem, em sua maioria, em reduzir o tamanho do estômago, o que pode ser feito grampeando o órgão de modo a deixar apenas uma pequena bolsa ou usando bandagem gástrica com um dispositivo mecânico, o que induz saciedade precoce. Esses procedimentos mostraram-se eficazes a curto prazo, mas as respostas a longo prazo são menos favoráveis.[53] Os procedimentos mal-absortivos consistem em criar uma derivação em torno de parte do intestino delgado, reduzindo assim a área da superfície de absorção e acelerando o tempo de trânsito alimentar. A má absorção pode levar à diarréia e reduzir a absorção dos nutrientes essenciais (p. ex., vitaminas), bem como a distúrbios eletrolíticos. A técnica mais empregada (65,1%) é a derivação gástrica (em y de Roux), um procedimento sobretudo restritivo, porém também mal-absortivo; as outras cirurgias — diversão biliopancreática, gastroplastia em banda vertical e bandagem com ajuste laparoscópico — são menos realizadas.[54] Com cirurgiões experientes, a mortalidade descrita é inferior a 1%, e perdas de peso de 20 a 40 kg foram mantidas por até 10 anos.[55] É importante frisar que as técnicas cirúrgicas devem ser reservadas aos indivíduos com obesidade mórbida.

Quais as evidências?

- **Os estrogênios, sistêmicos ou tópicos, podem aumentar a espessura da pele e reduzir as rugas.** Os estudos de observação e transversais sugerem que os usuários de estrogênio têm menos rugas faciais e menos perda de elasticidade cutânea que os não-usuários,[4, 5, 56] mas apenas dois pequenos estudos randomizados mostraram que o estrogênio ou o estrogênio-progestogênio aumentam a espessura da pele ou melhoram a matriz de colágeno subjacente.[7, 8] Como o número de participantes foi pequeno, esses estudos não são evidência suficiente para propor o estrogênio como tratamento para retardar o envelhecimento cutâneo.

- **A atrofia e a secura vaginal podem ser tratadas com estrogênio sistêmico em baixas doses ou vaginal tópico.** Estudos randomizados e controlados com placebo indicam que o estrogênio sistêmico em baixas doses (p. ex., EEC na dose de 0,3 mg[16] ou o estradiol vaginal na dose de 25 mg 2 vezes/semana[17]) é um tratamento eficaz para atrofia e secura vaginal.

- **A HM parece aumentar a incidência de incontinência urinária e infecções do trato urinário.** Os estudos de hormônio WHI mostram maior incidência de incontinência urinária em relação aos valores iniciais, tanto nos grupos tratados apenas com estrogênio como nos que receberam estrogênio e progestogênio.[21] Esses achados confirmaram relatos posteriores de estudos prospectivos menores. O estudo HERS mostrou uma freqüência mais elevada de infecções do trato urinário durante o tratamento com estrogênio e progesterona; contudo, o aumento não foi estatisticamente significativo.[22]

- **A HM está associada a mais ganho de peso.** Os estudos clínicos randomizados sugerem que todas as mulheres ganham peso com a idade; entretanto, o ganho de peso tende a ser menos acentuado nas tratadas com estrogênio que nas que receberam placebo.[41]

- **Ao contrário do que se acredita, o princípio de restrição calórica é mais importante que o tipo de dieta (p. ex., Atkins, Ornish, Zone) usado para o tratamento da obesidade.** Em estudos controlados, as abordagens Atkins, Ornish, Zone e Vigilantes do Peso propiciaram perdas de peso semelhantes.[49]

Referências

1 Schmidt JB, Lindmaier A, Spona J. Hormone receptors in pubic skin of premenopausal and postmenopausal females. *Gynecol Obstet Invest.* 1990;30:97–100.

2 Hasselquist MB, Goldberg N, Schroeter A, *et al.* Isolation and characterization of estrogen receptor in human skin. *J Clin Endocrinol Metab.* 1980;50:76–82.

3 Simpson ER, Mahendroo MS, Means GD, *et al.* Aromatase cytochromeP450, the enzyme responsible for estrogen biosynthesis. *Endocr Rev.* 1994;15:342–355.

4 Castelo-Branco C, Figueras F, Martinez de Osaba MJ, *et al.* Facial wrinkling in postmenopausal women: effects of smoking status and hormone replacement therapy. *Maturitas.* 1998;29:75–86.

5 Dunn LB, Damesyn M, Moore AA, *et al.* Does estrogen prevent skin aging? Results from the First National Health and Nutrition Examination Survey (NHANES I). *Arch Dermatol.* 1997;133:339–342.

6. Henry F, Pierard-Franchimont C, Cauwenbergh G, et al. Age-related changes in facial skin contours and rheology. *J Am Geriartr Soc.* 1997;45:220–222.

7. Maheux R, Naud F, Rioux M, et al. A randomized, double-blind, placebo-controlled study on the effect of conjugated estrogens on skin thickness. *Am J Obstet Gynecol.* 1994;170:642–649.

8. Sauerbronn AV, Fonseca AM, Bagnoli VR, et al. The effects of systemic hormonal replacement therapy on the skin of postmenopausal women. *Int J Gynaecol Obstet.* 2000;68:35–41.

9. Schmidt JB, Binder M, Demschik G, et al. Treatment of skin aging with topical estrogens. *Int J Dermatol.* 1996;35:669–674.

10. Varila E, Rantala I, Oikarinen A, et al. The effect of topical oestradiol on skin collagen of postmenopausal women. *Br J Obstet Gynaecol.* 1995;102:985–989.

11. Rizk DE, Raaschou T, Mason N, et al. Evidence of progesterone receptors in the mucosa of the urinary bladder. *Scand J Urol Nephrol.* 2001;35:305–309.

12. Copas P, Bukovsky A, Asbury B, et al. Estrogen, progesterone, and androgen receptor expression in levator ani muscle and fascia. *J Women's Health Gend Based Med.* 2001;10:785–795.

13. Dennerstein L, Dudley EC, Hopper JL, et al. A prospective population-based study of menopausal symptoms. *Obstet Gynecol.* 2000;96: 351–358.

14. Stadbert E, Mattson LA, Milsom I. The prevalence and severity of climacteric symptoms and the use of different treatment regimens in a Swedish population. *Acta Obstet Gynecol Scand.* 1997;76:442–448.

15. Molander U, Arvidsson L, Milsom I, et al. A longitudinal cohort study of elderly women with urinary tract infections. *Maturitas.* 2000;34:127–131.

16. Utian WH, Shoupe D, Bachmann G, et al. Relief of vasomotor symptoms and vaginal atrophy with lower doses of conjugated equine estrogens and medroxyprogesterone acetate. *Fertil Steril.* 2001;75: 1065–1079.

17. Notelovitz M, Funk S, Nanavati N, et al. Estradiol absorption from vaginal tablets in postmenopausal women. *Obstet Gynecol.* 2002; 99(4):556–562.

18. Miodrag A, Ekelund P, Burton R, et al. Tamoxifen and partial oestrogen agonism in postmenopausal women. *Age Ageing.* 1991;20:52–54.

19. Vardy MD, Lindsay R, Scotti RJ, et al. Short-term urogenital effects of raloxifene, tamoxifen, and estrogen. *Am J Obstet Gynecol.* 2003; 189:81–88.

20. Baird DD, Umbach DM, Landell L, et al. Dietary intervention study to assess estrogenicity of dietary soy among postmenopausal women. *J Clin Endocrinol Metab.* 1995;80:1685–1690.

21. Hendrix SL, Cochrane BB, Nygaard IE, et al. Effects of estrogen with and without progestin on urinary incontinence. *JAMA.* 2005;293(8): 935–948.

22. Brown JS, Vittinghoff E, Kanaya AM, et al. Urinary tract infections in postmenopausal women: effect of hormone therapy and risk factors. Heart and Estrogen/Progestin Replacement Study Research Group. *Obstet Gynecol.* 2001;98:1045–1052.

23. Cardozo L, Lose G, McClish D, et al. A systematic review of estrogens for recurrent urinary tract infections: third report of the Hormones and Urogenital Therapy (HUT) committee. *Int Urogynecol J Pelvic Floor Dysfunct.* 2001;12:15–20.

24. Guo SS, Zeller C, Chumlea WC, et al. Aging, body composition and lifestyle: the Fels Longitudinal Study. *Am J Clin Nutr.* 1999;70: 405–411.

25. Den Tonkelaar I, Seidell JC, van Noord PA, et al. Fat distribution in relation to age, degree of obesity, smoking habits, parity and estrogen use: a cross-sectional study in 11,825 Dutch women participating in the DOM-project. *Int J Obes.* 1990;14:753–761.

26. Reaven GM. Banting lecture 1988. Role of insulin resistance in human disease. *Diabetes.* 1988;37:1595–1607.

27 Eckel RH, Gundy SM, Zimmet PZ. The metabolic syndrome. *Lancet*. 2005;365:1415–1428.

28 Longcope C, Franz C, Morello C, et al. Steroid and gonadotropin levels in women during the peri-menopausal years. *Maturitas*. 1986; 8:189–196.

29 Orentreich N, Brind JL, Rizer RL, et al. Age changes and sex differences in serum dehydroepiandrosterone sulfate concentrations throughout adulthood. *J Clin Endocrinol Metab*. 1984;59:551–555.

30 Laughlin GA, Barrett-Connor E. Sexual dimorphism in the influence of advancing aging on adrenal hormone levels: the Rancho Bernardo study. *J Clin Endocrinol Metab*. 2000;85:3561–3568.

31 Liu CH, Laughlin GA, Fischer UG, et al. Marked attenuation of ultradian and circadian rhythms of dehydroepiandrosterone in postmenopausal women: evidence for a reduced 17,20 desmolase enzymatic activity. *J Clin Endocrinol Metab*. 1990;71:900–906.

32 Genazzani AD, Stomati M, Bernardi F, et al. Long-term low-dose dehydroepiandrosterone oral supplementation in early and late postmenopausal women modulates endocrine parameters and synthesis of neuroactive steroids. *Fertil Steril*. 2003;80:1495–1501.

33 Lasco A, Frisina N, Morabito N, et al. Metabolic effects of dehydroepiandrosterone replacement therapy in postmenopausal women. *Eur J Endocrinol*. 2001;145:457–461.

34 Hackbert L, Heiman JR. Acute dehydroepiandrosterone (DHEA) effects on sexual arousal in postmenopausal women. *J Womens Health Gend Based Med*. 2002;11:155–161.

35 Morales AJ, Nolan JJ, Nelson JC, et al. Effects of replacement dose of dehydroepiandrosterone in men and women of advancing age. *J Clin Endocrinol Metab*. 1994;78:1360–1367.

36 Labrie F, Diamond P, Cusan L, et al. Effect of 12 month dehydroepiandrosterone replacement therapy on bone, vagina, and endometrium in postmenopausal women. *J Clin Endocrinol Metab*. 1997;82:3498–3505.

37 Hirshman E, Merritt P, Wang CCL, et al. Evidence that androgenic and estrogenic metabolites contribute to the effects of dehydroepiandrosterone on cognition in postmenopausal women. *Horm Behav*. 2004;45: 144–155.

38 Degli Uberti EC, Ambrosio MR, Cella SG. Defective hypothalamic growth hormone-releasing hormone activity may contribute to declining GH with age in man. *J Clin Endocrinol Metab*. 1997;82: 2885–2888.

39 Blackman MR, Sorkin JD, Munzer T, et al. Growth hormone and sex steroid administration in healthy aged women and men: a randomized controlled trial *JAMA*. 2002;288:2282–2292.

40 Matthews KA, Abrams B, Crawford S, et al. Body mass index in mid-life women:relative influence of menopause, hormone use, and ethnicity. *Int J obes Relat Metab Disord*. 2001;25:863–873.

41 Kritz-Silverstein D, Barrett-Connor E. Long-term postmenopausal hormone use, obesity, and fat distribution in older women. *JAMA*. 1996;275:46–49.

42 Kahn HS, Tatham LM, Heath CW Jr. Contrasting factors associated with abdominal and peripheral weight gain among adult women. *Int J Obes Relat Metab Disord*. 1997;21:903–911.

43 Norman RJ, Flight IHK, Rees MCP. Oestrogen and progestogen hormone replacement therapy for peri-menopausal and post-menopausal women: weight and body fat distribution (Cochrane Review). In: The Cochrane Library, Issue 2, 2000. Oxford:Update Software.

44 Friedman JM. The function of leptin in nutrition, weight, and physiology. *Nutr Rev*. 2002;60: S1–S14.

45 Hadji P, Gorke K, Hars O, et al. The influence of hormone replacement therapy (HRT) on serum leptin concentration in postmenopausal women. *Maturitas*. 2000;37:105–111.

46 Clinical Guidelines on the Identification, Evaluation, and Treatment of Overweight and Obesity in Adults-The Evidence Report. National Institutes of Health. *Obes Res.* 1998;6 (Suppl. 2):51S–209S.

47 Pate RR, Pratt M, Blair SN, *et al.* Physical activity and public health. A recommendation from the Centers for Disease Control and Prevention and the American College of Sports Medicine. *JAMA.* 1995;273: 402–407.

48 Foster GD, Wyatt HR, Hill JO, *et al.* A randomized trial of a low-carbohydrate diet for obesity. *N Engl J Med.* 2003;348:2082–2090.

49 Dansinger ML, Gleason JA, Griffth JL, *et al.* Comparison of the Atkins, Ornish, Weight Watchers, and Zone diets for weight loss and heart disease risk reduction. *JAMA.* 2005;293:43–53.

50 Bray GA. Uses and misuses of the new pharmacotherapy of obesity. *Ann Med.* 1999;31(1) 1–3.

51 Yanovski SZ, Yanovski JA. Obesity: drug therapy. *N Engl J Med.* 2002;346:591–602.

52 Haddock CK, Poston WSC, Dill PL, *et al.* Pharmacotherapy for obesity: a quantitative analysis of four decades of published randomized clinical trials. *Int J Obes.* 2002;26:262–273.

53 Maggard MA, Shugarman LR, Suttorp M, *et al.* Meta-analysis: surgical treatment of obesity. *Ann Intern Med.* 2005;142:547–559.

54 Buchwald H, Williams SE. Bariatric surgery worldwide 2003. *Obes Surg.* 2004;14:1157–1164.

55 Buchwald H, Avidor Y, Braunwald F, *et al.* Bariatric surgery: A systematic review and meta-analysis. *JAMA.* 2004;292:1724–1737.

56 Wolff EF, Narayan D, Taylor HS. Long-term effects of hormone therapy on skin rigidity and wrinkles. *Fertil Steril.* 2005;84:285–290.

FISIOPATOLOGIA

9 Sangramento uterino anormal – avaliação, diagnóstico e tratamento

James H. Liu

Introdução

PONTO-CHAVE

A HUA é definida como sangramento uterino de incidência inesperada ou de duração ou quantidade anormais.

A hemorragia uterina anormal (HUA) é uma das queixas ginecológicas mais comuns em mulheres durante a transição menopáusica. A HUA pode ser definida como sangramento uterino de incidência inesperada ou que ocorre na hora esperada, mas com duração ou quantidade anormais. É importante lembrar que essa definição é um sintoma, não um diagnóstico. Todo ano, o sangramento menstrual excessivo é responsável por mais de 60% das histerectomias[1] e por grande número de procedimentos diagnósticos, tais como dilatação e curetagem (350.000/ano) e histeroscopia.[2]

História

A etiologia da HUA varia de acordo com a idade da paciente. Neste capítulo, contudo, são enfatizados os períodos do final da idade reprodutiva e da menopausa (ver Fig. 9.1).

Em indivíduos no final da idade reprodutiva, a HUA pode ser dividida em dois tipos principais: sangramento menstrual ovulatório e anovulatório. Pode-se diferenciar o sangramento ovulatório do anovulatório a partir de uma cuidadosa história da menarca, duração do padrão de sangramento e calendário menstrual prospectivo; o histórico de uso de contracepção ajuda a identificar as mulheres sob risco de sangramento associado à gravidez. Em algumas pacientes, o uso de

```
                        ┌─────────────────┐
                        │  Definição de   │
                        │   hemorragia    │
                        │    uterina      │
                        └────────┬────────┘
                ┌────────────────┴────────────────┐
                ▼                                 ▼
    ┌─────────────────────┐              ┌─────────────────┐
    │ Idade reprodutiva ou│              │    Menopausa    │
    │     menopausa       │              │                 │
    └─────────────────────┘              └─────────────────┘
```

Idade reprodutiva ou menopausa:
- β-hCG
- Biopsia de endométrio > 35 anos
  - (+) → Tratar ou encaminhar
  - (−) → Padrão de sangramento ovulatório / Ciclos de 25 a 35 dias / Avaliar anomalias uterinas
    - → Sono-histerografia e/ou histeroscopia e D&C
      - (+) → Correção cirúrgica
      - (−) → Irregular, padrão de sangramento oligoovulatório / Pesquisar SOPC, disfunção tireoidiana e hiperprolactinemia
        - → Tratar com a retirada periódica dos progestogênios / ACO combinado / DIU com progestogênio

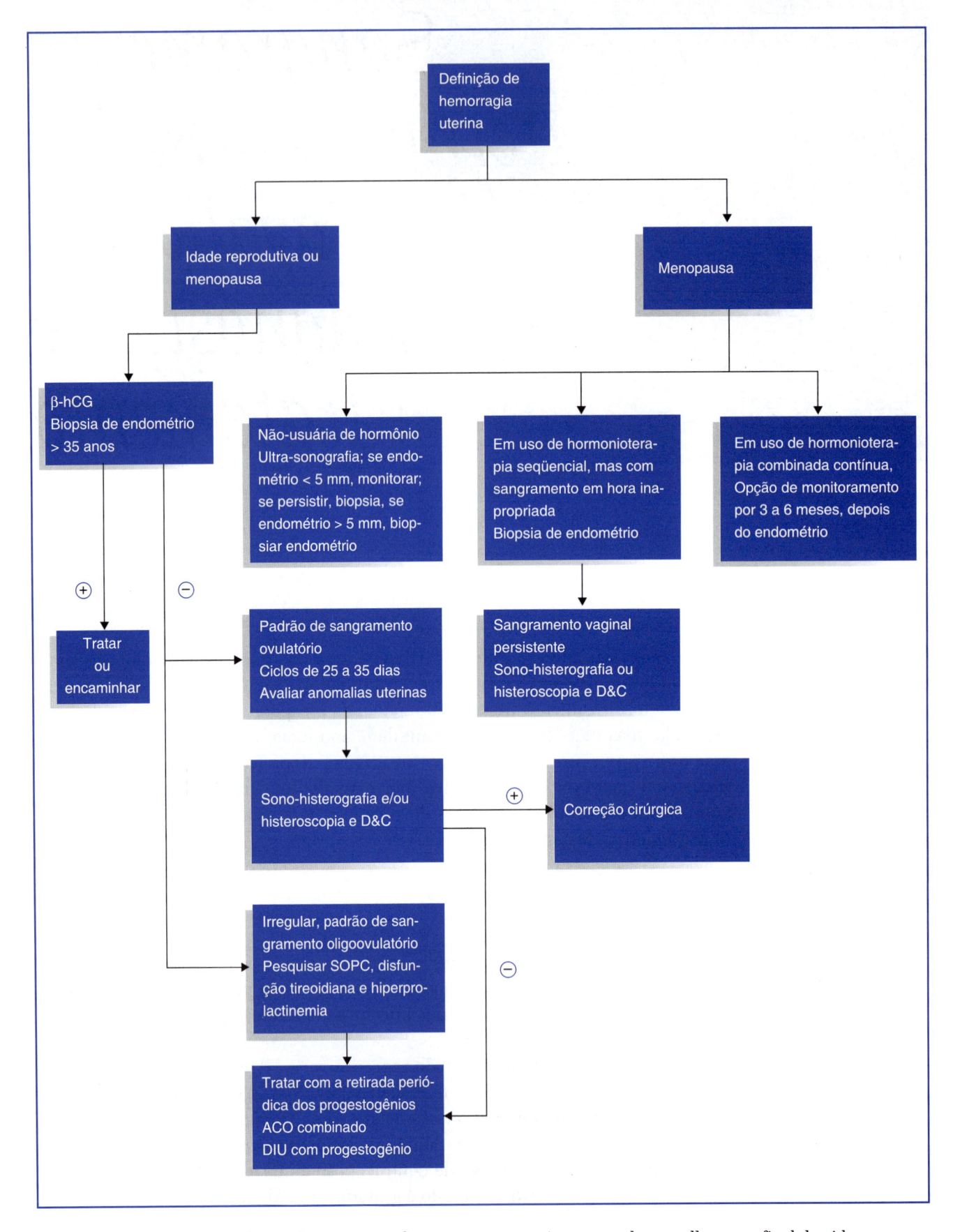

Menopausa:
- Não-usuária de hormônio / Ultra-sonografia; se endométrio < 5 mm, monitorar; se persistir, biopsia, se endométrio > 5 mm, biopsiar endométrio
- Em uso de hormonioterapia seqüencial, mas com sangramento em hora inapropriada / Biopsia de endométrio
  - → Sangramento vaginal persistente / Sono-histerografia ou histeroscopia e D&C
- Em uso de hormonioterapia combinada contínua, Opção de monitoramento por 3 a 6 meses, depois do endométrio

Fig. 9.1 Algoritmo para a avaliação do tratamento de sangramento uterino anormal em mulheres no final da vida reprodutiva, perimenopausa e menopausa. SOPC, síndrome do ovário policístico.

anticoncepcionais hormonais para induzir um fluxo menstrual regular (por suspensão hormonal) mascara os sinais de HUA; outra causa de episódios de sangramento uterino é se esquecer de tomar doses de hormônio. Uma história de sangramento excessivo no parto, epistaxe ou fluxo menstrual elevado no início da idade reprodutiva sugere coagulopatia subjacente (p. ex., doença de von Willebrand).[3]

> **PONTO-CHAVE**
>
> *O sangramento anormal pode estar associado a ciclos menstruais ovulatórios ou anovulatórios.*

Em mulheres na idade reprodutiva e ovulantes, a menstruação ocorre em intervalos de 25 a 35 dias, e o fluxo menstrual dura de 2 a 8 dias. Em um ciclo típico, a perda média de sangue costuma ser inferior a 80 mℓ; perdas acima de 80 mℓ são consideradas anormais e recebem a denominação de menorragia. É possível documentar prospectivamente o volume de sangramento menstrual utilizando escalas ilustradas padronizadas que permitem estimar quantitativamente o total de sangue perdido com base na quantidade de absorventes utilizados em um dado ciclo (Fig. 9.2).[4] Muitas mulheres que têm menorragia também apresentam anemia ferropriva com indicação de suplementação de ferro.

Em mulheres que têm ciclos menstruais irregulares, são maiores as probabilidades de sangramento uterino anovulatório ou disfuncional. Esse padrão menstrual pode ser prolongado ou de origem mais recente, surgindo, por exemplo, durante a transição perimenopáusica; também desaparecem os sintomas característicos associados à progesterona: dor nas mamas, alterações do humor e turgência pélvica. De modo geral, esse tipo de sangramento se deve a uma ruptura das relações fisiológicas normais entre hipotálamo, hipófise e ovários.

Diagnóstico diferencial e avaliação

SANGRAMENTO OVULATÓRIO

É preciso descartar, qualquer que seja o tipo de sangramento, os distúrbios relacionados com a gravidez em todas as mulheres em idade reprodutiva com HUA; para tanto, pode-se empregar um teste de gravidez urinário de alta sensibilidade ou dosar o β-hCG sérico. Nessa faixa etária, o surgimento de distúrbios de coagulação (deficiência do fator XI, doença de von Willebrand) ou disfunção plaquetária (trombocitopenia) é incomum, pois essas mulheres já teriam apresentado sangramento excessivo no parto ou em intervenções cirúrgicas anteriores. O risco de hemorragia menstrual excessiva é maior em pacientes usuárias crônicas de anticoagulantes (p. ex., para fibrilação atrial).

Em usuárias de medicamentos hormonais, como progestogênios ou pílulas anticoncepcionais de baixa dose, pode haver ruptura do endométrio devido à atrofia endometrial secundária a um efeito progestagênico prolongado. Algumas mulheres na perimenopausa em uso de hormonioterapia em baixas doses para o controle de sintomas vasomotores sofrem ovulação espontânea seguida de menstruação inesperada, pois a hormonioterapia na menopausa é ineficaz em suprimir o eixo hipotálamo-hipofisário.

> **PONTO-CHAVE**
>
> *Em mulheres com ciclos ovulatórios, o sangramento excessivo está muitas vezes associado a anomalias uterinas, tais como fibróides uterinos e pólipos endometriais.*

As principais causas de hemorragia uterina constante (menorragia) ou gotejamento intermenstrual em mulheres ovulantes são anomalias uterinas, como fibróides uterinos, pólipos endometriais e adenomiose. A ultra-sonografia transvaginal é capaz de detectar fibróides e pólipos uterinos, e o contraste transvaginal com soro fisiológico (sono-histerografia) permite melhor visualização da cavidade uterina. Esta técnica é quase 100% sensível para a detecção de fibróides submucosos (ver Cap. 10) e pólipos endometriais, sendo quase tão sensível quanto o *padrão-ouro* — a histeroscopia[5] — um método mais caro.

Diário da paciente para o registro da perda de sangue, descarga e histórico de dor

Mês: _____ Iniciais: _____ SCN: _____ Marca/capacidade do absorvente: _____
Marca/capacidade do tampão: _____

	1	2	3	4	5	6	7	8	9	10	11	12	13	14	15
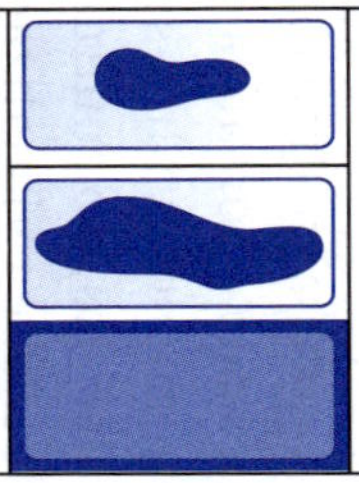 1. Absorvente															
Coágulos/ grande volume															
2. Tampão	1	2	3	4	5	6	7	8	9	10	11	12	13	14	15
Coágulos/ grande volume															
3. Descarga															
4. Avaliação de dor pré-menstrual ou menstrual															

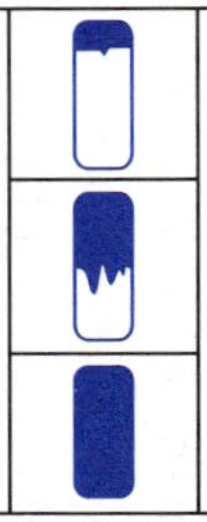

– Escala de sintomas: 0 = assintomático; 1 = leve; 2 = moderado; 3 = grave
☐ Não houve sangramento este mês

Fig. 9.2 Diário menstrual pictórico para avaliação de perda sanguínea menstrual.

Sangramento anovulatório

PONTO-CHAVE

Em mulheres com ciclos anovulatórios, o sangramento excessivo pode estar associado a distúrbios sistêmicos, tais como disfunção tireoidiana, hiperprolactinemia ou síndrome do ovário policístico.

Em mulheres com sangramento anovulatório, o quadro varia de sangramento anormal de início recente a sangramento irregular durante toda a vida. Mulheres muito magras, que se exercitam demais ou vivem sob estresse crônico podem sofrer anovulação de origem hipotalâmica, na qual ocorre um distúrbio do padrão normal de liberação da gonadotropina, com níveis normais ou normal-baixos dos hormônios foliculoestimulante (FSH) e luteinizante (LH), além de sinais de hipoestrogenismo sem fogachos. Os níveis de hormônio estimulador da tireóide (TSH) e prolactina são normais ou baixos. Outra etiologia de disfunção ovulatória com padrões de sangramento anormal associados é a disfunção tireoidiana (hipo ou hipertireoidismo).

O sangramento anovulatório também ocorre em mulheres que têm hiperprolactinemia, que pode ser causada por adenoma hipofisário, medicamentos psicotrópicos ou lesão oculta do sistema nervoso central (SNC). Pacientes que têm histórias prolongadas de sangramento menstrual irregular podem apresentar síndrome do ovário policístico; se houver obesidade, existem os riscos de síndrome metabólica ou diabetes do adulto. Em mulheres com anovulação prolongada e produção contínua de estrogênio, deve-se biopsiar o endométrio para descartar hiperplasia ou câncer endometrial.

PONTO-CHAVE

Em mulheres com sangramento uterino na pós-menopausa, o achado mais comum é atrofia de endométrio.

Em mulheres na menopausa e em uso de hormonioterapia seqüencial, um sangramento vaginal inesperado constitui indicação de biopsia de endométrio para a pesquisa de patologia endometrial, pois não há relação com sangramento por retirada de estrogênio. Mulheres na pós-menopausa em uso contínuo de estrogênio-progestogênio podem apresentar gotejamento vaginal durante os primeiros 3 a 4 meses de tratamento, cujo tratamento pode ser expectante; no entanto, se o sangramento persistir por mais de 6 meses, deve-se biopsiar o endométrio. Na maioria desses casos, o achado patológico mais comum é a atrofia de endométrio.

Em mulheres na pós-menopausa e que não usam hormonioterapia, o sangramento vaginal pode ser avaliado com a biopsia de endométrio. No entanto, se o exame pélvico for normal e o risco de câncer de endométrio da paciente for baixo, pode-se realizar uma ultra-sonografia transvaginal para medir a espessura do endométrio. Se o endométrio tiver < 5 mm, a sensibilidade para descartar câncer de endométrio (96%) e outras patologias endometriais é excelente.[6] Convém lembrar que a sensibilidade não é 100% e que um sangramento vaginal persistente requer uma abordagem diagnóstica completa.[7]

Tratamento

PONTO-CHAVE

Em muitos casos, o sangramento uterino agudo pode ser tratado com estrogênio e progestogênio em altas doses.

No sangramento vaginal agudo e intenso, a avaliação diagnóstica pode ser adiada para após o controle do sangramento e estabilização hemodinâmica da paciente. Em mulheres que têm anemia grave e instabilidade hemodinâmica, podem ser necessárias hemotransfusões. O tratamento clínico com estrogênio em altas doses seguido de progesterona para estabilizar o endométrio costuma ser eficaz em controlar, em 48 h, o sangramento endometrial. São descritos diversos esquemas medicamentosos: por exemplo, uma pílula anticoncepcional monofásica contendo 30 a 35 μg de etinil estradiol a cada 6 h até cessar o sangramento;

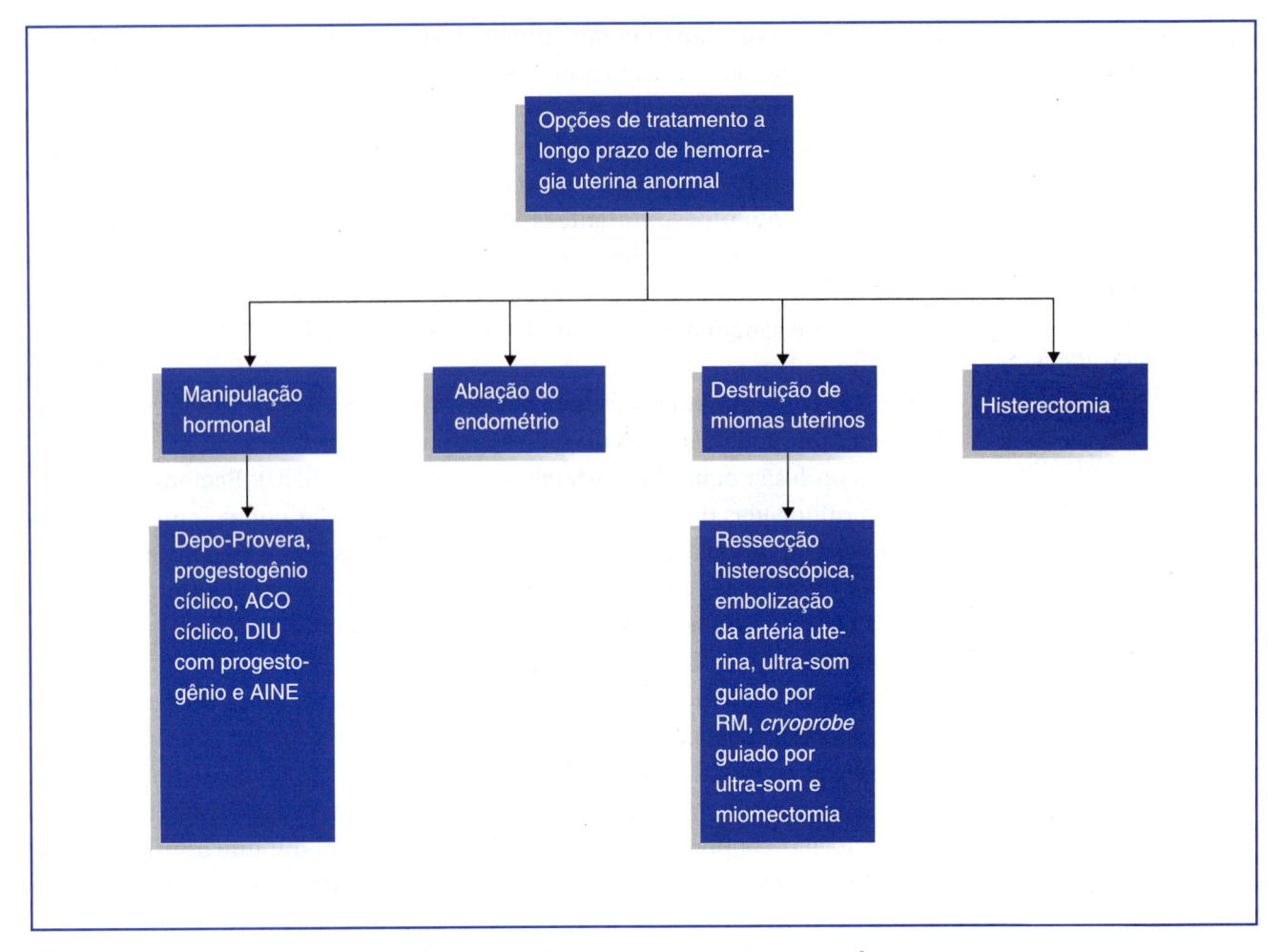

```
                    ┌─────────────────────┐
                    │ Opções de tratamento a│
                    │ longo prazo de hemorra-│
                    │ gia uterina anormal │
                    └──────────┬──────────┘
         ┌────────────┬────────┴────────┬────────────┐
┌────────┴───────┐ ┌──┴─────┐  ┌────────┴───────┐ ┌──┴──────────┐
│ Manipulação    │ │Ablação │  │ Destruição de  │ │Histerectomia│
│ hormonal       │ │ do     │  │ miomas uterinos│ │             │
│                │ │endomé- │  │                │ │             │
│                │ │trio    │  │                │ │             │
└────────┬───────┘ └────────┘  └────────┬───────┘ └─────────────┘
         │                              │
┌────────┴───────┐             ┌────────┴────────┐
│ Depo-Provera,  │             │ Ressecção       │
│ progestogênio  │             │ histeroscópica, │
│ cíclico, ACO   │             │ embolização     │
│ cíclico, DIU   │             │ da artéria ute- │
│ com progesto-  │             │ rina, ultra-som │
│ gênio e AINE   │             │ guiado por      │
│                │             │ RM, cryoprobe   │
│                │             │ guiado por      │
│                │             │ ultra-som e     │
│                │             │ miomectomia     │
└────────────────┘             └─────────────────┘
```

Fig. 9.3 Algoritmo para o tratamento a longo prazo do sangramento uterino anormal.

em seguida, diminui-se a dose para 2 comprimidos/dia durante 1 semana e depois para 1 comprimido a cada 3 semanas. Nos primeiros 3 dias após a interrupção da pílula, sobrevém um fluxo de retirada do estrogênio. Esta estratégia é eficaz para a estabilização inicial do endométrio. No entanto, mais tarde ocorre um desfolhamento do endométrio em um momento planejado, após o qual pode-se terminar a avaliação diagnóstica.

Se o tratamento clínico falhar, deve-se realizar uma dilatação e curetagem e/ou histeroscopia; se a hemorragia persistir, pode ser necessário tamponar a cavidade uterina com um cateter de Foley grande ou uma histerectomia de emergência.

O tratamento a longo prazo da HUA requer julgamento clínico e depende da etiologia subjacente (Fig. 9.3): em pacientes que têm sangramento anovulatório, é indicada a correção do defeito primário (p. ex., hipotireoidismo); em doenças crônicas (p. ex., síndrome do ovário policístico ou transição perimenopáusica), a manipulação hormonal do endométrio logra excelentes resultados. Diversas abordagens já foram usadas, tais como tratamento a longo prazo com progestogênios, noretindrona [1-2,5 mg]) ou inserção de um dispositivo intra-uterino (DIU) contendo progestogênio; outra possibilidade é o uso de progestogênio cíclico nos dias 1º a 12 (do calendário) em meses alternados. No entanto, as pacientes podem sofrer um episódio de sangramento intercalado se houver ovulação durante os meses sem tratamento. Os anticoncepcionais de baixas doses também podem ser usados e são altamente eficazes, mas a paciente não pode ter contra-indicações, como tabagismo ou hipercoagulabilidade.[8] O uso de antiinflamatórios não-esteróides no início da hemorragia uterina igualmente contribui para reduzir o volume de sangramento.[9]

No sangramento ovulatório secundário a fibróides uterinos submucosos ou pólipos endometriais, o tratamento de escolha é a ressecção histeroscópica; em algumas pacientes, outra alternativa eficaz é o uso de anticoncepcionais orais com antiinflamatórios não-esteróides. Para fibróides uterinos maiores, foram desenvolvidas diversas técnicas conservadoras que atingem e destroem seletivamente os miomas, tais como a embolização[10] da artéria uterina, ultra-som focalizado por ressonância magnética, *cryoprobe* guiado por ultra-sonografia, eletrocautério e miomectomia tradicional. É importante lembrar que esses procedimentos conservadores atingem apenas os miomas já presentes e pode haver recidiva se surgirem novos miomas vários anos mais tarde. Logo, os procedimentos conservadores são em geral mais adequados em mulheres perto da menopausa. A opção mais eficaz para o tratamento definitivo é a histerectomia.

Se não houver anomalias uterinas significativas, pode ser feita a destruição cirúrgica total do endométrio (ablação endometrial) usando-se vários dispositivos[11] (p. ex., NovaSure e ThermaChoice), que reduzem o sangramento menstrual ou induzem à amenorréia.[12] Essa abordagem traz poucas complicações.[13] As principais estão relacionadas com a perfuração uterina e ao traumatismo cervical.[14]

Resumo

A avaliação diagnóstica da HUA depende da história, biopsia de endométrio e ultra-sonografia pélvica. Na maioria dos casos, o tratamento da HUA é clínico (manipulação hormonal) ou emprega técnicas cirúrgicas conservadoras. Estima-se que apenas 1 a 2% das mulheres que têm HUA terão necessidade de histerectomia, que deve ser realizada apenas se falhar o tratamento clínico e a paciente apresentar anemia comprovada.

Quais as evidências?

- Em indivíduos com HUA anovulatória, o tratamento de primeira linha é a hormonioterapia para o controle da proliferação e desenvolvimento do endométrio. O uso de anticoncepcionais orais combinados é considerado um meio eficaz para diminuir o fluxo menstrual.[15] Em pacientes que não podem tomar estrogênio, o uso de progestogênios (p. ex., noretindrona, 1 a 2,5 mg/dia, acetato de medroxiprogesterona, 5 a 10 mg/dia, progesterona micronizada, 200 mg/dia) também pode ser eficaz em controlar a HUA. Em indivíduos com cavidade uterina normal, um DIU contendo progestogênio também é bastante eficaz e permite reduzir a perda de sangue em até 90%.[16]

- Em pacientes que têm HUA ovulatória e cavidade uterina normal, são opções eficazes os anticoncepcionais orais, isolados ou em associação com AINE, antifibrinolíticos[17] ou DIU com liberação de progestogênio.[18] Outra técnica conservadora é a destruição do endométrio, que pode ser realizada com uma série de novos dispositivos, tais como eletrocautério, líquidos quentes, crioterapia e microondas.[19] Com estas técnicas, a satisfação do paciente chega a 90%.[20] No entanto, o acompanhamento longitudinal sugere que a taxa de reoperação após ablação endometrial aumenta aos poucos, alcançando cerca de 40% em 4 anos.[21] Em pacientes com miomas submucosos ou miomas intramurais grandes, a destruição seletiva dos miomas permite reduzir o sangramento uterino (ver Cap. 10). Procedimentos conservadores, como a embolização da artéria uterina e a ultra-sonografia orientada por RM, vêm ganhando popularidade, mas ainda não há acompanhamento a longo prazo para avaliar se essas pacientes terão indicação de novos procedimentos.

Discussão de casos

Caso 1

História

Uma mulher de 46 anos (G2P2), com queixa de sangramento vaginal com gotejamento há 6 semanas. Os ciclos eram regulares com intervalos de 30 dias, mas há 1 ano os ciclos diminuíram para 22 a 25 dias. Ela também se queixa de fogachos durante a menstruação, que se tornaram mais intensos, porém não afetaram suas atividades diárias. A paciente é sexualmente ativa, e seu marido fez vasectomia, não fuma e bebe socialmente. Ao exame físico, ela tem 1,65 m e pesa 70 kg. O exame geral foi normal. Ao exame pélvico, foi observada descarga de muco marrom-avermelhado, cérvice normal para a história gestacional, útero móvel e de tamanho normal, bem como ausência de massas anexiais. Foi realizada uma biopsia de endométrio, por meio da qual foi obtida grande quantidade de tecido, cujo exame patológico revelou endométrio proliferativo em abundância com alguns pontos de endométrio secretor precoce. Não foi observada hiperplasia endometrial.

Discussão

O caso clínico apresentado anteriormente descreve uma paciente no fim da idade reprodutiva e quadro compatível com anovulação, cuja possível etiologia é a perimenopausa. Nessa fase de transição, a produção de estrogênio nos ovários continua, mas a ovulação nem sempre ocorre, gerando ciclos em que há deficiência de progesterona. Por isso, é comum haver estimulação estrogênica do endométrio (alterações proliferativas) sem efeito progestagênico acentuado (alterações secretórias). As opções de tratamento são a conduta expectante, progestogênios cíclicos ou anticoncepcionais orais de baixas doses até a menopausa. Nesse caso específico, a paciente decidiu começar anticoncepcionais orais. Antes de iniciar o tratamento, devem-se dosar os níveis de TSH e prolactina.

Discussão de casos

Caso 2

História

Uma mulher de 48 anos (P3) é atendida na emergência com sangramento vaginal intenso há 4 dias, para o qual ela vem usando absorventes junto com tampões e trocado o absorvente a cada 3 a 4 h. A menstruação da paciente sempre foi irregular e, antes desse episódio de sangramento, havia passado por

8 semanas de amenorréia. Ela não usava nenhum medicamento, era sexualmente ativa e não utilizava contraceptivos. Um teste urinário de gravidez foi negativo. Os sinais vitais eram estáveis e sem alterações ortostáticas. O índice de massa corporal (IMC) era de 31 kg/m^2, e a pressão arterial mostrava-se normal, a paciente não apresentava acne ou hirsutismo facial. O exame do abdome revelou estrias brancas e massa palpável firme na linha média logo acima da sínfise. O exame pélvico revelou um padrão androgênico de virilização, pequenos coágulos na vagina, cérvice normal e um útero de tamanho compatível com 14 semanas de gestação. Não foram encontradas massas anexiais. O hematócrito era de 28.

Discussão

Esta paciente apresenta HUA anovulatória, relacionada com o padrão menstrual pregresso e obesidade significativa e que talvez esteja sendo exacerbada pela hipertrofia do útero secundária a fibróides uterinos. Como parece hemodinamicamente estável, deve-se proceder a uma biopsia de endométrio para descartar carcinoma ou hiperplasia do endométrio. Se a biopsia causar mais sangramento, podem ser executadas novas intervenções, pois a paciente estará em um contexto ideal. Uma ultra-sonografia pélvica para avaliar anomalias uterinas também seria prudente. Ela deve ser avaliada para a síndrome do ovário policístico com dosagens de prolactina, testosterona, sulfato de desidroepiandrosterona (DHEA) e 17-OH progesterona. Se a biopsia endometrial não revelar carcinoma de endométrio, a paciente pode ser candidata à manipulação hormonal usando progestogênios cíclicos, anticoncepcionais orais de baixas doses ou um DIU contendo progestogênio. Também é importante pesquisar síndrome metabólica e diabetes com início na idade adulta, além de estimular a suplementação de ferro.

REFERÊNCIAS

1 Oehler MK, Rees MC. Menorrhagia: an update. *Acta Obstet Gynecol Scand.* 2003;82(5):405–422.

2 Ownings MF, Kozak LJ. Ambulatory and inpatient procedures in the United States, 1996. *Vital Health Stat.* 1998;13:1–127.

3 Strickland JL, Wall JW. Abnormal uterine bleeding in adolescents. *Obstet Gynecol Clin North Am.* 2003;30(2)321–335.

4 Higham JM, O'Brien PM, Shaw RW. Assessment of menstrual blood loss using a pictorial chart. *Br J Obstet Gynecol.* 1990;97(8): 734–739.

5 Farquhar C, Ekeroma A, Furness S, et al. A systematic review of transvaginal ultrasonography, sonohysterography and hysteroscopy for the investigation of abnormal uterine bleeding in premenopausal women. *Acta Obstet Gynecol Scand.* 2003;82(6):493–504.

6 Granberg S, Wikland M, Karlsson B. Endometrial thickness as measured by endovaginal ultrasonography for identifying endometrial abnormality. *Am J Obstet Gynecol.* 1991;164:47–53.

7 Persadie RJ. Ultrasonographic assessment of endometrial thickness: a review. *J Obstet Gynecol Can.* 2002;24(2):131–136.

8 Davis A, Godwin A, Lippman J, et al. Triphasic norgestimate-ethinyl estradiol for treating dysfunctional uterine bleeding. *Obstet Gynecol.* 2000;96:913–920.

9 Nonsteroidal anti-inflammatory drugs for heavy menstrual bleeding. *Cochrane Database Syst Rev.* 2000;(2):CD000400.

10 Worthington-Kirsch RL, Siskin GP. Uterine artery embolization for symptomatic myomata. *J Intensive Care Med.* 2004;19(1):13–21.

11 Cooper J, Gimpelson R, Laberge P, et al. A randomized, multicenter trial of safety and efficacy of the NovaSure system in the treatment of menorrhagia. *J Am Assoc Gynecol Laparosc.* 2002; 9(4):418–428.

12 McGurgan P, O'Donovan P. Endometrial ablation. *Curr Opin Obstet Gynecol.* 2003;15(4):327–332.

13 Overton C, Hargreaves J, Maresh M. A national survey of the complications of endometrial destruction for menstrual disorders: the MISTLETOE study. Minimally Invasive Surgical Techniques—Laser, Endothermal, or Endoresection. *Br J Obstet Gynecol.* 1997;104: 1351–1359.

14 Jansen FW, Vredegoogd CB, Van Ulzen K, *et al.* Complications of hysteroscopy: a prospective multicenter study. *Obstet Gynecol.* 2000;96:266–270.

15 Jensen JT, Speroff L. Health benefits of oral contraceptives. *Obstet Gynecol Clin North Am.* 2000;27(4):705–721.

16 Barrington JW, Arunkalaivanan AS, Abdel-Fattah M. Comparison between the levonorgestrel intrauterine system (LNG-IUS) and thermal balloon ablation in the treatment of menorrhagia. *Eur J Obstet Gynecol Reprod Biol.* 2003;108(1):72–74.

17 Bonnar J, Sheppard BL. Treatment of menorrhagia during menstruation: randomized controlled trial of ethamsylate, mefanamic acid, and tranexamic acid. *BMJ.* 1996;313:579–582.

18 Crosignani PG, Vercellini P, Mosconi P, *et al.* Levonorgestrel-releasing intrauterine device versus hysteroscopic endometrial resection in the treatment of dysfunctional uterine bleeding. *Obstet Gynecol.* 1997;90:257–263.

19 Brzozowski P, Liu JH. Four global ablation devices: efficacy, indications, and technique. *OBG Manage.* 2004;7:15–24.

20 Lethaby A, Hickey M. Endometrial destruction techniques for heavy menstrual bleeding: a Cochrane review. *Hum Reprod.* 2002;17(11): 2795–2806.

21 Aberdeen Endometrial Ablation Trials Group. A randomized trial of endometrial ablation versus hysterectomy for the treatment of dysfunctional uterine bleeding: outcome at four years. *Br J Obstet Gynecol.* 1999;106:360–366.

10 Tratamento clínico dos miomas uterinos

Karen L. Ashby

Introdução

Os liomiomas uterinos, ou miomas, são os tumores pélvicos benignos mais comuns. A incidência nas mulheres pode chegar a 35% nas mulheres brancas, atingindo até 80% nas afro-americanas.[1] Além disso, as mulheres afro-americanas tendem a ser mais jovens no momento do diagnóstico e a apresentar miomas maiores.[2] Embora liomioma ou fibróide sejam termos corretos para estes tumores pélvicos, para o propósito de tal discussão, mioma uterino é a terminologia que a maioria das pacientes e médicos utiliza.

Embora muitas mulheres com miomas uterinos sejam assintomáticas, muitas têm dor pélvica significativa, sangramento vaginal e anemia ferropriva associada. Ainda que os miomas sejam de natureza benigna, contribuem, apesar disso, para a maioria das histerectomias realizadas. Mesmo com os avanços tecnológicos, os tratamentos alternativos ainda não tiveram impacto sobre a taxa de histerectomia, a qual foi de aproximadamente 5,6/1.000 mulheres a partir de 1997.[3] Isso ocorre em grande parte porque os fatores que causam a formação e crescimento do mioma são complexos e não totalmente compreendidos. Até o momento, as terapias atuais não abordaram a etiologia, sendo direcionadas para o controle dos sintomas.

> **PONTO-CHAVE**
>
> *Os sintomas clínicos do mioma incluem a pressão pélvica, menstruações dolorosas, menstruações intensas e anemia associada.*

Biologia dos miomas

Os miomas uterinos são tumores monoclonais que se originam de uma única célula do miométrio. Com o passar do tempo, uma única célula do miométrio cresce através de expansão clonal em um tumor solitário ou mioma uterino. Postula-se que o evento incitante inicial, responsável pelo crescimento anormal, seja uma mutação somática associada a anormalidades cromossômicas ou rupturas

PONTO-CHAVE

Cada mioma origina-se do crescimento de uma única célula tumoral.

encontradas em muitas amostras de mioma. Também é concebível que a proliferação clonal precede a qualquer rearranjo citogenético.[4]

Além das diferenças genéticas e raciais, existem vários outros fatores que podem afetar o crescimento do mioma. Medicamentos, dieta, fumo e o peso corporal parecem, sem exceção, desempenhar um papel no crescimento dos miomas.

Um medicamento comum que se postulou afetar o crescimento do mioma é o contraceptivo oral. O uso disseminado de contraceptivos orais, principalmente durante os anos da adolescência, torna importante compreender a relação potencial entre os contraceptivos orais e os miomas. A utilização de contraceptivos orais em uma idade jovem (13-16 anos) foi identificada como um fator para o risco de desenvolver miomas.[5] No entanto, a presença de miomas não é uma contra-indicação para o uso de contraceptivos orais.

É difícil determinar a relação entre a dieta e a formação do mioma. As dietas ricas em carne vermelha estão associadas a um aumento na formação do mioma, embora não tenha sido provado que as modificações na dieta, quando uma mulher apresenta miomas, tragam algum benefício. Contudo, estes dados são difíceis de interpretar. No estudo feito por Chiaffarino, as pessoas registraram a freqüência da ingestão de carne, mas não a quantidade de carne vermelha consumida. Além disso, os indivíduos de controle não receberam a triagem para miomas com ultra-som, de tal modo que a incidência real de miomas no grupo de controle pode ter sido subestimada. Por conseguinte, é difícil concluir que as dietas ricas em carne vermelha contribuem para a formação de mioma. O conteúdo de esteróide na carne vermelha é um problema potencial? Desta maneira, os estudos que ligam a dieta e os miomas não examinaram esta questão. Diferentemente, acredita-se que o fumo diminua o risco relativo de formação do mioma. Não constitui surpresa que a mudança de peso ou o peso desde 18 anos também estejam associados a um risco de formação de mioma.[6-8]

PONTO-CHAVE

O crescimento do mioma depende da presença de estrogênio e progesterona no ambiente hormonal.

O ambiente hormonal ou a presença de estrogênio e progesterona, tanto endógenos quanto exógenos, são fatores fundamentais para a formação do mioma. Embora não se acredite que o estrogênio estimule diretamente o crescimento do mioma, a progesterona parece ser um fator mais importante que o estrogênio no crescimento dos miomas. A progesterona e as progestinas mostraram promover a proliferação e o crescimento do mioma uterino. Com o início da menopausa e a cessação da função ovariana, o crescimento do mioma será limitado e, em muitos casos, haverá uma diminuição no tamanho do mioma.

Tratar mulheres em perimenopausa com miomas sintomáticos proporciona um desafio único para o médico, porque, à medida que muitas mulheres se aproximam da menopausa, freqüentemente não aceitam tratamentos agressivos, como uma histerectomia. Como os miomas são hormônio-dependentes, algumas mulheres em perimenopausa com miomas experimentam uma redução nos sintomas à medida que se aproximam da menopausa. Outras mulheres podem experimentar o agravamento dos sintomas, em particular quando começam a experimentar sintomas vasomotores ou ondas de calor, além dos ciclos anovulatórios. Embora os ciclos anovulatórios tendam a provocar o sangramento irregular intenso, o sangramento intenso regular, ou menorragia, está mais comumente associado aos miomas. A história clínica isolada pode não diferenciar entre estes tipos de padrão de sangramento, não devendo ser feita a suposição de que o sangramento uterino anormal se deve estritamente às alterações *hormonais* da perimenopausa. Em geral, com a diminuição no crescimento do mioma à medida que uma mulher se aproxima da menopausa, é menos provável que a intervenção para os miomas venha a ser necessária.

Apresentação clínica

Os miomas podem ser assintomáticos ou resultar em práticas que alteram significativamente o estilo de vida. As mulheres com grandes miomas podem ter dismenorréia, pressão sobre a micção e dificuldade de defecar. De maneira surpreendente, muitos miomas grandes (maiores que o tamanho de 20 semanas) podem ser assintomáticos. Em geral, os sintomas iniciais ocorrem durante os anos reprodutivos. No entanto, não se acredita que os miomas sejam uma causa importante de infertilidade, a menos que sejam submucosos, obstruam as tubas uterinas ou façam protrusão para dentro da cavidade endometrial.[9]

O padrão de sangramento mais comum para as mulheres com miomas sintomáticos é a menorragia ou menstruação intensa que ocorre em uma base regular, com fluxo de mais de 7 dias de duração ou com mais de 80 mℓ/ciclo. Contudo, as mulheres em perimenopausa também podem experimentar ciclos anovulatórios ocasionais, os quais podem tornar o quadro clínico mais confuso. Por conseguinte, a menorragia prolongada pode resultar em anemia ferropriva. Em geral, as mulheres fornecem uma história de uso de proteção sanitária excessiva, como um absorvente e tampão simultaneamente ou trocar a proteção sanitária a cada 2 a 3 h durante os dias de fluxo menstrual mais intenso. Entretanto, o início dos sintomas pode ser muito gradual. Muitas mulheres queixam-se apenas de fadiga e má tolerância ao exercício, e não relacionam estes sintomas ao seu ciclo menstrual. Mulheres com cardiopatia podem ter o agravamento dos sintomas cardíacos, como falta de ar ou dor torácica, secundários à anemia.

Postulou-se que os miomas submucosos são responsáveis principalmente por sintomas de menorragia ou sangramento intenso. Os miomas intramurais dentro da parede do útero podem tornar-se extremamente grandes e provocar sintomas

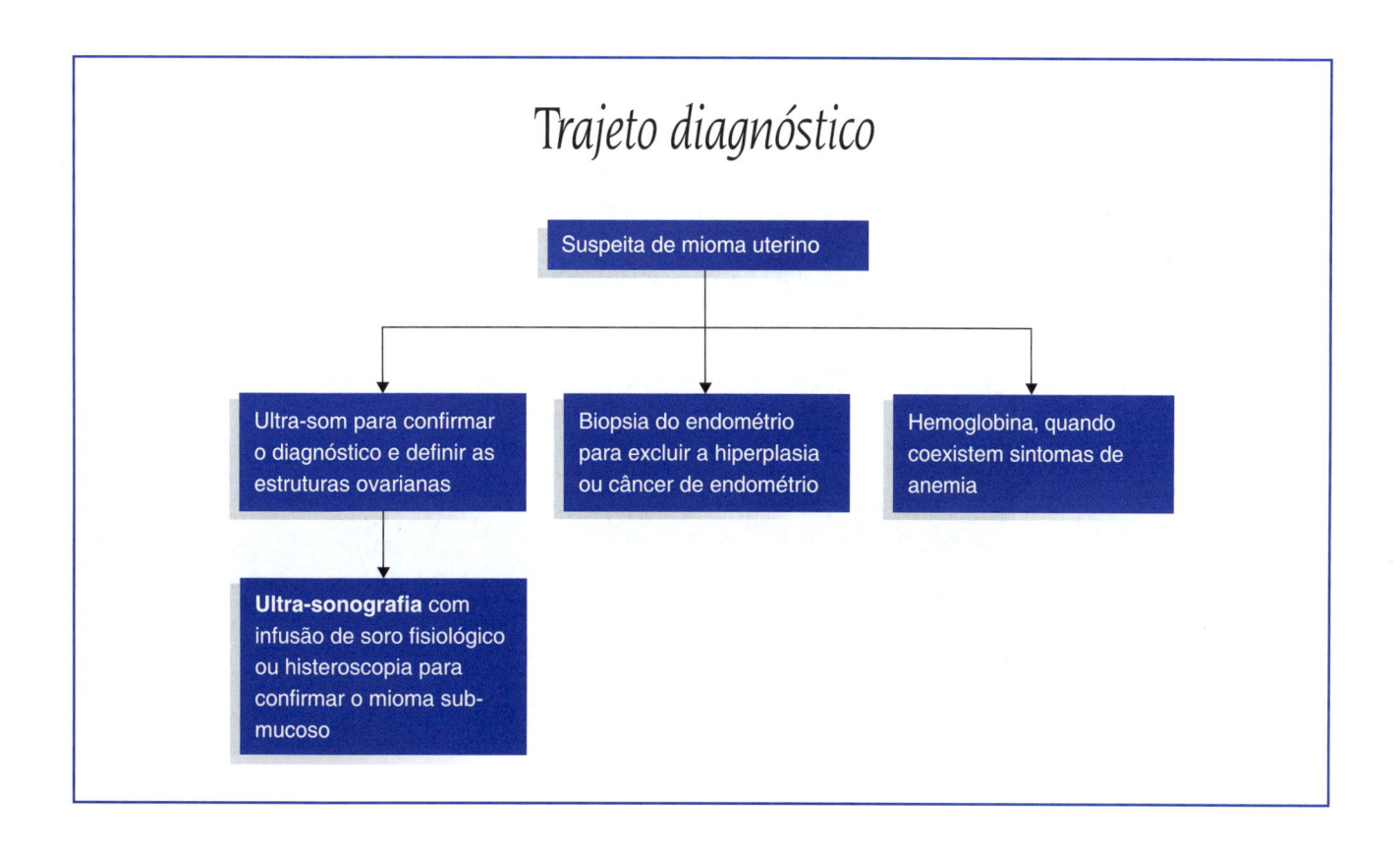

Trajeto diagnóstico

Suspeita de mioma uterino

- Ultra-som para confirmar o diagnóstico e definir as estruturas ovarianas
  - **Ultra-sonografia** com infusão de soro fisiológico ou histeroscopia para confirmar o mioma submucoso
- Biopsia do endométrio para excluir a hiperplasia ou câncer de endométrio
- Hemoglobina, quando coexistem sintomas de anemia

de pressão ou plenitude pélvica. Estas mulheres podem não experimentar sangramento menstrual intenso. Estudos recentes demonstraram que a percepção das mulheres do sangramento mais intenso correlacionou-se com o tamanho dos miomas, independente da localização.[10]

Condutas diagnósticas

A presença de miomas pode ser diagnosticada no exame físico. O diagnóstico pode ser, então, confirmado pelos ultra-sons abdominal e vaginal. Os exames ultra-sonográficos são importantes porque o exame físico pode não ser capaz de distinguir entre os miomas uterinos e o tumor ou massa ovarianos. Exames adicionais, como a ultra-sonografia com infusão salina (SIS) ou a histeroscopia em consultório, podem delinear ainda mais a localização dos miomas intracavitários (ver Fig. 10.1A e B). A história menstrual isolada não é suficientemente sensível para excluir a patologia endometrial. Por isso, uma biopsia de endométrio em consultório deve ser realizada para pesquisar outra patologia do endométrio, como a hiperplasia ou câncer de endométrio. Embora o sarcoma uterino seja raro, ainda deve ser incluído no diagnóstico diferencial. Os liomiomas de crescimento "rápido" geram preocupação particular, mas se demonstrou que a incidência total do sarcoma uterino (liomiossarcoma, sarcoma do estroma endometrial e tumor mesodérmico misto) é extremamente baixa nas pacientes operadas para o liomioma uterino (0,23%).[11]

Fig. 10.1 (A) Ultra-som transvaginal do útero sugerindo massa com formato irregular dentro do corpo do útero. (B) Ultra-som transvaginal do útero na mesma pessoa com contraste de soro fisiológico, demonstrando um mioma com formato irregular dentro da cavidade uterina. (C) Ultra-som transvaginal do útero com contraste com soro fisiológico em uma paciente com sangramento vaginal intenso, mostrando um pólipo intra-uterino.

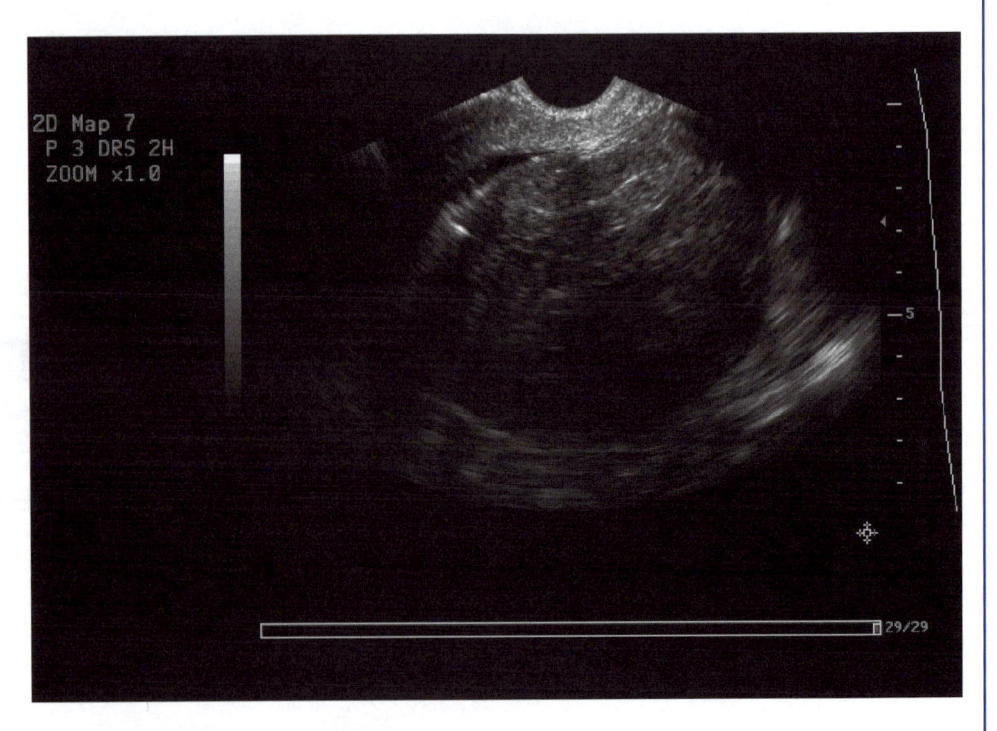

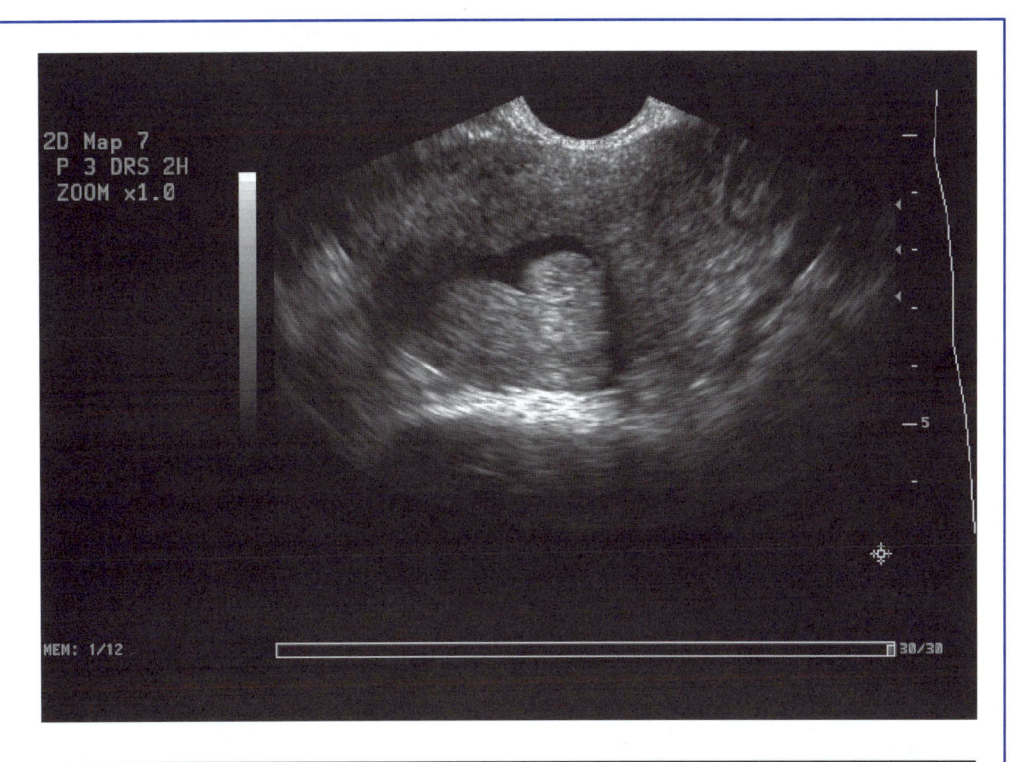

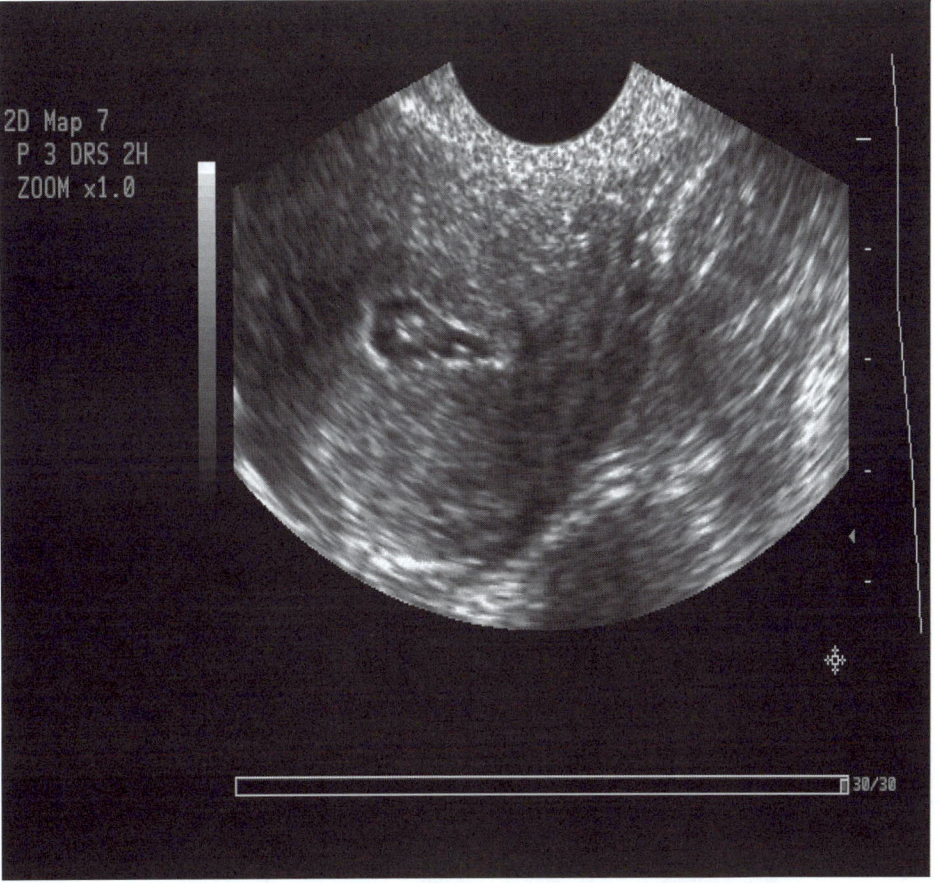

Fig. 10.1 (continuação)

PONTO-CHAVE

Os exames diagnósticos mais úteis para a avaliação dos miomas são a ultra-sonografia pélvica e a biopsia de endométrio.

A SIS é um instrumento particularmente útil na triagem das mulheres com sangramento anormal. Com freqüência, os pólipos podem ser diferenciados dos miomas submucosos (ver Fig. 10.1C). A SIS é particularmente útil quando se tenta determinar quais mulheres se beneficiariam da histeroscopia operatória.

A histeroscopia em consultório é outro instrumento que pode determinar a origem do sangramento anormal. Um pequeno histeroscópio flexível de 3 mm pode ser inserido após um bloqueio paracervical, e a cavidade endometrial pode ser diretamente visualizada no ambiente do consultório.

Tratamento cirúrgico

Tradicionalmente, o tratamento cirúrgico tem sido o sustentáculo do tratamento para os miomas uterinos. Em um momento, a histerectomia foi uma das operações mais comumente realizadas e, por vezes, foi efetuada para os miomas

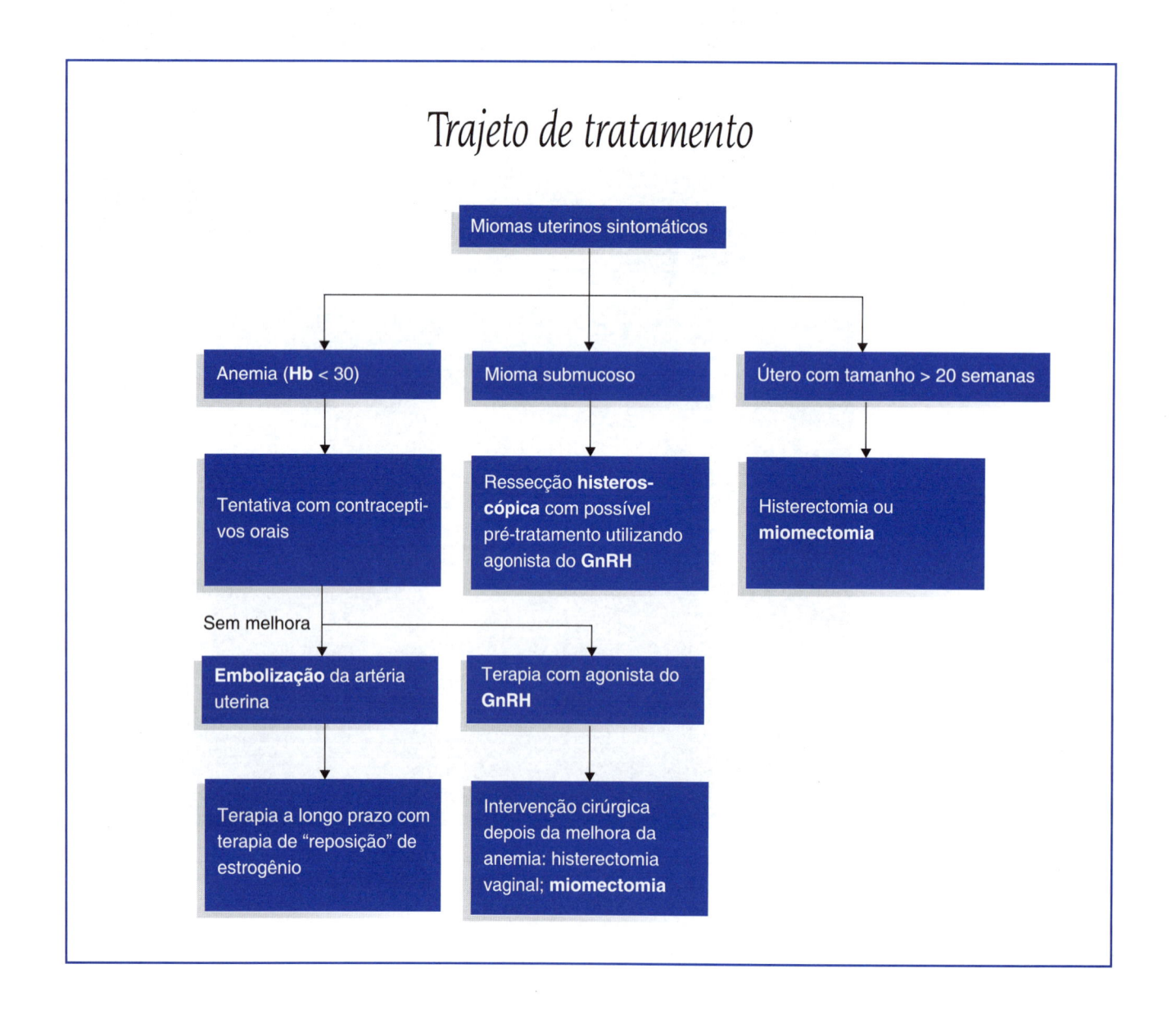

Trajeto de tratamento

Miomas uterinos sintomáticos

- Anemia (**Hb** < 30) → Tentativa com contraceptivos orais
  - Sem melhora → **Embolização** da artéria uterina → Terapia a longo prazo com terapia de "reposição" de estrogênio
- Mioma submucoso → Ressecção **histeroscópica** com possível pré-tratamento utilizando agonista do **GnRH**
  - → Terapia com agonista do **GnRH** → Intervenção cirúrgica depois da melhora da anemia: histerectomia vaginal; **miomectomia**
- Útero com tamanho > 20 semanas → Histerectomia ou **miomectomia**

Quadro 10.1 OPÇÕES DE TRATAMENTO

TRATAMENTO	VANTAGENS	DESVANTAGEM E EFEITOS COLATERAIS
Agonistas do GnRH	Induz a amenorréia Reduz o volume do mioma; melhora a anemia	Sintomas vasomotores, perda óssea > 6 meses de uso, rápido recrescimento depois da interrupção, tratamento a curto prazo
Agonistas do GnRH com terapia de "reposição"	Reduz o volume do mioma; melhora a anemia	O uso prolongado pode ser dispendioso, aprovado pelo FDA
Mifepristona	Administração oral	Uso prescrito; difícil de obter; possível risco de hiperplasia endometrial
Contraceptivos orais	Pode melhorar o sangramento	Não altera o volume do mioma uterino
Embolização da artéria uterina	Pode ser a terapia definitiva; nenhuma cirurgia	A diminuição no volume uterino é menos previsível; questões de tratamento da dor; pode não preservar a fertilidade
Histerectomia e miomectomia	Terapia definitiva	Cirurgia importante que requer a permanência hospitalar e um período de recuperação de 8 a 12 semanas
Ressecção histeroscópica	Procedimento ambulatorial	Não efetivo para os miomas intramurais
Miomectomia laparoscópica	Procedimento ambulatorial	Requer um cirurgião experiente; pode não ser prático para os miomas pequenos e múltiplos

GnRH, hormônio liberador de gonadotropina.

assintomáticos. Para as mulheres com miomas sintomáticos que desejam o tratamento definitivo, a histerectomia abdominal ou vaginal constitui uma opção razoável (ver Quadro 10.1). Cirurgiões altamente habilitados podem remover grandes miomas quer por via vaginal, quer por meios laparoscópicos, o que constitui uma alternativa à tradicional histerectomia abdominal. No geral, a histerectomia vaginal e os procedimentos laparoscópicos reduziram o tempo de recuperação pós-operatório, mas não existe economia de custo no tempo operatório ou na hospitalização (ver Quadro 10.2).

A miomectomia, que consiste na remoção cirúrgica dos miomas e na preservação do útero, é freqüentemente reservada para as mulheres jovens que desejam preservar a fertilidade. No entanto, existem mulheres em perimenopausa que, embora não interessadas na fertilidade, ainda desejam manter seu útero. Uma miomectomia pode ser realizada por vias abdominal, laparoscópica e vaginal.

Quadro 10.2 CUSTOS DO TRATAMENTO

Agonistas do GnRH	$300 a $600/mês
GnRH com terapia de "reposição"	$350 a $650/mês
Mifepristona	Barata, mas não prontamente disponível
Contraceptivos orais	$4,00 a $30,00/mês
Embolização da artéria uterina	Comparável à histerectomia ($10 a $15.000)

GnRH, hormônio liberador de gonadotropina.

PONTOS-CHAVE

A histerectomia ou a miomectomia são as duas opções cirúrgicas mais comuns para o tratamento dos miomas sintomáticos.

A miomectomia laparoscópica é, potencialmente, uma opção de tratamento para as mulheres que podem ter um ou dois miomas grandes em lugar de vários pequenos. A recuperação pós-operatória para as mulheres que se submetem a uma miomectomia abdominal é similar às tratadas com histerectomia abdominal.

Para os miomas que se localizam dentro da cavidade uterina (miomas submucosos ou pedunculados), a miomectomia histeroscópica pode ser efetuada usando um histeroscópio especializado chamado de ressectoscópio (Fig. 10.2), um instrumento capaz de raspar pequenos fragmentos do mioma, usando uma alça de corte de eletrocautério. De maneira alternativa, quando a fertilidade não é desejada e os miomas submucosos são de pequeno tamanho, a ablação do endométrio pode ser realizada utilizando *laser*, ablação térmica, ressecção e aparelhos de eletrocautério bipolares.

Como os novos miomas pequenos podem desenvolver-se durante o período reprodutivo, as mulheres que se submetem à miomectomia têm o risco de recorrência. No entanto, muitas mulheres podem não precisar de intervenção adicional. Estima-se que o risco de recidiva seja de aproximadamente 10% em 5 anos.[12] Em conseqüência disso, nas mulheres mais jovens, o risco de reoperação é mais elevado. E os pequenos miomas, ou núcleos, podem ser deixados para trás

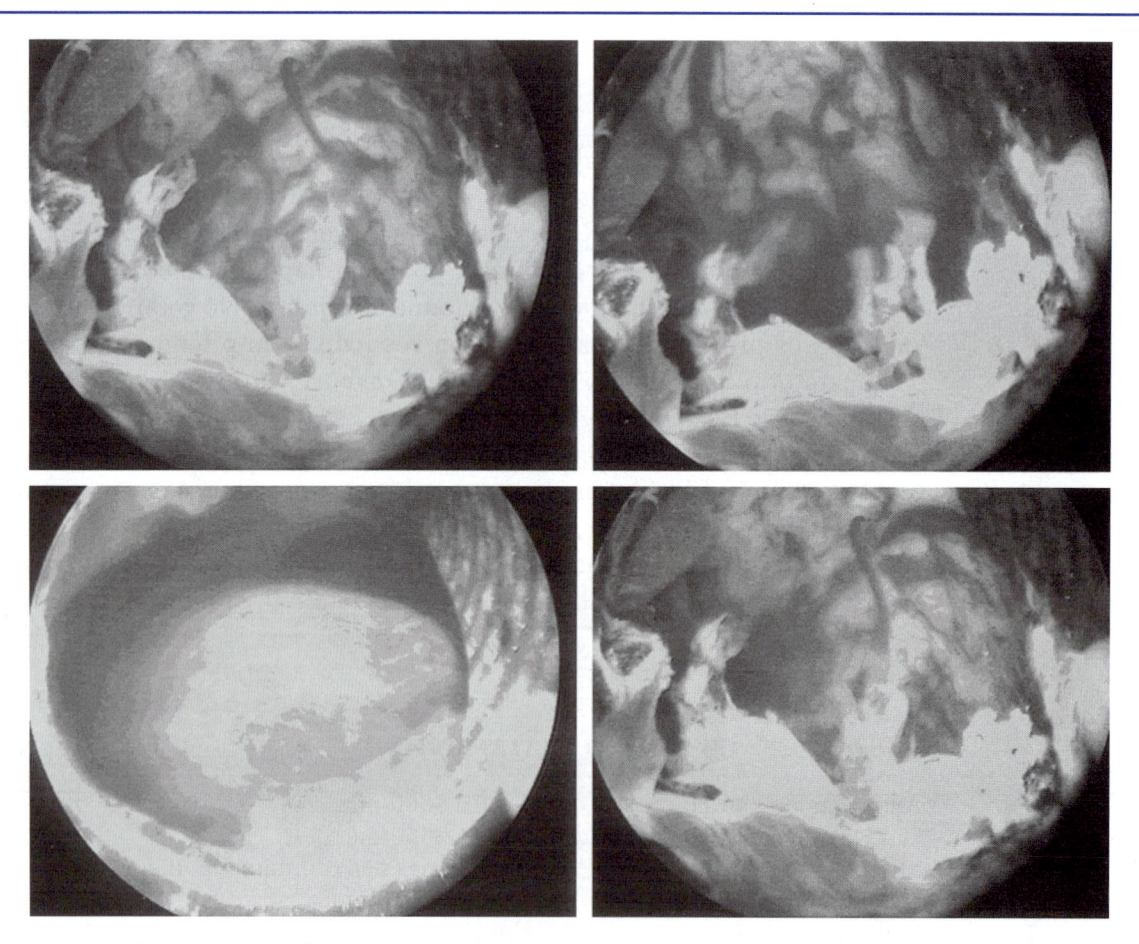

Fig. 10.2 Imagem histeroscópica de um mioma intracavitário antes da ressecção (painel à esquerda, embaixo) e após a ressecção seqüencial (os painéis restantes).

durante uma miomectomia, independente da conduta cirúrgica.[13] Quando decidirem por uma miomectomia, as mulheres deverão compreender que é improvável ficarem totalmente livres dos seus miomas depois da cirurgia, embora seus sintomas possam melhorar.

Tratamento clínico

CONTRACEPTIVOS ORAIS E AGENTES ANTIINFLAMATÓRIOS NÃO-ESTERÓIDES

Para as pacientes que se apresentam com sangramento uterino intenso em um padrão regular ou irregular, a terapia com contraceptivo oral é, com freqüência, uma primeira escolha. Os contraceptivos orais em dose baixa induzem a um revestimento endometrial mais fino e controlam o sangramento uterino imprevisível, secundário a anormalidades da ovulação comuns nos anos de perimenopausa. Os agentes antiinflamatórios não-esteróides, como o ibuprofeno, freqüentemente reduzem as dolorosas cólicas uterinas e inibem as prostaglandinas vasodilatadoras, resultando em diminuição no fluxo menstrual. Uma discussão plena desta conduta encontra-se no Cap. 9.

AGONISTAS DO GnRH

As mulheres em perimenopausa com miomas sintomáticos são excelentes candidatas à terapia com agonista do hormônio liberador da gonadotropina (GnRH) porque seus sintomas podem ser controlados por um curto intervalo, até que se estabeleça a menopausa natural. Infelizmente, são limitadas as atuais opções clínicas para diminuir o tamanho do mioma e os sintomas. Os agonistas do GnRH, ou análogos, ligam-se aos receptores do GnRH no nível da hipófise. Com a estimulação continuada do agonista do GnRH durante um período de 10 a 12 dias, ocorre uma "regulação para menor" fisiológica dos receptores. A secreção do LH e FSH diminui até níveis baixos e não mais estimula a atividade uterina. Neste ponto, pode haver um aumento nas ondas de calor e nos sintomas vasomotores. Como o crescimento dos miomas é dependente de estrogênio-progestina, criar um ambiente hipoestrogênico, ou uma *pseudomenopausa*, é benéfico à redução do volume do mioma e à diminuição do sangramento uterino. As mulheres que recebem terapia com agonista do GnRH podem beneficiar-se de diversas maneiras. Em primeiro lugar, o tratamento geralmente resulta em amenorréia, a qual pode melhorar a anemia, principalmente nas pacientes que podem estar contemplando o tratamento cirúrgico. Em segundo lugar, os agonistas do GnRH também podem reduzir o volume do mioma, que pode, por vezes, possibilitar uma histerectomia vaginal. Na maioria dos estudos clínicos, os agonistas do GnRH reduzem o tamanho do mioma em 30 a 65% em 3 meses.[14] Estender o tratamento além de 3 meses não resulta em diminuição adicional no tamanho do mioma. Os agonistas do GnRH também podem ser úteis no período pré-operatório nas pacientes que se submetem à ressecção histeroscópica, tornando a cavidade uterina mais atrófica e aumentando a visualização.

Uma desvantagem dos agonistas do GnRH é que devem ser administrados mensalmente ou a cada 3 meses por injeção depot. Além disso, o custo do medicamento é alto ($300 a $600/mês, Quadro 10.2), principalmente para as séries prolongadas. Os efeitos colaterais a curto prazo incluem os sintomas vasomotores e a ruptura do sono. A interrupção da terapia com agonista do GnRH também

PONTOS-CHAVE

A manipulação do ambiente de estrogênio e progesterona com os análogos do GnRH modifica o padrão de crescimento dos miomas e reduz temporariamente os sintomas associados a eles.

pode levar ao rápido recrescimento dos miomas até o tamanho pré-tratamento. Os efeitos colaterais a longo prazo incluem a perda óssea depois de 6 meses de uso, uma limitação para a terapia a longo prazo.

Um método para "estender" o uso dos agonistas do GnRH se faz ao utilizar a terapia *de reposição de esteróide* para reduzir os sintomas vasomotores e preservar a densidade óssea nas mulheres que precisam de tratamento a longo prazo com os agonistas do GnRH, o que envolve repor ou "adicionar novamente" pequenas doses de estrogênio e/ou progesterona na menopausa, as quais aliviarão os sintomas vasomotores, mas não estimularão o crescimento adicional do mioma. Foram estudados diversos regimes. A princípio, o acetato de medroxiprogesterona foi empregado por causa da hipótese de que o estrogênio contribuiria para o crescimento dos miomas, devendo ser evitado. No entanto, estudos clínicos demonstraram que, nas mulheres que estão recebendo terapia com agonista do GnRH, a progesterona inibiu a diminuição no volume uterino e do mioma. Diferentemente, a terapia com agonista do GnRH combinada com a terapia com estrogênio e progesterona em dose baixa diminui a reabsorção óssea e os sintomas vasomotores, não resultando este regime no aumento do crescimento do mioma.[15]

Em geral, a terapia com agonista do GnRH com terapia de reposição (estrogênio e progesterona) pode ser um tratamento dispendioso (Quadro 10.2) conforme a duração do tratamento. Nas mulheres perto da menopausa com miomas sintomáticos, esta conduta pode evitar a necessidade de intervenção cirúrgica.

Outra alternativa para a terapia de reposição de esteróide é o medicamento tibolona, ainda não aprovada para uso nos EUA. Consiste em um esteróide sintético com propriedades androgênicas, de estrogênio e progesterona. A tibolona foi estudada em mulheres pós e pré-menopausa. Em mulheres que estão sendo tratadas com terapia com agonista do GnRH com a adição de tibolona, a densidade óssea foi preservada e os sintomas vasomotores melhoraram em comparação com o agonista do GnRH isolado. A redução do agonista do GnRH no volume do mioma não foi afetada pela adição da tibolona.[16]

Os antagonistas do GnRH não foram tão extensivamente estudados quanto os agonistas do GnRH e não estão disponíveis em uma formulação de ação prolongada. Os antagonistas do GnRH possuem uma vantagem teórica em relação aos agonistas do GnRH pelo fato de que não é necessária a regulação para menor dos receptores do GnRH. Minutos após a administração do antagonista do GnRH, os níveis de LH e FSH diminuem até níveis baixos, e a produção de estrogênio pelos ovários cai acentuadamente.

MIFEPRISTONA

Como o papel estimulador da progesterona no crescimento do mioma está claro, os compostos que bloqueiam ou reduzem a progesterona devem diminuir o volume do mioma e reduzir os sintomas. A mifepristona, ou RU-486, comporta-se como um antagonista do receptor da progesterona e glicocorticóide. Sintetizada a partir do precursor da noretindrona, atualmente está aprovada pelo Food and Drug Administration (FDA) nos EUA para abortos clínicos. As doses entre 5 e 15 mg induzem uma redução significativa no volume do mioma. A resposta usual é a redução de aproximadamente 48 a 49% durante 12 semanas. Como a terapia com agonista do GnRH, as mulheres que tomam mifepristona geralmente experimentam sintomas vasomotores. As doses menores da mifepristona demonstram a mesma redução no volume que as doses mais elevadas, porém com menos efeitos colaterais vasomotores.[17] Uma preocupação com relação ao uso da mifepristona consiste em uma incidência aumentada da hiperplasia endometrial. Nestes pequenos estudos com mifepristona em dose baixa, as biopsias endometriais não foram realizadas antes do estudo, de modo que não se pôde determinar se a hiperplasia endometrial já estava presente em tais pessoas. Outra preocupação é que 8% das mulheres que tomaram mifepristona neste estudo também exibiam elevação das enzimas hepáticas. Em resumo, a segurança a longo prazo da mifepristona ainda precisa ser estabelecida, mas, por causa de seu efeito antiprogestina e da redução significativa no volume do mioma, o referido composto pode ser promissor como uma terapia a curto prazo para os miomas.

EMBOLIZAÇÃO DA ARTÉRIA UTERINA

Na pesquisa para o tratamento não-cirúrgico dos miomas, a embolização da artéria uterina (UAE) mostrou ter um novo papel. A UAE não é um procedimento novo, tendo sido utilizada, no passado, em alguns centros médicos para controlar a hemorragia pós-parto intratável. De maneira ideal, as mulheres em perimenopausa com miomas sintomáticos devem ser boas candidatas à UAE, porque a fertilidade atualmente desejada constitui uma contra-indicação. A UAE é um procedimento realizado por radiologistas intervencionistas e constitui uma alternativa para a histerectomia para as mulheres com miomas sintomáticos.[18]

A UAE é realizada sob anestesia local e sedação na sala de radiografia. Um cateter é inserido na artéria femoral, e, pela angiografia digital, a artéria uterina apropriada é identificada no lado do mioma. Partículas de polivinil são então injetadas através do cateter, o que obstrui a artéria uterina, provocando a isquemia e, mais adiante, a necrose tecidual dos liomiomas. Este processo é extremamente doloroso, sendo a analgesia epidural geralmente realizada ao mesmo tempo.

Nas mulheres com miomas muito grandes bem como sintomas de pressão e plenitude pélvica, o volume do mioma pode não diminuir o suficiente para aliviar seus sintomas. Além disso, existe uma incidência de falência ovariana prematura em até 15% das pacientes. As contra-indicações para a UAE incluem a infecção atual, alergia ao contraste e qualquer possibilidade de malignidade.

As outras complicações potenciais da UAE são a passagem de miomas submucosos, infecção, hematoma na virilha, lesão da artéria femoral e síndrome pós-embolização. Esta última caracteriza-se por febre, náuseas, vômitos e leucocitose. Em geral, o risco de complicação a curto prazo é baixo, e a morbidade de aproximadamente 5%.[19] O tratamento da dor é outro problema potencial com a UAE. A dor após a UAE geralmente é significativa e pode requerer o tratamento com hospitalização utilizando uma combinação de narcóticos intravenosos e agentes antiinflamatórios não-esteróides.

PONTOS-CHAVE

A embolização da artéria uterina deve ser realizada por radiologistas intervencionistas experientes em colaboração com anestesiologistas e ginecologistas.

Outros tratamentos não-cirúrgicos

A cirurgia com ultra-som focalizado (FUS) com ressonância magnética é outra terapia não-cirúrgica para os miomas recentemente estudada para tratar os miomas sintomáticos. Este procedimento envolve a administração de um feixe de ultra-som que fornece energia térmica para as áreas-alvo, visando induzir à necrose tecidual. Os parâmetros do tratamento são determinados pela imagem com ressonância magnética (RM) obtidas no momento do procedimento. O tempo de tratamento é de aproximadamente 2 h. As pacientes que receberam este tratamento estavam planejando, sem exceção, a histerectomia e se submeteram à cirurgia depois da FUS. A patologia documentou o efeito do tratamento, que é a necrose dos miomas. A FUS para o tratamento dos miomas uterinos não é uma solução a longo prazo comprovada para as mulheres com miomas sintomáticos, mas pode comportar promessa como opção não-cirúrgica conservadora.[20]

Tratamentos futuros

Além do bloqueio do receptor da progesterona e dos antagonistas do GnRH, o futuro da terapia dos miomas situa-se mais provavelmente no nível celular por modificar os fatores de crescimento. Determinados fatores de crescimento são mais expressos nos miomas que no miométrio normal. A inibição de tais fatores pode evitar ou diminuir o desenvolvimento do mioma. Um destes fatores de crescimento é o fator transformador do crescimento β ou (TGF-β), que se mostrou expresso em excesso nos miomas.[21]

Além disso, o fator de crescimento do fibroblasto básico (bFGF) promove a formação de novos vasos sanguíneos e pode causar o crescimento das células musculares lisas. Nos miomas, o bFGF demonstrou ser produzido e armazenado em excesso. Bloquear os receptores para esta proteína pode ser um tratamento potencial.[22]

Discussão de casos

Caso 1

Uma mulher afro-americana de 46 anos, G2P2, apresenta-se com queixa de menstruações intensas, durando até 1 semana. Ela descreve a eliminação de coágulos do tamanho de uma moeda de 25 centavos e exibe dismenorréia intensa. Seu padrão menstrual se modificou nos últimos 18 meses, com seus ciclos tornando-se cada vez mais intensos e mais irregulares. Atualmente, está usando dez tampões do tipo super por dia, além dos absorventes íntimos. Sua história clínica geral revela hipertensão, tratada com um betabloqueador. Seu único procedimento cirúrgico foi uma laqueadura tubária pós-parto há aproximadamente 6 anos.

No exame físico, é uma mulher com boa aparência, sem doença aguda. Seu exame físico geral não exibe nada digno de nota. O exame pélvico chama a atenção para um útero com formato irregular, com tamanho de 9 a 10 semanas de gestação. Após a inquirição adicional, admite ter sintomas de fadiga e de má tolerância aos esforços, o que atribui a seu fumo de um maço de cigarros por dia. O hematócrito é de 27. Um ultra-som é realizado e confirma o diagnóstico de útero com múltiplos miomas, ovários com tamanho normal e cavidade uterina irregular com uma espessura endometrial que mede 8 mm.

Discussão

Qual é o diagnóstico mais provável?

Esta paciente não apresenta grandes miomas, mas realmente exibe anemia significativa.

Quais exames diagnósticos são necessários?

A primeira etapa em sua avaliação é a de excluir qualquer patologia endometrial, como a hiperplasia ou câncer de endométrio. Isto pode ser feito com uma biopsia do endométrio em consultório. Uma vez

determinado que ela possui uma patologia benigna, pode ser valioso determinar se apresenta um mioma submucoso, o que poderia ser realizado com a SIS.

Quais são as opções de tratamento?

Caso ela realmente possua um mioma submucoso, uma ressecção histeroscópica pode consistir em boa opção de tratamento. Se não tiver alguns miomas submucosos, então uma tentativa com contraceptivos orais pode ser indicada, tendo em mente que fuma e que sua pressão arterial pode aumentar depois do início dos contraceptivos orais. De maneira alternativa, a terapia com GnRH com reposição é outro tratamento potencial, principalmente diante de sua idade. Depois de 6 meses de terapia, pode estar próxima da menopausa natural, e seus sintomas podem diminuir. O efeito do agonista de GnRH dura até 10 semanas depois da última injeção.

Caso 2

Uma mulher de 44 anos, G3P3, apresenta-se para seu exame anual. Não tem problemas clínicos, e sua única medicação é um contraceptivo oral em dose baixa. Queixa-se de pressão pélvica extrema, quando precisa esvaziar a bexiga, e de agravamento da dismenorréia. Também nota que parece estar ganhando peso em seu estômago. O exame físico geral não mostra nenhuma alteração, mas, quando da realização de seu exame abdominal, percebe-se que ela apresenta massa com tamanho aproximado de uma gestação de 18 a 22 semanas, compatível com útero aumentado. Não relata alterações em seu padrão menstrual e tem se dado bem com os contracépticos orais. Por causa de seu exame físico, é prescrito um ultra-som que confirma o diagnóstico de útero aumentado com mioma, com o tamanho de uma gestação de 20 semanas, apresentando ambos os ovários tamanho normal. Ela fez um exame de hemoglobina há 3 meses com seu médico, e tal exame se mostrava normal.

Discussão

Quais exames diagnósticos são necessários nesta paciente?

A amostra endometrial provavelmente não é tão importante nesta paciente porque ela está sob contraceptivos orais, mas deve ser realizada para excluir a malignidade. Apresenta sintomas de pressão pélvica sem sangramento significativo. Se acha que seus sintomas são suficientemente intensos, pode ser aconselhável uma opção cirúrgica.

O tratamento clínico conservador é uma opção para esta paciente?

Ela provavelmente não é uma candidata à terapia prolongada com agonista do GnRH porque pode não reduzir o volume do mioma o suficiente para melhorar seus sintomas. Ela tem apenas 44 anos, está longe da menopausa e pode requerer um curso de terapia muito longo, o que é dispendioso. A UAE constitui outra possibilidade — porém, mais uma vez, isto pode não reduzir seus miomas de maneira significativa para lhe proporcionar o alívio sintomático. Deve ser cuidadosamente aconselhada sobre o potencial de se submeter a uma cirurgia e que um procedimento cirúrgico, como uma histerectomia simples, pode propiciar o alívio de seus sintomas.

Referências

1. Marshall LM, Spiegelman D, Barbieri RL, *et al*. Variation in the incidence of uterine leiomyoma among premenopausal women by age and race. *Obstet Gynecol*. 1997;90(6):967–973.
2. Kjerulff KH, Langenberg P, Seidman JD, *et al*. Uterine leiomyomas. Racial differences in severity, symptoms and age at diagnosis. *J Reprod Med*. 1996;41(7):483–490.

3 Farquhar CM, Steiner CA. Hysterectomy rates in the United States 1990–1997. *Obstet Gynecol.* 2002;99(2):229–234.

4 Rein MS, Friedman AJ, Barbieri RL, *et al.* Cytogenetic abnormalities in uterine leiomyomata. *Obstet Gynecol.* 1991;77(6):923–926.

5 Marshall LM, Spiegelman D, Goldman MB, *et al.* A prospective study of reproductive factors and oral contraceptive use in relation to the risk of uterine leiomyomata. *Fertil Steril.* 1998;70(3):432–439.

6 Rein MS, Barbieri RL, Friedman AJ. Progesterone: a critical role in pathogenesis of uterine myomas. *Am J Obstet Gynecol.* 1995;172(1, pt. 1):14–18.

7 Chiaffarino F, Parazzini F, La Vecchia C, *et al.* Diet and uterine myomas. *Obstet Gynecol.* 1999;94(3):395–398.

8 Parazzini F, Negri E, La Vecchia C, *et al.* Uterine myomas and smoking. Results from an Italian study. *J Reprod Med.* 1996;41(5):316–320.

9 Pritts EA. Fibroids and infertility: a systematic review of the evidence. *Obstet Gynecol Surv.* 201;56(8):483–491.

10 Wegienka G, Baird DD, Hertz-Picciotto I, *et al.* Self-reported heavy bleeding associated with uterine leiomyomata. *Obstet Gynecol.* 2003;101(3):431–437.

11 Parker WH, Fu YS, Berek JS. Uterine sarcoma in patients operated on for presumed leiomyoma and rapidly growing leiomyoma. *Obstet Gynecol.* 1994;83(3):414–418.

12 Fauconnier A, Chapron C, Babaki-Fard K, *et al.* Recurrence of leiomyomata after myomectomy. *Hum Reprod Update.* 2000;6(6):595–602.

13 Rossetti A, Sizzi O, Soranna L, *et al.* Long-term results of laparoscopic myomectomy: recurrence rate in comparison with abdominal myomectomy. *Hum Reprod.* 2001;16(4):770–774.

14 Friedman AJ, Daly M, Juneau-Norcross M, *et al.* A prospective, randomized trial of gonadotrophin-releasing hormone agonist plus estrogen- progestin or progestin "add-back" regimens for women with leiomyomata uteri. *J Clin Endocrinol Metab.* 1993;76(6):1439–1445.

15 Friedman AJ, Daly M, Juneau-Norcross M, *et al.* Long-term medical therapy for leiomyomata uteri: a prospective, randomized study of leuprolide acetate depot plus either oestrogen-progestin "add-back" for 2 years. *Hum Reprod.* 1994;9(9):1618–1625.

16 Gocmen A, Kara IH, Karaca M. The effects of add-back therapy with tibolone on myoma uteri. *Clin Exp Obstet Gynecol.* 2002;29(3): 222–224

17 Eisinger SH, Meldrum S, Fiscella K, *et al.* Low-dose mifepristone for uterine leiomyomata. *Obstet Gynecol.* 2003;101(2):243–250.

18 Pinto I, chimeno P, Romo A, *et al.* Uterine fibroids: uterine artery embolization versus abdominal hysterectomy for treatment – a prospective, randomized, and controlled clinical trial. *Radiology.* 2003;226(2):425–431.

19 Spies JB, Specto A, Roth AR, *et al.* Complications after uterine artery embolization for leiomyomas. *Obstet Gynecol.* 2002;100(5, pt. 1): 873–880.

20 Steward EA, Gedroyc WM, Tempany CM, *et al.* Focused ultrasound treatment of uterine fibroid tumors: safety and feasibility of a noninvasive thermoablative technique. *Am J Obstet Gynecol.* 2003;189(1): 48–54.

21 Sozen I, Arici A. Interactions of cytokines, growth factors, and the extracellular matrix in the cellular biology of uterine leiomyomata. *Fertil Steril.* 2002;78(1):1–12.

22 Anania CA, Stewart EA, Quade BJ, *et al.* Expression of the fibroblast growth factor receptor in women with leiomyomas and abnormal uterine bleeding. *Mol Hum Reprod.*1997;3(8):685–691.

11 Avaliação e tratamento da dor pélvica

Thomas Janicki

Introdução

A dor é um fenômeno multidimensional desagradável que envolve componentes sensoriais, afetivos, motivacionais, ambientais e cognitivos. A dor durante a perimenopausa pode ser dividida em três categorias: aguda, crônica e síndromes de dor crônica. A dor aguda caracteriza-se por uma relação limitada pelo tempo com o estímulo nocivo associado à lesão tecidual, como, por exemplo, inflamação ou isquemia. A dor crônica na pelve contém elementos de lesão tecidual e de sensibilização do sistema nervoso central (SNC), que geralmente aumentam sua intensidade. A síndrome da dor crônica não reflete o grau de comprometimento tecidual. Os principais componentes da síndrome da dor crônica consistem na sensibilização dos sistemas nervosos central e periférico. Este complexo de dor pode acontecer sem qualquer lesão tecidual evidente e persistir depois da remoção ou correção da fonte de dor inicial. Os exemplos da síndrome da dor crônica englobam as síndromes de dor regional complexa e as neuropatias periféricas.[1-3] No caso da dor pélvica crônica (DPC) e da síndrome da DPC, muitas mulheres exibem múltiplos sintomas de dor que não somente se originam em seus órgãos genitais, mas também se relacionam com seus sistemas gastrintestinal (GI), urinário, musculoesquelético e nervoso. Estima-se que a DPC consuma mais de $3 bilhões do dinheiro empregado em recursos de saúde anualmente.[4,5]

DOR AGUDA

As condições de dor aguda na perimenopausa incluem a maior parte dos eventos dolorosos agudos durante toda a vida das mulheres. As condições mais comuns são mostradas no Quadro 11.1.

O tratamento dos estados de dor aguda depende da origem da dor e pode incluir a observação, intervenção cirúrgica, tratamento da infecção e tratamento efetivo da dor, englobando o uso de opióides.

Quadro 11.1 VÁRIAS ETIOLOGIAS DA DOR PÉLVICA AGUDA NA PERIMENOPAUSA

Doença inflamatória pélvica aguda
   Abscesso ou complexo tuboovariano
Endometrite
Eventos relacionados com a gravidez
   Prenhez ectópica
   Aborto espontâneo
Liomiomas degeneradores
Cisto ovariano/cisto ovariano roto
Torção anexial
Cistite
Nefrolitíase
Retenção urinária aguda
Apendicite aguda
Diverticulite
Obstrução intestinal
Prisão de ventre

DOR PÉLVICA CRÔNICA

PONTO-CHAVE

A dor crônica é a dor não relacionada com a menstruação que dura pelo menos 3 meses em mulheres com idade reprodutiva (18 a 50 anos).

A dor crônica na pelve inclui a dor não relacionada com a menstruação, diária, reincide com freqüência ou periodicamente durante pelo menos 3 meses, ocorrendo em geral em mulheres com idade reprodutiva (18 a 50 anos). Esta forma de dor é mais complexa, já que comporta elementos dos impulsos nociceptivos a partir da área ou órgão envolvido, bem como o processamento alterado da dor no SNC. Tal processamento inclui a antecipação da dor com base nas experiências prévias e sensibilização dos neurônios aferentes em determinadas regiões do SNC, levando à amplificação dos impulsos dolorosos. Ele também pode englobar o grau de hipersensibilidade visceral, em cujo caso a dor pode envolver o peritônio circunvizinho e os órgãos adjacentes.

A dor pélvica crônica (DPC) pode contribuir com 2 a 10% das consultas em consultórios ginecológicos e por 20% das laparoscopias realizadas nos EUA.[6,7] As mulheres com mais de 35 anos apresentam menor incidência de DPC (proporção de superioridade [OR] de 0,72, IC de 95%, 0,60 a 0,85).[6] Alguns dos exemplos das condições associadas à DPC são mostrados no Quadro 11.2.

O tratamento da DPC compreende o tratamento da patologia subjacente, tratamento dos fatores agravantes (menstruação, irregularidades menstruais, dieta), bem como as terapias de modificação da dor e uma conduta abrangente para restaurar ou melhorar a função da paciente. A distinção da dor decorrente de etiologia física ou mental nem sempre é valiosa. A dor pode estar associada a fatores psicológicos e ser modificada pela maneira com que o cérebro processa o estímulo da dor assim como a duração do estímulo doloroso. Uma descrição de tais condutas de tratamento encontra-se além do âmbito deste capítulo, porém é resumida no Quadro 11.3. Apenas as causas ginecológicas da DPC são discutidas em maiores detalhes.

Quadro 11.2 **CONDIÇÕES ASSOCIADAS À DOR PÉLVICA CRÔNICA NA PERIMENOPAUSA**

Ginecológicas
   Endometriose
   Aderências pélvicas
   Síndrome do resquício ovariano
   Adenomiose
   Miomas uterinos
   Cervicite e endometrite
   Relaxamento pélvico
   Posicionamento uterino errôneo
   Câncer
Musculoesqueléticas
   Alterações degenerativas das vértebras e articulações pélvicas
   Hérnias
Gastrintestinais
   Diverticulite
   Espru
   Doença intestinal inflamatória
   Câncer
   Doença intestinal funcional (*i. e.*, SII)
Sistema urinário
   Cistite intersticial
   Cálculos crônicos
Distúrbios do processamento da dor
   Hipersensibilidade visceral
   Dor neuropática
   Fibromialgia
Fatores psicológicos
   Abuso sexual
   Depressão
   Somatização
Hipocondríase

SII, síndrome do intestino irritável.

Tratamento das patologias subjacentes

ENDOMETRIOSE   Embora freqüentemente associada a mulheres mais jovens, a endometriose é uma das patologias mais comumente associadas à dor pélvica, dispareunia e dismenorréia. Esta condição também deve ser considerada na mulher em perimenopausa. Envolve a presença de endométrio ativo fora da cavidade uterina, principalmente na pelve. A teoria mais popular relacionada com sua etiologia envolve o fluxo retrógrado do sangue menstrual e de fragmentos endometriais através das tubas uterinas para dentro da pelve. A presença periódica de implantes endometriais superficiais na pelve pode ser confirmada por meios patológicos na maioria das mulheres que menstruam, mas muitas delas não desenvolvem endometriose clínica.[8] O exato mecanismo da geração de dor não foi estabelecido. As teorias incluem a resposta inflamatória, aderências, envolvimento neuronial e produção aumentada de prostaglandina localizada.[9, 10]

Quadro 11.3 **EXEMPLOS DE ABORDAGENS DE TRATAMENTO PARA AS CAUSAS NÃO GINECOLÓGICAS DA DPC**

CONDIÇÃO	ABORDAGENS SUGERIDAS
De caráter psicológico	Psicoterapia, medicamentos antidepressivos
Distúrbios produzidos pelo processo da dor	Tricíclicos, terapia cognitiva comportamental, acupuntura
Cistite intersticial	Dimetilsulfóxido intravesical, polisulfato pentosana
Musculoesquelética	Reparo cirúrgico, medicamentos antiinflamatórios

O tratamento médico inclui a manipulação hormonal e os agentes antiprostaglandina. Os progestógenos contínuos, agonistas do hormônio liberador da gonadotropina (GnRH) (com ou sem estrogênio adicional) e danazol (administração oral e, recentemente, vaginal) constituem os pilares da manipulação hormonal empregada no tratamento dos sintomas de dor. O tratamento cirúrgico inclui as cirurgias conservadora ou extirpativa, com a remoção dos implantes endometrióticos, inclusive os implantes retroperitoniais fibróticos profundos. Os agentes antiinflamatórios não-esteróides (AINE) são valiosos no controle da dor branda a moderada, enquanto os opióides devem ser utilizados com parcimônia para a exacerbação da dor. Até o momento, os estudos randomizados a curto prazo, comparando o tratamento clínico com o cirúrgico, mostraram respostas similares, embora nenhum estudo tenha abordado as estratégias a longo prazo ótimas para o controle da dor decorrente da endometriose. O uso contínuo dos opióides nos estados de dor crônica deve ser evitado em virtude do risco da dependência e desenvolvimento da tolerância seguido por perda da sua capacidade de controle da dor.

ADERÊNCIAS PÉLVICAS INCLUSIVE A SÍNDROME DO RESQUÍCIO OVARIANO

A presença de aderências intra-abdominais é freqüentemente incriminada como uma causa da DPC. Os dados não são conclusivos, pois muitas mulheres com aderências extensas podem não experimentar qualquer dor. A laparoscopia constitui o método preferido para o diagnóstico bem como para o tratamento, pois minimiza potencialmente o traumatismo cirúrgico dos órgãos intra-abdominais. A cuidadosa dissecção atraumática e hemostasia adequada constituem parte essencial desta cirurgia.

Para as mulheres que se submeteram à remoção cirúrgica dos ovários para a dor pélvica, a síndrome do resquício ovariano deve ser considerada. O diagnóstico desta patologia pode exigir a avaliação dos níveis séricos de estradiol, hormônio folículo-estimulante (FSH) e ultra-sonografia pélvica. A remoção do resquício ovariano exige competências cirúrgicas avançadas. A dissecção retroperitonial para identificar o ureter e os vasos pélvicos é uma parte essencial desta cirurgia, o que permite que o cirurgião remova seguramente todo o resquício ovariano. O tratamento não-cirúrgico da síndrome do resquício ovariano inclui a supressão hormonal usando contraceptivos orais contínuos, medroxiprogesterona oral ou intramuscular, agonistas do GnRH ou uma dose baixa de radiação no leito ovariano.

PONTO-CHAVE

Muitas mulheres com aderências pélvicas extensas podem não experimentar qualquer dor.

ADENOMIOSE

A adenomiose é uma condição causada pela presença de glândulas endometriais e estroma em uma localização profunda dentro do músculo do útero. Pode produzir cólicas uterinas intensas devido ao sangramento periódico e liberação das prostaglandinas dentro do miométrio durante o ciclo menstrual. Este diagnóstico geralmente é feito com base clínica, mas pode ser confirmado por ressonância magnética (RM) pélvica. A dor associada à adenomiose raramente é notada em adultos jovens, e sua incidência aumenta com a idade. O tratamento conservador inclui as antiprostaglandinas e a supressão hormonal empregando os contraceptivos orais contínuos, medroxiprogesterona oral ou intramuscular, danazol ou agonistas do GnRH. O danazol ou um dispositivo intra-uterino liberador da progestina podem proporcionar outra alternativa de tratamento clínico.[11, 12] As pacientes que falham no tratamento clínico podem precisar de histerectomia total ou supracervical para aliviar os sintomas.

MIOMAS UTERINOS

Em geral, os miomas uterinos são assintomáticos. Ocasionalmente, podem produzir sintomas de pressão por causa da compressão dos órgãos adjacentes (ver Cap. 10). Por vezes, a degeneração do mioma devido ao suprimento sanguíneo diminuído está associada a graus variados de desconforto ou dor. Esta condição é autolimitada, e os sintomas melhoram quando a degeneração se mostrou completa. Comumente, é suficiente o tratamento sintomático com o uso de AINE e uma série curta de opióides. Raramente, a torção de um mioma pedunculado produz sintomatologia suficiente para justificar a intervenção cirúrgica.

CERVICITE CRÔNICA E ENDOMETRITE

A cervicite crônica e endometrite produzem, ocasionalmente, a DPC e dispareunia. A presença de secreção cervical purulenta e um colo ou útero dolorosos durante o exame bimanual devem levantar a suspeita de processo infeccioso. As culturas cervicais negativas para a gonorréia e clamídia não excluem a infecção. Quando a endometrite é suspeitada, pode ser útil uma biopsia endometrial para determinar a presença de células plasmáticas. Para a endometrite, o tratamento com a doxiciclina ou eritromicina durante um mínimo de 2 semanas pode ser efetivo.

RELAXAMENTO PÉLVICO

O relaxamento pélvico aumenta em freqüência e gravidade com a idade e paridade. Diversas queixas de dores pélvica e lombar podem estar ligadas ao prolapso progressivo dos órgãos pélvicos. Existe grande variedade de opções de tratamento tanto cirúrgico quanto não-cirúrgico, mas sua discussão detalhada se mostra além do espectro deste capítulo.

MÁ POSIÇÃO UTERINA

A má posição uterina, principalmente na forma de retroflexão e retroversão intensas do útero, pode estar associada à dispareunia por impacto durante o golpeamento profundo e as dificuldades durante a defecação. Em geral, os tratamentos aceitos incluem pessários corretivos e a suspensão uterina anterior através da laparoscopia ou minilaparotomia.

MALIGNIDADE

Existe uma incidência aumentada de malignidades que afetam os órgãos genitais, intestino e trato urinário com o envelhecimento. Os sintomas dolorosos podem ser inespecíficos e confusos. A possibilidade de malignidade como uma fonte de dor sempre deve ser excluída nas pacientes que sofrem qualquer dor crônica, inclusive a dor pélvica crônica.

ALTERAÇÕES DEGENERATIVAS DAS VÉRTEBRAS E ARTICULAÇÕES PÉLVICAS

Artrite, discos vertebrais herniados, osteoporose com fraturas vertebrais e fraturas pélvicas podem ser uma fonte de dor pélvica, bem como a dor referida na pelve. Outro sinal principal é que a intensidade da dor é afetada pelo movimento. Os exames radiológicos da pelve e da coluna lombossacra, além do exame físico, são instrumentos diagnósticos úteis. O tratamento depende da localização e do tipo de lesão.

HÉRNIAS

Os planos fasciais na pelve e na parte inferior do abdome contêm várias aberturas para a hérnia potencial, tais como as hérnias inguinais tanto diretas quanto indiretas, hérnias femorais, hérnias perineais, hérnias do obturador, hérnias incisionais e outras. O diagnóstico é feito através do exame físico, e o tratamento geralmente envolve a reparação cirúrgica.

CONDIÇÕES INTESTINAIS DOLOROSAS

PONTO-CHAVE

A SII é uma das patologias comuns associadas à dor crônica e síndromes de dor pélvica crônica.

A síndrome do intestino irritável (SII) é uma das condições comumente associadas a DPC e as síndromes de dor pélvica crônica.[13] As outras condições intestinais dolorosas são a obstrução parcial recorrente do intestino delgado, diverticulite e doença intestinal inflamatória. As alterações nos hábitos intestinais ou os hábitos intestinais anormais são os sintomas que sugerem que o trato GI pode estar contribuindo para os sintomas dolorosos do paciente. Os exames de imagem dos intestinos grosso e delgado, assim como a colonoscopia são valiosos na avaliação do papel do intestino na dor pélvica. O espru celíaco é uma patologia que foi associada à DPC, e sua incidência foi grosseiramente subestimada.

A estrita cooperação com um gastrenterologista é valiosa no tratamento abrangente destas pacientes. As pacientes com prisão de ventre como a forma predominante da SII geralmente respondem a uma conduta abrangente, a qual pode incluir a modificação da dieta, laxativos osmóticos, sulfato de magnésio, antiespasmódicos, antidepressivos tricíclicos e inibidores seletivos da recaptação da serotonina (SSRI). As pacientes com diarréia como a forma predominante da SII podem ser tratadas com loperamida, colestiramina, antiespasmódicos, antidepressivos tricíclicos e SSRI. Duas novas preparações com ação focalizada nos receptores da serotonina neuronal entérica consistem no cloridrato de alosetrona e maleato de tegaserode.[14-16] Os receptores da 5-hidroxitriptamina 3 (5-HT3) são canais não-cátion-seletivos extensamente distribuídos nos neurônios entéricos no trato GI humano bem como em outras localizações periféricas e centrais. A ativação destes canais afeta a regulação da dor visceral, trânsito colônico e secreções GI. Os antagonistas seletivos do receptor da 5-HT3 inibem a ativação dos canais de cálcio não-seletivos, o que resulta na modulação do sistema nervoso entérico. O cloridrato de alosetrona é um antagonista seletivo do receptor da 5-HT3. A alosetrona é usada principalmente na forma da SII com predominância de diarréia, e seu uso é contra-indicado na forma de SII com predominância de prisão de ventre. O maleato de tegaserode pertence a uma nova classe de medicamentos chamada de agonistas do receptor da serotonina 4 (agonistas da 5-HT4). Ao ativar os receptores da 5-HT4, ele estimula o reflexo peristáltico e normaliza a motilidade prejudicada no trato GI. É usado na forma da SII com predominância de prisão de ventre.

CISTITE INTERSTICIAL

PONTO-CHAVE

A cistite intersticial é uma condição que pode ser associada à dor crônica e às síndromes de dor pélvica crônica.

As pacientes portadoras de cistite intersticial (CI) são comumente observadas no consultório do ginecologista por causa da dor pélvica e dispareunia. A cistite intersticial é uma condição inflamatória crônica da parede vesical de etiologia desconhecida, cujos sintomas consistem na urgência e freqüência urinárias, dificuldade de micção, pequeno débito urinário e dor na bexiga e/ou uretra que pode ser temporariamente aliviada pela micção. Em geral, as culturas de urina são negativas. Com freqüência, o exame pélvico é significativo para a dor na região da bexiga e uretra. A cistoscopia e hidrodistensão sob anestesia geral revelam petéquias ou glomerulações na parede vesical. Na minoria das pacientes, a cistoscopia revela a presença das úlceras de Hunner.

Não existe tratamento efetivo padronizado para a cistite intersticial.[17, 18] A consulta com um urologista no diagnóstico e tratamento é valiosa. O tratamento é prolongado e inclui a modificação na dieta, anti-histamínicos, agentes antiinflamatórios, pentosana sódica polissulfatada e anticolinérgicos. O tratamento adicional com administração intravesical de dimetil-sulfóxido (DMSO), a hidrodistensão da bexiga sob anestesia geral e os estimuladores nervosos sacrais implantáveis são empregados nos casos resistentes. Recentes relatos indicam o alívio da dor e urgência nos pacientes que falharam com o tratamento habitual da CI e foram posteriormente tratados com gabapentina.[19]

DOR NEUROPÁTICA

O processo do trabalho de parto e do parto vaginal é comumente associado à lesão do nervo pudendo. Freqüentemente, as pacientes sofrem dor enquanto sentadas ou deambulando, a qual é aliviada ao deitar ou sentar em um assento de vaso sanitário. A lesão dos nervos ilioipogástrico e genitofemoral pode estar associada à incisão de Pfannenstiel, uso de retratores ou cicatrização pós-operatória. A dor comumente se localiza na área inguinal e nas porções superiores anterior e medial da coxa. A dor similar pode acontecer depois da lesão do nervo ilioinguinal associada à uretropexia retropúbica. Outros nervos que podem produzir anormalidades sensoriais na pelve são os nervos obturador, cutâneo femoral lateral e femoral. A lesão nervosa é comumente seguida por centralização dos sintomas dentro do SNC. Quando a centralização aconteceu, a neurólise geralmente tem valor limitado devido à recorrência da dor central após o procedimento. Em geral, o tratamento inclui os medicamentos analgésicos em uma base tempo-contingente, bloqueios nervosos terapêuticos e ablação nervosa por radiofreqüência (RF), gabapentina, antidepressivos tricíclicos e fisioterapia.

DISTÚRBIOS DO PROCESSAMENTO DA DOR

Há uma enorme sobreposição entre os distúrbios do processamento da dor, incluindo a fibromialgia, síndrome da fadiga crônica, depressão e somatização. A incidência global da fibromialgia é de 2 a 8%, dos quais 80% são compostos por mulheres.[20] Os critérios para a fibromialgia, de acordo com o American College of Rheumatology em 1990, consistem na dor que envolve os quatro quadrantes do corpo, incluindo o esqueleto axial, dor em 11 dos 18 locais especificados e ampliação inadequada da dor.[21] Estes distúrbios devem fazer parte do diagnóstico diferencial da dor crônica e das síndromes de dor pélvica crônica.

Síndrome da dor pélvica crônica — Síndrome da dor visceral complexa

A síndrome da dor pélvica crônica (DPC) é uma das patologias mais desafiadoras confrontadas pelos médicos. As características comuns dos indivíduos que sofrem desta patologia são (1) a duração da dor superior a 6 meses, (2) o comprometimento significativo das atividades diárias, (3) o alívio incompleto da dor com os tratamentos convencionais, (4) a dor desproporcional à patologia, (5) os sinais de depressão e (6) a presença de disfunção familiar. Muitas vezes, a paciente tem história de múltiplas cirurgias e remoção gradual dos órgãos pélvicos sem a melhora dos sintomas da dor. Esta síndrome também inclui as pacientes que se submeteram a múltiplas laparoscopias com achados negativos ou mínimos. Em geral, a dor é agravada pelo estresse, atividade física, relação sexual e menstruação.

Uma modalidade diagnóstica é o uso da laparoscopia sob sedação consciente para mapear a localização da dor dentro da pelve.[22] Enquanto realizamos o mapeamento da dor, podemos reproduzir a dor intensa ao tocar a maior parte das áreas com aparência normal na pelve indicando a alodinia, hiperalgesia e hipersensibilidade visceral. Na síndrome da dor crônica, perde-se a relação entre a fonte inicial de dor e a própria dor. A dor persiste ainda que a origem inicial da dor tenha sido removida. Teoricamente, nestas pacientes existe uma impressão da dor dentro dos sistemas nervosos central, periférico e autônomo. Tais pacientes com a síndrome da dor crônica requerem uma conduta terapêutica abrangente.

Tratamento da dor pélvica crônica

TERAPIA CLÍNICA COMPLEMENTAR PARA A DOR PÉLVICA CRÔNICA E SÍNDROMES DE DOR PÉLVICA CRÔNICA

Conforme declarado anteriormente, a dor crônica possui componentes que vão além da etiologia inicial e da lesão tecidual. Atualmente, não existe nenhum medicamento analgésico totalmente satisfatório para controlar a dor crônica de origem não-maligna. A meta no tratamento de pacientes com DPC é diferente do objetivo para as pacientes com câncer em estágio terminal. Com a DPC, a meta consiste em melhorar a função da paciente e tornar a dor a mínima possível, o que requer uma conduta multidisciplinar abrangente, disponível nas clínicas de dor, onde há acesso a psicólogos, fisioterapeutas e anestesiologistas (Quadro 11.4).

Quadro 11.4 **MODALIDADES DE TRATAMENTO DA DOR PÉLVICA CRÔNICA**

Manipulação hormonal
Fármacos que modificam a percepção da dor
Psicoterapia
Terapia física

Avaliação e tratamento da dor pélvica

MANIPULAÇÃO HORMONAL

Existe uma diferença significativa nos padrões de dor pélvica nas mulheres antes e depois da menopausa. Postulou-se que o estrogênio é um sensibilizador da dor, e muitas técnicas de manipulação hormonal envolvem a diminuição dos níveis de estrogênio ou o bloqueio dos receptores do estrogênio. Recentes experimentos em animais mostraram que, em ratos do sexo feminino, a hipersensibilidade visceral induzida pelo estresse é estrogênio-dependente e envolve os receptores da taquicinina NK1.[23]

PÍLULAS CONTRACEPTIVAS, PROGESTÓGENOS As pílulas contraceptivas são bastante efetivas no tratamento da dismenorréia em mulheres que ovulam. As cólicas menstruais estão associadas à liberação das prostaglandinas (principalmente a prostaglandina $F_{2\alpha}$) a partir da clivagem do endométrio secretor. O nível das prostaglandinas no endométrio aumenta em 300% na fase lútea em comparação com a fase folicular inicial. As pílulas contraceptivas induzem à atrofia do endométrio decidualizado, diminuindo, assim, a produção total de prostaglandina. De modo similar, o uso contínuo de progestógenos também induz à decidualização e atrofia do endométrio no útero bem como em algumas localizações ectópicas.

ANÁLOGOS DO GNRH Os agonistas do GnRH (*i. e.*, acetato de leuprolida) produzem pseudomenopausa, incluindo uma queda significativa nos níveis de estrogênio. Estes análogos reduzem o hormônio luteinizante (LH) e a produção de FSH através da regulação para menor dos receptores hipofisários de GnRH, levando a uma supressão do crescimento folicular ovariano e redução nos níveis de estradiol, que ficam na faixa da menopausa. O mecanismo exato de alívio da dor é desconhecido, sendo, porém, possível que a diminuição na sensibilidade dos nociceptores viscerais, em lugar da supressão do crescimento do endométrio ectópico, constitua um modo de ação primário.

DANAZOL É um derivado etinil da testosterona que pode se ligar aos receptores do androgênio. Foi o primeiro medicamento eficaz utilizado para tratar os sintomas relacionados com a endometriose. Induz a amenorréia, associada a um ambiente rico em androgênio-pobre em estrogênio que não suporta o crescimento da endometriose. Múltiplos efeitos colaterais limitaram sua utilização na última década, tais como as cãibras musculares, diminuição no tamanho da mama, pele oleosa e hirsutismo. Estudos recentes demonstraram a eficácia do danazol administrado por via vaginal no tratamento da dor associada à endometriose sem a amenorréia ou efeitos colaterais androgênicos problemáticos.[24] O mecanismo de ação do danazol vaginal parece estar relacionado com sua atividade localizada na pelve. Além disso, estudos *in vitro* de culturas endometriais indicam que o danazol provoca a morte celular dose-dependente.[25]

MEDICAMENTOS QUE MODIFICAM A PERCEPÇÃO DA DOR

É possível que pacientes com DPC experimentem mais de um tipo de dor. Este conceito pode explicar por que a dor crônica geralmente requer o uso de mais de um medicamento para produzir o alívio dos sintomas. Atualmente, não existem medicamentos analgésicos totalmente satisfatórios para controlar a dor crônica de origem não-maligna.

MEDICAMENTOS ANTIINFLAMATÓRIOS Existem várias classes de medicamentos que exibem atividade antiinflamatória ou inibem a síntese da prostaglandina.

O *acetaminofeno* bloqueia a síntese da prostaglandina no SNC, porém não possui efeito antiinflamatório periférico. Apresenta efeitos analgésicos e antitérmicos (ambos modulados centralmente). O uso prolongado pode estar associado às lesões hepática e renal.

Os *salicilatos* (i. e., ácido acetilsalicílico) apresentam ampla atividade antiprostaglandina central e periférica com inibição irreversível das enzimas ciclooxigenase 1 (COX-1) e ciclooxigenase 2 (COX-2), responsáveis pela síntese da prostaglandina. O uso prolongado pode estar associado ao risco aumentado de gastrite, úlceras gástricas e sangramento GI.

AINE: os subgrupos selecionados são amplamente utilizados no tratamento da dor visceral.

Ácidos propiônicos: o ibuprofeno e naproxeno inibem a síntese da prostaglandina em níveis central e periférico, principalmente pela interação com a COX-1 e COX-2. As propriedades analgésicas são atingidas em níveis muito menores que a atividade antiinflamatória, que ocorre em 3.200 mg/dia para o ibuprofeno e 1.000 mg/dia para o naproxeno. O uso prolongado é associado a efeitos colaterais similares, como o ácido acetilsalicílico.

Ácidos antranílicos: o meclofenamato possui uma ação dual, inibindo a síntese da prostaglandina e ligando-se competitivamente aos receptores da prostaglandina. O uso por longo prazo é associado a efeitos colaterais similares aos do ácido acetilsalicílico.

Inibidores da COX: o celecoxibe, rofecoxibe e valdecoxibe bloqueiam seletivamente a enzima COX-2. Grande parte dos efeitos colaterais associados a medicamentos semelhantes ao ácido acetilsalicílico deve-se ao bloqueio do receptor COX-1. Mais recentemente, os inibidores seletivos da COX-2 foram associados ao risco aumentado de acidente vascular encefálico e de infarto do miocárdio nos indivíduos de alto risco.

ANTIDEPRESSIVOS São empregados no tratamento da dor crônica para alterar a percepção da dor através da inibição da recaptação do neurotransmissor sináptico. Os mais comumente utilizados são os antidepressivos tricíclicos.

Antidepressivos tricíclicos: a amitriptilina e desipramina ajudam os pacientes a dormir, reduzem a ansiedade e depressão, e podem elevar o limiar de dor, mas o mecanismo exato para aumentar este limiar é desconhecido. Devemos avaliar seu uso por um mínimo de 1 mês, começando em uma dose baixa de 25 mg à noite.

Inibidores da recaptação da serotonina bem como da serotonina e norepinefrina mista: sertralina, fluoxetina, paroxetina e venlafaxina parecem ser menos efetivas e inconsistentes em seus efeitos sobre a dor pélvica em comparação com os antigos antidepressivos tricíclicos. Em um pequeno estudo controlado por placebo em mulheres com DPC, o SSRI sertralina não foi efetivo.[26] A administração concomitante de SSRI com os antidepressivos mistos mais modernos (p. ex., venlafaxina) pode levar à síndrome da serotonina, manifestação potencialmente fatal do excesso de serotonina.

Ansiolíticos: diazepam, lorazepam, flurazepam e clordiazepóxido, embora bastante úteis no tratamento da dor aguda, são contra-indicados na dor crônica, porque podem reduzir a atividade benéfica das aminas biogênicas.

Opióides: são extremamente úteis no tratamento da dor aguda ou da dor associada à malignidade. O uso de opióides na dor crônica é menos desejável por causa do fenômeno da tolerância. O uso ocasional para a exacerbação da dor deve ser considerado em uma base individual.

ANTICONVULSIVANTES Foram usados principalmente no tratamento da dor neuropática, neuralgia pós-herpética, dores fasciais atípicas e distrofia simpática reflexa. Não existem dados que abordem sua eficácia no tratamento da DPC, porém os relatos esporádicos são estimulantes.

O *clonazepam* é empregado principalmente na forma de uma placa cutânea aplicada no local de um ponto de deflagração.

A *gabapentina* foi utilizada com sucesso no tratamento da dor crônica. Aumenta o ácido gamaaminobutírico (GABA), um neurotransmissor inibitório, e eleva o limiar para a transmissão sináptica dos impulsos. Nos pacientes com DPC que sofrem de hipersensibilidade visceral, teoricamente diminui a transmissão dos impulsos menores. Para reduzir os efeitos colaterais, devemos iniciar a gabapentina em dose baixa (tão baixa quanto 100 mg/dia), aumentando gradualmente, até alcançar o efeito desejado.

O *topiramato*, ou *levetiracetam*, também pode ser usado nos pacientes que não respondem à gabapentina.

PSICOTERAPIA

No momento em que a dor pélvica se torna uma condição crônica, o processamento central da dor, envolvendo emoções e a cognição, transforma-se em uma das partes mais importantes da percepção da dor. Quase toda paciente com dor crônica declara que a dor piora durante os períodos de estresse aumentado. Ao mesmo tempo, a dor constante produz estresse aumentado ao afetar a psique, a função diária e as relações interpessoais. As pacientes que vão dormir com dor acordam com dor e sofrem de dor a cada momento do dia freqüentemente carecem de capacidade de enfrentamento para lidar com esta carga contínua. Estas pacientes precisam de ajuda treinada para desenvolver novas competências de enfrentamento.

A psicoterapia por um terapeuta treinado, independente de qualquer uso de medicamentos psicoativos, é a maneira mais efetiva para desenvolver novas competências de enfrentamento para lidar com a dor crônica e suas exacerbações.

FISIOTERAPIA

A avaliação e o tratamento por um fisioterapeuta são uma parte essencial do tratamento de pacientes com DPC. As pacientes com dor crônica caminham, sentam e dormem de maneira diferente das pacientes sem dor. Estas atividades criam fontes adicionais de dor, instabilidade esquelética e contrações musculares dolorosas. Um fisioterapeuta com experiência no tratamento da DPC é uma parte essencial da equipe que trata as pacientes que sofrem de dor pélvica crônica.

TÉCNICAS DE NEUROMODULAÇÃO

Muitas pacientes com DPC não alcançam alívio suficiente após as terapias cirúrgica, clínica, de saúde mental e fisioterapia. Para estas pacientes, há disponibilidade de múltiplas técnicas de neuromodulação invasivas e não-invasivas, tais como os estimuladores nervosos transcutâneos, bloqueios nervosos diagnósticos

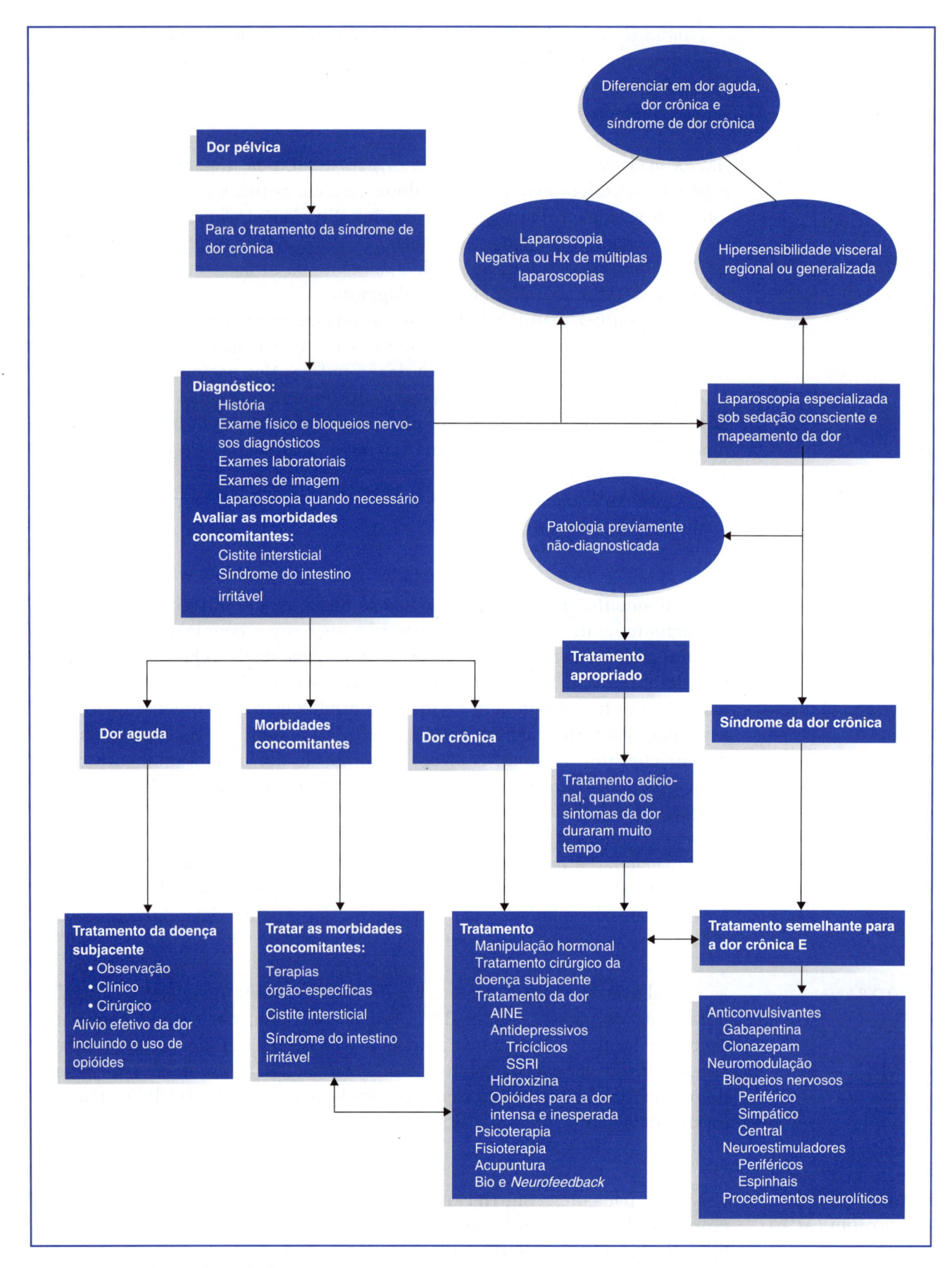

Fig. 11.1 Dor pélvica. Plano de diagnóstico e tratamento geral.

e terapêuticos, ablação nervosa por radiofreqüência ou crioablação, e dispositivos implantáveis de estimulação nervosa periférica e da medula espinhal.

Questões-chave

É importante abordar o tratamento da dor pélvica de maneira sistemática. A Fig. 11.1 delineia um plano diagnóstico e de tratamento geral que pode ser aplicado à maioria das pacientes que sofrem de dor pélvica. Os casos a seguir propiciam exemplos de avaliação e tratamento em diferentes situações clínicas.

Discussão de casos

CASO 1

A. K., uma mulher de 45 anos, gesta 2 para 2. Ela foi ao consultório de seu ginecologista por causa da dor aguda e intensa no quadrante inferior direito, que se iniciou na manhã de sua consulta. Seus períodos eram regulares e geralmente indolores; seu último período menstrual ocorreu 3 semanas antes da consulta. Tem sido sexualmente ativa e não experimentou qualquer dispareunia desde sua cirurgia laparoscópica para a endometriose há 6 meses. Durante os 2 últimos meses, percebeu uma dor aguda ocasional no quadrante inferior direito, durante alguns segundos a alguns minutos. A dor teve intensidade suficiente a ponto de, ocasionalmente, fazer com que ela "se curvasse". Acreditava que eram "gases". Sua história clínica pregressa era significativa para a ressecção laparoscópica da endometriose nos ligamentos uterossacrais e uma ligação tubária pós-parto. O exame físico revelou uma mulher ligeiramente acima do peso em sofrimento moderado que deitava sobre a mesa em posição fetal. Seu pulso era de 90, e sua pressão arterial de 150/90. O abdome não estava distendido, e os sons intestinais eram normais. Ela exibia defesa significativa no abdome inferior, principalmente à direita, mas sem sinais peritoniais. O exame pélvico revelava dor ao movimento cervical moderado e massa anexial direita, com 7 a 8 cm, extremamente dolorosa. O ultra-som pélvico mostrou massa anexial sólida/cística complexa e quantidade moderada de líquido livre no fundo-de-saco. Para avaliar adicionalmente a massa anexial, foi realizado o ultra-som com Doppler de fluxo colorido, o qual revelou um quadro compatível com torção do ovário. A intervenção cirúrgica adequada é o tratamento apropriado nesta paciente. Em geral, não existe necessidade de terapia clínica a longo prazo.

CASO 2

L. W., é uma mulher de 44 anos, gesta 2 para 2 e se queixa de agravamento da dor no quadrante inferior direito nos últimos 2 anos. Sua dor é agravada pela atividade física, micção e esforço durante a defecação. Tem história pregressa significativa para duas cesarianas transversais baixas não-complicadas e uma histerectomia abdominal para o sangramento uterino na metade de sua quarta década. Um ano atrás, foi submetida à laparoscopia por causa da dor no quadrante inferior direito. Os achados laparoscópicos incluíram aderências omentais abdominais anteriores e aderências do intestino delgado na cúpula vaginal. Não houve evidência de endometriose, e ambos os ovários pareciam normais bem como livres de aderências. A lise das aderências bem-sucedida foi realizada por meios laparoscópicos, mas, durante sua consulta pós-operatória com 4 semanas, a paciente declarou que sua dor no quadrante inferior direito permanecia inalterada. Recebeu ibuprofeno e acetaminofeno/oxicodona para o controle da dor, mas raramente os utilizava, porque não eram efetivos.

Os achados importantes durante o exame físico incluíram os sinais vitais, nenhuma dor à palpação da coluna vertebral, ângulos costovertebrais ou articulações sacroilíacas. Os sons intestinais estavam presentes e normais. O exame da parte superior do abdome foi normal para a palpação superficial e profunda; a parte inferior do abdome e a área suprapúbica mostravam-se bastante dolorosas à palpação profunda. O quadrante inferior direito era a área mais dolorosa com alguma defesa voluntária. Para avaliar ainda mais a origem da dor e separar o conteúdo intra-abdominal da parede abdominal, a paciente foi solicitada a elevar e manter as duas pernas 5 cm acima da mesa. A palpação da parte inferior do abdome foi repetida e produziu dor extrema no quadrante inferior direito com sua intensidade máxima sobre a face lateral direita de sua cicatriz da laparotomia transversal. Após o exame do abdome, um exame pélvico com um dedo foi realizado e não produziu qualquer dor; o exame bimanual produziu dor no quadrante inferior direito, mas não existiam massas pélvicas palpáveis. Foi feito um diagnóstico provisório de que estes achados representavam a neuralgia ilioipogástrica pós-cirúrgica com o ponto de deflagração na cicatriz abdominal transversa. A injeção de 5 mℓ de Marcaina a 0,25% em um ponto de deflagração diagnóstico foi realizada no local, com alívio completo da dor em 1 h da injeção. O alívio total da dor durou 4 dias. Em seguida, a paciente foi referida para o centro da dor para a ablação por RF do nervo ilioipogástrico. Como a dor esteve presente por 2 anos, o acompanhamento é necessário por causa da possibilidade de resolução incompleta ou recorrência dos sintomas de dor. Neste evento, o tratamento agressivo com desipramina em dose baixa, gabapentina, fisioterapia e psicoterapia constituem opções.

Caso 3

D. C., é uma mulher de 45 anos, gesta 1 para 1, com queixas de dispareunia e dores abdominal e pélvica durante 10 anos. Sua história médica pregressa é significativa para a endometriose, adenomiose e distrofia simpática reflexa em seu pé direito. Também sofre de cefaléias migranosas e alergias. Atualmente, ela está sendo tratada para a depressão com venlafaxina. Submeteu-se a múltiplas cirurgias para sua dor pélvica, incluindo o tratamento laparoscópico da endometriose, histerectomia abdominal total, salpingooforectomia esquerda, apendectomia, colecistectomia e lise de adesões. Muitas das cirurgias foram associadas ao alívio discreto dos sintomas da dor por até 6 meses. Ela está usando AINE e opióides para o controle da dor. O exame físico revela uma mulher de meia-idade deitada em posição fetal na mesa de exame. Sua pressão arterial é de 120/70, e seu pulso de 76. A avaliação para os pontos de deflagração da fibromialgia revela alguns pontos de deflagração dolorosos na área abdominal, mas nenhum acima do diafragma, nas costas ou nos membros. O exame do abdome mostra a presença de múltiplas cicatrizes cirúrgicas e mosqueamento marrom da pele na parte média do abdome, compatível com o uso prolongado de uma almofada de aquecimento. A palpação do abdome revela dor moderada sobre toda a área abdominal; a palpação profunda induz a defesa voluntária e dor intensa sem um epicentro particular. A elevação das pernas e o re-exame da parede abdominal revelam um ponto de deflagração no quadrante inferior direito, mas o restante da parede abdominal foi menos doloroso.

O exame pélvico com um dedo revela o dolorimento no intróito, hipersensibilidade e espasmo dos músculos pubococcígeos, uretra e bexiga. A palpação da cúpula vaginal, paramétrio e fundo-de-saco produz dor extrema. O exame bimanual é difícil devido ao desconforto da paciente, mas não existem massas pélvicas evidentes. A paciente não consegue tolerar um exame retal. O ultra-som pélvico revela um ovário direito normal e nenhuma evidência de achado incomum. Diante dos múltiplos procedimentos cirúrgicos malsucedidos prévios, são oferecidos à paciente a laparoscopia e o mapeamento da dor sob sedação consciente, havendo concordância dela com o plano.

A laproscopia revela que o peritônio pélvico está hiperemiado e apresenta cicatrização superficial difusa nos locais das cirurgias prévias, mas não há evidência de endometriose ou de adesões pélvicas. O mapeamento da dor sob sedação consciente, usando o formulário de mapeamento da dor Endometriosis USA, foi graduado como moderado a grave em todas as áreas examinadas. O desconforto associado ao toque e movimento do ovário direito e cólon sigmóide foi graduado como moderado. O resultado do mapeamento da dor foi compatível com a hipersensibilidade visceral generalizada.

Nesta situação, existem duas opções cirúrgicas: (a) bloqueio do plexo hipogástrico superior, usando lidocaína a 2% com repetição do mapeamento da dor para ver se a neurectomia pré-sacral reduziria a dor, e (b) remoção do ovário direito para diminuir o nível de estrogênio e as flutuações hormonais mensais. Independente do procedimento cirúrgico realizado, a paciente precisará de tratamento por longo prazo de sua síndrome de dor visceral complexa. Um programa de tratamento abrangente precisará incluir (1) psicoterapia para auxiliar no desenvolvimento de novas competências de enfrentamento bem como avaliar e tratar a depressão, (2) fisioterapia para avaliar e tratar a disfunção neuromuscular secundária, e (3) medicamentos para modular a percepção da dor e a transmissão de um neurônio para outro. O uso de opióides deve ser limitado ao tratamento da dor intensa e inesperada. Quando o ovário não é removido, a paciente pode precisar de manipulação hormonal para suprimir a função ovariana. Os outros tratamentos potencialmente úteis incluem a acupuntura, ioga, neuro e *biofeedback*, bem como os procedimentos de neuromodulação.

REFERÊNCIAS

1 Schwartzman RJ, Grothusen J, Kiefer TR, et al. Neuropathic central pain: epidemiology, etiology, and treatment options. *Arch Neurol.* 2001;58(10):1547–1550.

2 Janig W. Neurobiology of visceral afferent neurons: neuroanatomy, functions, organ regulations and sensations. *Biol Psychol.* 1996;42(1): 29–51

3 Janicki TI. Chronic pelvic pain as a form of complex regional pain syndrome. *Clin Obstet Gynecol.* 2003;46(4):797–803

4 Davies L, Granger KF, Drummond M, et al. The economic burden of intractable gynecological pain. *Obstet Gynecol.* 1992;12:S54.

5 Mathias SD, Kuppermann M, Liberman RF, et al. Chronic pelvic pain: prevalence, health-related quality of life, and economic correlates. *Obstet Gynecol.* 1996;87:321–327.

6 Reiter RC. A profile of women with chronic pelvic pain. *Clin Obstet Gynecol.* 1990;33:130–136.

7 Nolan TE, Elkins TE. Chronic pelvic pain: differentiating anatomic from functional causes. *Postgrad Med.* 1993;94:125–128.

8 Koninckx PR, Kennedy SH, Barlow DH. Pathogenesis of endometriosis: the role of peritoneal fluid. *Gynecol Obstet Invest.* 1999;47 (Suppl. 1): 23–33.

9 Anaf V, Simon P, El Nakadi I, et al. Hyperalgesia, nerve infiltration and nerve growth factor expression in deep adenomyotic nodules, peritoneal and ovarian endometriosis. *Hum Reprod.* 2002;17(7): 1895–1900.

10 Dawood MY, Khan-Dawood FS, Wilson L. Peritoneal fluid prostaglandins and prostanoids in women with endometriosis, chronic pelvic inflammatory disease, and pelvic pain. *Am J Obstet Gynecol.* 1984;148(4):391–395.

11 Igarashi M, Abe Y, Fukada M, et al. Novel conservative medical therapy for uterine adenomyosis with a danazol-loaded intrauterine device. *Fertil Steril.* 2000;74:412–413.

12 Wildemeersch D, Schacht E, Wildemeersch P. Treatment of primary and secondary dysmenorrhea with a novel "frameless" intrauterine levonorgestrel-releasing drug delivery system: a pilot study. *Eur J Contracept Reprod Health Care.* 2001;6:192–198.

13 Longstreth G, Preskill D, Youkeles L. Irritable bowel syndrome in women having diagnostic laparoscopy or hysterectomy. Relation to gynecologic features and outcome. *Dig Dis Sci.* 1990;35(10): 1285–1290.

14 Chey W. Tegaserod and other serotonergic agents: what is the evidence? *Rev Gastroenterol Disord.* 2003;3(Suppl. 2):S35–S40.

15 Mertz HR. Irritable bowel syndrome. *N Engl J Med.* 2003;349(22): 2136–2146.

16 Shaath N, Whorwell P. 5-HT and the treatment of irritable bowel syndrome: a clinical perspective. *Drugs Today.* 2001;37(7):437–440.

17 Rovner E, Propert KJ, Brensinger C, *et al.* Treatments used in women with interstitial cystitis: the interstitial cystitis data base (ICDB) study experience. The Interstitial Cystitis Data Base Study Group. Urology. 2000;56:940–945.

18 Sant G, Propert KJ, Hanno PM, *et al.* A pilot clinical trial of oral pentosan polysulfate and oral hydroxyzine in patients with interstitial cystitis. *J Urol.* 2003;170(3):810–815.

19 Sasaki K, Smith CP, Chuang YC, *et al.* Oral gabapentin (neurontin) treatment of refractory genitourinary tract pain. *Tech Urol.* 2001;7(1): 47–49.

20 Clauw D, Chrousos GP. Chronic pain and fatigue syndromes: overlapping clinical and neuroendocrine features and potential pathogenic mechanisms. *Neuroimmunomodulation.* 1997;4:134–153.

21 Wolfe F, Smythe H, Yunus M, *et al.* The American College of Rheumatology 1990 Criteria for the Classification of Fibromyalgia. Report of the Multicenter Criteria Committee. *Arthritis Rheum.* 1990;33: 160–172.

22 Palter SF, Olive DL. Office microlaparoscopy under local anesthesia for chronic pelvic pain. *J Am Assoc Gynecol Laparosc.* 1996;3: 345–364.

23 Bradesi S, Eutamene H, Garcia-Villar R, *et al.* Stress-induced visceral hypersensitivity in female rats is estrogen-dependent and involves tachykinin NK 1 receptors. *Pain.* 2003;102(3):227–234.

24 Igarashi M, Iizuka M, Abe Y, *et al.* Novel vaginal danazol ring therapy for pelvic endometriosis, in particular deeply infiltrating endometriosis. *Hum Reprod.* 1998;13(7):152–156.

25 Taguchi M, Kubota T, Aso T. Direct effect of danazol on the DNA synthesis and ultrastructure of human cultured endometrial stromal cells. *Gynecol Obstet Invest.* 1995;39(3):192–196.

26 Engel CC Jr, Walker EA, Engel AL, *et al.* A randomized, double-blind crossover trial of sertraline in women with chronic pelvic pain. *J Psychom Res.* 1998;44:203–207.

12 Tratamento de tumores ovarianos císticos em mulheres na perimenopausa

Fred R. Ueland
Paul D. DePriest
John R. van Nagell, Jr.

Introdução

PONTO-CHAVE

Três a cinco por cento das mulheres na perimenopausa assintomáticas apresentam cistos de ovário ao exame anual com ultra-som.

Com o aumento do uso da ultra-sonografia transvaginal (TVS) como parte de um exame ginecológico anual, mais mulheres na perimenopausa estão tendo diagnóstico de tumores ovarianos císticos. Na verdade, 3 a 5% das mulheres na perimenopausa assintomáticas apresentam cistos ovarianos quando avaliadas anualmente por TVS.[1] Como o risco de malignidade nos tumores ovarianos aumenta muito nas mulheres acima de 50 anos de idade, é importante desenvolver algoritmos de avaliação e tratamento para as mulheres na perimenopausa com neoplasias ovarianas císticas. Tais algoritmos deverão possibilitar a intervenção operatória imediata nas mulheres que apresentam tumores ovarianos sob risco significativo para malignidade, enquanto adiam a cirurgia e fornecem o acompanhamento periódico para as lesões sob risco mínimo para neoplasia.

Avaliação

Qualquer paciente encaminhada para avaliação por suspeita de tumor de ovário deverá ser submetida a uma história e exame físico completos, incluindo uma minuciosa história familiar. Uma história familiar de câncer de ovário ou câncer de mama em uma parente de primeiro grau aumenta de aproximadamente 1,2% para 5% o risco de câncer de ovário durante a vida, e a presença de câncer de ovário em mais de uma parente primária ou secundária aumenta adicionalmente esse

PONTO-CHAVE

Uma história familiar de cânceres de ovário ou de mama em um parente de primeiro grau aumenta de 1,2% para 5% o risco de câncer de ovário durante a vida.

PONTO-CHAVE

Em geral, o ultra-som transvaginal é a técnica de imagem mais exata para exame do volume e da morfologia do ovário.

ÍNDICE MORFOLÓGICO OVARIANO

PONTO-CHAVE

Pequenos cistos de ovário uniloculares (< 5 cm) podem ser seguramente monitorados sem intervenção cirúrgica.

risco durante a vida para 7%. A paciente também deverá ser indagada quanto a qualquer alteração nos hábitos intestinais, o que pode indicar cânceres de cólon ou gastrintestinal oculto com disseminação para o ovário. O exame físico deverá incluir um cuidadoso exame pélvico para se documentar o tamanho e a localização do tumor ovariano, bem como o exame retal com teste Hemoccult de fezes.

A primeira etapa na avaliação de um tumor cístico de ovário detectado ao exame pélvico é a ultra-sonografia transvaginal (TVS) ou transabdominal (TAS). Como a distância entre o transdutor vaginal e o ovário é curta, a TVS geralmente fornece a definição mais exata do volume e da morfologia do tumor de ovário. A TAS pode ser necessária para visualização de tumores de ovário extremamente grandes, e também deverá ser considerada quando um dos ovários não for visualizado por TVS. Quando uma imagem exata do tumor for gerada, devem ser feitos todos os esforços para avaliar o risco de malignidade. Atualmente, estão disponíveis vários métodos que ajudam a predizer o risco de malignidade em tumores ovarianos císticos confirmados por meio ultra-sonográfico. Esses métodos englobam indexação da morfologia tumoral, análise com Doppler colorido do fluxo sanguíneo do tumor ovariano, análise de marcador sérico e padrões proteômicos séricos.

Embora alguns pesquisadores tenham proposto sistemas de contagem de pontos relacionando a morfologia do tumor que apresenta risco de malignidade, preferimos o índice morfológico (IM) relatado inicialmente por DePriest e colaboradores[2, 3] e recentemente modificado por Ueland e colaboradores.[4] Estes pesquisadores formularam um índice relacionado com o volume do tumor e a complexidade morfológica, pois essas duas variáveis estão associadas ao risco de malignidade. O volume ovariano foi calculado a partir de medidas ultra-sonográficas por meio da fórmula elipsóide do prolato (comprimento × largura × altura × 0,523). Os tumores receberam um escore de 0 a 5 nas categorias de volume (cm^3) e estrutura, com os pontos totais variando entre 0 e 10 (Quadro 12.1). A crescente complexidade morfológica do tumor foi definida pela presença de projeções papilares na parede do cisto, de áreas sólidas dentro do cisto e documentação de líquido livre extramural (Fig. 12.1). Quatrocentos e quarenta e dois tumores foram avaliados por meio desse índice de morfologia. Houve variação interobservadores mínima na interpretação do volume e da morfologia do tumor, com 437 dos 442 casos (98%) recebendo escore idêntico de diferentes pesquisadores. O risco de malignidade em um tumor individual foi diretamente relacionado com o escore IM. Houve apenas um caso de malignidade em 315 tumores de ovário (0,3%) com um IM abaixo de 5 (Fig. 12.2). Em contraste, ocorreram 52 casos de malignidade em 127 tumores de ovário (41%) com um IM igual ou superior a 5 ($P < 0,01$) (Fig. 12.3). Estes achados são compatíveis com as observações de Bailey e colaboradores,[1] que não notaram malignidades em 45 tumores ovarianos císticos uniloculares com menos de 5 cm de diâmetro. Em uma pesquisa posterior, Modesitt e colaboradores[5] acompanharam mais de 3.000 cistos de ovário uniloculares com menos de 10 cm de diâmetro por meio de exames de ultra-som periódicos a intervalos de 4 a 6 meses, durante uma média de 6 anos. Mais de dois terços desses tumores resolveram de maneira espontânea, e não ocorreram casos de câncer de ovário relatados durante o período de acompanhamento. Esses autores concluíram que

Quadro 12.1 ÍNDICE MORFOLÓGICO ULTRA-SONOGRÁFICO PARA TUMORES DE OVÁRIO

CATEGORIA	0	1	2	3	4	5
Volume* (cm^3)	< 10	10 a 50	> 50 a 100	> 100 a 200	> 200 a 500	> 500
Estrutura	Parede lisa, sono lucente	Parede lisa, ecogenicidade difusa	Espessamento da parede, septos finos com < 3 mm	Projeção papilar com ≥ 3 mm	Complexa, predominantemente sólida	Complexa, áreas sólidas e císticas com líquido extratumoral

*Calculado por meio da fórmula elipsóide de prolato (C × A × P × 0,523).

pequenos tumores de ovário uniloculares podem ser seguramente acompanhados sem intervenção operatória, mesmo em mulheres na pós-menopausa. A indexação morfológica é um método confiável e barato de avaliação do risco de malignidade em tumores císticos de ovário, e atualmente está sendo empregada por um número cada vez maior de médicos em sua prática clínica.

FLUXO SANGUÍNEO OVARIANO

O uso do exame com Doppler colorido do fluxo sanguíneo ovariano como meio para se diferenciarem tumores de ovário benignos e malignos baseia-se na diferença observada na resistência ao fluxo entre os vasos que irrigam o tecido ovariano normal e aqueles que suprem as malignidades ovarianas. Os vasos associados à

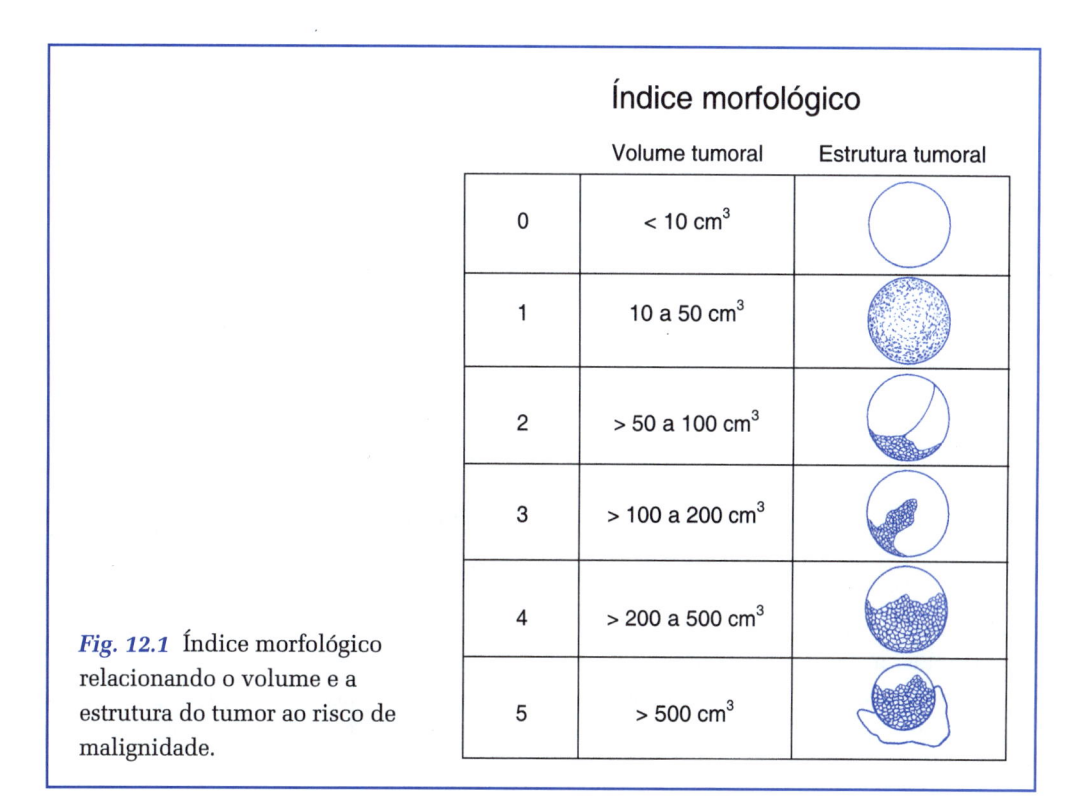

Fig. 12.1 Índice morfológico relacionando o volume e a estrutura do tumor ao risco de malignidade.

	Índice morfológico	
	Volume tumoral	Estrutura tumoral
0	< 10 cm^3	
1	10 a 50 cm^3	
2	> 50 a 100 cm^3	
3	> 100 a 200 cm^3	
4	> 200 a 500 cm^3	
5	> 500 cm^3	

160 Seção 3: *Fisiopatologia*

PONTO-CHAVE

Os vasos sanguíneos que irrigam tumores ovarianos malignos têm menor resistência ao fluxo sanguíneo.

neovascularização induzida por angiogênese tumoral[6] freqüentemente apresentam pouco músculo liso dentro de suas paredes.[7] Por conseguinte, a resistência ao fluxo sanguíneo nesses vasos é muito menor que aquela observada na vasculatura normal. O fluxo vascular é quantificado ao se medir o índice de pulsatilidade (IP), o qual é definido como a diferença entre a velocidade do fluxo sistólico máximo e a velocidade de fluxo término-diastólico dividida pela velocidade de fluxo média, sendo o índice de resistência definido como a diferença entre a

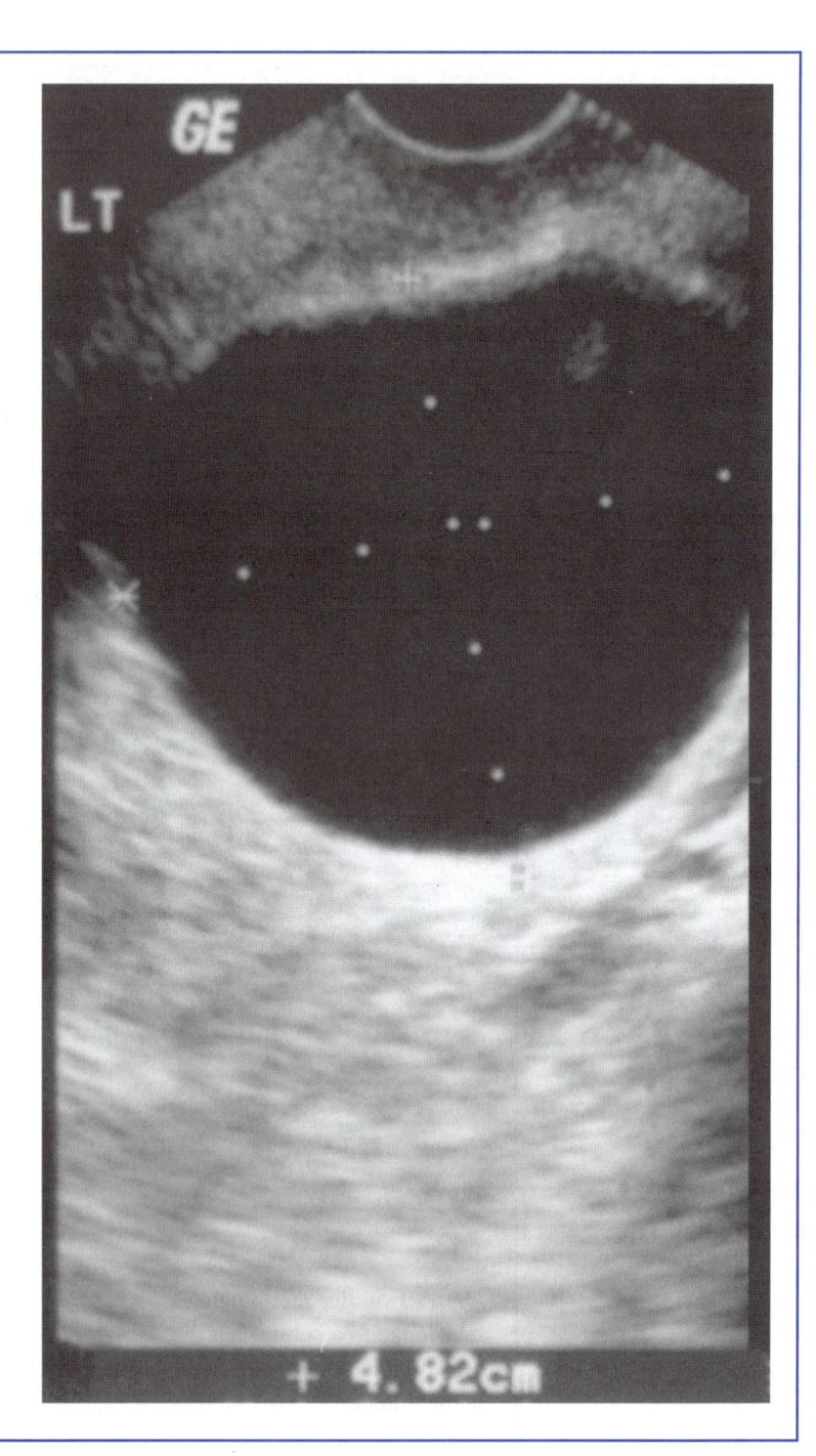

Fig. 12.2 Tumores císticos uniloculares em mulher na perimenopausa (índice morfológico = 1). O risco de malignidade é quase 0.

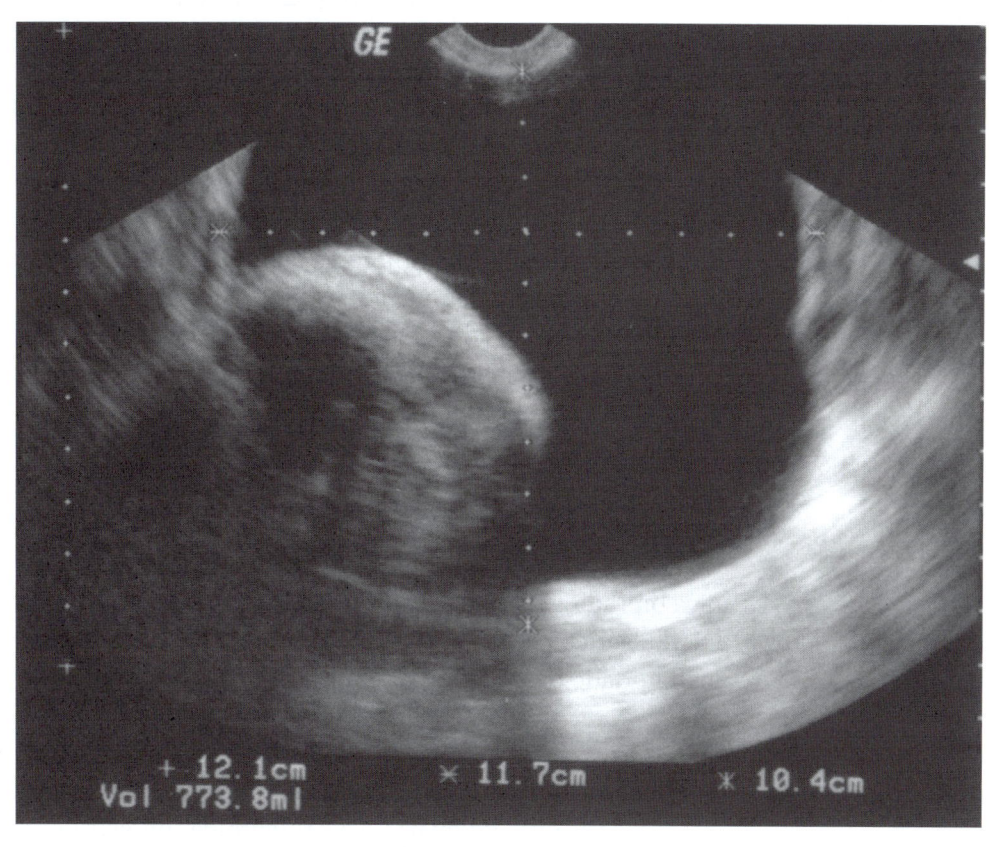

Fig. 12.3 Tumor ovariano complexo em mulher na perimenopausa (índice morfológico = 8). Risco de malignidade ≥ 75%.

velocidade do fluxo sistólico máximo e a velocidade do fluxo término-diastólico dividida pela velocidade sistólica máxima. Os estudos iniciais de Weiner e colaboradores[8] indicaram que os vasos que irrigam os tumores ovarianos malignos têm um IP igual ou inferior a 1,0 em mais de 95% dos casos. Desde então, inúmeras pesquisas[9-11] confirmaram que os vasos sanguíneos que irrigam tumores ovarianos malignos têm impedância ao fluxo (IP < 1,0 e IR < 0,4) menor do que naqueles associados aos tumores ovarianos benignos. No entanto, existe uma sobreposição nas faixas de IP e IR entre os tumores ovarianos benignos e malignos, de tal modo que o valor de corte apresenta alta sensibilidade e alta especificidade para malignidade.[12, 13] Por conseguinte, os estudos de fluxo com Doppler podem proporcionar dados clinicamente úteis em relação ao risco de malignidade nos tumores de ovário, mas não podem identificar com exatidão o câncer de ovário em cada indivíduo.

MARCADORES SÉRICOS

Os valores do marcador sérico também foram avaliados como um meio de predizer o risco de malignidade em tumores ovarianos císticos confirmados por meios ultra-sonográficos. Gaducci e colaboradores[14] avaliaram um painel de marcadores séricos em 334 mulheres que se submeteram a laparotomia exploradora para massa pélvica. O Ca-125 sérico foi o mais útil marcador na discriminação entre tumores ovarianos malignos e benignos. Por meio de um nível sérico de Ca-125 de 35 U/mℓ como indicativo de malignidade, a sensibilidade e a especificidade desse marcador

PONTO-CHAVE

Nos cânceres de ovário em estágio 1, menos de 50% estão associados a elevações no Ca-125.

foram de 0,82 e 0,67, respectivamente. Infelizmente, a freqüência da elevação do Ca-125 sérico nos cânceres de ovário em estágio I clinicamente diagnosticados não é superior a 50%, sendo ainda menor nas pequenas malignidades de ovário detectadas por meios ultra-sonográficos.[15] Em um estudo mais recente, Skates e colaboradores[16] relataram que os níveis de Ca-125 aumentam com o passar do tempo nas mulheres que têm câncer de ovário, em oposição a permanecer estáveis ou diminuir nas mulheres que apresentam lesões ovarianas benignas. Eles propuseram que as mulheres com nível de Ca-125 sérico elevado façam uma nova determinação do marcador durante um curto intervalo de tempo, a fim de se avaliar a velocidade de aumento do Ca-125 sérico. Esta conduta, envolvendo medições seriadas do marcador, aumentou para 16% o valor preditivo positivo (VPP) do Ca-125 sérico. Em um estudo correlato, Wilder e colaboradores[17] relataram que valores de Ca-125 sérico progressivamente crescentes, mesmo dentro da faixa de normalidade (< 35 U/mℓ), foram universalmente preditivos de doença recorrente em pacientes previamente tratadas para câncer de ovário. A observação de valores de Ca-125 sérico crescentes precedeu em uma média de 5 meses a evidência clínica ou radiográfica de recorrência. Esses dois estudos indicam que um padrão de Ca-125 sérico progressivamente crescente prediz com mais exatidão a presença de malignidade ovariana do que um valor de marcador sérico elevado.

PROTEÔMICA

PONTO-CHAVE

Estudos-piloto sugerem que o câncer de ovário está associado a um padrão proteômico específico.

Uma área de pesquisa relativamente nova que está sendo utilizada na identificação de câncer de ovário é a proteômica, ou estudo do ambiente protéico das células neoplásicas. Duas novas tecnologias estão sendo usadas para facilitar o estudo das proteínas específicas do tumor: a espectrometria de massa com tempo de vôo com ionização/desabsorção assistida pela matriz, ionização e desabsorção de superfície estimulada por *laser* (SELDI). A ionização/desabsorção assistida pela matriz é um processo pelo qual são produzidos um precipitado concomitante da matriz com absorção de luz ultravioleta e uma proteína específica. Em seguida, o precipitado concomitante é ionizado por meio de um *laser*, e as partículas ionizadas são aceleradas em um campo elétrico. As proteínas ionizadas são então separadas de acordo com sua massa.[18] A SELDI envolve a captura e o isolamento das proteínas sobre um *chip* de resina baseado na carga.[18] Essas proteínas são então analisadas por meio de espectroscopia de massa. Usando essa tecnologia, Petricoin e colaboradores[19] analisaram as proteínas do soro de 50 pacientes com câncer de ovário e 66 pacientes de controle. Um padrão proteômico específico identificou corretamente todos os casos de câncer de ovário, incluindo 18 pacientes com doença em estágio I. Outra conduta consistiu em combinar os perfis proteômicos plasmáticos com o Ca-125 sérico como um meio de identificar câncer de ovário. Rai e colaboradores[20] avaliaram a proteômica e o Ca-125 sérico a partir de 43 pacientes com câncer de ovário e 38 pacientes de controle sem doença neoplásica. Dois biomarcadores protéicos foram identificados e comparados ao Ca-125. Individualmente, esses marcadores não mostraram melhor desempenho que o Ca-125. No entanto, seu poder discriminatório foi complementar ao Ca-125 sérico e, quando combinados a este, melhoraram de 81% para 94% a sensibilidade da detecção de câncer de ovário. Nitidamente, a tecnologia proteômica traz esperança para a identificação dos padrões de assinatura ou impressão digital protéica, os quais podem diferenciar os tumores ovarianos malignos dos benignos.

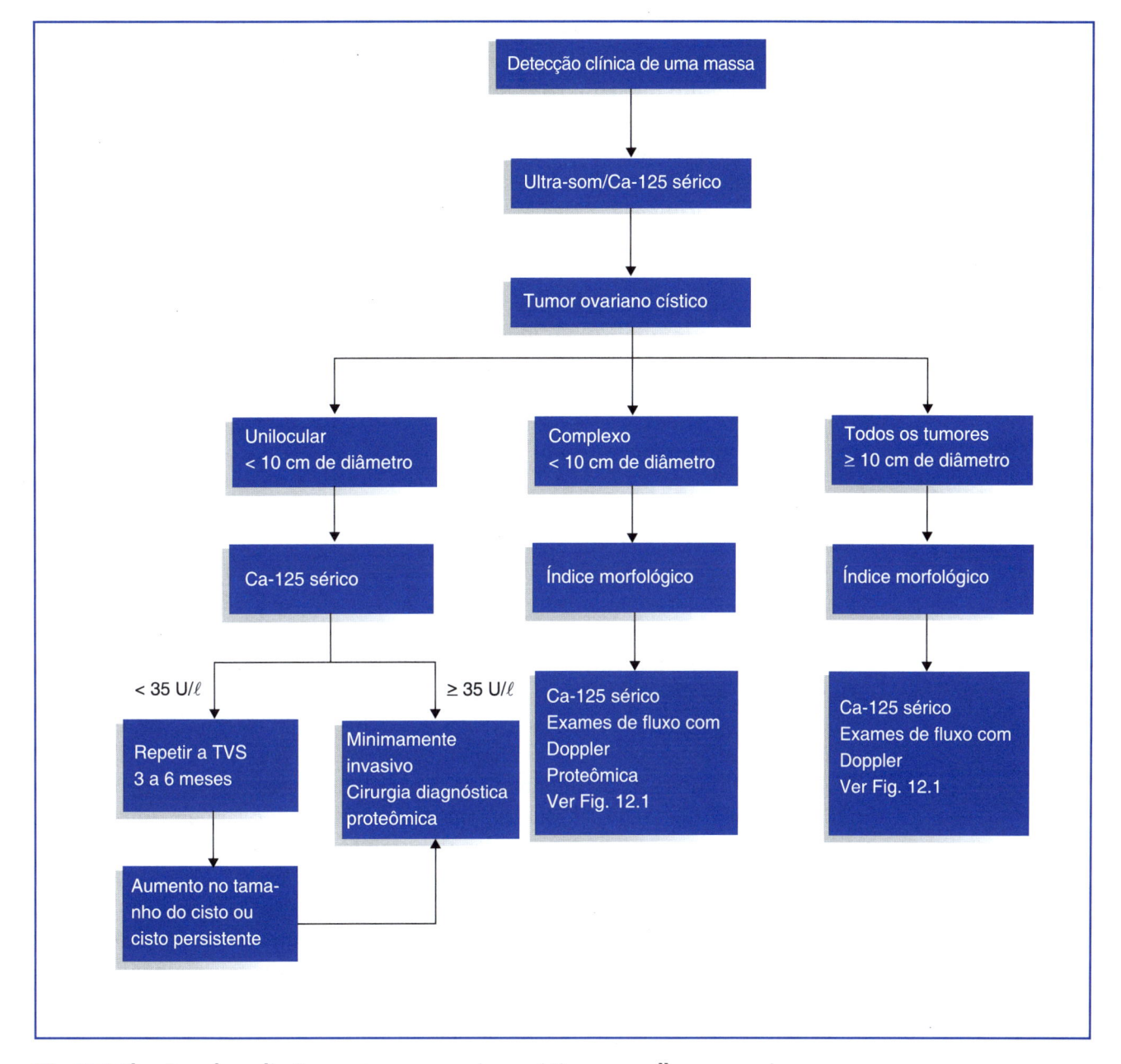

Fig. 12.4 Algoritmo de avaliação para tumores ovarianos císticos em mulheres na perimenopausa.

O algoritmo empregado na avaliação de pacientes com tumores de ovário clinicamente detectados no University of Kentucky Medical Center é ilustrado na Fig. 12.4. Em primeiro lugar, todo tumor de ovário é avaliado por meio ultra-sonográfico para se definir seu tamanho e sua estrutura morfológica. Além disso, obtém-se o Ca-125. O risco de malignidade ovariana em uma paciente com tumor de ovário unilocular de 10 cm ou menos de diâmetro e um Ca-125 sérico normal é extremamente pequeno. Por conseguinte, nenhum exame adicional é realizado de imediato. Em vez disso, agenda-se um novo exame de ultra-som e Ca-125 sérico em 3 a 6 meses. Quando um cisto unilocular persiste ou aumenta de tamanho, pode-se empreender a cirurgia diagnóstica minimamente invasiva.

PONTO-CHAVE

O risco de uma malignidade de ovário, onde existe um cisto de ovário unilocular de < 10 cm de diâmetro e um Ca-125 sérico normal, é extremamente pequeno.

Isto envolve a inserção transvaginal de um endoscópio de 2 mm com a visualização do tumor de ovário. É coletado material da parede do cisto para biopsia e aspirado líquido do cisto. Esse líquido é analisado quanto a citologia, Ca-125 sérico e marcadores protéicos. O risco de neoplasia em tumores de ovário morfologicamente complexos é muito maior do que nos tumores puramente císticos, e exames adicionais são utilizados para ajudar a definir esse risco mesmo em lesões relativamente pequenas. Esses exames incluem indexação morfológica, Ca-125 sérico, análise de fluxo com Doppler do fluxo sanguíneo tumoral e a proteômica. O risco de malignidade em uma paciente com tumor de ovário que apresenta IM igual ou inferior a 5, IP abaixo de 1,0 e Ca-125 sérico igual ou superior a 60 U/mℓ é de no mínimo 30%.[4] Por conseguinte, uma paciente com esses achados pode ser encaminhada para o ginecologista oncologista para excisão do tumor, estadiamento e tratamento.

Tratamento

O tratamento de um tumor de ovário cístico em uma mulher na perimenopausa baseia-se no tamanho e na complexidade morfológica do tumor (Fig. 12.5). Conforme foi mencionado, o risco de malignidade em um tumor ovariano cístico unilocular de 10 cm ou menos em uma paciente com Ca-125 sérico normal é tão baixo que esses tumores podem ser seguidos a cada 3 a 6 meses por meio da TVS em vez de ser removidos por meios cirúrgicos. Se, no momento da repetição da ultra-sonografia, for registrado crescimento tumoral ou elevação no Ca-125 sérico, está indicada intervenção operatória. Mais de dois terços dos tumores císticos uniloculares resolverão de forma espontânea, e a maioria o fará em 3 meses. Em pacientes selecionadas, os cistos uniloculares podem ser aspirados sob orientação endoscópica, por meio de tecnologia minimamente invasiva.

PONTO-CHAVE

Dois terços dos cistos uniloculares resolvem de forma espontânea, em geral em 3 meses.

No entanto, os tumores ovarianos complexos com menos de 10 cm de diâmetro são excisados por meios laparoscópicos, colocados em uma bolsa de *endocatch* e removidos depois de aspiração através de uma pequena incisão subumbilical (Fig. 12.6). Um exame histológico de corte congelado é então realizado com a paciente ainda anestesiada. Quando o tumor é benigno, nenhuma cirurgia adicional é realizada e a paciente recebe alta, em geral na noite da cirurgia. Quando o tumor é maligno, realiza-se uma laparotomia para estadiamento pleno através de uma incisão vertical na linha média. Esse procedimento pode incluir uma histerectomia abdominal total, omentectomia, retirada de massa tumoral e biopsias de linfonodos pélvicos/para-aórticos. Nas pacientes com tumores maiores (de ≥ 10 cm de diâmetro), empreende-se uma laparotomia exploradora com remoção tumoral e avaliação histológica de corte congelado. A extensão da cirurgia é determinada pelo tipo celular e pelo estágio da lesão, bem como pelas características clínicas de cada paciente.

Rastreamento do Câncer de Ovário

Como o câncer de ovário em estágio inicial produz poucos sintomas específicos, muitas mulheres ainda se apresentam com a doença em estágio avançado.

Tratamento de tumores ovarianos císticos

```
                        ┌─────────────────────┐
                        │ Tumor ovariano cístico │
                        └─────────────────────┘
```

- Unilocular < 10 cm de diâmetro
- Complexo < 10 cm de diâmetro
- Todos os tumores ≥ 10 cm de diâmetro

Unilocular < 10 cm de diâmetro → Repetir TVS, Ca-125 3 a 6 meses → Crescimento do cisto ou aumento no Ca-125
- Não → Repetir TVS, Ca-125, 3 vezes
- Sim → Endoscopia, aspiração e biopsia

Complexo < 10 cm de diâmetro → Remoção tumoral laparoscópica → Corte por congelamento / Avaliação histológica
- Benigno → Nenhum tratamento adicional
- Maligno → Laparotomia, TAH, BSO, omentectomia, estadiamento

Todos os tumores ≥ 10 cm de diâmetro → Laparotomia exploradora com remoção tumoral → Corte por congelamento / Avaliação histológica
- Benigno → Nenhum tratamento adicional
- Maligno → TAH, BSO, omentectomia, estadiamento

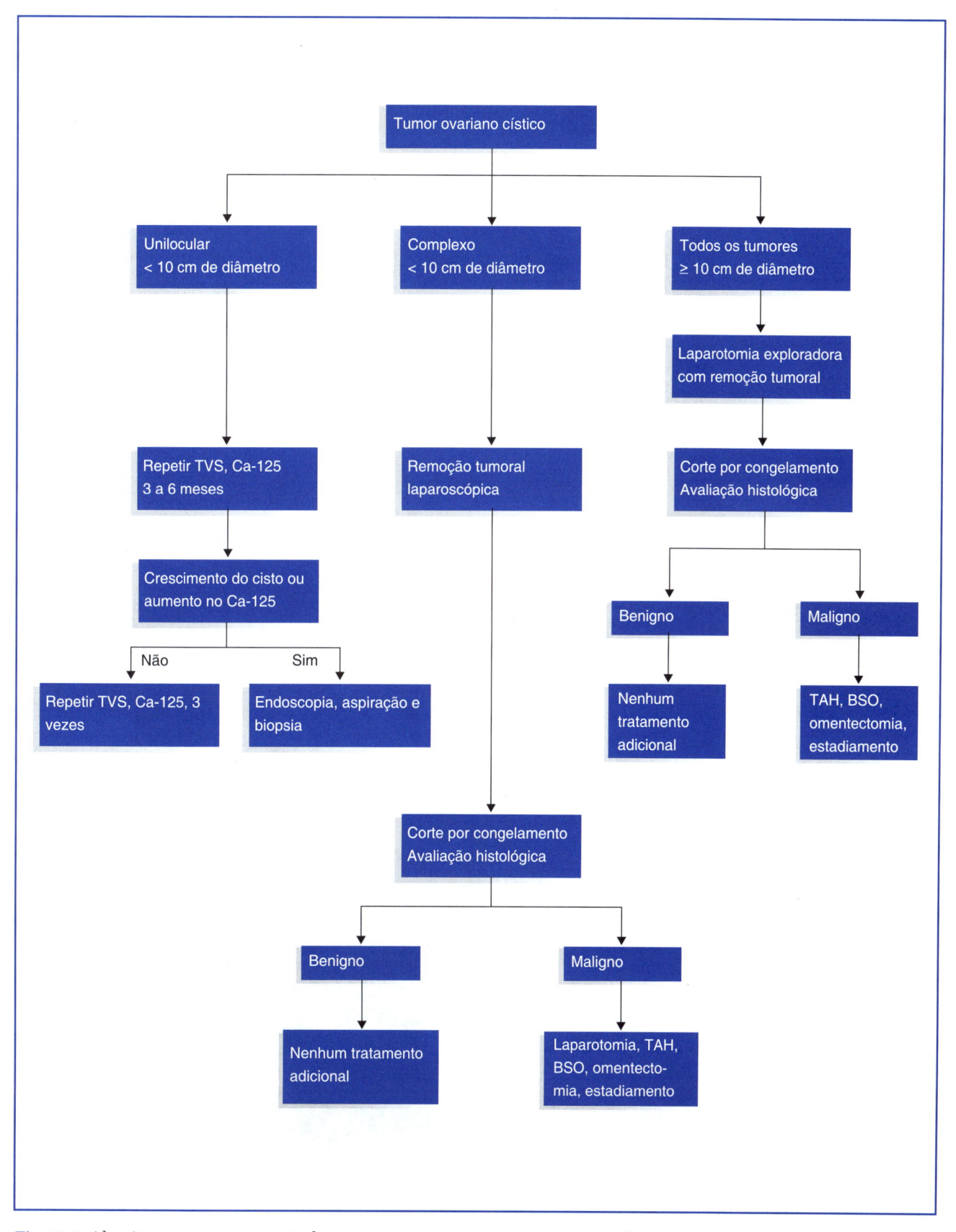

Fig. 12.5 Algoritmo para o tratamento de para tumores ovarianos císticos em mulheres na perimenopausa.

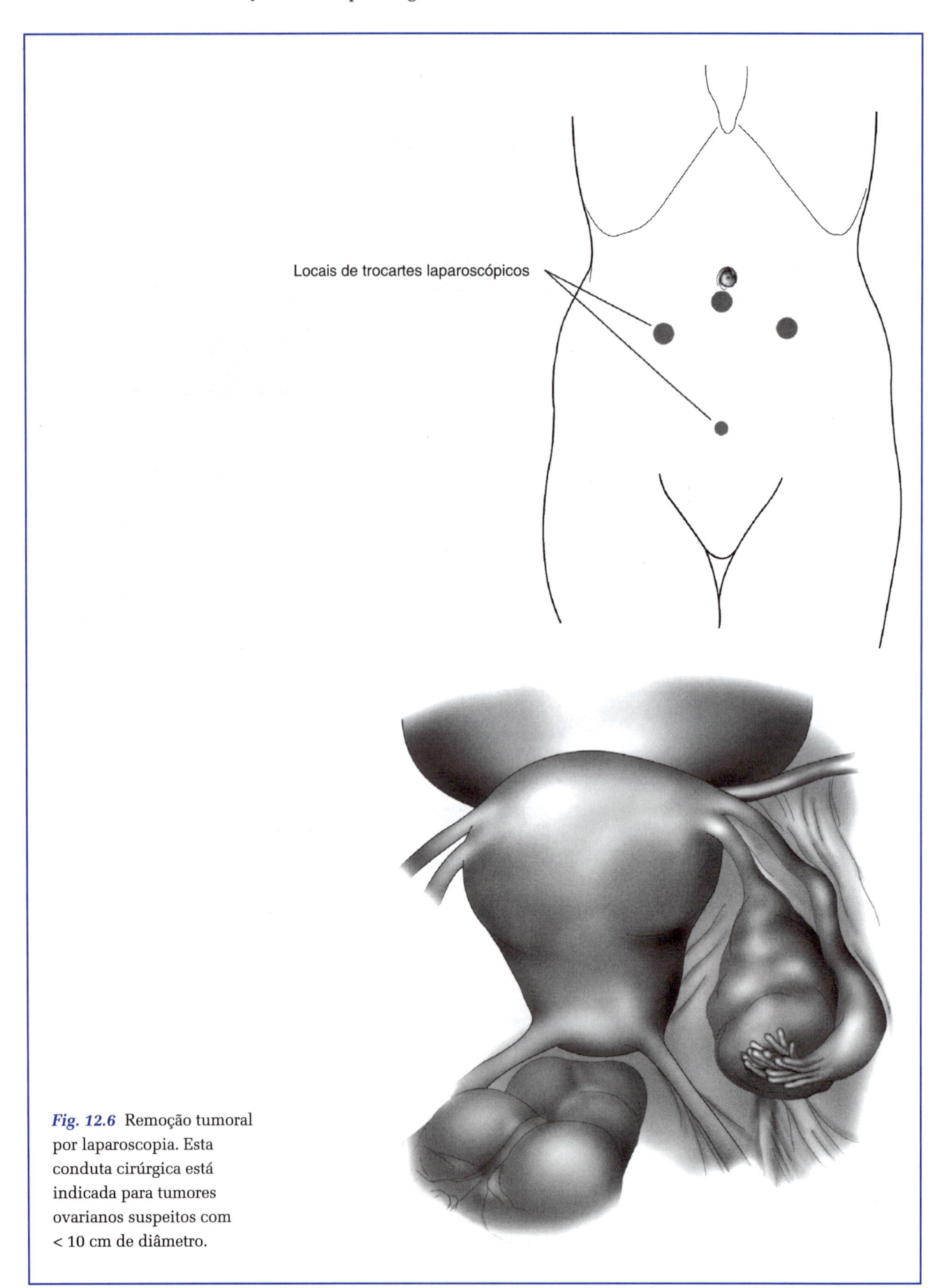

Fig. 12.6 Remoção tumoral por laparoscopia. Esta conduta cirúrgica está indicada para tumores ovarianos suspeitos com < 10 cm de diâmetro.

Tratamento de tumores ovarianos císticos

Tumor ovariano

Ligamento uteroovariano

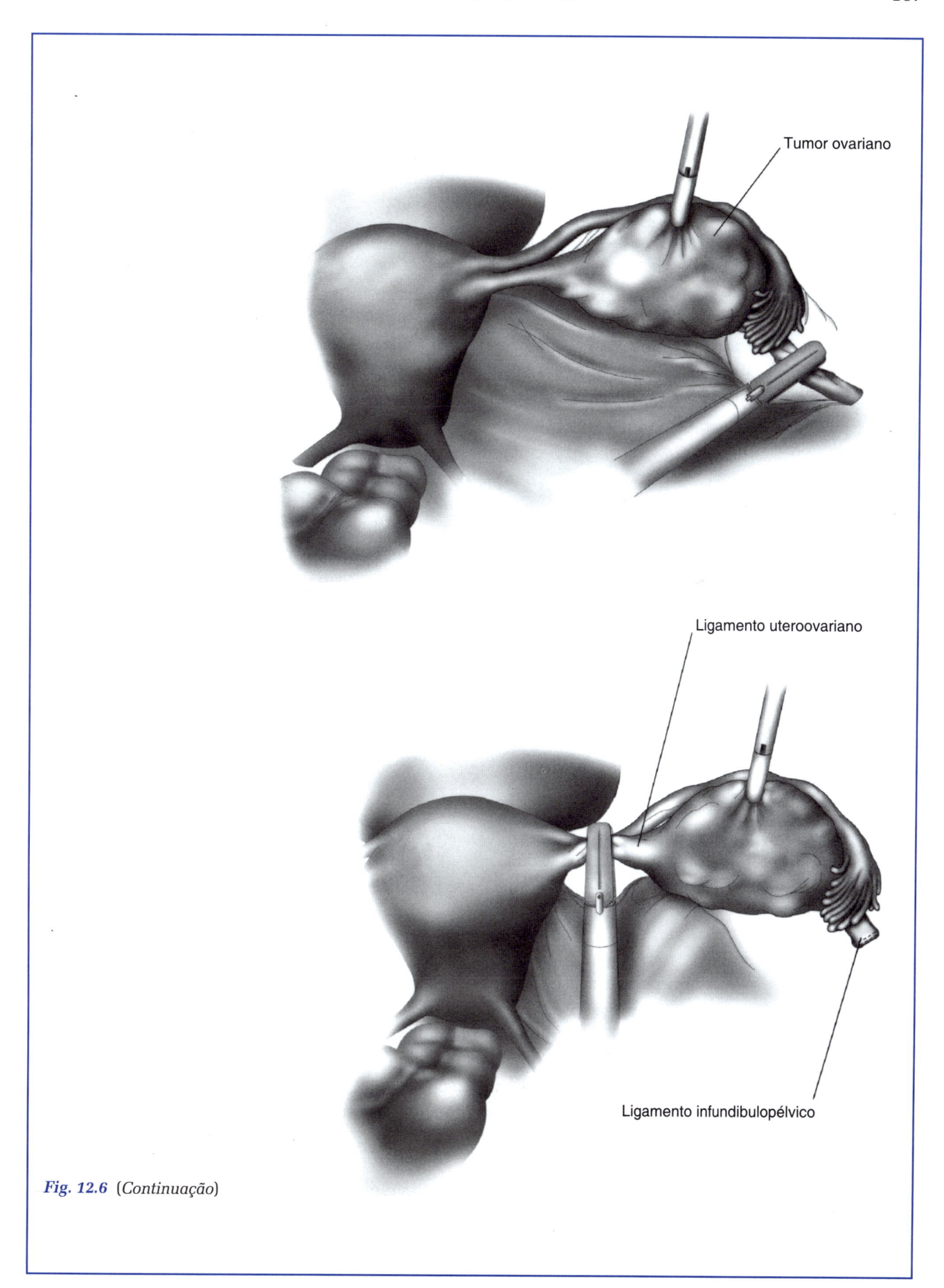

Ligamento infundibulopélvico

Fig. 12.6 (*Continuação*)

Fig. 12.6 (Continuação)

Tumor ovariano

Bolsa do *endocatch*

PONTO-CHAVE

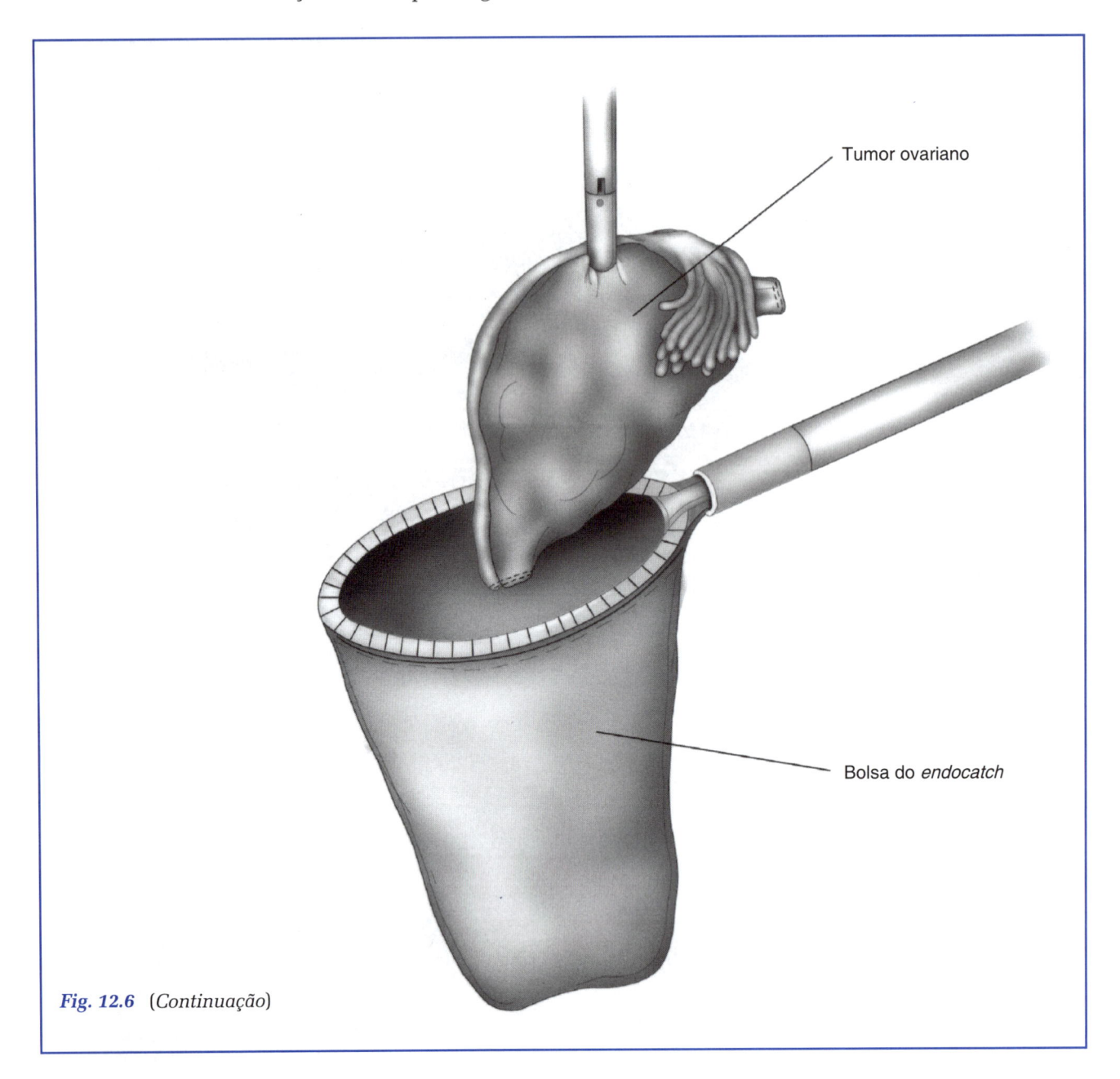

O câncer de ovário em estágio inicial produz poucos sintomas específicos.

A cirurgia radical seguida de combinação de quimioterapia à base de platina resultou em remissão prolongada para pacientes selecionadas. Contudo, freqüentemente se desenvolve resistência à quimioterapia, resultando em recorrência do tumor e sobrevida limitada. Como a melhor chance de cura ocorre em mulheres com câncer localizado no ovário, os esforços para detecção precoce focalizaram-se na triagem de mulheres assintomáticas com alto risco para desenvolver a patologia.

JUSTIFICATIVA

A fim de ser adequada para rastreamento, uma doença deverá ter as seguintes características.[21] Em primeiro lugar, deverá ser uma causa importante de mortalidade na população. Em segundo lugar, deverá ser relativamente curável em um estágio inicial no qual a detecção precoce resultaria em benefício de sobrevida

Fig. 12.6 (*Continuação*)

Aspiração de tumor ovariano cístico

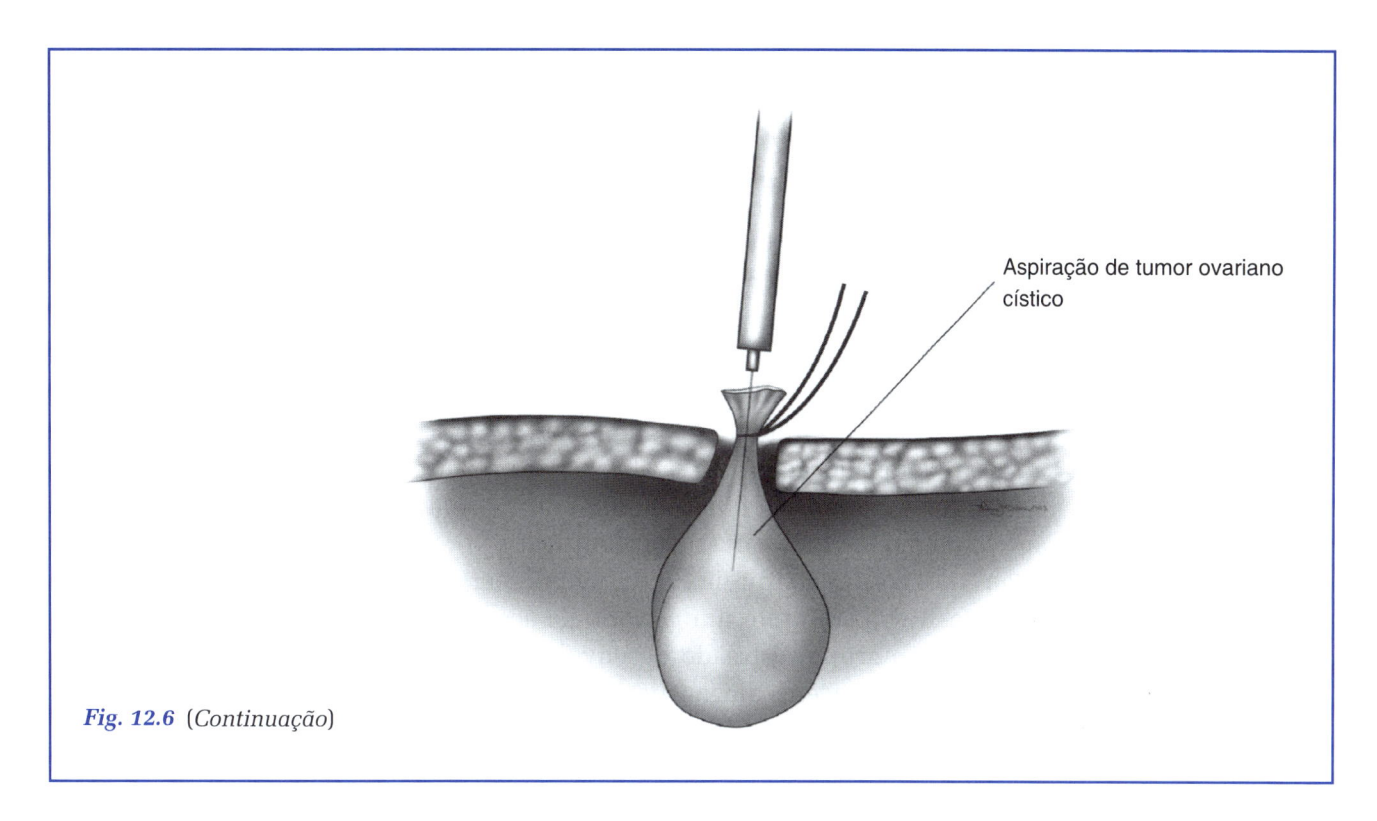

para as pessoas examinadas. Por fim, a doença deverá ser suficientemente prevalente na população, de modo que o rastreamento efetivo venha a identificar um número significativo de casos. O câncer de ovário satisfaz esses critérios, já que é a quinta das principais causas de morte por câncer nas mulheres norte-americanas. Da mesma forma, é altamente curável, se a doença for detectada quando está confinada ao ovário. A atual sobrevida por 5 anos das pacientes com câncer de ovário em estágio I é superior a 90% em muitas instituições, percentual muito maior do que o das pacientes sintomáticas que se apresentam com evidência clínica de câncer de ovário avançado. Embora não seja prevalente na população geral, o câncer de ovário ocorre com maior freqüência em mulheres com idade superior a 50 anos (50 casos/100.000 na população) e nas mulheres com história familiar de câncer de ovário (risco de doença de 5% durante a vida nas pacientes que têm uma parente de primeiro grau com câncer de ovário). Portanto, essas populações de alto risco são mais apropriadas para rastreamento.

PONTO-CHAVE

O rastreamento do marcador sérico não foi efetivo na redução da taxa de mortalidade por câncer de ovário.

Um teste de rastreamento deve satisfazer a determinados critérios específicos para ser efetivo. O teste deverá ser eficiente quanto ao tempo e ao custo, de fácil realização e bem aceito pelas pacientes. Mais importante que isso, o teste deverá ser sensível, específico, ter um VPP alto e um elevado valor preditivo negativo (VPN).[21] As definições estatísticas usadas no rastreamento de câncer de ovário são apresentadas no Quadro 12.2. Um teste de rastreamento efetivo (1) reduzirá o estágio na detecção e (2) diminuirá a mortalidade específica de cada caso, além de reduzir a mortalidade específica do local na população avaliada.[22]

Basicamente, existem duas condutas no rastreamento do câncer de ovário. A primeira consiste em rastrear inicialmente com um marcador sérico ou com uma combinação de marcadores. A ultra-sonografia é então realizada para se registrar a presença de um tumor ovariano em mulheres com níveis séricos do marcador elevados. Usando esta metodologia, Einhorn e colaboradores[23] realizaram um rastreamento do Ca-125 em 5.550 mulheres suecas aparentemente saudáveis. O Ca-125 estava elevado (> 35 U/mℓ) em 175 dessas mulheres (3,1%) e 6 tinham câncer de ovário. Infelizmente, 4 das 6 mulheres com câncer de ovário exibiam a doença em estágio avançado no momento da detecção. Outras 6 mulheres com níveis séricos normais de Ca-125 também mostraram ter câncer de ovário. Em um estudo controlado maior, Jacobs e colaboradores[24] tomaram aleatoriamente 22.000 mulheres para um grupo de rastreamento ou para um grupo de controle. As mulheres no grupo de rastreamento realizaram três medições anuais do Ca-125 sérico. A ultra-sonografia pélvica foi realizada quando o Ca-125 sérico da paciente era > 30 U/mℓ. As mulheres com um Ca-125 sérico elevado e um volume ovariano ≥ 8,8 cm^3 foram encaminhadas para avaliação cirúrgica. Os níveis séricos elevados do Ca-125 foram observados em 468 mulheres (4,3%) no grupo rastreado, e 29 apresentaram um tumor ovariano confirmado por ultra-som. Todas as 29 pacientes foram submetidas a cirurgia e 6 tinham câncer ovariano epitelial (23 com exame falso positivo). Durante um período de acompanhamento de 7 anos, 10 outras mulheres no grupo rastreado desenvolveram câncer de ovário em comparação com 20 novos cânceres diagnosticados no grupo de controle. A sobrevida mediana das mulheres cujos cânceres foram detectados no grupo rastreado foi maior do que nas mulheres que desenvolveram câncer de ovário no grupo de controle (73 meses *versus* 41 meses). No entanto, não houve diferença estatística na taxa de mortalidade entre os dois grupos.

A segunda conduta para rastreamento do câncer de ovário consiste em realizar a TVS como o teste de rastreamento inicial, seguido de Ca-125 sérico, indexação morfológica e exames de fluxo com Doppler nas mulheres com tumores ovarianos persistentes confirmados por meios ultra-sonográficos. Usando esta metodologia, Van Nagell e colaboradores[15] realizaram o rastreamento anual com TVS em 14.469 mulheres na pós-menopausa assintomáticas (Fig. 12.7). Todas as mulheres com TVS anormal se submeteram a uma nova ultra-sonografia em 4 a 6 semanas. As pacientes com uma segunda triagem anormal persistente receberam a recomendação de um Ca-125 sérico, indexação morfológica, ultra-sonografia com fluxo por Doppler e excisão cirúrgica do tumor. A cirurgia foi recomendada em todas as pacientes com tumores ovarianos complexos em ambos os rastreamentos. Foi feita laparoscopia ou laparotomia exploradora em 180 mulheres (0,1%) com tumores ovarianos comprovados por meio ultra-sonográfico. Dezessete cânceres de ovário

PONTO-CHAVE

Nesse estudo, a sobrevida das pacientes com câncer de ovário para aquelas rastreadas por ultra-som transvaginal foi de 95% com 2 anos e de 88% com 5 anos.

Quadro 12.2 **DEFINIÇÕES ESTATÍSTICAS NO RASTREAMENTO DO CÂNCER DE OVÁRIO**

TERMO	RASTREIO	ACHADOS
Positivo (TP)	Positivo	A histologia confirma câncer de ovário primário
Falso positivo (FP)	Positivo	Histologia ovariana benigna
Negativo (TN)	Negativo	Nenhuma evidência de doença nos 12 meses após o rastreio negativo
Falso negativo (FN)	Negativo	Câncer de ovário diagnosticado em 12 meses do rastreio negativo

Sensibilidade = TP/TP + FN; especificidade = TN/TN + FP; valor preditivo positivo = TP/TP + FP; valor preditivo negativo = TN/TN + FN.

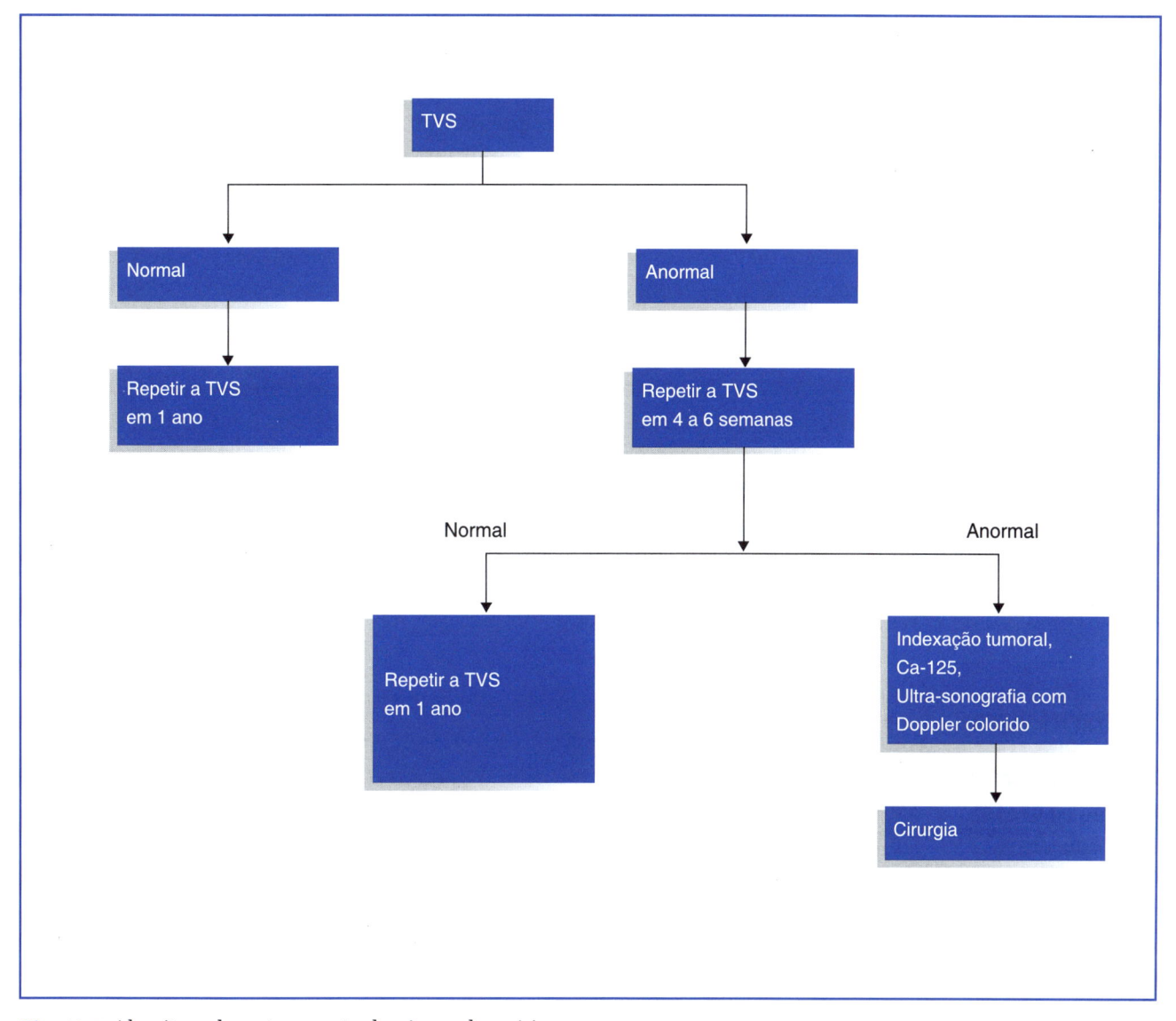

Fig. 12.7 Algoritmo de rastreamento do câncer de ovário.

foram detectados: 11 em estágio I, 3 em estágio II e 3 em estágio III. Todas as pacientes com câncer de ovário nos estágios I e II permaneceram vivas sem evidência de recidiva: 1,9 ano a 9,8 anos (mediana de 4,5 anos) depois do diagnóstico. Duas das 3 pacientes com câncer de ovário em estágio III morreram por causa da doença — uma 4,3 anos e outra 7,7 anos depois do diagnóstico. A sobrevida das pacientes com câncer de ovário na população examinada anualmente foi de 95% com 2 anos e de 88% em 5 anos. Esse formato de rastreamento diminuiu o estágio na detecção e aumentou muito a sobrevida com câncer de ovário nas mulheres que se submetem a rastreamento anual.

Atualmente, muitas perguntas ainda precisam ser respondidas a respeito do rastreamento do câncer de ovário. Embora seja altamente sensível na detecção de tumores ovarianos, a TVS não consegue diferenciar com segurança as lesões benignas das malignas, e a VPP é baixa (~ 10%). Por outro lado, o rastreamento com marcador sérico, especificamente com o Ca-125, não detecta com segurança os cânceres de ovário em estágio I, e muitos cânceres iniciais passam despercebidos. Preferimos a TVS como o teste de rastreamento inicial com o uso da indexação morfológica, dos padrões de marcadores séricos e da proteômica para aumentar seu VPP. Outra questão que não foi resolvida é o intervalo ótimo entre os rastreamentos. O rastreamento anual tem sido recomendado por convenção, porém um rastreamento mais freqüente pode estar indicado em algumas pacientes com fatores de risco aumentados para câncer de ovário. Pode haver benefício na alternância do rastreamento com TVS e com marcador sérico a cada 6 meses em determinadas populações. As respostas a estas perguntas serão respondidas por meio de estudos continuados de rastreamento tanto nos EUA quanto na Europa.

Apesar de suas imperfeições, o rastreamento do câncer de ovário preserva vidas pela detecção precoce, devendo prosseguir em ambientes de pesquisa cuidadosamente monitorados. Se o percentual de pacientes com câncer de ovário em estágio I aumentasse do atual nível de 25% para 75% por meio da detecção precoce, o número de mortes por câncer de ovário cairia a metade com o emprego dos atuais métodos de tratamento. Estas metas de detecção precoce deverão ser atingíveis com a descoberta de mais marcadores protéicos específicos e com o refinamento dos atuais protocolos de rastreamento.

Qual é a evidência?

O Tratamento dos Cistos de Ovário na Paciente na Perimenopausa Deverá Ser Baseado nos Achados da Ultra-sonografia Transvaginal e nos Níveis de Ca-125

Cistos de ovário assintomáticos são encontrados em 3 a 5% das mulheres na perimenopausa.[1] Quando o cisto é unilocular e com menos de 5 cm de diâmetro, pode ser seguramente monitorado sem intervenção operatória.[5] É muito pequeno o risco de câncer de ovário em uma paciente com um cisto unilocular menor que 10 cm e um Ca-125 sérico inferior a 35 U/mℓ.

O Fluxo Sanguíneo Ovariano É um Auxiliar Útil nas Descriminação de Tumores Ovarianos Benignos versus Malignos

O uso do poder do ultra-som com Doppler para avaliar o fluxo sanguíneo ovariano baseia-se na justificativa de que os vasos sanguíneos que irrigam o tumor têm muito pouco músculo liso dentro das paredes arteriais.[7] Por conseguinte, a resistência ao fluxo sanguíneo é muito menor que na vasculatura normal. Esta diferença na característica do fluxo sanguíneo geralmente se manifesta por um IP baixo (< 1,0) e baixo índice de resistência (< 0,4).[8]

Um Nível Isolado de Ca-125 É Inadequado como Instrumento de Rastreamento do Câncer de Ovário

Embora os níveis de antígeno Ca-125 possam detectar malignidades do ovário, a freqüência desse achado no câncer de ovário em estágio I não é superior a 50%.[15] Os níveis séricos crescentes do Ca-125 predizem com maior exatidão a presença de câncer de ovário.[17]

Discussão de casos

Caso 1

Você está avaliando uma paciente assintomática que está na perimenopausa que, ao exame clínico, apresenta uma massa anexial direita com aproximadamente 5 cm de diâmetro.

Qual exame você recomendaria neste momento, se é que recomendaria?

- Uma ultra-sonografia transvaginal revela um tumor cístico ovariano direito, unilocular, com 5,0 cm × 4,6 cm × 5,2 cm (volume de 62,5 cm^3).
- O Ca-125 sérico é de 10 U/mℓ.

Qual é a sua conduta inicial?

- A intervenção operatória não está indicada no momento. Em vez disso, deverão ser agendados uma nova ultra-sonografia e Ca-125 sérico em 3 a 6 meses. Mais de dois terços dos tumores císticos ovarianos uniloculares resolverão de maneira espontânea, e a maioria o fará em 3 meses.

- Uma nova ultra-sonografia revela que o tumor cístico ovariano direito unilocular diminuiu de tamanho para 2,0 cm × 3,0 cm × 2,0 cm (volume de 6,3 cm^3).
- O novo exame do Ca-125 sérico está novamente em 10 U/mℓ.

Que instruções você daria a esta paciente em relação ao seu acompanhamento?

- Esta paciente deverá ser acompanhada a intervalos de 6 meses com repetição da ultra-sonografia e do teste do Ca-125 sérico até que o tumor ovariano cístico tenha resolvido de forma espontânea. Se o tumor desenvolver componentes sólidos ou aumentar de volume, deverá ser considerada a remoção operatória. Da mesma forma, uma elevação progressiva no Ca-125 sérico deverá obrigar à remoção operatória desse tumor.

Caso 2

Você está avaliando uma paciente assintomática, que está na perimenopausa e que apresenta um tumor ovariano sólido, o qual, ao exame pélvico, tem aproximadamente 7 cm de diâmetro. Uma ultra-sonografia transvaginal revela um tumor ovariano direito complexo com 6,5 cm × 7,0 cm × 7,5 cm (volume de 178 cm^3) com componentes sólidos e císticos.

Que outros exames deverão ser realizados para ajudar a avaliar o risco de malignidade nesse tumor?

- O índice morfológico revela um IM de 6.
- A avaliação com Doppler colorido do fluxo sanguíneo tumoral ovariano indica um IP de 0,8 e um IR de 0,3.
- O Ca-125 sérico é de 50 U/mℓ.

O risco de malignidade nesse tumor é inexistente ou moderado?

- Como o índice morfológico é inferior a 5, o IP é inferior a 1,0 e o Ca-125 sérico é de 35 U/mℓ, existe um risco moderado de que esse tumor seja maligno.

Qual é a conduta cirúrgica apropriada nesta paciente?

- Laparoscopia ou laparotomia exploradora com remoção do tumor ovariano e avaliação histológica do corte congelado.

Se o tumor for uma malignidade ovariana epitelial, está indicada cirurgia adicional?

- Qualquer paciente na perimenopausa com câncer epitelial ovariano deverá passar por estadiamento cirúrgico completo, incluindo histerectomia abdominal total, salpingooforectomia bilateral, omentectomia e apendectomia. Deverão ser feitos todos os esforços para remover a totalidade do tumor visível ou palpável antes do início da quimioterapia.

Caso 3

Uma paciente com 51 anos de idade, que está na perimenopausa e cuja mãe teve câncer de ovário gostaria de passar por rastreamento para câncer de ovário.

Esta paciente se qualifica como estando em um grupo de alto risco que deverá se beneficiar com o rastreamento?

- Como (1) a mãe da paciente teve câncer de ovário e (2) a paciente está acima de 50 anos, em inúmeros estudos ela estaria em um grupo de alto risco e seria elegível para rastreamento.

Quais exames são atualmente empregados nos algoritmos de rastreamento?

- TVS, Ca-125 sérico, análise de fluxo com Doppler do fluxo sanguíneo tumoral, índice morfológico e proteômica.

Para que um teste de rastreamento de câncer de ovário seja efetivo, quais metas estatísticas ele deverá satisfazer?

- **Um teste de rastreamento ovariano efetivo deverá ser sensível e específico. Da mesma forma, deverá ter um alto VPP e um alto VPN.**

Um teste de rastreamento ovariano efetivo deverá:

- diminuir o estágio do câncer de ovário na detecção;
- diminuir a mortalidade específica de cada caso nas mulheres cujo câncer de ovário seja detectado por rastreamento;
- diminuir a mortalidade por câncer de ovário específico do local na população examinada.

Referências

1. Bailey CL, Ueland FR, Land GL, et al. Malignant potential of small cystic ovarian tumors in postmenopausal women. *Gynecol Oncol.* 1998;69:3–7.

2. DePriest PD, Shenson D, Fried A, et al. A morphology index based on sonographic findings in ovarian cancer. *Gynecol Oncol.* 1993;51:7–11.

3. DePriest P, Varner E, Powell J, et al. The efficacy of a sonographic morphology index in identifying ovarian cancer: A multi-institutional investigation. *Gynecol Oncol.* 1994;55:174–178.

4. Ueland FR, DePriest PD, Pavlik EJ, et al. Preoperative differentiation of malignant from benign ovarian tumors: the efficacy of morphology indexing and Doppler flow sonography. *Gynecol Oncol.* 2003;91:46–50.

5. Modesitt SC, Pavlik EJ, Ueland FR, et al. Risk of malignancy in unilocular ovarian cystic tumors less than 10 cm in diameter. *Obstet Gynecol.* 2003;102:594–599.

6. Folkman J, Watson K, Ingber D, et al. Induction of angiogenesis during the transition from hyperplasia to neoplasia. *Nature.* 1989;339:58–61.

7. Emoto M, Iwasaki H, Mimura K, et al. Differences in the angiogenesis of benign and malignant ovarian tumors, demonstrated by analyses of color Doppler ultrasound, immunohistochemistry and microvessel density. *Cancer.* 1997;80:899–907.

8. Weiner Z, Thaler I, Beck D, et al. Differentiating malignant from benign ovarian tumors with transvaginal color flow imaging. *Obstet Gynecol.* 1992;79:159–162.

9. Kurjak A, Zanid I, Alfirevic Z. Evaluation of adnexal masses with transvaginal color ultrasound. *J Ultrasound Med.* 1991;10:296–297.

10. Fleischer AC, Rogers WH, Rao BK, et al. Transvaginal color Doppler sonography of ovarian masses with pathological correlation. *Ultrasound Obstet Gynecol.* 1991;1:275–278.

11. Timor-Tritsch LE, Lerner JP, Monteagudo A, et al. Transvaginal ultrasonographic characterization of ovarian masses by means of color-flow-directed Doppler measurements and a morphologic scoring system. *Am J Obstet Gynecol.* 1993;168:909–913.

12 Brown DL, Frates MC, Laing FC, et al. Ovarian masses: can benign and malignant lesions be differentiated with color and pulsed Doppler US. *Radiol.* 1994;190:333–336.

13 Tekay A, Jouppila P. Controversies in assessment of ovarian tumors with transvaginal color Doppler ultrasound. *Acta Obstet Gynecol Scand.* 1996;4:316–329.

14 Gadducci A, Ferdeghini M, Prontera C, et al. The concomitant determination of different tumor markers in patients with epithelial ovarian cancer and benign ovarian masses: relevance for differential diagnosis. *Gynecol Oncol.* 1992;44:147–154.

15 Van Nagell JR, DePriest PD, Reedy MB, et al. The efficacy of transvaginal sonographic screening in asymptomatic women at risk for ovarian cancer. *Gynecol Oncol.* 2000;77:350–356.

16 Skates SJ, Zu FJ, Yu YH, et al. Toward an optimal algorithm for ovarian cancer screening with longitudinal tumor markers. *Cancer.* 1995;76 (Suppl.): 2004–2010.

17 Wilder JL, Pavlik EJ, Straughn JM, et al. Clinical implications of a raising Ca-125 within the normal range in patients with epithelial ovarian cancer. *Gynecol Oncol.* 2003;89:233–235.

18 Bandera CA, Ye B, Mok SC. New technologies for the identification of markers for early detection of ovarian cancer. *Curr Opin Obstet Gynecol.* 2003;15:51–55.

19 Petricoin EF, Ardekani AM, Hitt BA, et al. Use of proteomic patterns in serum to identify ovarian cancer. *Lancet.* 2002;359:572–577.

20 Rai AJ, Zhang Z, Rosenzweig J, et al. Proteomic approaches to tumor marker discovery. Identification of biomarkers for ovarian cancer. *Arch Pathol Lab Med.* 2002;126:1518–1526.

21 Prorok PC. Evaluation of screening program for the early detection of cancer. *Natl Cancer Inst Stat Textbk Monogr.* 1984;51:267–328.

22 Hulka, BS. Cancer screening: degrees of proof and practical application. *Cancer.* 1989;62:1776–1769.

23 Einhorn N, Sjovall K, Knapp RC, et al. Prospective evaluation of serum Ca-125 levels for early detection of ovarian cancer. *Obstet Gynecol.* 1992;80:14–18.

24 Jacobs IJ, Skates S, Davies AP, et al. Risk of diagnosis of ovarian cancer after raised serum Ca-125 concentration: a prospective cohort study. *BMJ.* 1996;313:1355–1358.

13 Secreção, massa ou dor na mama

Elizabeth A. Shaughnessy

Introdução

PONTO-CHAVE

As três categorias comuns de queixas com relação à mama são dor, secreção mamilar e massa mamária.

Em geral, as queixas das mulheres em relação às mamas situam-se em três categorias: dor na mama, secreção mamilar e massa na mama. Estas queixas também são encontradas na população na perimenopausa. A maioria das queixas não está associada a malignidade, mas, a alterações fibrocísticas que são encontradas em 50% de todas as mulheres norte-americanas, de acordo com os estudos de necropsia. Como as alterações fibrocísticas são afetadas por hormônios, as flutuações nos níveis hormonais durante a perimenopausa podem apenas exacerbar uma condição preexistente. Em geral, a idade e o estado de menopausa não foram relatados na maioria dos estudos que abordam essas questões; dessa forma, não foram identificadas alterações específicas na mama associadas à perimenopausa. Contudo, a conduta padronizada para todas as três queixas é debatida adiante, e não é influenciada pelo estado de menopausa. Este capítulo aborda estas questões de tratamento tendo em vista nosso atual nível de compreensão.

Dor na mama

A dor na mama, também chamada de mastalgia ou mastodinia, é uma das queixas relativas à mama mais freqüentes encontradas por um médico de cuidados primários.[1] No passado, essa queixa passava freqüentemente despercebida ou não era abordada pelos médicos, talvez por causa dos relatos iniciais que a consideravam como sendo psicossomática.[2,3] Preece e colaboradores tentaram abordar os aspectos psicossociais da dor da mama de maneira sistemática. Usando um questionário para avaliar o tipo de personalidade, nenhuma diferença significativa foi identificada entre mulheres com mastalgia e aquelas que se submeteram a cirurgia de veias varicosas. No entanto, identificaram um subgrupo de pacientes com dor resistente ao tratamento que exibiam características de personalidade semelhantes às pacientes psiquiátricas.[4]

Muitos consideram a dor na mama um distúrbio que comporta uma base hormonal.[5] Não foi identificada qualquer anormalidade consistente no estradiol ou na progesterona. Os níveis de prolactina parecem ser normais ou discretamente elevados nas mulheres sintomáticas. Após a estimulação com domperidona para liberar a prolactina, as mulheres com mastodinia produziram níveis muito mais elevados de prolactina.[6] Determinar a etiologia desta resposta de prolactina pode ser um desafio, já que ela pode refletir resposta hipofisária aumentada, uma anormalidade preexistente, uma resposta de estresse prolongada ou uma resposta a partir de dentro da própria mama.[7]

> **PONTO-CHAVE**
>
> *Muitas mulheres que têm dor na mama consultam um especialista sem preocupação com um câncer de mama subjacente.*

Quando se avalia a dor na mama, é importante identificar se a preocupação da paciente é a dor e seu tratamento, ou se a preocupação advém principalmente do medo de um câncer de mama subjacente. Certamente, muitas das pacientes que se apresentam com dor na mama estão preocupadas com o fato de que ela pode refletir uma patologia mamária mais grave. Com freqüência, as mulheres que procuram consulta por causa dessa preocupação não estão interessadas no tratamento da dor em si. É valioso diferenciar a dor mamária cíclica *versus* a não-cíclica, e se a dor não-cíclica está unicamente associada à parede torácica ou à mama. Uma mulher em fase reprodutiva pode não ter notado se a dor parece piorar em relação ao início da menstruação. Quando ela parece episódica, a paciente pode precisar rastrear sua dor em relação ao sangramento menstrual em seu calendário. O uso de um diário para determinar se a dor é cíclica pode ser especialmente valioso para mulheres que se submeteram a uma histerectomia prévia.

Um exame físico focalizado também incorpora essas preocupações. Após a inspeção visual, a mama deverá ser palpada, de início suavemente sobre toda a região de ambas as mamas, depois com maior profundidade, sondando o(s) local(is) indicado(s) como doloroso(s). A textura da mama pode sugerir a presença de alterações fibrocísticas da mama ou de uma patologia focal. A nodularidade, variando de branda a irregular, pode refletir um processo cístico que tende a ser difusamente doloroso. No entanto, nem a extensão da nodularidade nem o grau de irregularidade correlacionam-se diretamente com o grau de dor experimentado. Locais focais de hipersensibilidade que reproduzem a dor geralmente estão associados a uma etiologia na parede torácica ou a um processo patológico mais focal da mama, tal como uma massa ou uma induração. Então, este último deverá ser pesquisado da maneira apropriada (ver adiante o item Massa mamária).

Depois de uma avaliação completa do tecido mamário, é dada atenção à parede torácica. Esta parte do exame pode ser facilitada se a mulher estiver deitada em decúbito lateral, de modo que a mama se afaste da parede torácica lateral. O médico palpa as costelas subjacentes e a musculatura da parede torácica. Ocasionalmente, a dor com distribuição radicular pode indicar patologia vertebral. Radiografias das porções cervical e torácica seriam a próxima etapa da avaliação da paciente.

A doença de Mondor é uma causa incomum de dor. Apresenta-se com manifestações físicas focais e específicas. A etiologia da doença de Mondor é uma trombose da veia toracoepigástrica. As manifestações físicas incluem um cordão palpável, que pode ser notado próximo à porção média da prega inframamária.

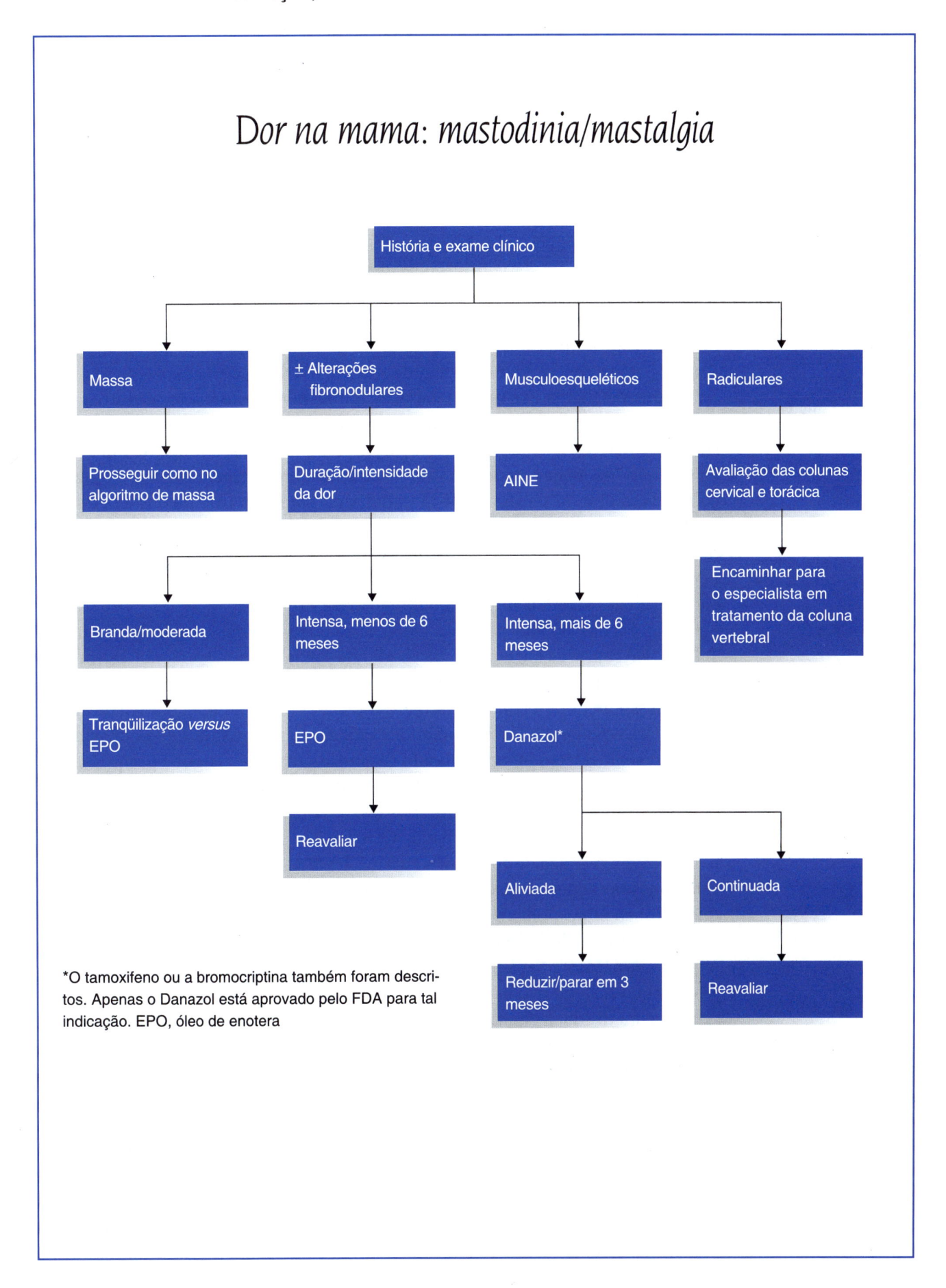

Dor na mama: mastodinia/mastalgia

```
                    História e exame clínico
                              │
    ┌─────────────┬───────────┴───────────┬─────────────┐
    ▼             ▼                       ▼             ▼
  Massa      ± Alterações          Musculoesqueléticos  Radiculares
             fibronodulares
    │             │                       │             │
    ▼             ▼                       ▼             ▼
Prosseguir    Duração/intensidade        AINE      Avaliação das colunas
como no       da dor                               cervical e torácica
algoritmo                                                │
de massa                                                 ▼
                                                    Encaminhar para
                                                    o especialista em
                                                    tratamento da coluna
                                                    vertebral
```

Ramos de Duração/intensidade da dor:

- **Branda/moderada** → Tranqüilização *versus* EPO
- **Intensa, menos de 6 meses** → EPO → Reavaliar
- **Intensa, mais de 6 meses** → Danazol*
  - **Aliviada** → Reduzir/parar em 3 meses
  - **Continuada** → Reavaliar

*O tamoxifeno ou a bromocriptina também foram descritos. Apenas o Danazol está aprovado pelo FDA para tal indicação. EPO, óleo de enotera

Esta pode incluir alguma fixação cutânea de maneira linear, lateral à aréola, e fazendo angulação para cima. A retração raramente está presente sem um cordão palpável. Em uma série de pacientes que se apresentam com a doença de Mondor, em aproximadamente metade não é possível estabelecer uma etiologia subjacente.[8] Entre aquelas que tiveram uma causa determinada, as associações mais freqüentemente citadas foram com traumatismo físico (incluindo cirurgia), processos inflamatórios ou carcinoma. A mamografia deverá ser considerada, quando houver indicação.

> **PONTO-CHAVE**
>
> *Uma mamografia pode ser valiosa na avaliação da dor mamária, porém outros exames de imagem podem ser mais seguros.*

Os exames de mama por imagem não são obrigatórios na avaliação da dor da mama, porém podem ser valiosos em casos específicos. Caso a paciente tenha dor associada a um achado focal, uma mamografia e/ou ultra-sonografia podem ser apropriadas (ver item Massa mamária). Quando a paciente é adequada para mamografia, deverá ser incluída na avaliação. No entanto, esta raramente é empregada apenas para se determinar a origem da dor.

Para as mulheres que apresentam dor musculoesquelética reprodutível pela palpação sobre as costelas ou os músculos, estão indicados agentes antiinflamatórios não-esteróides. Aquelas que têm dor radicular, isto é, ao longo de uma distribuição nervosa, mais provavelmente exibirão dor em decorrência de patologia da coluna vertebral ou de vértebras. O tratamento para esse tipo de dor é complexo e está além do escopo desta discussão. A determinação da origem pode incluir radiografias das colunas cervical e/ou torácica e, possivelmente, ressonância magnética (RM). No entanto, a terapia pode ser mais bem controlada por especialistas em neurologia ou em cirurgia da coluna vertebral.

> **PONTO-CHAVE**
>
> *A vitamina E e a EPO podem ser valiosas para algumas mulheres que apresentam dor mamária cíclica.*

A maioria dos estudos para o tratamento de dor na mama vem da Grã-Bretanha. Talvez por causa da influência da medicina socializada, raramente se inicia o tratamento sem que os sintomas estejam presentes há 6 meses. Para as pacientes que necessitam de mais do que tranqüilização, é indicada uma tentativa de aliviar a dor. Para aquelas que apresentam dor cíclica, uma conduta não-endócrina ou não-farmacológica pode ser um ponto de partida razoável. Alguns pesquisadores descreveram um papel para os ácidos graxos na dor cíclica. O desequilíbrio na proporção entre ácidos graxos saturados *versus* insaturados desempenha um papel no desenvolvimento da dor da mama. Com base nesta teoria, eles defendem uma redução a longo prazo de gorduras saturadas na dieta para 15% das calorias totais.[9] Esta conduta requer aconselhamento e educação significativos, e a mudança da dieta a longo prazo pode não ser aceitável para a paciente. Outra conduta consiste na adição de óleo de enotera (EPO) como suplemento nutricional para aumentar a ingestão de ácidos graxos insaturados em relação aos ácidos graxos saturados. Os estudos que sustentam o uso de EPO não são recentes e seus modelos não são suficientes para tirarmos conclusões consistentes. Para as pacientes que respondem, isto pode ser suficiente para evitar o tratamento clínico; não está certo se isto constitui um efeito placebo. O mecanismo que atua por trás do efeito dos ácidos graxos insaturados sobre a dor na mama é desconhecido; dados experimentais apontam para maior fluidez da membrana e para melhora da condução nervosa.[10] Ainda que o maior ensaio clínico realizado tenha acompanhamento incompleto, o EPO parece ter o impacto máximo sobre as mulheres que têm dor cíclica.[11] Recomenda-se uma única cápsula de 400 mg, ingerida 1 vez/dia durante 1 a 4 meses, em relação a 1 cápsula 3 vezes/dia às refeições. Um regime de dosagem de 3 vezes/dia pode proporcionar melhora mais rápida; no entanto, existe a preocupação de que a dosagem mais alta possa levar a uma maior probabilidade de desenvolvimento de fígado gorduroso. Assim, depois de 4 meses as mulheres deverão abster-se de ingerir o EPO nessa dosagem mais elevada. Por ser um suplemento nutricional, o EPO não é regulado pelo Food and Drug Administration (FDA). Os efeitos colaterais são incomuns e, em geral, limitam-se a náuseas ou vômitos. Ensaios usando vitamina E, redução da cafeína ou redução do fumo tiveram sucesso variável e, em geral, não mostraram maiores benefícios que o placebo.

O danazol, ou danacrina, é uma antigonadotropina que produz efeitos androgênicos e hipoestrogênicos. É o único medicamento aprovado pelo FDA para tratamento da dor na mama. Relata-se que sua eficácia é de 90% ou mais.[12, 13] A dosagem pode começar com 50 mg, 2 vezes/dia, e titulada para maior até 200 mg 2 vezes/dia. No entanto, devido às suas propriedades androgênicas, algumas mulheres podem experimentar desenvolvimento de pêlos faciais e corporais em padrão masculino, bem como mudança na voz para mais grave, podendo ser temporária ou permanente. Outros efeitos colaterais podem ocorrer em até dois terços das pacientes estudadas[14] e podem levar a suspensão imediata ou a adesão deficiente ao regime. Esses sintomas incluem irregularidades menstruais, acne, cefaléia, depressão e náuseas.

PONTO-CHAVE

A dor intensa na mama pode ser tratada com danacrina durante um curto intervalo de tempo.

O medicamento tamoxifeno, aprovado para uso no tratamento do câncer de mama e na prevenção do câncer de mama, também foi estudado no tratamento de dor na mama. Em um estudo controlado e randomizado, o tamoxifeno pareceu ter eficácia similar a da danacrina,[14] porém menos indivíduos exibem efeitos colaterais (aproximadamente 50%). O efeito colateral mais comum do tamoxifeno são as ondas de calor, porém efeitos colaterais raros incluem uma taxa aumentada de carcinoma e sarcoma uterinos, um risco que deve ser discutido com a paciente. As doses iniciais para se alcançar alívio da dor são de 10 mg/dia durante 3 meses; quando o alívio é alcançado, recomenda-se a redução para 10 mg em dias alternados durante 3 meses.

Secreção mamária

A atividade secretora da mama ocorre durante todos os anos da fase reprodutiva. O grau de atividade varia de acordo com a estimulação hormonal e física. A secreção contínua na mulher não-grávida e não-nutriz geralmente não é apreciada por causa dos tampões ceratóticos nas aberturas do mamilo. Os exames ou compressões freqüentes do mamilo podem desalojar esses tampões, possibilitando a detecção da *secreção*, a qual raramente é patológica. Contudo, a secreção espontânea é causa de maior preocupação. A secreção a partir do mamilo contribui para 5 a 10% dos encaminhamentos para um centro de mama.[15, 16] O sintoma é desconcertante, em parte devido ao problema higiênico da mancha nas roupas, mas também porque suscita medo de câncer. Em geral, 95% estão associados a uma etiologia benigna.[17]

Maior atenção está sendo dada à secreção mamilar e sua possível patologia subjacente. Antigamente, os algoritmos baseados em pequenas séries ditavam que apenas secreção sanguinolenta precisava ser avaliada, uma vez que este constituía o subgrupo associado a câncer. Com o surgimento de técnicas mais modernas de

Secreção mamária espontânea

```
História, exame clínico, mamografia
├── Investigar por massa ou achado mamográfico
└── Normal
    ├── Múltiplos ductos
    │   ├── Sintomas angustiantes → Cirurgia
    │   └── Sem sintomas angustiantes → Tranquilização, acompanhamento
    └── Ducto único
        └── Galactografia
            ├── Defeito de enchimento ou bloqueio → Cirurgia
            └── Sem defeito → Acompanhamento, possível lavagem ductal, possível cirurgia
```

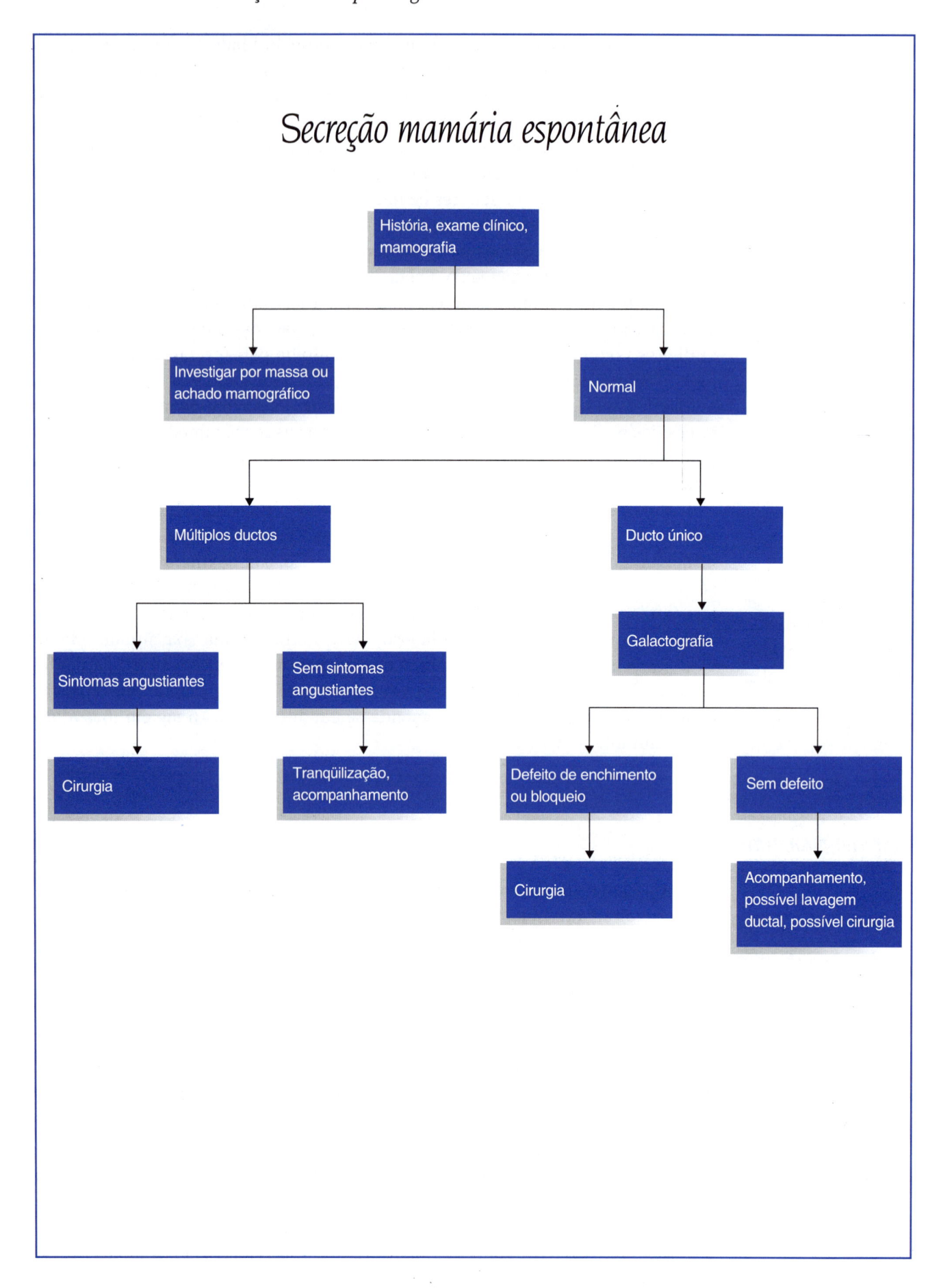

lavagem ductal e com a ductoscopia mais experimental, estão ocorrendo alterações em nossos atuais algoritmos no controle da secreção mamilar. A evidência mais recente mostrou que mesmo a secreção não-sanguinolenta pode estar associada a malignidade.

Ao se coletar uma história de secreção mamilar, é importante determinar se a secreção é unilateral ou bilateral, espontânea ou provocada, aguda ou persistente, e se estão envolvidos múltiplos ductos. Para ser considerada persistente, a secreção deve ser encontrada nas roupas ou no sutiã pelo menos uma vez por semana durante 1 mês. A secreção deverá ser caracterizada quanto a coloração (vermelha/sanguinolenta, esbranquiçada, incolor, esverdeada, azul-escura), turbidez (transparente *versus* enevoada ou turva) e consistência (fina, cremosa). Deverá ser notado o comportamento que estimula o fluxo da secreção; p. ex., dormir em decúbito lateral ou ventral, tomar banho de chuveiro, estimulação sexual do mamilo ou freqüente verificação do mamilo quanto a secreção. Pergunte com que freqüência a paciente se examina quanto a secreção mamilar porque o líquido seroso pode ser induzido por exame freqüente do mamilo.

> **PONTO-CHAVE**
>
> *É importante notar se a secreção mamilar é espontânea ou provocada, bilateral ou unilateral.*

O exame físico da mama é muito importante porque o líquido mamário pode ter origem nas glândulas de Montgomery e em escoriações ou ulcerações da pele. Deve-se fazer uma anotação especial sobre se o mamilo está retraído ou invertido. A retração é uma tração incompleta do mamilo para dentro, freqüentemente associada a episódios repetidos ou crônicos de mastite periductal, em geral com uma prega transversal da pele areolar sobre o mamilo. A inversão do mamilo significa que todo o mamilo está puxado para dentro. Deve ser feita anotação sobre se existe alguma massa subjacente associada ou induração do mamilo. A inspeção rigorosa pode revelar eritema puntiforme de um ducto mamilar ou eritema mais difuso, em comparação com a coloração do mamilo contralateral. Como essas infecções geralmente são causadas por organismos cutâneos, os medicamentos de escolha incluem dicloxacilina ou amoxicilina/clavulanato administrados durante 2 semanas; no caso de indivíduos alérgicos à penicilina, a eritromicina constitui a primeira escolha. Um abscesso também pode estar presente com a secreção. Em geral, existe eritema e massa com flutuação central. O tratamento engloba a aspiração, quando pequeno, ou incisão e drenagem, quando maior. Como o abscesso pode incluir organismos anaeróbicos, pode-se acrescentar metronidazol ao regime.[18]

Se o mamilo não apresenta tampões ceratóticos, uma pequena quantidade de líquido pode ser produzida com pressão suave em quase dois terços das mulheres não-nutrizes.[19] Em geral, a secreção fisiológica não é espontânea nem tinta de sangue. As secreções represam-se dentro de seios lactíferos ou cistos. Essas secreções podem advir de múltiplos ductos e podem variar na coloração. Os ductos ectáticos podem exibir uma variedade de secreção, desde fina a cremosa ou viscosa.

Caso a secreção seja bilateral, deverá ser considerada uma etiologia sistêmica, tal como hiperprolactinemia ou uma patologia da tireóide. Estas duas condições podem ser uma causa primária ou secundária do problema. Tanto o hipotireoidismo quanto o hipertireoidismo foram relatados como causa potencial de secreção mamilar.[20] Os medicamentos antipsicóticos, que bloqueiam os receptores D2 dopaminérgicos, tais como o haloperidol, podem elevar a prolactina e colocar a paciente sob risco de desenvolver galactorréia. A galactorréia pode persistir depois da interrupção do medicamento quando a paciente continua a verificar ativamente se há secreção mamilar. A manipulação da mama estimula a liberação de prolactina.

O tratamento da secreção mamilar começa com a correção do distúrbio subjacente. O tratamento clínico pode ser utilizado para a maioria dos distúrbios da tireóide. Quando existe hiperprolactinemia primária, está indicada terapia clínica com mesilato de bromocriptina ou cabergolina. A terapia cirúrgica não está indicada na grande maioria das circunstâncias de secreção bilateral. Quando a galactorréia está associada ao medicamento, deve-se considerar uma alteração na medicação. Quando nenhuma causa sistêmica pode ser identificada, deverá ser realizado o exame de imagem quando não existirem múltiplos ductos envolvidos. Quando múltiplos ductos são afetados, a galactografia só deverá ser realizada quando houver um único ducto suspeito; de outra forma, seria considerada fisiológica.

No contexto da secreção mamária, o exame por imagem começa com uma mamografia em uma tentativa de identificar uma anormalidade focal. Quando apenas um ducto é suspeito, a galactografia é o procedimento diagnóstico de escolha.[21, 22] A galactografia é altamente sensível para detecção de carcinomas, porém apresenta baixa especificidade pelo fato de que outras anormalidades também são detectadas.[22, 23] O procedimento pode ser prejudicado por defeitos de enchimento, por ectasia ductal ou por um bloqueio do ducto. A citologia do líquido expresso demonstra o inverso dessas características. Embora seja altamente específica[16, 22], a citologia não é muito sensível. Por conseguinte, um resultado negativo deverá ser interpretado com cautela e confirmado adicionalmente quando existe preocupação suficiente com malignidade.[24]

PONTO-CHAVE

A galactografia é o exame mais sensível para identificar anormalidade que provoca secreção espontânea a partir de um único ducto, mas a falta de achados ainda exige exploração cirúrgica.

Quando é identificado um defeito na galactografia, este deverá ser examinado cirurgicamente, pois o diagnóstico diferencial inclui a possibilidade de carcinoma. De modo geral, é maior a probabilidade de um papiloma ou de um processo inflamatório. Uma microdochectomia, ou exploração do mamilo com excisão ductal, pode ser realizada seja por meio de uma incisão ao longo da periferia da aréola, seja por meio de uma incisão radial através da aréola, por meio do ducto. A maioria das lesões é identificada a 2 a 3 cm do ducto, e quase todas estão nos primeiros 5 cm.[18] A galactografia nem sempre identifica uma lesão, mesmo quando apenas um ducto está produzindo a secreção. Nos casos em que a preocupação é elevada, realiza-se a excisão cirúrgica *cega*; uma sonda lacrimal ou corante azul é inserido no ducto afetado para identificá-lo no período intra-operatório antes da excisão do ducto (microdochectomia). Coleta-se uma extensão generosa do ducto para exame. Qualquer malignidade identificada será tratada de acordo com os protocolos atuais.

O fumo parece ser um fator de risco para mastite periductal, principalmente nos casos de abscessos periareolares recorrentes e de formação de fístula.[25] O papel desempenhado pelo fumo não é totalmente compreendido. Os possíveis mecanismos incluem metabólitos tóxicos,[26] alterações microvasculares[27] e mudanças na flora bacteriana.[28] A associação de mastite periductal com ectasia ductal é controversa. A ectasia direta pode ser conseqüência de episódios recorrentes de mastite periductal,[29] mas também pode ser um processo involuntário que ocorre com a idade. Não se considera que as secreções cremosas espessadas associadas colocam a paciente em risco de malignidade; contudo, podem provocar angústia do ponto de vista da higiene. Quando a ectasia está relacionada com um único ducto, o ducto pode ser cirurgicamente excisado. Quando múltiplos ductos estão envolvidos, deverá ser considerada a excisão de todos os ductos abaixo do mamilo. Deverá ser removido um comprimento significativo (2 a 5 cm) do ducto. São aconselhados antibióticos perioperatórios por causa da colonização bacteriana comumente associada.

O recente desenvolvimento de técnicas como lavagem ductal e ductoscopia mamária pode levar a mudanças no atual paradigma de tratamento. Quando a aspiração de um ducto produz líquido, deverá ser efetuada a lavagem ductal. A técnica envolve a canulação do ducto com lavagem e aspiração.[30] As células coletadas são enviadas para exame citológico. Desenvolvido inicialmente como uma técnica para auxiliar no diagnóstico mais precoce de malignidade em mulheres de alto risco com uma mamografia densa, o procedimento pode proporcionar maior sensibilidade ao exame citológico do que a citologia esfoliativa, na qual as secreções superficiais são colocadas sobre uma lâmina para exame. A ductoscopia da mama também constitui uma nova técnica sob avaliação. As indicações de uso dessa técnica ainda não estão definidas; no entanto, a ductoscopia parece melhorar a localização da lesão para lesões mais profundas em relação ao mamilo e pode facilitar as excisões ductais previamente realizadas "às cegas".[31, 32]

> **PONTO-CHAVE**
>
> *O papel das técnicas mais modernas, tais como lavagem ductal e ductoscopia, na avaliação da secreção mamária, ainda está por ser definido.*

Massa mamária

Uma massa encontrada pela paciente ou pelo médico geralmente provoca ansiedade significativa na paciente. A equipe diagnóstica fica sob pressão entre remover uma quantidade adequada de tecido a fim de curar ou proporcionar o diagnóstico exato, ou não remover uma quantidade suficiente e acabar por comprometer as futuras opções de tratamento ou a estética, caso a massa seja benigna.

Da mesma forma que procede diante das duas condições mamárias anteriores, o médico deverá começar pela história da queixa principal e pelo exame físico. Deverão ser abordados detalhes específicos da massa, tais como quando a massa foi descoberta, como a massa foi descoberta e se a massa está associada a alguma dor, hipersensibilidade ou secreção. É importante saber se a paciente tinha massas prévias e, em caso positivo, se foram biopsiadas ou aspiradas, e qual foi o diagnóstico. O tamanho sofreu alteração desde a descoberta? O tamanho ou a hipersensibilidade oscilam com o ciclo menstrual da paciente? A paciente está exibindo ciclos menstruais regulares? Uma história ginecológica plena deverá ser obtida para se identificarem irregularidades menstruais e fatores de risco associados ao desenvolvimento do câncer de mama, tais como a idade na menarca, paridade, idade no parto da primeira gestação a termo, e a idade na menopausa. É importante notar se algum membro da família, do sexo masculino ou do feminino, tanto no lado materno quanto no paterno teve algum câncer. Deverá ser dada atenção especial aos cânceres de mama e ovário, por causa da associação com o risco de câncer de mama hereditário.

O exame físico pertinente deverá incluir o exame das mamas, das axilas e do pescoço. Outros sistemas deverão ser cobertos quando for indicado. As alterações fibrocísticas são comuns na população, e a textura da mama pode variar em cada paciente. Também varia com o meio hormonal, seja endógeno ou exógeno. A técnica de palpação varia de acordo com a preferência do médico. Nenhuma técnica se mostrou superior. Ao realizar o exame, a atenção é direcionada para a alteração focal em comparação com a textura genérica.[33] Uma massa verdadeira é tridimensional, diferente dos tecidos adjacentes, e comumente assimétrica, em comparação com a mama contralateral. As características associadas a massas clinicamente suspeitas incluem bordas maldefinidas ou indistintas, fixação na pele sobrejacente ou no músculo subjacente, irregularidade da borda e maior firmeza em relação aos tecidos adjacentes. As massas benignas tendem a ser bem circunscritas, com bordas lisas, móveis e podem exibir firmeza igual ou maior que a dos tecidos adjacentes. No entanto, esses dois conjuntos de descritores não são mutuamente excludentes, e, sendo assim, faz-se necessária uma avaliação adicional.

> **PONTO-CHAVE**
>
> *A presença de cistos é mais comum em mulheres na pré-menopausa acima dos 40 anos.*

É preferida a confirmação da massa por um médico antes de se prosseguir com uma avaliação; no entanto, a densidade aumentada do tecido durante a fase pré-menstrual do ciclo pode obscurecer o achado. Pode ser necessária uma mamografia ou ultra-sonografia para confirmar uma massa. Quando nenhuma massa é encontrada por meio do exame de imagem ou do exame físico, um exame repetido em aproximadamente 6 semanas é adequado para reexaminar a paciente em um momento diferente do seu ciclo. Na paciente em quem o médico percebe uma massa, a primeira etapa consiste em determinar se a massa é sólida ou cística. Os cistos são sacos cheios de líquido, que se acredita serem resultado de involução lobular.[34] Haagensen estimou como sendo de 7% a freqüência de cistos com achados físicos distintos.[35] Os cistos são, com freqüência, achados acidentais à biopsia. Podem acontecer em qualquer idade, porém são mais comuns em mulheres na perimenopausa de mais de 40 anos. Como os cistos estão relacionados com os hormônios, um cisto em mulher na pós-menopausa que não recebe reposição hormonal deverá ser considerado com suspeita.

> **PONTO-CHAVE**
>
> *Quando o cisto retorna depois de duas aspirações, recomenda-se a excisão cirúrgica.*

O ultra-som ou a aspiração com agulha fina podem ser empregados para se determinar se a massa é cística. Com freqüência, os cistos se apresentam com dor, mas não de modo exclusivo. A aspiração proporciona uma resposta mais imediata, a menos que o aparelho de ultra-som esteja na mesma sala. Quando a massa se resolve por completo com a aspiração e o líquido não é sanguinolento, nenhum exame adicional se faz necessário, pois a incidência de malignidade associada é inferior a 1%.[35, 37] No entanto, quando o líquido é sanguinolento ou a massa não exibe resolução completa, a excisão cirúrgica está indicada por causa do risco aumentado de malignidade. A probabilidade de recorrência do cisto é máxima nos cistos que têm mais de 2 cm. Apesar da resolução de um cisto com a aspiração, a paciente ainda deverá ser acompanhada. As pacientes que se apresentam com uma recorrência cística depois de duas aspirações apresentam maior risco de malignidade intracística. Por conseguinte, quando o cisto retorna depois de duas aspirações, recomenda-se a excisão cirúrgica.

Quando a tentativa de aspirar não fornece líquido e o médico está confiante de que a massa foi perfurada com a agulha, a massa é considerada sólida. O aspirado com agulha fina pode fornecer células suficientes para que a citologia seja realizada. No entanto, nesse ponto estão indicados exames de imagem adicionais. A combinação de exame clínico, mamografia e aspirado por agulha fina exibe

Massa mamária

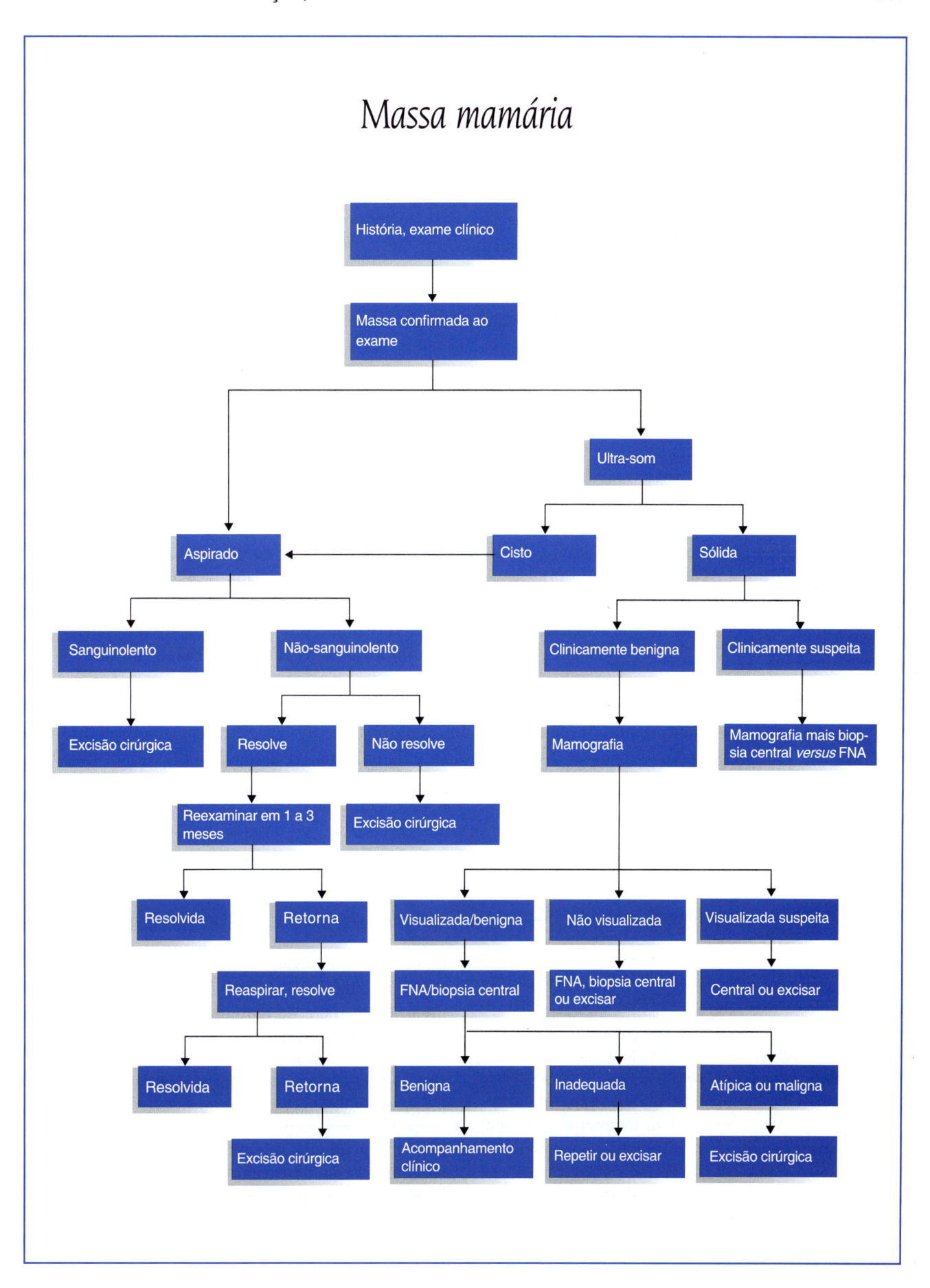

- História, exame clínico
  - Massa confirmada ao exame
    - Aspirado
      - Sanguinolento
        - Excisão cirúrgica
      - Não-sanguinolento
        - Resolve
          - Reexaminar em 1 a 3 meses
            - Resolvida
            - Retorna
              - Reaspirar, resolve
                - Resolvida
                - Retorna
                  - Excisão cirúrgica
        - Não resolve
          - Excisão cirúrgica
    - Ultra-som
      - Cisto → Aspirado
      - Sólida
        - Clinicamente benigna
          - Mamografia
            - Visualizada/benigna
              - FNA/biopsia central
                - Benigna
                  - Acompanhamento clínico
                - Inadequada
                  - Repetir ou excisar
                - Atípica ou maligna
                  - Excisão cirúrgica
            - Não visualizada
              - FNA, biopsia central ou excisar
            - Visualizada suspeita
              - Central ou excisar
        - Clinicamente suspeita
          - Mamografia mais biopsia central *versus* FNA

PONTO-CHAVE

As células atípicas ou papilomas na biopsia por agulha (central ou por aspiração) deverão levar à excisão total imediata da lesão por causa do risco de erro de amostragem na detecção da malignidade.

PONTO-CHAVE

Uma massa que se modifica ou cresce, apesar de citologia ou histologia benignas prévias, precisa ser excisada.

sensibilidade de 95% na detecção de carcinomas de mama.[18] Um resultado negativo não deverá tranqüilizar o médico com uma falsa sensação de segurança. O resultado sempre deverá ser interpretado no contexto clínico e, quando existe uma falta de concordância, deverá ser obtida uma quantidade adicional de tecido contendo a arquitetura celular (biopsia de núcleo ou biopsia excisional). Cabe ressaltar que o achado de hiperplasia atípica ou papilomas na biopsia central ou de células atípicas no aspirado por agulha fina pode estar associado a uma significativa taxa falsa negativa, isto é, pode haver carcinoma ductal *in situ* (DCIS) adjacente ou carcinoma invasivo, que podem passar despercebidos por erro de amostragem.[38] Por conseguinte, com esses achados, devemos prosseguir para biopsia excisional, apesar da histologia aparentemente benigna.

No paciente jovem que apresenta uma massa que é compatível com fibroadenoma benigno ao exame, a massa pode ser, a princípio, avaliada por ultra-som, para evitar o efeito da radiação sobre o tecido mamário jovem, em desenvolvimento. Caso os achados no aspirado por agulha fina ou na biopsia central sustentem o diagnóstico de fibroadenoma, a massa pode ser acompanhada clinicamente. A sensibilidade de uma biopsia nesse quadro é de 86%.[39] Quando se acrescenta o ultra-som, existe sensibilidade de 95% na diferenciação entre uma lesão benigna e uma maligna.[40] Se a biopsia for inadequada para o diagnóstico, um aspirado por agulha fina ou a biopsia central podem ser repetidos ou a massa pode ser excisada. Com freqüência, quando a massa é sintomática, a excisão da massa é preferida, pois existe uma alta probabilidade de resolução da dor. Deve-se enfatizar que a aspiração por agulha fina ou a biopsia central sempre apresentam o risco de erro de amostragem. Daí, quando a massa não é removida, os achados físicos da paciente precisam ser acompanhados com medições da massa, a fim de se certificar de que a massa permanece estável. São sugeridos intervalos de 6 meses ou menos, até 35 anos de idade. Enquanto a massa permanece estável, geralmente não é empreendida intervenção adicional. Antes de se seguir essa trajetória do tratamento expectante, o pequeno risco de uma malignidade despercebida é debatido com a paciente. Caso a massa se altere ou cresça, recomenda-se a excisão.

Discussão de casos

CASO 1

Uma mulher de 55 anos com história de alterações fibrocísticas se apresenta com dor nas duas mamas. Ela foi submetida a uma biopsia excisional para microcalcificações 3 anos atrás. O relato da patologia foi compatível com as alterações fibrocísticas, incluindo adenose esclerosante associada a calcificações. A dor é difusa e bilateral, semelhante à dor que ela experimentava quando se aproximava o início da menstruação, porém mais intensa. Atualmente, seus ciclos menstruais não são regulares, e seu último período menstrual foi há 3 meses. A paciente não é sexualmente ativa e não observa achados ou alterações em seu auto-exame da mama. O exame físico mostra a presença de uma incisão bem cicatrizada na mama direita, no quadrante superior externo, sem alterações cutâneas, nenhuma inversão ou secreção mamilar. À palpação, o tecido mamário está difusamente firme e denso.

Que outro exame você recomendaria neste momento, se é que recomendaria?

Seria prudente se certificar de que a paciente está em dia com o rastreamento mamográfico anual. Nenhum exame de imagem específico está indicado além deste, diante da natureza difusa da dor.

O que você recomendaria para o tratamento inicial?

Recomendaria 1 cápsula/dia de EPO ou 1 cápsula 3 vezes/dia durante 1 a 4 meses para uma resolução mais rápida da dor. O fato de que as cápsulas de EPO não são analgésicas e que podem levar tempo para ter efeito deverá ser explicado à paciente. A adesão ao regime prescrito é importante para sua eficácia. No acompanhamento, deverá ser avaliada a resposta de sua dor ao EPO.

Caso 2

A paciente é uma mulher de 50 anos que está mentalmente conturbada, mas vive sozinha perto da residência dos pais. Apresenta uma história de infecção da mama esquerda 6 meses atrás, a qual respondeu à dicloxacilina. Relata que apresentou na mama esquerda uma secreção de longa duração, às vezes sanguinolenta, que ocorre de maneira espontânea pelo menos 1 vez/semana. Ela acreditava que o

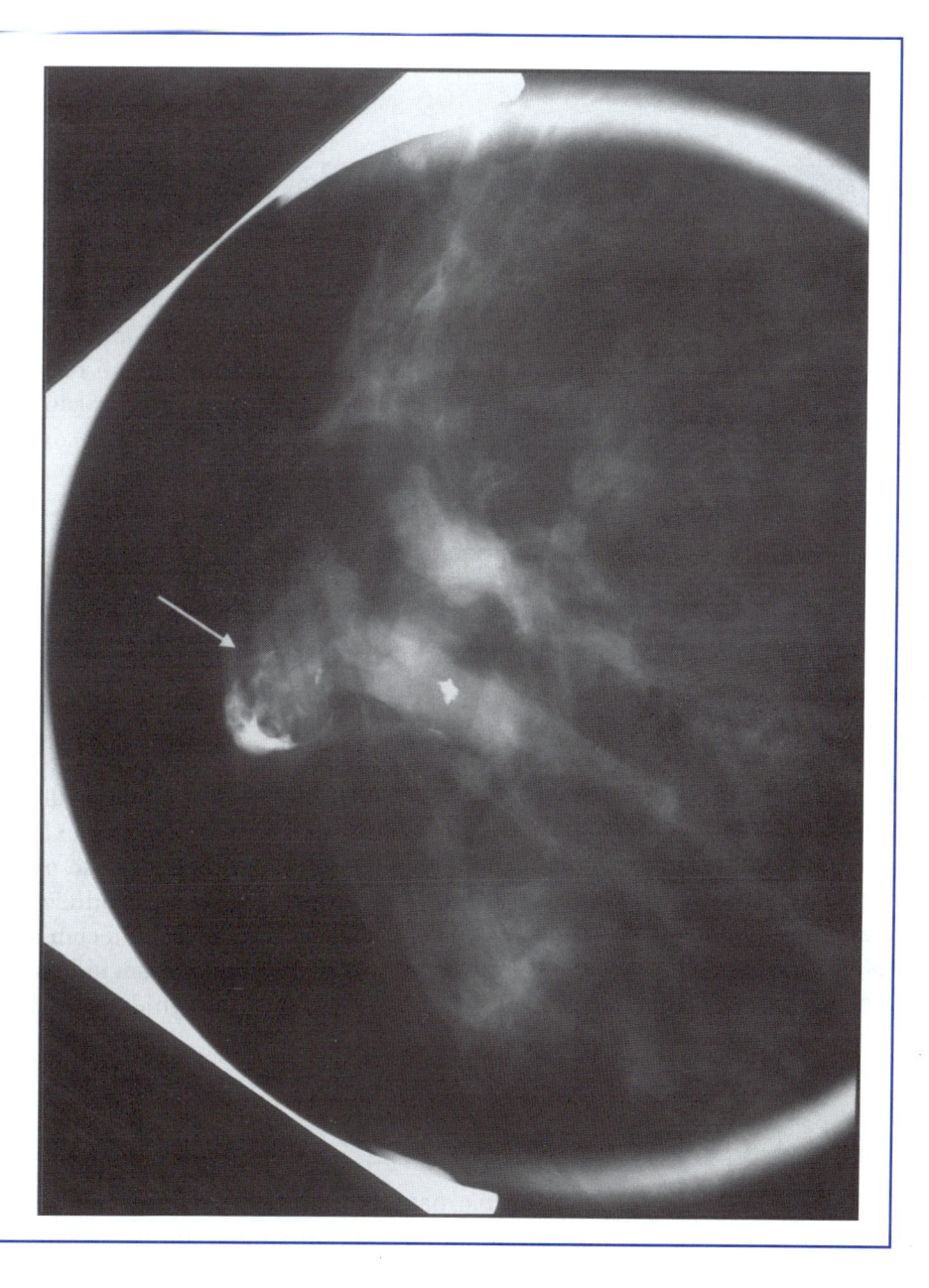

Fig. 13.1

tecido profundo à sua aréola esquerda era um pouco nodular, mas não muito diferente em comparação com o lado contralateral. Exibe uma história familiar de câncer de mama em uma tia materna e na avó paterna, ambas diagnosticadas depois de 70 anos de idade. A paciente teve a menarca aos 13 anos de idade e é nulípara. O último período menstrual foi 1 ano atrás, e ela não está sob reposição hormonal. Uma gota muito pequena de secreção sanguinolenta pode ser gerada com a massa da mama superiormente, mas não com a pressão subareolar suave.

Que exames adicionais seriam recomendados, se é que seriam?

Uma mamografia diagnóstica deverá ser obtida para se verificar quaisquer anormalidades focais.

Que outros exames você recomendaria?

A galactografia está indicada, pelo fato de que secreção sanguinolenta está associada a um único ducto.

Suponha que o procedimento revele o enchimento parcial de uma estrutura arredondada na região retroareolar imediata associada a vários ductos ligeiramente aumentados (Fig. 13.1). A massa mostra múltiplos defeitos de enchimento, possivelmente relacionados com uma massa ou com resíduo intracístico.

Você recomendaria qualquer tratamento adicional?

A paciente deverá ser encaminhada para um cirurgião, para exploração e excisão do ducto.

Caso 3

A paciente é uma mulher de 52 anos com uma história de alterações fibrocísticas de longa duração, conforme evidenciadas por múltiplos cistos aspirados bilateralmente no passado, com a resolução de todos. Quando na pré-menopausa, ela experimentou mastodinia cíclica. O último período menstrual foi há 6 meses e ela relata despertar com ondas de calor durante a noite. No último fim de semana, ela observou uma nova nodosidade na face superior esquerda da mama esquerda associada a hipersensibilidade, mas não a dor. Ela não observa secreção ou qualquer outra alteração ao exame da mama esquerda. A paciente teve a menarca aos 13 anos e é gesta 2 e para 2, com a primeira gestação a termo aos 23 anos de idade. Atualmente, está se automedicando com fitoestrogênios. A paciente não tem história familiar de câncer de mama. O exame físico revela uma massa de 3 cm, bem circunscrita e móvel, no quadrante superior direito da mama esquerda. Essa massa é ligeiramente dolorosa à palpação. A mamografia neste momento mostrou uma mama acentuadamente densa sem achado que se correlacione com a massa palpável (Fig. 13.2).

Que exames você recomendaria, se é que?

Diante da história pregressa de formação de cisto e de uma massa palpável com características benignas ao exame, é recomendada a aspiração com agulha fina. A aspiração resulta em 8 ml de um líquido esverdeado denso, com resolução da massa.

São necessários outros exames?

Quando o aspirado não é francamente sanguinolento, não se faz necessário qualquer outro exame do líquido.

Quais etapas seriam empreendidas no tratamento adicional?

A paciente deverá retornar em 1 a 3 meses para repetição do exame para se verificar a recorrência do cisto. Caso o cisto reincida, está indicada uma aspiração adicional; a recorrência adicional deverá ser tratada com a excisão, pois um cisto recorrente está associado a uma incidência aumentada de malignidade intracística.

Qual é a evidência?

A dor na mama raramente está associada a malignidade, porém pode ocorrer quando um tumor está próximo a um nervo ou quando um nervo fica aprisionado

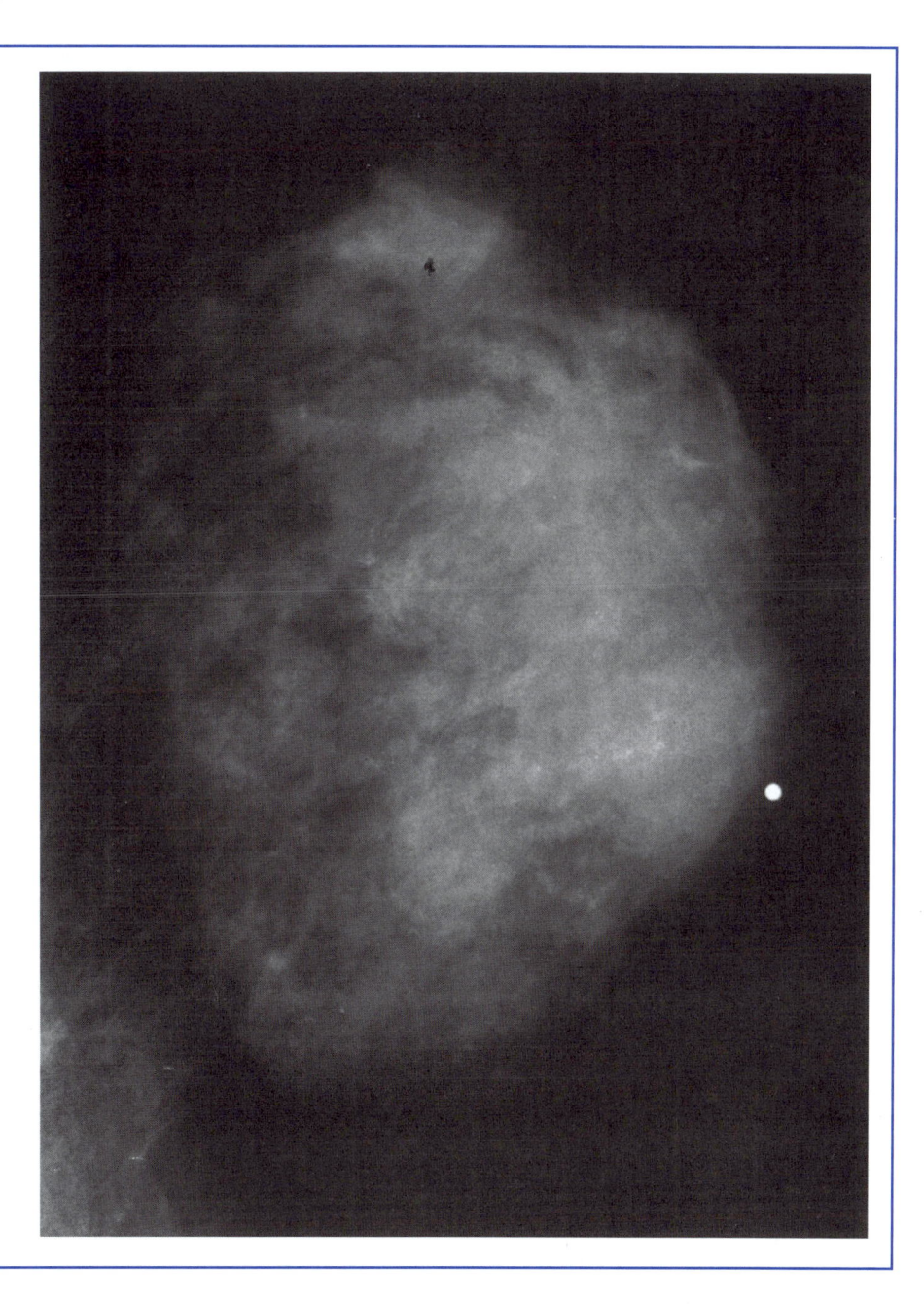

Fig. 13.2

no tumor. A dor na mama associada a malignidade é focal, quando a dor está presente; a dor focal também está associada a infecção ou inflamação. Dessa maneira, a dor focal na mama exige uma avaliação completa. A etiologia da dor mamária difusa ou cíclica não é bem compreendida. A observação é aceitável ou o tratamento pode ser abordado sistemicamente com o emprego de cápsulas de EPO para os sintomas mais brandos. As tentativas de tratamento para dor mamária crônica e mais intensa mostram melhora com o uso de danacrina ou tamoxifeno. Esses ensaios baseiam-se no auto-relato da paciente e os estudos carecem de uma alta taxa de participantes que perderam o acompanhamento. O tamoxifeno não é aprovado pelo FDA para uso no tratamento da dor na mama nos EUA. A redução da ingestão de cafeína ou do fumo parece não ser melhor que placebo no tratamento desse tipo de dor na mama.

Uma secreção mamilar raramente está associada a malignidade. Infelizmente, uma secreção associada a uma malignidade pode parecer idêntica a uma secreção benigna. Depois de uma mamografia comum, deverá ser utilizada a galactografia. A sensibilidade dos aspirados mamilares na detecção da malignidade não é tão elevada quanto a galactografia (> 90%). O artefato da secagem pode levar a citologia falsa positiva, o que pode levar a intervenção cirúrgica inadequada imediata. Como o galactograma não exibe sensibilidade de 100%, a excisão definitiva do ducto está indicada quando uma secreção unilateral persiste diante de um galactograma negativo.

A incidência de malignidade com uma massa mamária, diante de todos os tipos de métodos de biopsia, é de aproximadamente 1 em 5 pacientes. Enquanto houver concordância quanto a doença benigna por meio do exame da mama, mamografia (ou ultra-som) e biopsia, existe uma probabilidade de erro inferior a 5%. Como pode haver erro, uma falta de concordância exige a excisão plena para a certeza no diagnóstico. Uma massa sólida benigna, compatível com fibroadenoma, pode ser acompanhada clinicamente enquanto permanecer estável ou diminuir; muitas permanecem estáveis ou resolvem em aproximadamente 5 anos. Como os tipos celulares identificados no fibroadenoma são observados em outras variantes fibroepiteliais mais agressivas (*i.e.*, fibroadenoma juvenil, tumor filodo e cistossarcoma filodo), o crescimento contínuo da massa aumenta a preocupação com erro de amostragem. A presença de células atípicas ou de papilomas em uma biopsia central ou em uma biopsia por agulha fina exige a excisão completa; 5 a 30% dessas biopsias podem ter uma malignidade adjacente que passou despercebida. Em geral, uma biopsia central possui uma exatidão de 96% e a citologia do aspirado por agulha fina exibe uma exatidão de 94% com um citologista experiente.

O tratamento dos problemas da mama continua a evoluir. Não existe evidência de que as condutas descritas neste capítulo sejam a palavra final no diagnóstico e no tratamento, mas constituem, atualmente, a prática aceita. O papel da RM, da lavagem ductal e do uso de aparelhos a serem ainda descobertos continuará a fazer com que esta área receba um trabalho contínuo.

Referências

1 Millet AV, Dirbas FM. Clinical management of breast pain: a review. *Obstet Gynecol Surv*. 2002;57:451.

2 Atkins HJB. Chronic mastitis. *Lancet*. 1938;1:707.

3 Patey DH. Two common non-malignant conditions of the breast: the clinical features of cystic disease and the pain syndrome. *Br Med J*. 1949;1:96.

4 Preece PE, Mansel RE, Hughes LE. Mastalgia: psychoneurosis or organic disease? *Br Med J*. 1978;1:29.

5 Hughes LE, Mansel RE, Webster DIT. Aberrations of normal development and involution (ANDI): a new perspective on pathogenesis and nomenclature of benign breast disorders. *Lancet*. 1987;2: 1316.

6 Kumar S, Mansel RE, Hughes LE, *et al*. Prolactin response to thyrotropin-release hormone stimulation and dopaminergic inhibition in benign breast disease. *Cancer*. 1984;53:1311.

7 Zinger M, McFarland M, Ben-Jonathan N. Prolactin expression and secretion by human breast glandular and adipose tissue explants. *J Clin Endocrinol Metab*. 2003;88:689.

8 Catania S, Zurrida S, Veronesi P, et al. Mondor's disease and breast cancer. *Cancer.* 1992;69:2267.

9 Boyd NF, Shannon P, Kruikov V, et al. Effect of a low-fat high-carbohydrate diet on symptoms of cyclical mastopathy. *Lancet.* 1988;2:128.

10 Horrobin DF. Essential fatty acids in the management of impaired nerve function in diabetes. *Diabetes.* 1997;46(Suppl. 2):S90.

11 Preece PE, Hanslip JI, Gilbert L, et al. Evening primrose oil (Efamol) for mastalgia. In: Horrobin D, ed. *Clinical Uses of Essential Fatty Acids.* Montreal: Eden Press; 1982:45.

12 Mansel RE, Wisbey JR, Hughes LE. Controlled trial of the antigonadotropin Danazol in painful nodular benign breast disease. *Lancet.* 1982;1:928.

13 Doberl A, Tobiassen T, Rasmussen T. Treatment of recurrent cyclical mastodynia in patients with fibrocystic breast disease. *Acta Obstet Gynecol Scand.* 1984;123(Suppl.):177.

14 Powles TJ, Ford HT, Gazet J-C. A randomized trial to compare tamoxifen with Danazol for treatment of benign mammary dysplasia. *Breast Dis.* 1987;2:1.

15 Dixon JM, Mansel RE. Symptoms, assessment and guidelines for referral. ABC of breast diseases. *Br Med J.* 1987;309:722.

16 Simmons R, Adamovich T, Brennan M, et al. Nonsurgical evaluation of pathologic nipple discharge. *Ann Surg Oncol.* 2003;10:113.

17 Ambrogetti A, Berni D, Catarzi S, et al. The role of ductal galactography in the differential diagnosis of breast carcinoma. *Radiol Med.* 1996;91:198.

18 Dixon JM, Bundred NJ. Management of disorders of the ductal system and infections. In: Harris JR, Lippman ME, Morrow M, Osborne CK, eds. *Diseases of the Breast.* 2nd ed. New York: Lippincott Williams & Wilkins; 2000:47.

19 Wynder EL, Hill P, Laakso K, et al. Breast secretions in Finnish women. *Cancer.* 1981;47:1444.

20 State D. Nipple discharge in women: is it cause for concern? *Postgrad Med.* 1991;89:65.

21 Tabar L, Dean PB, Pentek Z. Galactography: the diagnostic procedure of choice for nipple discharge. *Radiology* 1983;149:31.

22 Funovics MA, Philipp MO, Lackner B, et al. Galactography: method of choice in pathologic nipple discharge? *Eur Radiol.* 2003;13:94

23 Cabioglu N, Hunt KK, Singletary SE, et al. Surgical decision making and factors determining a diagnosis of breast carcinoma in women presenting with nipple discharge. *J Am Coll Surg.* 2003;196:354.

24 Klimberg VS. Nipple discharge: more than pathologic. *Ann Surg Oncol.* 2003;10:98.

25 Schafer P, Furrer G, Mermillod B. An association of cigarette smoking with recurrent subareolar breast abscesses. *Int J Epidemiol.* 1988;17:810.

26 Petrakis NL, Maack CA, Lee RE, et al. Mutagenic activity of nipple aspirates of breast fluid. *Cancer Res.* 1980;40:188.

27 Bundred NJ. Surgical management of periductal mastitis. *Breast.* 1988;7:79.

28 Ertel A, Eng R, Smith SM. The differential effect of cigarette smoke on the growth of bacteria found in humans. *Chest.* 1991;100:628.

29 Dixon JM, Ravi Sekar O, Chetty U, et al. Periductal mastitis and duct ectasia: different conditions with different aetiologies. *Br J Surg.* 1996;83:820.

30 O'Shaughnessy JA, Ljung BM, Dooley WC, et al. Ductal lavage and the clinical management of women at high risk for beast carcinoma: a commentary. *Cancer.* 2002;94:292.

31 Dooley WC. Routine operative breast endoscopy for bloody nipple discharge. *Ann Surg Oncol.* 2002;9:920.

32 Dietz JR, Crowe JP, Grundfest S, et al. Directed duct excision by using mammary ductoscopy in patients with pathologic nipple discharge. *Surgery.* 2002;132:582.

33 Donegan WL. Evaluation of a palpable mass. *N Engl J Med*. 1992;327:937.

34 Dupont WD, Page DL. Risk factors for breast cancer in women with proliferative breast disease. *N Engl J Med*. 1985;312:146.

35 Haagensen CD. *Diseases of the Breast*. Philadelphia, PA: WB Saunders; 1986.

36 McSwain GR, Valicenti JF Jr, O'Brien PH. Cytologic evaluation of breast cysts. *Surg Obstet Gynecol*. 1978;146:921.

37 Smith DN, Kaelin CM, Korbin CD, *et al*. Impalpable breast cysts: utility of cytologic examination of fluid obtained with radiologically guided aspiration. *Radiology*. 1997;204:149.

38 Winchester DJ, Berstein JR, Jeske JM, *et al*. Upstaging of atypical ductal hyperplasia after vacuum-assisted 11-gauge stereotactic core needle biopsy. *Arch Surg*. 2003;138:619.

39 Fornage BD, Lorigan JF, Andry E. Fibroadenoma of the breast: sonographic appearance. *Radiology* 1989;172:671.

40 Greenberg R, Skornick Y, Kaplan O. Management of breast fibroadenomas. *J Gen Intern Med* 1998;13:640.

14 Hipercolesterolemia e distúrbios de lipoproteínas

Cynthia A. Stuenkel

Doenças cardiovasculares em mulheres

PONTO-CHAVE

A doença cardiovascular é a principal causa de morte em mulheres nos EUA, mas em grande parte pode ser prevenida com modificações no estilo de vida e tratamento clínico dos fatores de risco.

A doença cardiovascular (DCV) é a principal causa de morte de mulheres nos EUA; é responsável por mais mortes do que as outras sete causas mais comuns de morte. Ao todo, são mais de 500.000 óbitos por ano.[1] Em mulheres, o risco de morte no primeiro ano após um ataque cardíaco é maior do que em homens, e a incidência de um segundo ataque cardíaco nos 6 anos seguintes é duas vezes maior do que em homens.[1] Em mulheres de 20 a 45 anos, a doença coronariana (DC) é rara e costuma ocorrer na presença de hipercolesterolemia familiar, tabagismo pesado ou diabetes.[2] Em mulheres mais idosas (acima de 45 anos), inclusive as que estão na transição perimenopáusica, a DC costuma ocorrer 10 a 15 anos mais tarde do que em homens. As mulheres que desenvolvem DC em geral têm mais de 65 anos; na DC precoce, é comum haver vários fatores de risco ou síndrome metabólica.[2]

Na maioria dos casos, a DCV está relacionada com o estilo de vida e pode ser prevenida. No estudo Nurses Health Study, as mulheres que seguiram uma dieta saudável, não fumaram, fizeram exercícios, mantiveram um bom peso e consumiram álcool com moderação reduziram em 83% o risco de desenvolverem doença cardíaca;[3] no entanto, apenas 3% das participantes agregaram todos esses cinco componentes ao seu estilo de vida. A American Heart Association (AHA) definiu, em suas diretrizes baseadas em evidências para prevenção de DCV em mulheres, as seguintes intervenções no estilo de vida: interrupção do tabagismo, 30 min diários de atividade física de intensidade moderada, padrão alimentar saudável — incluindo frutas, vegetais, grãos, laticínios semi ou totalmente desnatados, peixe, legumes, proteínas pobres em gorduras saturadas, limitação do consumo de gorduras saturadas a < 10% das calorias, limitação do aporte de colesterol a < 300 mg/dia e redução do consumo de ácidos graxos tipo trans. Recomenda-se também manter o índice de massa corporal (IMC) entre 18,5 e 24,9 kg/m^2 e a circunferência da cintura abaixo de 89 cm.[4] Essas recomendações refletem as modificações terapêuticas do estilo de vida (MTEV) recomendadas pelo National Cholesterol Education Program (NCEP) em suas diretrizes e devem ser discutidas com todas as pacientes em todas as consultas.

DISLIPIDEMIAS

As dislipidemias são um dos fatores de risco mais prevalentes para DCV, mas também um dos mais tratáveis. Mais de 55 milhões de mulheres adultas — mais de metade das mulheres acima de 20 anos — têm colesterolemia > 200 mg/dℓ e quase uma em cada cinco mulheres de mais de 20 anos tem > 240 mg/dℓ de colesterol.[1] As diretrizes do National Cholesterol Education Program Adult Treatment Program-III (NCEP ATP III) priorizam como meta terapêutica a redução do colesterol tipo lipoproteína de baixa densidade (LDL-C);[2] os outros tipos de colesterol (não-HDL-C) são um parâmetro reconhecido para lipoproteínas aterogênicas, tais como LDL-C, colesterol tipos lipoproteína de baixíssima densidade (VLDL-C) ou de densidade intermediária (IDL-C). O colesterol não-HDL-C é calculado subtraindo-se o HDL-C do colesterol total (CT). Atualmente, o não-HDL-C é um objetivo de tratamento secundário em pacientes que apresentam triglicerídios (TG) > 200 mg/dℓ.[5] Os objetivos do tratamento são listados nas diretrizes do NCEP para tratamento da hipertrigliceridemia[6] e incorporados às recomendações clínicas da AHA para tratamento hipolipemiante em mulheres.[4]

PONTO-CHAVE

O colesterol LDL é um importante alvo para terapia hipolipemiante, pois é um fator de risco significativo para doença coronariana.

A abordagem clínica ao tratamento hipolipemiante deve levar em conta as histórias familiar e patológica pregressa, fatores de risco cardiovasculares, patologias e tratamento concomitantes bem como o estilo de vida. As diretrizes baseadas em evidências da AHA para prevenção de DCV em mulheres[4] incorporam e estendem as diretrizes NCEP ATP III para avaliação de risco.[2] As diretrizes da NCEP trazem algoritmos para avaliação de distúrbios lipídicos, enfatizam a importância da síndrome metabólica e as abordagens para modificação dos riscos cardiovasculares associados.

SÍNDROME METABÓLICA

A síndrome metabólica é um conjunto de fatores de risco que torna a mulher mais propensa à DC. Na síndrome, são encontradas dislipidemia com HDL-C baixo, aumento de TG e LDL-C normal ou ligeiramente elevado, mas com partículas de LDL densas e pequenas[2] (Quadro 14.1). Outros componentes, que não são medidos de rotina, são o estado proinflamatório e o estado protrombótico.[7] Em uma análise do período de 1988 a 1994 pelo Third National Health and Nutrition Examination Survey (NHANES), cerca de 20% das mulheres de 40 a 49 anos e quase um terço das mulheres de 50 a 59 anos atendiam aos critérios para síndrome metabólica.[8] O NCEP designou a identificação e o tratamento da síndrome metabólica um objetivo secundário na redução do risco de DC. O tratamento é multifatorial e depende dos componentes da síndrome metabólica, que estão presentes em todos os indivíduos.[7]

As mulheres que têm síndrome do ovário policístico (SOPC) apresentam diversas características de síndrome metabólica, inclusive dislipidemia;[9] logo, não surpreende que tenha havido maior prevalência de aterosclerose cardiovascular subclínica, determinada pelo escore de cálcio nas artérias coronárias, em mulheres de 30 a 45 anos com SOPC (39%) do que em mulheres magras da mesma idade (10%; razão de riscos [RR] 5,89; $P = 0,001$) ou do mesmo peso e idade (21%; RR 2,4; $P = 0,05$).[10]

Quadro 14.1 **CARACTERÍSTICAS DA SÍNDROME METABÓLICA EM MULHERES***

FATOR DE RISCO	NÍVEL DE DEFINIÇÃO
Obesidade abdominal (circunferência da cintura)	> 89 cm
TG	≥ 150 mg/dℓ
Colesterol tipo lipoproteína de alta densidade	< 50 mg/dℓ
Pressão arterial	≥ 130/85 mmHg
Glicemia de jejum	≥ 100 mg/dℓ

*O diagnóstico de síndrome metabólica requer 3 ou mais determinantes de risco (Ref. 2).

Outro parâmetro de aterosclerose subclínica observado em mulheres com OPC e de menos de 45 anos é o aumento das espessuras das paredes da média e da íntima da carótida.[11] Como o risco de DC é maior, as mulheres que têm OPC devem ser abordadas durante a — ou até antes da — transição menopáusica com um maior índice de suspeita para CHD e, talvez, um limiar menor para se iniciar tratamento para os fatores de risco para DC.

Avaliação de risco

RISCO DE DOENÇA CORONARIANA

PONTO-CHAVE

O risco absoluto em 10 anos de DC deve ser calculado em todas as mulheres até os 40 anos e reavaliado pelo menos a cada 5 anos ou quando os fatores de risco mudarem.

A avaliação dos fatores de risco deve começar aos 20 anos de idade; devem ser realizadas aferição da pressão arterial, freqüência cardíaca, IMC e circunferência da cintura a cada 2 anos, além de lipidemia e glicemia em jejum pelo menos a cada 5 anos[12] (Quadro 14.2). Se houver apenas amostras com a paciente alimentada, pode-se medir o colesterol total e o HDL-C e calcular a partir daí o não-HDL-C. Se TG > 200 mg/dℓ ou HDL-C < 40 mg/dℓ, deve-se proceder a um acompanhamento do perfil de lipoproteínas para determinar o LDL-C.[2] Os níveis de lipídios e lipoproteínas ideais em mulheres já foram determinados.[4] (Quadro 14.3).

As 40 anos, o risco absoluto de DC (Quadro 14.4) deve ser medido em todas as mulheres, listado de forma permanente em seu prontuário médico e reavaliado a cada 5 anos (ou com maior freqüência se o risco mudar).[12] Assim, quando a mulher chegar à transição perimenopáusica, ela e seu médico terão uma idéia bastante clara do atual perfil de risco cardiovascular. O risco absoluto de DC em 10 anos depende da história de DCV e dos níveis dos fatores de risco para DC.[6] Um histórico de doença vascular, diabetes ou doença renal significa que a mulher está em um grupo de risco — risco absoluto de DC em 10 anos > 20% (Quadro14.4). Poucas mulheres chegarão à transição perimenopáusica com um histórico de doença vascular, mas algumas terão um diagnóstico de diabetes, que também aumenta o risco. Para a maioria das mulheres, deve-se usar o Framingham Point Score para calcular o risco absoluto em 10 anos (Quadro 14.5). Os determinantes do risco são a idade, CT, tabagismo, HDL-C e pressão arterial sistólica. O risco absoluto em 10 anos assim calculado determinará a meta terapêutica para o LDL-C (Quadro 14.6).

INTERPRETAÇÃO DOS NÍVEIS DE LIPÍDIOS

Causas Secundárias de Dislipidemia Antes de se iniciar o tratamento para LDL-C elevado, deve-se rastrear etiologias secundárias de dislipidemia: diabetes, hipotireoidismo, síndrome nefrótica, hepatopatia obstrutiva e insuficiência renal crônica. Essas patologias podem ser descartadas pela história e por exames laboratoriais simples: glicemia de jejum ou, em caso de diabetes, hemoglobina glicosilada, hormônio estimulador da tireóide (TSH) sérico, fosfatase alcalina (descartar doença biliar obstrutiva) e urinálise para proteinúria. Os seguintes fármacos aumentam o LDL: progestogênios, esteróides anabolizantes, corticóides e inibidores de protease (tratamento de infecções pelo vírus da imunodeficiência humana [HIV]).[6]

A Transição Menopáusica Estudos longitudinais da transição menopáusica mostraram piora progressiva, ao longo de anos, do perfil lipídico, caracterizada por diminuição do HDL-C e aumento do LDL-C e dos TG.[13] Um estudo transversal revelou partículas menores — mais densas e aterogênicas — de

Quadro 14.2 **GUIA PARA PREVENÇÃO PRIMÁRIA DE DOENÇAS CARDIOVASCULARES E AVALIAÇÃO DE RISCO DE ACIDENTE VASCULAR ENCEFÁLICO**[a]

Avaliação de Risco	*Recomendações*
Rastreamento de fatores de risco	O rastreamento de fatores de risco deve começar aos 20 anos de idade
Em todas as avaliações de rotina	História familiar de DC Tabagismo Dieta Consumo de álcool Atividade física
Pelo menos a cada 2 anos	Pressão arterial IMC Circunferência da cintura Freqüência cardíaca (rastreamento de fibrilação atrial)
Pelo menos a cada 5 anos[b]	Lipidograma em jejum (total e HDL se não houver exames em jejum disponíveis) Glicemia de jejum
Estimativa global de risco[c]	A cada 5 anos,[d] todos os adultos de mais de 40 anos[e] devem ter seu risco de DC em 10 anos avaliado com um escore múltiplo de risco[f]

[a] Ver Ref. 12.

[b] Deve ser medido de acordo com os riscos da paciente para hiperlipidemia e diabetes respectivamente; se houver fatores de risco, medir a cada 2 anos.

[c] Ver Quadros 14.4 e 14.5.

[d] Com maior freqüência se mudarem os fatores de risco.

[e] Ou se houver 2 ou mais fatores de risco.

[f] As diretrizes do NCEP incluem o escore de Framingham. Ver Ref. 2.

Quadro 14.3 **NÍVEIS IDEAIS DE LIPÍDIOS E LIPOPROTEÍNAS EM MULHERES**[*]

Lipoproteína	Nível Ideal
LDL-C	< 100 mg/dℓ
HDL-C	> 50 mg/dℓ
TG	< 150 mg/dℓ
Não-HDL-C[†]	< 130 mg/dℓ

[*] Ver Ref. 4.
[†] Calculado como CT menos HDL-C.

LDL-C, que surgiam no início da transição menopáusica antes das variações do LDL-C.[14] O estudo Women's Healthy Lifestyle Project trouxe evidências de que as mulheres podem ser capazes de prevenir o aumento de LDL-C na perimenopausa. Nesse estudo controlado e randomizado, 535 mulheres receberam placebo ou intervenção no estilo de vida durante a transição menopáusica. Após 54 meses de acompanhamento, o aumento perimenopáusico do LDL-C foi significativamente menor em mulheres que seguiram uma dieta prudente, se exercitaram e, portanto, ganharam menos peso.[15]

Hormonioterapia e Moduladores Seletivos de Receptores de Estrogênio

Em mulheres que estão na menopausa, a hormonioterapia (HM) afeta as concentrações de lipoproteínas. No estudo Postmenopausal Estrogen and Progestin Intervention (PEPI), a HM oral com doses padrões (na época) de estrogênios eqüinos conjugados mais acetato de medroxiprogesterona ou progesterona micronizada aumentaram o HDL-C, diminuíram o LDL-C e o TC, além de aumentarem as concentrações de TG.[16] As outras preparações de estrogênios orais têm efeitos semelhantes sobre os lipídios. A magnitude do aumento do HDL com a estrogenioterapia oral parece ser controlada geneticamente e ter relação com alelos específicos do receptor α de estrogênio.[17] Progestogênios diferentes têm efeitos diversos sobre a resposta dos lipídios, e os progestogênios androgênicos reduzem o HDL-C.[18] O tratamento com metiltestosterona oral (administrada com estrogênios orais esterificados) diminui o HDL e o TG mais que o estrogênio isolado. No entanto, essas alterações podem ser benéficas e indicar uma redução de apoCIII, um fator de risco emergente para CHD.[19] As preparações transdérmicas têm menos efeitos sobre as frações lipídicas.[18,20] É descrito o surgimento de partículas de LDL pequenas e densas, que são mais aterogênicas,[21] com a HM oral. Em um estudo de comparação direta, os efeitos deletérios do tamanho da partícula de LDL e elevação dos TG com 0,625 mg de estrogênios eqüinos conjugados não ocorreram em mulheres tratadas com 0,3 mg.[22]

Tanto o raloxifeno[23] quanto o tamoxifeno[24,25] são capazes de reduzir o colesterol total e a LDL-C, em grau semelhante ao da estrogenioterapia oral, com pouco ou nenhum efeito sobre o HDL ou os TG. Em mulheres que recentemente iniciaram ou interromperam a HM, suplementação de testosterona ou tratamento com modulador seletivo de receptor de estrogênio (MSRE), faz sentido esperar um mês ou dois antes de se testarem os níveis de lipídios e, se necessário, ajustar a dose do tratamento hipolipemiante.

Quadro 14.4 **ESPECTRO DO RISCO DE DOENÇAS CARDIOVASCULARES EM MULHERES**[a]

	RISCO GLOBAL DE FRAMINGHAM	
GRUPO DE RISCO	(RISCO TOTAL DE DC EM 10 ANOS)	EXEMPLOS CLÍNICOS

Altíssimo risco (5)		Doença cardiovascular comprovada E
		    Diabetes
		    Tabagismo ativo
		    Hipertensão arterial mal controlada
		    Síndrome metabólica (em especial dislipidemia)
		    Síndromes coronárias agudas

Alto risco	> 20%	DC estabelecida Doença cerebrovascular[b] Arteriopatia periférica Aneurisma da aorta abdominal Diabetes melito Insuficiência renal crônica[c]

Risco intermediário	10 a 20%	DCV subclínica[d] (p. ex., calcificação coronária)
		Síndrome metabólica
		Vários fatores de risco[e]
		Elevações acentuadas de um único fator de risco[f]
		Parentes de primeiro grau com DCV aterosclerótica precoce
		    Idade < 55 anos em homens
		    Idade < 55 anos em mulheres

Risco baixo	< 10%	Pode incluir mulheres com vários fatores de risco, síndrome metabólica ou um único ou nenhum fator de risco
Risco ideal	< 10%	Níveis ideais de fatores de risco e estilo de vida saudável

DC, doença coronária; DCV, doença cardiovascular.
[a] Ver Ref. 4.
[b] A doença cerebrovascular pode não significar maior risco de DC se os vasos afetados estiverem acima das carótidas. Doença da artéria carótida (sintomática ou assintomática com > 50% de estenose) significa alto risco.
[c] A piora da insuficiência renal crônica, com progressão para doença renal terminal, induz aumento acentuado da DCV.
[d] Alguns pacientes com DCV subclínica têm risco de DC em 10 anos > 20% e devem ser considerados de alto risco.
[e] Pacientes com vários fatores de risco podem ser classificados em qualquer uma das três categorias do escore de Framingham.
[f] A maioria das mulheres que apresenta um único fator de risco grave tem risco em 10 anos < 10%.

Tratamento de distúrbios lipoprotéicos

ALTERAÇÕES NO ESTILO DE VIDA   No tratamento da hiperlipidemia, o mais prático é uma abordagem em etapas. A primeira etapa — a mais universal — são as modificações no estilo de vida. Algumas MEV são: redução das gorduras saturadas e do colesterol, opções dietéticas para promover a redução do LDL (estanóis/esteróis de plantas e fibras viscosas), controle de peso e aumento da atividade física.[6] As modificações no estilo de vida são eficazes e devem ser estimuladas, mas o sucesso é difícil. O melhor é uma abordagem colaborativa.

Quadro 14.5 ESTIMATIVA DO RISCO EM 10 ANOS PARA MULHERES POR MEIO DO ESCORE DE PONTOS DE FRAMINGHAM*

Escore de Framingham
Estimativa do risco em 10 anos para mulheres

	IDADE	PONTOS			
	20 a 34	−7			
	35 a 39	−3			
	40 a 44	0			
	45 a 49	3			
	50 a 54	6			
	55 a 59	8			
	60 a 64	10			
	65 a 69	12			
	70 a 74	14			
	75 a 79	16			

	IDADE 20 a 39	40 a 49	50 a 59	60 a 69	70 a 79
COLESTEROL TOTAL (MG/DL)			Pontos		
< 160	0	0	0	0	0
160 a 199	4	3	2	1	1
200 a 239	8	6	4	2	1
240 a 279	11	8	5	3	2
≥ 280	13	10	7	4	2

	IDADE 20 a 39	40 a 45	50 a 59	60 a 69	70 a 79
TABAGISMO			PONTOS		
Não-fumante	0	0	0	0	0
Fumante	9	7	4	2	1

	HDL (MG/Dℓ)	PONTOS			
	≥ 60	−1			
	50 a 59	0			
	40 a 49	1			
	< 40	2			

PA SISTÓLICA (MMHG)	SEM TRATAMENTO	SE TRATADO
< 120	0	0
120 a 129	1	3
130 a 139	2	4
140 a 159	3	5
≥ 160	4	6

(*Continua*)

Quadro 14.5 **ESTIMATIVA DO RISCO EM 10 ANOS PARA MULHERES POR MEIO DO ESCORE DE PONTOS DE FRAMINGHAM*(CONTINUAÇÃO)**

Escore de Framingham
Estimativa do risco em 10 anos para mulheres

TOTAL DE PONTOS	RISCO EM 10 ANOS (%)
≤ 9	< 1
9	1
10	1
11	1
12	1
13	2
14	2
15	3
16	4
17	5
18	6
19	8
20	11
21	14
22	17
23	22
24	27
≥ 25	≥ 30

*Ver Ref. 2.

FONTE: está disponível na Internet um método mais preciso para se calcular o risco de DC em mulheres. O endereço é http://www.nhlbi.nih.gov/guidelines/cholesterol/index.htm. Adaptado do Third Report of the National Cholesterol Education Program (NCEP) Expert Panel on Detection Evaluation, and Treatment of High Blood Cholesterol in Adults (Adult Treatment Panel Hl): Final Report. *Circulation*. 2002;106:3143-3421. Table III, 1-6, p. 3231.

TRATAMENTO MEDICAMENTOSO DA HIPERLIPIDEMIA

Se as MEV não induzirem melhora dos níveis lipídicos após 3 meses, a paciente apresentar hipercolesterolemia grave ou diagnosticada durante uma internação por um evento coronariano agudo, deve-se iniciar imediatamente o tratamento médico visando à anomalia lipoprotéica específica.[6] Em pacientes não-internados, deve-se usar como valor basal a média entre duas dosagens de lipídios, feitas a intervalos de várias semanas e com o paciente em uso de uma dieta hipolipídica.[6] As diretrizes do NCEP enfatizam o LDL-C, mas também trazem recomendações para tratamento de outras dislipidemias.[2,6]

Neste capítulo, são abordados quatro tipos de dislipidemia, que em pacientes reais muitas vezes se sobrepõem: aumento do LDL-C (principal foco do NCEP), síndrome de HDL-C baixo com TG altos (típico de síndrome metabólica), hipertrigliceridemia e HDL-C baixo isolado. A partir dessas quatro categorias, pode-se reconhecer e indicar o tratamento apropriado para a maioria das dislipidemias. As recomendações a seguir são, exceto se indicado o contrário, das diretrizes NCEP ATP III[6] e das diretrizes baseadas em evidências da AHA para prevenção de DCV em mulheres.[4] Os quadros que sintetizam as evidências sobre os vários tratamentos hipolipemiantes estão disponíveis na Internet, no "online-only Data Supplement" em http://www.circulationaha.org, que também traz as novas recomendações para modificações do algoritmo tratamento ATP III para LDL-C.[5] Diante de dislipidemias complexas ou dificuldades no tratamento, o encaminhamento é sempre uma boa opção.

Hipercolesterolemia e distúrbios de lipoproteínas

Quadro 14.6 RECOMENDAÇÕES CLÍNICAS PARA TERAPIA HIPOLIPEMIANTE[*]

Dieta
Em mulheres de alto risco ou com LDL-C elevado:
- O consumo de gorduras saturadas deve ser reduzido para < 7% das calorias
- Reduzir o consumo de colesterol para < 200 mg/dia
- Reduzir o consumo de ácidos graxos tipo trans

Tratamento farmacológico
Mulheres de altíssimo risco
- Iniciar estatinas (exceto se houver contra-indicação) em mulheres com LDL-C ≤ 100 mg/dℓ para atingir um nível de LDL-C < 70 mg/dℓ (opção terapêutica)[†]
- Iniciar niacina ou fibrato se o HDL-C estiver baixo[‡] ou o não-HDL-C estiver elevado[§]

Mulheres de alto risco (risco absoluto de DC em 10 anos > 20%)
- Iniciar tratamento para redução do LDL-C (de preferência uma estatina) junto com modificações do estilo de vida em mulheres com LDL-C > 100 mg/dℓ
- Uma opção terapêutica é iniciar estatinas (exceto se houver contra-indicação) em mulheres com LDL-C < 100 mg/dℓ para atingir um nível de LDL-C < 70 mg/dℓ[†]
- Iniciar niacina ou fibrato se o HDL-C estiver baixo[†] ou o não-HDL-C estiver elevado[§]

Mulheres de risco intermediário (10 a 20% de risco absoluto de DC em 10 anos)
- Iniciar tratamento para redução do LDL-C (de preferência uma estatina) se LDL-C ≥ 130 mg/dℓ em vigência de modificações de estilo de vida
- Se o LDL-C for 100 a 129 mg/dℓ, avaliar a indicação de tratamento para redução do LDL-C para atingir < 100 mg/dℓ (opção terapêutica)
- Iniciar niacina ou fibrato se o HDL-C estiver baixo[‡] ou o não-HDL-C estiver elevado[§] após alcançada a meta para o LDL-C

Mulheres de baixo risco (risco absoluto de DC em 10 anos < 10%)
- Avaliar tratamento para redução do LDL-C em mulheres de baixo risco com 0 ou 1 fator de risco se o LDL-C estiver ≥ 190 mg/dℓ
- Avaliar tratamento para redução do LDL-C em mulheres de baixo risco se houver vários fatores de risco (≥ 2) presentes se o LDL-C estiver ≥ 160 mg/dℓ
- Avaliar niacina ou fibrato se o HDL-C estiver baixo* ou o não-HDL-C estiver elevado** após alcançada a meta para o LDL-C

---

[*] Ver Refs. 4 e 5.

[†] Ver Ref. 5.

[‡] Em mulheres, o HDL baixo é definido em < 50 mg/dℓ.

[§] Se os triglicerídios > 200 mg/dℓ, o não-HDL-C é uma meta secundária do tratamento, com meta para o não-HDL-C 30 mg/dℓ acima da meta definida para o LDL-C.

PONTO-CHAVE

Após modificações terapêuticas no estilo de vida, o tratamento de escolha para diminuir o colesterol LDL são as estatinas.

LDL ELEVADO *Tratamento com estatinas.* O tratamento com estatinas (inibidoras da 3-hidroxi 3-metil-glutaril-coenzima A [HMG-CoA]) é a opção de escolha para reduzir o LDL-C, exceto em mulheres grávidas ou lactantes (Quadro 14.7). As estatinas atuam bloqueando a formação de colesterol no fígado e aumentando a produção hepática de receptores de LDL, promovendo assim a captação de LDL pelo fígado. Dependendo da preparação de estatina e da dosagem, podem-se obter reduções do LDL para até 25 a 50%. O uso de tratamento anti-LDL em indivíduos de risco alto ou moderadamente alto deve induzir uma redução de pelo menos 30 a 40% do LDL-C.[5] De modo geral, as estatinas são tomadas ao jantar ou na hora de dormir. Após o início do tratamento ou aumentos da dose, é preciso verificar novamente os níveis de lipídios em 6 semanas e aumentar a dose se a meta terapêutica não tiver sido alcançada. Os níveis de LDL caem em 6% a cada vez

LDL - C elevado: nível ideal < 100 mg/dℓ

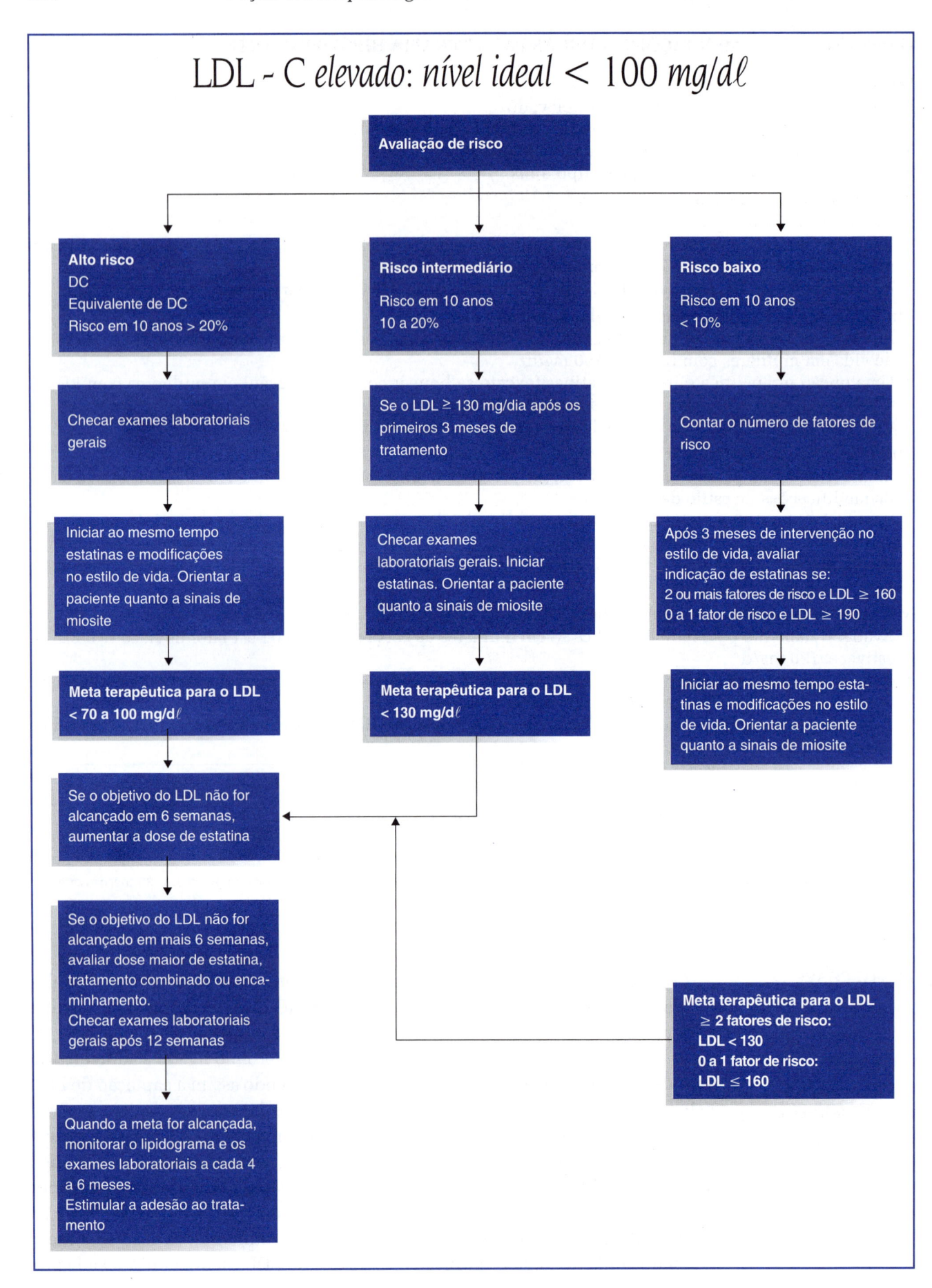

Avaliação de risco

Alto risco
DC
Equivalente de DC
Risco em 10 anos > 20%

↓

Checar exames laboratoriais gerais

↓

Iniciar ao mesmo tempo estatinas e modificações no estilo de vida. Orientar a paciente quanto a sinais de miosite

↓

Meta terapêutica para o LDL < 70 a 100 mg/dℓ

↓

Se o objetivo do LDL não for alcançado em 6 semanas, aumentar a dose de estatina

↓

Se o objetivo do LDL não for alcançado em mais 6 semanas, avaliar dose maior de estatina, tratamento combinado ou encaminhamento.
Checar exames laboratoriais gerais após 12 semanas

↓

Quando a meta for alcançada, monitorar o lipidograma e os exames laboratoriais a cada 4 a 6 meses.
Estimular a adesão ao tratamento

Risco intermediário
Risco em 10 anos
10 a 20%

↓

Se o LDL ≥ 130 mg/dia após os primeiros 3 meses de tratamento

↓

Checar exames laboratoriais gerais. Iniciar estatinas. Orientar a paciente quanto a sinais de miosite

↓

Meta terapêutica para o LDL < 130 mg/dℓ

Risco baixo
Risco em 10 anos
< 10%

↓

Contar o número de fatores de risco

↓

Após 3 meses de intervenção no estilo de vida, avaliar indicação de estatinas se:
2 ou mais fatores de risco e LDL ≥ 160
0 a 1 fator de risco e LDL ≥ 190

↓

Iniciar ao mesmo tempo estatinas e modificações no estilo de vida. Orientar a paciente quanto a sinais de miosite

↓

Meta terapêutica para o LDL
≥ 2 fatores de risco:
LDL < 130
0 a 1 fator de risco:
LDL ≤ 160

Quadro 14.7 OPÇÕES TERAPÊUTICAS PARA TRATAMENTO HIPOLIPEMIANTE

MEDICAMENTO	DOSAGEM DISPONÍVEL	DOSAGEM MÁXIMA	DOSAGEM A SER ALCANÇADA
			30 a 40% de redução do LDL
Inibidores da HMG-CoA redutase (estatinas)			
Atorvastatina	10 a 80 mg/dia	80 mg	10 mg
Fluvastatina	20 a 80 mg/dia	80 mg	40 a 80 mg
Lovastatina	10 a 40 mg/dia	80 mg	40 mg
Pravastatina	10 a 80 mg/dia	80 mg	40 mg
Rosuvastatina	5 a 40 mg/dia	40 mg	5 a 10 mg
Sinvastatina	5 a 80 mg/dia	80 mg	20 a 40 mg
Inibidor de absorção			
Ezetimibe	10 mg/dia	10 mg/dia	
Ácido nicotínico			
Cristalino	1,5 a 3 mg/dia	4,5 g/dia	
Liberação prolongada	1 a 2 g/dia	2 g/dia	
Liberação prolongada, niaspan	1 a 2 g/dia	2 g/dia	
Fibratos			
Genfibrozila	600 mg 2 vezes/dia	600 mg 2 vezes/dia	
Fenofibrato	200 mg/dia	200 mg/dia	
Clofibrato	1.000 mg 2 vezes/dia	2.000 mg 2 vezes/dia	
Seqüestradores de ácidos biliares			
Colestiramina	4 a 16 g/dia	24 g/dia	
Colesevelam	2,6 a 3,8 g/dia	4,4 g/dia	
Colestipol	5 a 20 g/dia	30 g/dia	
Tratamento combinado			
Niacina de liberação prolongada e lovastatina	500 mg a 2 g/dia 20 a 40 mg/dia	2 g/dia 40 mg/dia	
Ezetimibe e sinvastatina	10 mg/dia 10 a 80 mg/dia	10 mg/dia 80 mg/dia	10 mg/dia 20 mg/dia

FONTE: adaptado de Drug Update: Lipid modification for secondary prevention of coronary events. Cardiology News, fevereiro de 2003, NCEP Guidelines, *Circulation*. 2002;106:3143, e Grundy SM, Cleeman JI, Bairey Merz CN, *et al*. Implications of recent clinical trials for the National Cholesterol Education Program Adult Treatment Panel III Guidelines. *Circulation*. 2004;110:227.

que se dobra a dose de estatina. Após alcançados os níveis de LDL-C, deve-se manter o acompanhamento a cada 4 a 6 meses, com dosagem pelo menos anual dos níveis de lipídios. Se após 12 semanas o objetivo não tiver sido alcançado, pode-se intensificar o tratamento medicamentoso (com aumento da dose ou adicionando-se outro agente) ou encaminhar a um especialista em lipídios. Hoje estão disponíveis fármacos bem tolerados, tais como o ezetimibe; logo, pode ser mais eficaz acrescentar um segundo agente antes de aumentar a dose de estatina, aumentando assim a eficácia hipolipemiante e ao mesmo tempo reduzindo os efeitos colaterais.

Na última década, uma série de estudos randomizados mostrou uma redução consistente, de 20 a 40%, na incidência de infarto do miocárdio, morte por DC e acidente vascular encefálico com o uso de estatinas. Os primeiros estudos foram feitos em homens hipercolesterolêmicos,[26] mas depois observou-se o mesmo fenômeno em homens e mulheres com história de DC (Quadro 14.8). De modo geral,

Quadro 14.8 ESTUDOS CLÍNICOS IMPORTANTES DO TRATAMENTO COM ESTATINAS ONDE FORAM USADOS PARÂMETROS TIPO DOENÇA CORONARIANA

ESTUDOS	CRITÉRIOS DE ENTRADA	PARTICIPANTES (N) TOTAL/MULHERES (%)	MEDICAMENTO/DOSAGEM	DURAÇÃO (ANOS)	RR (IC 95%)* TOTAL	RR (IC 95%)* HOMENS	RR (IC 95%)* MULHERES
Estudos de prevenção primária							
WOSCOPS (26)	LDL-C elevado	6.595/0 (0)	Pravastatina 40 mg	4,9	0,69 (0,57 a 0,83)	0,69 (0,57 a 0,83)	N/D
AFCAPs/TexCAPS (27)	HDL-C baixo	6.605/ 997 (15)	Lovastatina 20 a 40 mg	5,2	0,63 (0,50 a 0,79)	0,63 (0,5 a 0,7)	0,54 (NS)
ALLHAT-LLT (28)	HTN tratada e riscos	10.355/2511 (49)	Pravastatina 40 mg	4,8	0,91 (0,79 a 1,04)	0,84 (0,71 a 1,00)	1,02 (0,81 a 1,28)
ASCOT (29)	HTN e vários fatores de risco	10.305/1942 (19)	Atorvastatina 10 mg	3,3	0,64 (0,50 a 0,83)	0,59 (0,44 a 0,77)	1,10 (0,57 a 2,12)
Estudos de prevenção secundária							
4S (30, 31)	Colesterol elevado	4.444/827 (19)	Sinvastatina 20 a 40 mg	5,4	0,66 (0,59 a 0,75)	0,66 (0,58 a 0,76)	0,66 (0,48 a 0,91)
CARE (32)	Colesterol moderado	4.159/576 (14)	Pravastatina 40 mg	5,0	0,76 (0,64 a 0,91)	0,79 (0,65 a 0,96)	0,57 (0,34 a 0,96)
LIPID (33)	Colesterol moderado	9.014/1516 (17)	Pravastatina 40 mg	6,1	0,76 (0,68 a 0,85)	0,75 (0,65 a 0,83)	0,89 (0,67 a 1,18)
PROSPER (34)	Idosos com DCV e riscos	5.804/3.000 (52)	Pravastatina 40 mg	3,0	0,81 (0,69 a 0,94)	0,74 (0,65 a 0,90)	0,90 (,65 a 1,18)
HPS (35)	CT > 135 mg/dℓ	20.536/5.082 (24)	Sinvastatina 40 mg	5,0	0,76 (0,72 a 0,8)	0,76 (0,68 a 0,84)	0,78 (0,70 a 0,90)
MIRACL (36)	Síndromes coronarianas agudas	3.086/1.074 (35)	Atorvastatina 80 mg	16 semanas	0,74 (0,57 a 0,95)†	N/D‡	N/D
Estudos paralelos							
PROVE-IT§ (37)	Síndrome coronariana aguda	4.162/ 911 (22)	Atorvastatina 80 mg versus pravastatina 40 mg	2	0,84 (0,74 a 0,96)	0,87 (0,75 a 0,99)	0,76 (0,61 a 0,99)
TNT (38)	DC	10.003/1.902 (19)	Atorvastatina 80 mg versus atorvastatina 10 mg	5	estudo em progresso		

* Parâmetro primário: infarto do miocárdio não-fatal e doença coronariana fatal (exceto se houver indicação em contrário).
† Isquemia miocárdica sintomática recorrente com evidências objetivas e re-hospitalização de emergência.
‡ As incidências em homens e mulheres não estavam disponíveis, mas não foram descritas interações significativas entre o tratamento designado e as características iniciais, inclusive o sexo.
§ Os parâmetros primários são óbito por qualquer causa ou um evento cardiovascular grave. Os resultados são apresentados como razão de riscos para o parâmetro primário no grupo tratado com atorvastatina em altas doses na comparação com pravastatina em doses padrões.

WOSCOPS: West of Scotland Coronary Prevention Study Group (Ref. 26).
AFCAPS/TexCAPS: Air Force/Texas Coronary Atherosclerosis Prevention Study (Ref. 27).
ALLHAT-LLT: Antihypertensive and Lipid-Lowering Treatment to Prevent Heart Attack Trial-Lipid Lowering Trial (Ref. 28).

ASCOT: Anglo-Scandinavian Cardiac Outcomes Trial—Lipid Lowering Arm (Ref. 29).
4S: Scandinavian Simvastatin Survival Study (Refs. 30, 31).
CARE: Cholesterol And Recurrent Events (Ref. 32).
LIPID: Long-Term Intervention with Pravastatin in Ischaemic Disease (Ref. 33).
PROSPER: Prospective Study of Pravastatin in the Elderly at Risk (Ref. 34).
HPS: Heart Protection Study (Ref. 35), resultados fornecidos por gênero para eventos vasculares.
MIRACL: Myocardial Ischemia Reduction with Aggressive Cholesterol Lowering (Ref. 36).
PROVE-IT: Pravastatin or Atorvastatin Evaluation and Infection Therapy—Thrombolysis in Myocardial Infarction (Ref. 37).
TNT: Treatment to New Targets (Ref. 38 2004).

as mulheres são ≤ 25% dos pacientes em estudos de estatinas, desproporção que ocorre em vários outros tratamentos cardiovasculares.

Em mulheres *sem história de DCV* avaliadas em uma metanálise recente de estudos clínicos randomizados de terapia hipolipemiante, não houve redução da mortalidade total nem da mortalidade por DC.[39] Os autores afirmaram que "a redução dos lipídios talvez diminua o número de eventos de DC, mas as evidências atuais não permitem afirmá-lo com certeza". Em três estudos de prevenção primária — AFCAPS/TexCAPS (Air Force/Texas Coronary Atherosclerosis Prevention Study)[27], ALLHAT-LLT (Antihypertensive and Lipid-Lowering Treatment to Prevent Heart Attack Trial)[28] e ASCOT (Anglo-Scandinavian Cardiac Outcomes Trial–Lipid Lowering Arm)[29] — e dois estudos de prevenção secundária — LIPID (Long-Term Intervention with Pravastatin in Ischaemic Disease)[33] e PROSPER (Prospective Study of Pravastatin in Elderly at Risk)[34] — a redução de eventos tipo DC não foi significativa em mulheres; foi observada apenas uma tendência de benefício, talvez decorrente do pequeno número de mulheres e do baixo número de eventos tipo DC em alguns desses estudos.

Nesta mesma metanálise, a terapia hipolipemiante não reduziu a mortalidade em mulheres *com* DCV, mas houve redução significativa da mortalidade por DC (26%), infarto do miocárdio não-fatal (IM) (29%), revascularização (30%) e total de eventos tipo DC (20%).[39] Os estudos Scandinavian Simvastatin Survival Study (4S) (do Scandinavian Simvastatin Survival Group),[30,31] Cholesterol and Recurrent Events (CARE)[32] e Heart Protection Study (HPS)[35] observaram redução significativa do risco de DC em mulheres com história de doença vascular (Quadro 14.8). Uma análise *post hoc* do estudo Heart and Estrogen/Progestin Replacement Study (HERS) mostrou redução da incidência de infarto do miocárdio não-fatal, de óbitos por doença coronariana (risco relativo [RR] 0,79; intervalo de confiança [IC] de 95%, 0,63 a 0,99; $P = 0,04$) e da mortalidade total (RR 0,67, IC 95% 0,51 a 0,87, $P = 0,003$) em mulheres que usavam estatinas no início.[40]

O uso de estatinas reduziu os eventos tipo DC em indivíduos de alto risco cujo LDL-C já havia atingido o nível da NCEP, desafiando assim o dogma de meta terapêutica de 100 mg/dℓ para o LDL-C. No estudo HPS, no qual todos os participantes tinham história de doença vascular ou diabetes, o tratamento com estatinas reduziu a incidência de eventos cardiovasculares recorrentes em pacientes com qualquer nível basal de lipídios.[35] Em três estudos (Myocardial Ischemia Reduction with Aggressive Cholesterol Lowering [MIRACL],[36] Pravastatin or Atorvastatin Evaluation and Infection Therapy [PROVE-IT][37] e Reversal of Atherosclerosis with Aggressive Lipid Lowering [REVERSAL]),[41] a redução intensiva do LDL-C para 60 a 70 mg/dℓ com atorvastatina, 80 mg/dia, foi acompanhada de novas reduções na incidência de hospitalizações para síndromes coronarianas agudas (MIRACL), redução da mortalidade dos principais eventos cardiovasculares após internação para síndrome coronariana aguda (PROVE-IT) e diminuição da progressão da aterosclerose, medida por ultra-sonografia intravascular (REVERSAL). Todos os três estudos encontraram benefícios em mulheres, sendo que o PROVE-IT e o REVERSAL mostraram mais benefício em mulheres do que em homens. Após esses estudos, a NCEP ATP III estipulou como "opção terapêutica" a redução do LDL-C para < 70 mg/dℓ em indivíduos de altíssimo risco (Quadro 14.4). Essa recomendação segue a tendência geral de "apertar os cintos" na abordagem ao tratamento de fatores de risco cardiovasculares.[5] Para 2001, a meta de LDL-C

< 100 mg/dℓ foi adotada pelo NCEP como uma "recomendação" formal para pacientes de alto risco, enquanto não estão disponíveis os resultados de estudos ainda em andamento.[5]

Estão sendo realizados mais estudos: o Beyond Endorsed Lipid-Lowering with EBT Scanning (BELLES) é um estudo paralelo de um ano, em que são comparados os efeitos do tratamento padrão (pravastatina, 40 mg) aos da terapia intensiva (atorvastatina, 80 mg) sobre os escores de cálcio nas artérias coronárias em 600 mulheres com escores de cálcio nas artérias coronárias positivos à época da randomização e que atendiam aos critérios das diretrizes do NCEP para redução do LDL-C.[42] Diversos outros estudos clínicos, tais como o Treating to New Targets (TNT), deverão definir melhor os efeitos de um tratamento hipolipemiante vigoroso.[38]

Mulheres com níveis de LDL ≥ 190 mg/dℓ em geral têm hipercolesterolemia genética, tais como hipercolesterolemia familiar monogênica, deficiência familiar de apolipoproteína B ou hipercolesterolemia poligênica. É importante encaminhar a família para testes na época do diagnóstico, para identificar outros membros acometidos. O tratamento isolado com estatinas pode não ser suficiente para fazer o LDL alcançar a meta; nesses casos, pode ser necessário associar outro agente (inibidor da absorção intestinal, ácido nicotínico ou seqüestrador de ácidos biliares). No entanto, é importante notar que, quando o LDL-C basal é >150 mg/dℓ, os medicamentos atualmente disponíveis podem não ser suficientes para atingir um LDL-C < 70 mg/dℓ.[5] Apesar disso, o uso de terapia redutora do LDL em indivíduos de risco alto ou moderado deve ser capaz de obter uma redução de pelo menos 30 a 40% do LDL-C.[5]

Na maioria dos indivíduos, o tratamento com estatinas é seguro e bem tolerado.[43] Os efeitos colaterais mais comuns são anomalias de função hepática e miopatia; existe ainda um risco, dependente da dose, de 0,5 a 2% ao ano, de anomalias de função hepática caracterizadas por aumento das enzimas hepáticas. Nos grandes estudos de estatinas, a incidência de elevações clinicamente importantes das transaminases (> 3 vezes o limite superior do normal) foi idêntica à do placebo; em estudos paralelos, no entanto (p. ex, PROVE-IT, MIRACL), houve um aumento associado ao uso de altas doses de estatinas. É uma boa idéia ter uma dosagem inicial de enzimas hepáticas antes do início do tratamento, obter outra dosagem após 6 a 12 semanas do início do tratamento, aumentar a dose ou acrescentar um segundo agente hipolipemiante; em seguida, checar a cada 2 anos. Se houver aumento, diminuir a dose ou trocar a estatina costuma ser eficaz para normalizar os valores; às vezes, contudo, é necessária a interrupção permanente do uso de estatina. As estatinas são contra-indicadas em indivíduos que têm hepatopatia avançada ou crônica.

A mialgia (dor muscular) é bastante comum (5%) com o uso de estatinas, mas nos estudos randomizados a incidência foi semelhante nos grupos ativo e placebo. Devem-se orientar as mulheres a relatar dores musculares inexplicadas, dolorimento ou fraqueza, sobretudo se também houver mal-estar, febre ou urina de coloração marrom. As dosagens de creatinocinase sérica (CK), no início do tratamento e se houver sintomas, possibilitam fazer o diagnóstico de miosite — dor muscular mais aumento de CK — em < 1/1.000 indivíduos tratados. A associação de estatina com genfibrozila pode aumentar (incidência de 1%) o risco de miosite. A rabdomiólise é um efeito mais raro porém potencialmente fatal (< 1 óbito/milhão de prescrições), que causa mioglobinúria e necrose renal aguda. O diagnóstico é feito quando há um aumento em mais de dez vezes da CK circulante. O risco de rabdomiólise também aumenta quando há patologias complexas e tratamentos associados, tais como ciclosporina, genfibrozila, niacina, antibióticos macrolídeos, alguns antifúngicos e inibidores do citocromo P-450, que também aumentam o risco de rabdomiólise. Se houver miosite, deve-se interromper imediatamente o uso das estatinas. Em última instância, no entanto, os benefícios das estatinas superam os riscos.[6, 43]

Ezetimibe: o ezetimibe é um inibidor da absorção intestinal de colesterol, que reduz o CT em 13%, a LDL em 19% e os TG em 8%, ao mesmo tempo que aumenta o HDL em 3% em comparação com placebo (informações da bula do ezetimibe), e a resposta máxima costuma ser alcançada em 2 semanas. O fármaco pode ser usado em monoterapia na dosagem de 10 mg/dia para diminuições discretas do LDL ou em associação com estatinas.[44] A associação de ezetimibe com estatina (estudo EASE – Ezetimibe Add-on to Statin for Effectiveness) propiciou mais 23% de redução do colesterol, redução mais significativa do colesterol do que com qualquer um dos dois fármacos isolados ou os 6 a 8% esperados com a duplicação da dose de estatina.[45] Iniciar ezetimibe antes de dar doses máximas de estatina pode fazer com que se alcance a meta de LDL-C com menos efeitos colaterais. No entanto, os efeitos do ezetimibe sobre a morbimortalidade cardiovascular ainda não foram demonstrados. Em um estudo feito com 18 mulheres adultas saudáveis, o uso concomitante de ezetimibe com contraceptivos orais não teve efeitos significativos sobre a biodisponibilidade do etinil estradiol ou do levonorgestrel. De modo geral, o ezetimibe é bem tolerado, embora produza um ligeiro aumento das transaminases na comparação com o tratamento com estatinas. A colestiramina pode interferir na absorção do ezetimibe, reduzindo sua eficácia. Como ainda não há dados de segurança suficiente, ainda não é recomendada a associação de ezetimibe com fibratos.

Ácido nicotínico: o ácido nicotínico também pode ser acrescentado ao tratamento com estatinas, sobretudo se se desejar aumentar o HDL e diminuir os TG. Não se costuma usá-lo em monoterapia para reduzir o LDL e, de modo geral, devido aos efeitos colaterais, deve-se reservar o tratamento combinado para pacientes que tenham DC, equivalentes de DC ou risco de 10 a 20% de DC nos próximos 10 anos. De modo geral, o LDL-C diminui 5 a 25%, o HDL aumenta em 15 a 35% e os TG caem 20 a 50%. Em estudos clínicos, o ácido nicotínico associado a outros tratamentos hipolipemiantes mostrou-se capaz de reduzir o risco de IM recorrente e progressão da aterosclerose.[6] Os principais efeitos colaterais são rubor, prurido, hiperglicemia, hiperuricemia ou gota, desconforto gastrintestinal, úlcera péptica e hepatotoxicidade (formas de liberação prolongada). O ácido nicotínico é contra-indicado em pacientes que apresentem doença hepática crônica ou gota grave; a hiperuricemia e o diabetes tipo 2 são contra-indicações relativas. O ácido nicotínico de liberação prolongada (Niaspan) é tomado à noite, mais bem tolerado e tem menos efeitos colaterais que as outras preparações de ácido nicotínico. Para maximizar o benefício, deve-se, se o paciente tolerar, iniciar em 500 mg/dia e depois aumentar a dose para pelo menos 2g/dia.

Fibratos: o acréscimo de um fibrato (fenofibrato) às estatinas pode ajudar a reduzir o LDL em alguns pacientes que não toleraram outros tratamentos ou que apresentam hiperlipidemia mista, embora os fibratos (genfibrozila, fenofibrato e clofibrato) sejam em geral reservados ao tratamento da hipertrigliceridemia. A redução dos óbitos por DC e IM foi observada em alguns, porém não todos os estudos.[6] Como existem maiores riscos de miopatia, a associação de fibratos com

Hipercolesterolemia e distúrbios de lipoproteínas 211

estatinas deve ser indicada apenas por médicos experientes no tratamento de dislipidemias. O fenofibrato causa menos efeitos colaterais do que a genfibrozila e é o fármaco de escolha para associar a estatinas. Os fibratos podem causar dor abdominal, cefaléia, sonolência e maior risco de colelitíase.

Seqüestradores de ácidos biliares: os seqüestradores de ácidos biliares são medicamentos em pó que devem ser tomados uma ou duas vezes às refeições. Eles reduzem o LDL-C em 15 a 30% e aumentam o HDL-C em 3 a 5%. O LDL diminui em mais 12 a 16% após a adição de seqüestradores às estatinas. Os estudos clínicos mostraram evidência de redução do risco de DC e ausência de toxicidade sistêmica.[6] Os seqüestradores de ácidos biliares podem ser usados em monoterapia em indivíduos mais jovens, mulheres que querem engravidar ou quando é necessária apenas uma ligeira redução do LDL. Em estudos clínicos, os seqüestradores de ácidos biliares não produziram toxicidade sistêmica, e as queixas mais comuns foram posologia inconveniente e sintomas gastrintestinais, em geral prisão de ventre. Os seqüestradores de ácidos biliares podem, com exceção do colesevelam, interferir na absorção de medicamentos concomitantes, em geral de fármacos que devem ser usados 1 h antes ou 4 h depois; também induzem aumento dos níveis de TG, devendo-se, portanto, evitá-los em mulheres com níveis de TG > 400 mg/dℓ e com cuidado se TG > 200mg/dℓ. A disponibilidade de medicamentos melhores tornou incomum o uso de seqüestradores de ácidos biliares.

Tratamentos pós-menopausa: a HM não deve ser iniciada apenas para melhorar o perfil lipídico. As diretrizes de 2001 do NCEP mudaram as recomendações anteriores e afirmaram que "devido aos efeitos favoráveis do tratamento com estatinas em mulheres, deve-se preferir um fármaco hipolipemiante à terapia de reposição hormonal para reduzir o risco de DC".[2] Estudos clínicos randomizados recentes mostraram ausência de benefício e incidência precoce de malefícios.[46-48] Logo, a AHA recomenda em suas diretrizes baseadas em evidências para prevenção de DCV em mulheres que não se deve iniciar ou manter HM combinada ou estrogênios sem oposição para prevenir DCV em mulheres na pós-menopausa.[4]

O efeito do tratamento com MSRE sobre eventos tipo DC é incerto: nos estudos Breast Cancer Prevention Trial (BCPT) e International Breast Cancer Intervention Study (IBIS–1), que acompanharam mulheres saudáveis com maior risco de desenvolver câncer de mama, o tamoxifeno não diminuiu nem aumentou os eventos tipo DC.[49, 50] Uma análise *post hoc* de um estudo clínico do tratamento da osteoporose revelou que o raloxifeno diminuiu os eventos cardiovasculares em mais de 40% em mulheres com história ou fatores de risco para DC.[51] O raloxifeno só deverá ser prescrito para tratamento da hipercolesterolemia ou prevenção de DC se o recém-terminado estudo RUTH (Raloxifene Use for The Heart)[52] mostrar benefícios conclusivos no tratamento da hipercolesterolemia ou prevenção da DC.[51]

HDL BAIXO E TG ELEVADO (COM OU SEM AUMENTO DO LDL) Todas as mulheres que apresentam nível de HDL-C baixo (< 50 mg/dℓ) e TG elevado (≥ 150 mg/dℓ) devem ser cuidadosamente avaliadas para pesquisa de outros componentes da síndrome metabólica, inclusive uma série de fatores de risco cardiovasculares (Quadro 14.1). Nas diretrizes do NCEP, o principal tratamento recomendado para pacientes portadoras de síndrome metabólica são as modificações no estilo de vida (perda de peso e exercício para reduzir a resistência à insulina).[2] No Diabetes Prevention Program, no qual 68% dos participantes eram mulheres, uma orientação

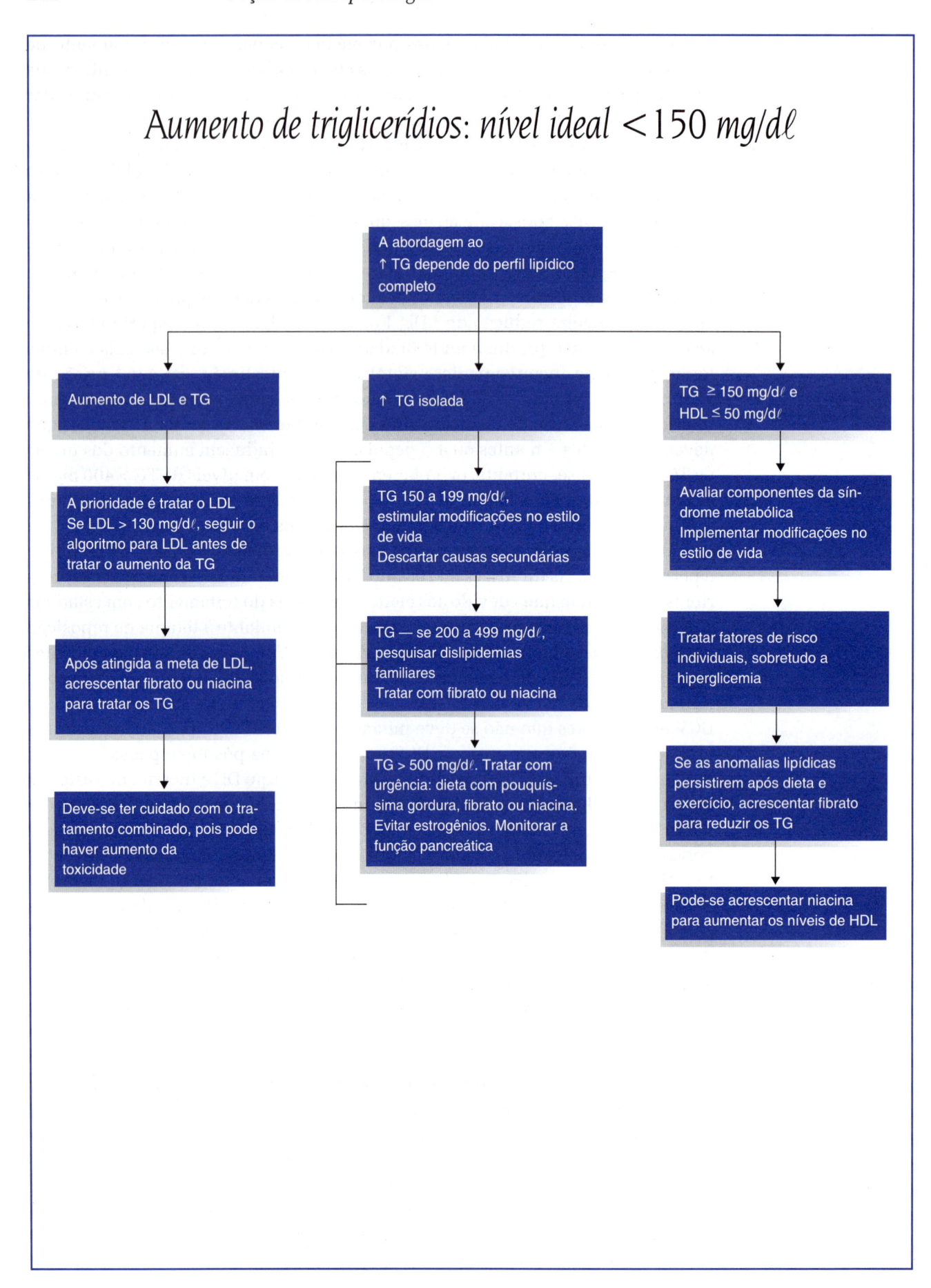

Aumento de triglicerídios: nível ideal <150 mg/dℓ

```
                    A abordagem ao
                    ↑ TG depende do perfil lipídico
                    completo
```

Aumento de LDL e TG

- A prioridade é tratar o LDL. Se LDL > 130 mg/dℓ, seguir o algoritmo para LDL antes de tratar o aumento da TG
- Após atingida a meta de LDL, acrescentar fibrato ou niacina para tratar os TG
- Deve-se ter cuidado com o tratamento combinado, pois pode haver aumento da toxicidade

↑ TG isolada

- TG 150 a 199 mg/dℓ, estimular modificações no estilo de vida. Descartar causas secundárias
- TG — se 200 a 499 mg/dℓ, pesquisar dislipidemias familiares. Tratar com fibrato ou niacina
- TG > 500 mg/dℓ. Tratar com urgência: dieta com pouquíssima gordura, fibrato ou niacina. Evitar estrogênios. Monitorar a função pancreática

TG ≥ 150 mg/dℓ e HDL ≤ 50 mg/dℓ

- Avaliar componentes da síndrome metabólica. Implementar modificações no estilo de vida
- Tratar fatores de risco individuais, sobretudo a hiperglicemia
- Se as anomalias lipídicas persistirem após dieta e exercício, acrescentar fibrato para reduzir os TG
- Pode-se acrescentar niacina para aumentar os níveis de HDL

intensiva de estilo de vida possibilitou que os participantes sob risco de diabetes perdessem até 7% do peso e se exercitassem até 30 min 5 vezes por semana. Com esse esquema, a incidência de novos casos de diabetes diminuiu em 58% nos 2,8 anos de acompanhamento — um valor superior ao obtido com a metformina (redução de 31%).[53]

PONTO-CHAVE

A dislipidemia da síndrome metabólica é caracterizada por níveis altos de triglicerídios e baixos de colesterol HDL.

O risco cardiovascular é maior em indivíduos que têm síndrome metabólica.[54-56] Uma análise dos grupos placebo dos estudos 4S e AFCAPS/TexCAPS mostrou maior incidência de eventos coronários graves em indivíduos portadores de síndrome metabólica, independentemente do escore de risco de Framingham.[56] As diretrizes da NCEP não trazem metas bem definidas para o tratamento da lipidemia em pacientes que têm síndrome metabólica, com exceção do tratamento do LDL-C. Se o LDL-C estiver acima da meta, o tratamento de escolha são as estatinas, que aumentam os níveis de HDL-C em pelo menos 5 a 10% — talvez mais em mulheres que têm síndrome metabólica — e reduzem os TG em 7 a 30%.[6]

Se o LDL-C for < 130 mg/dℓ, o HDL estiver baixo e os TG estiverem elevados, a primeira escolha é a monoterapia com fibratos.[57] No Helsinki Heart Study (prevenção primária), a genfibrozila aumentou o HDL e reduziu a incidência de eventos de DC em homens que apresentavam nível de HDL baixo e hipertrigliceridemia;[58] também houve redução no estudo Veterans Affairs High-Density Lipoprotein Cholesterol Intervention Trial (VA-HIT), de prevenção secundária.[59] No estudo Bezafibrate Infarction Prevention (BIP), também de prevenção secundária, observou-se uma queda de 40% na DC em pacientes (92% homens) com níveis de HDL ≤ 45 mg/dℓ e de TG ≥ 200 mg/dℓ.[60] O fenofibrato é mais seguro que os outros fibratos quando associado ao tratamento com estatinas, porque não interfere no metabolismo das estatinas e pode ser usado uma vez ao dia.

HIPERTRIGLICERIDEMIA ISOLADA (COM HDL E LDL NORMAIS) Níveis limítrofes de TG (de 150 a 199 mg/dℓ) em geral indicam causas de estilo de vida — obesidade, inatividade física, tabagismo, consumo excessivo de álcool, dieta rica em carboidrato (> 60% do aporte energético) — ou etiologias secundárias, tais como diabetes tipo 2, insuficiência renal crônica, síndrome nefrótica, doença de Cushing, lipodistrofia e uso de drogas. Na prática, os principais fatores responsáveis por altos níveis de TG (> 150 mg/dℓ) são a resistência à insulina e a síndrome metabólica.[6] Se houver elevação limítrofe dos TG (150 a 199 mg/dℓ), as alterações no estilo de vida podem ser suficientes para reduzir os níveis de TG séricos para < 150 mg/dℓ; se o LDL-C também estiver elevado, o principal objetivo do tratamento deverá ser reduzir o LDL usando estatinas.

PONTO-CHAVE

A niacina e os fibratos são ambos eficazes em reduzir níveis altos de triglicerídios.

Se a trigliceridemia em jejum for maior que 200 mg/dℓ, devem-se obter informações sobre a história familiar de dislipidemia (hiperlipidemia combinada familiar, hipertrigliceridemia familiar e disbetalipoproteinemia familiar). Em pacientes cujos níveis de TG estão elevados (200 a 499 mg/dℓ), o principal objetivo do tratamento é o LDL-C e o objetivo secundário é o não-HDL-C.[5] Se houver elevação do LDL, o tratamento com estatinas também reduzirá os TG em 20 a 40%. Após alcançada a meta de LDL, deve-se tratar o não-HDL-C aumentando a dose de estatina ou acrescentando ácido nicotínico ou um fibrato.[6] A meta para o não-HDL-C é 30 mg/dℓ a mais que a do LDL-C (Quadro 14.6).[6]

Se o LDL estiver na meta no início do tratamento, deve-se tratar o não-HDL-C empregando uma droga específica para a redução de triglicerídios. O ácido nicotínico reduz os TG em 30 a 50% e aumenta o HDL em 20 a 30%. Se houver intolerância ou contra-indicação ao ácido nicotínico, pode-se empregar os derivados do ácido fíbrico (p. ex. genfibrozila 600 mg 2 vezes/dia ou fenofibrato 200 mg/dia), que reduzem os TG em 40 a 60% e aumentam o HDL em 15 a 25%. Se os níveis de LDL-C aumentarem com o uso de fibratos, pode-se acrescentar uma estatina; outra possibilidade é acrescentar à estatina suplementos de ácidos graxos poliinsaturados n-3 de cadeia longa, presentes em óleo de peixe. Uma dose de 3g/dia reduz os níveis de TG em 30%. A monoterapia com seqüestradores de ácidos biliares é contra-indicada porque aumenta os TG.

Se os níveis de TG estiverem muito elevados (> 500 mg/dℓ), está indicado o tratamento urgente para reduzir o risco de pancreatite, que deve consistir em uma dieta com pouquíssimas gorduras (< 15% das calorias totais), perda de peso, aumento da atividade física e tratamento medicamentoso com ácido nicotínico ou um fibrato. Se os níveis de TG caírem para menos de 500 mg/dℓ, o LDL torna-se novamente uma meta terapêutica.[6] Deve-se ter cuidado ao se iniciar estrogenioterapia em mulheres cujos níveis de TG estejam elevados, pois os estrogênios orais podem aumentar os TG. Existem alguns casos descritos — raros — de pancreatite associada a hipertrigliceridemia induzida por estrogênios.[61] Se a trigliceridemia de jejum for superior a 250 mg/dℓ, deve-se empregar, com cuidado, estrogênios transdérmicos em vez de orais. Se forem indicados estrogênios, os níveis de TG de jejum devem ser monitorados nas primeiras 2 semanas após o início do tratamento.[62] Os estrogênios orais são contra-indicados se houver elevações extremas de triglicerídios, devido ao risco de pancreatite. Em mulheres que sofrem de pancreatite em vigência de estrogênios, deve-se interromper o uso destes imediatamente. Mulheres com histórico de hipertrigliceridemia induzida por estrogênios orais devem ter os níveis de TG monitorados se forem tratadas com raloxifeno.[63,64]

HDL Baixo (sem Hipertrigliceridemia ou LDL Elevado) Os seguintes fatores contribuem para o HDL baixo (< 50 mg/dℓ) em mulheres: obesidade, inatividade física, síndrome metabólica e fatores genéticos. O HDL baixo é um fator de risco independente para DC, mas as diretrizes do NCEP não estipulam uma meta terapêutica para o HDL.[5] Em pacientes que apresentam DCV e HDL baixo, podem-se tratar a síndrome metabólica ou equivalentes de risco de DCV elevando-se o HDL-C para > 40 mg/dℓ.[57] O tratamento com estatinas também pode ser eficaz, pois reduzir o LDL pode diminuir o risco. No estudo AFCAPS/TexCAPS, indivíduos saudáveis com HDL baixo (< 40mg/dℓ) e LDL-C de 150 mg/dℓ escolhidos aleatoriamente para tratamento com estatina (que aumenta o HDL em 6 a 14%) tiveram menor incidência de um primeiro infarto do miocárdio.[27] O ácido nicotínico é o fármaco mais eficaz para elevar o HDL, e seu uso em combinação com estatinas produz efeitos aditivos.[65] No estudo HDL-Atherosclerosis Treatment Study (HATS), no qual 13% dos 160 participantes eram mulheres, a associação de niacina com sinvastatina aumentou o HDL em 26% e diminuiu os desfechos tipo DCV em 60%.[66] O efeito dos fibratos em elevar o HDL é intermediário entre os efeitos da niacina e os das estatinas. Em estudos clínicos, o tratamento experimental a curto prazo com infusões de HDL reduziu o volume dos ateromas coronários à ultra-sonografia intravascular,[67] e o tratamento com torcetrapibe*,

---

* O desenvolvimento do torcetrapibe foi interrompido pela Pfizer em 2 de dezembro de 2006, após a interrupção precoce do estudo ILLUMINATE, em que se observou mortalidade 60% superior nos pacientes que receberam torcetrapibe. (N. do T.).

um potente inibidor da proteína de transferência de colesteril éster, aumentou os níveis séricos de HDL-C em 60 a 100%, tanto em monoterapia como em associação com estatinas.[68] Os desfechos cardiovasculares não foram medidos.

Em mulheres com HDL baixo isolado e sem fatores de risco visíveis, o principal tratamento deve ser melhorar o estilo de vida. Pode-se também delimitar melhor o risco, empregando-se novos indicadores de fatores de risco, tais como ensaios de alta sensibilidade para proteína C reativa ou parâmetros não-invasivos de aterosclerose subclínica (p. ex., medição da espessura da íntima da carótida ou visualização do cálcio nas artérias coronárias.)

Fatores de risco cardiovasculares novos ou emergentes

A capacidade de identificação de indivíduos que estão sob risco de DCV pode ser melhorada pela exploração e pelo refinamento de novos fatores de risco. Por exemplo, as novas recomendações da AHA para prevenção de DC em mulheres classificam pacientes que apresentem teste positivo para cálcio nas artérias coronárias (por tomografia de feixe de elétrons) no grupo de risco intermediário, o que implica recomendações específicas de tratamento; no entanto, ainda há incerteza sobre quais níveis de cálcio nas coronárias implicam maior risco. Outros fatores de risco, tais como proteína C de alta sensibilidade, fibrinogênio, lipoproteína(a), tamanho e características das partículas de LDL e homocisteína, podem se tornar mais importantes na avaliação clínica e na identificação de bons candidatos ao tratamento.

A proteína C de alta sensibilidade (hs-CRP) é um marcador de inflamação sistêmica que vem recebendo cada vez mais atenção como possível fator de risco para DCV[69] e possível indicação de tratamento com estatinas. No estudo AFCAPS/TexCAPS, o tratamento com estatinas reduziu a incidência de eventos cardiovasculares nos participantes com hs-CRP acima da mediana (1,6 mg/ℓ) mesmo quando a proporção de colesterol total para HDL-C estava abaixo da mediana.[70]

Uma declaração dos Centers for Disease Control and Prevention e da AHA desaconselhou o rastreamento de hs-CRP na população geral e sugeriu testar apenas indivíduos que estejam sob risco intermediário (risco de DCV em 10 anos na faixa de 10 a 20%) para aumentar a motivação para melhorar o estilo de vida ou para justificar um tratamento clínico mais intensivo.[71] Embora o papel da hs-CRP seja considerado controverso,[72] vêm sendo realizados novos estudos clínicos para avaliar o tratamento com estatinas em indivíduos com hs-CRP elevado e níveis lipídicos que não justificam tratamento segundo as diretrizes da NCEP para se avaliar se há benefício na DCV.[73]

Perspectivas futuras no tratamento da hiperlipidemia

Desde a publicação das diretrizes do NCEP ATP III, novos estudos clínicos mostraram que, em indivíduos de altíssimo risco, pode-se obter maior benefício cardiovascular com níveis mais baixos LDL-C (p. ex., 60 ou 70 mg/dℓ). Também se observou, em estudos clínicos randomizados, o benefício de aumentar o HDL. A maior prevalência de síndrome metabólica exigirá diretrizes mais claras para controle do risco, e o tratamento combinado passará de exceção a regra na medida em que forem demonstrados menos efeitos colaterais e maior potência. Finalmente, a obtenção de novos dados clínicos em mulheres ajudará a apurar as recomendações específicas para mulheres em redução do colesterol e prevenção de doença cardíaca.

Perguntas para orientação

- Qual o risco de doença coronariana em seu paciente?
- Se o perfil lipídico é anormal, que outros medicamentos podem estar contribuindo para a dislipidemia?
- Em qual nível de LDL colesterol está indicado o tratamento medicamentoso?
- Se houver hipertrigliceridemia, quais modificações devem ser feitas na abordagem?
- E se a única anomalia for um nível baixo de colesterol HDL?
- Quais os riscos do tratamento da hiperlipidemia?
- Quando se deve indicar o tratamento combinado?

Discussão de casos

Caso 1

Uma mulher de 56 anos na pós-menopausa, usuária de HM há 8 anos, apresenta um eletrocardiograma compatível com infarto do miocárdio silencioso. A paciente é ex-fumante, nega histórico de hipertensão ou diabetes, se exercita 30 min 4 vezes por semana e segue uma dieta hipolipídica.

Seu IMC é 27 kg/m^2, a pressão arterial é de 128/75, não há evidências de sopros ou depósitos subcutâneos de colesterol.

Qual é o risco futuro total para DCV?

Esta paciente tem história de infarto do miocárdio e atende aos critérios de grupo de alto risco definidos pelas diretrizes da NCEP (risco total de DCV em 10 anos > 20%); logo, deverão ser adotadas as metas mais agressivas para redução do LDL.

Quais exames laboratoriais devem ser realizados?

O lipidograma é essencial para se planejar a estratégia de tratamento. Após um jejum noturno de 12 h, os níveis de lipídios foram:

CT	231 mg/dℓ
HDL	45 mg/dℓ
LDL	142 mg/dℓ
TG	220 mg/dℓ

Que outros exames laboratoriais são importantes?

Pode-se fazer uma dosagem de TSH para descartar hipotireoidismo. O hipotireoidismo, que é comum em mulheres na perimenopausa ou na pós-menopausa, pode contribuir para a dislipidemia. Glicemia de jejum, para descartar pré-diabetes ou intolerância à glicose, também é uma boa indicação nesta mulher devido à história de DC prematura. Podem ser feitos exames laboratoriais gerais, pois pode-se iniciar tratamento lipídico, que deve incluir transaminases hepáticas e creatinina; também é prudente dosar a creatinofosfocinase (CK) para registrar um nível basal antes de se iniciar o tratamento com estatinas.

Resultados:
- **Glicemia de jejum normal**
- **Testes de função tireoidiana normais**
- **Testes de função hepática normais**
- **Creatinina normal**
- **Creatinocinase (CK) normal**

Qual deve ser o tratamento?

No grupo de alto risco (histórico de DCV), a meta do tratamento é reduzir o LDL-C para 100 mg/dℓ; uma alternativa é LDL-C < 70 mg/dℓ. O LDL

da paciente é 142 mg/dℓ, o que constitui indicação para terapia hipolipemiante, de preferência com uma estatina. Os exames laboratoriais iniciais estão normais Pode-se iniciar qualquer estatina, dependendo dos recursos disponíveis etc. Um objetivo razoável é diminuir a LDL-C em 30 a 40%.

Também é importante discutir se é aconselhável manter a HM. No estudo Women's Health Initiative (WHI), a HM foi associada a um risco maior de DC, sobretudo no primeiro ano de tratamento, e a um risco maior de acidente vascular e eventos tromboembólicos venosos. No estudo HERS e em outros estudos feitos em mulheres com histórico de DC, a manutenção da HM não trouxe benefícios cardíacos; portanto, deve-se aconselhar a interrupção do tratamento. Se houver sintomas vasomotores persistentes, pode-se iniciar uma dose menor de estrogênio ou outra formulação não-hormonal. É importante lembrar que o perfil lipídico pode piorar um pouco ao se interromper a HM.

Como se deve acompanhar o tratamento?

Repetir as dosagens de lipídios e exames laboratoriais gerais após 6 a 12 meses de tratamento. Se houver aumento de transaminases mais de 3 vezes superior ao basal, diminua a dose da estatina e repita as dosagens de transaminases em algumas semanas. Outra possibilidade é trocar de estatina.

Se houver queixa de dores musculares, repetir a dosagem de CK; se a CK estiver mais de 10 vezes acima do valor normal, deve-se interromper o tratamento e repetir semanalmente a CK até a normalização. Nos raros casos de elevação acentuada da CPK, a liberação de mioglobina pelos músculos danificados pode causar insuficiência renal. Nesses casos, deve-se observar atentamente a função renal. Se os níveis de CK estiverem 3 a 10 vezes acima do limite normal, deve-se acompanhar os sintomas e os níveis de CK até que haja resolução.

O que é mais importante?

O tratamento com estatinas pode reduzir o LDL-C até os níveis esperados, mas o acréscimo de ezetimibe talvez possibilite alcançar o LDL almejado com uma dose menor de estatina, reduzindo-se assim a incidência de efeitos colaterais associada ao tratamento com doses máximas. Também é importante acompanhar os níveis de HDL e TG, lembrando que os níveis de HDL em mulheres devem ficar em > 50 mg/dℓ e os de TG devem estar < 150 mg/dℓ. Se os TG continuarem elevados apesar do uso de estatinas, podem-se acrescentar fibratos, lembrando porém que a associação de estatina com fibratos aumenta o risco de efeitos colaterais, cuja incidência é menor com o fenofibrato do que com os outros fibratos. Acrescentar um fibrato também propiciaria alguma elevação do HDL, mas ainda não foram estipuladas metas formais de tratamento. O acompanhamento das transaminases e da CK deve prosseguir ao se iniciar tratamento com novos fármacos ou quando se muda a dosagem.

Quais são as evidências?

Quais são as evidências de que o tratamento com estatinas diminui o número de eventos cardiovasculares em mulheres? Todos os estudos de prevenção secundária — com exceção do LIPID e do PROSPER — observaram reduções significativas dos parâmetros cardiovasculares em mulheres (Quadro 14.8). Dois estudos paralelos recentes de estatinas (PROVE-IT e REVERSAL) mostraram reduções comparáveis ou maiores na incidência de eventos coronarianos agudos e na progressão da aterosclerose com tratamento hipolipemiante vigoroso em mulheres com DC na comparação com homens. Na prevenção primária, três estudos incluíram mulheres: no AFCAPS/TexCAPS, o efeito do tratamento com estatinas sobre a incidência do primeiro evento coronariano agudo grave foi maior em mulheres (diferença sem significado estatístico) do que em homens, mas o número de mulheres e o total de eventos do estudo foram pequenos; no estudo ASCOT, não foi observado benefício significativo em mulheres, mas o total de eventos cardiovasculares foi

20% menor em mulheres ($P = 0,17$) e o total de eventos coronarianos diminuiu em 14% ($P = 0,56$); nenhum desses dois estudos mostrou interação significativa entre sexo e o efeito das estatinas sobre os parâmetros primários — morte por DC e infarto do miocárdio não-fatal; finalmente, no estudo ALLHAT-LLT, não foi observado benefício com estatinas em homens ou em mulheres. Uma metanálise recente dos estudos de tratamentos hipolipemiantes concluiu que as evidências atualmente disponíveis não são suficientes para afirmar que os atuais agentes hipolipemiantes diminuem a DC em mulheres que não tenham antecedentes de DCV.[39]

Quais são as evidências de que é benéfico tratar o LDL-C em indivíduos que apresentam síndrome metabólica? Ainda não foi conduzido nenhum estudo clínico randomizado para estudar os efeitos das estatinas sobre os eventos tipo DC apenas em pacientes que têm síndrome metabólica. Uma análise *post hoc* do estudo 4S mostrou que, em indivíduos que têm síndrome metabólica (HDL-C < 39 mg/dℓ e TG > 159 mg/dℓ), a incidência de eventos coronarianos foi maior no grupo placebo, e a maior redução do número de eventos (52%) se deu no grupo que recebeu tratamento. Esse efeito foi mais acentuado do que no grupo em que houve apenas aumento isolado do LDL-C.[54] No entanto, o estudo 4S acompanhou apenas 458 indivíduos portadores de síndrome metabólica, 93% deles homens. Uma análise do grupo placebo do AFCAPS/TexCAPS (1.467 indivíduos que tinham síndrome metabólica, sendo 22% mulheres) mostrou uma diminuição semelhante do risco de DC.[56] Em um Scientific Statement (declaração científica) recente, a AHA e o NHLBI afirmaram que "atualmente, ainda não há recomendações de medicamentos específicos para indivíduos que têm síndrome metabólica, diferentes dos empregados para fatores de risco e anomalias específicas".[63]

Referências

1. American Heart Association. *Women, Heart Disease, and Stroke Statistics.* Dallas, TX: American Heart Association Web site, accessed January 27, 2004.

2. Expert Panel on Detection, Evaluation, and Treatment of High Blood Cholesterol in Adults: Executive summary of the third report of the National Cholesterol Education Program (NCEP) expert panel on detection, evaluation, and treatment of high blood cholesterol in adults (Adult Treatment Panel III). *JAMA.* 2001;285;2486.

3. Stampfer MJ, Hu FB, Manson JE, et al. Primary prevention of coronary heart disease in women through diet and lifestyle. *N Engl J Med.* 2000;343:16.

4. Mosca L, Appel LJ, Benjamin EJ, et al. Evidence-based guidelines for cardiovascular disease prevention in women. *Circulation.* 2004;109:672.

5. Grundy SM, Cleeman JI, Bairey Merz CN, et al. Implications of recent clinical trials for the National Cholesterol Education Program Adult Treatment Panel III Guidelines. *Circulation.* 2004;110:227.

6. National Cholesterol Education Program Expert Panel on Detection, Evaluation, and Treatment of High Blood Cholesterol in Adults (Adult Treatment Panel III). Final Report. *Circulation.* 2002;106:3143.

7. Grundy SM, Hansen B, Smith SC, et al. Clinical management of metabolic syndrome. Report of the American Heart Association/National Heart, Lung, and Blood Institute/American Diabetes Association conference on Scientific Issues Related to Management. *Circulation.* 2004;109:551.

8. Ford ES, Giles WH, Dietz WH. Prevalence of the metabolic syndrome among U.S. adults. *JAMA*. 2002;287:356.

9. Legro RS, Urbanek M, Kunselman AR, et al. Self-selected women with polycystic ovary syndrome are reproductively and metabolically abnormal and undertreated. *Fertil Steril*. 2002;78:51.

10. Christian RC, Dumesic DA, Behrenbeck T, et al. Prevalence and predictors of coronary artery calcification in women with polycystic ovary syndrome. *J Clin Endocrinol Metab*. 2003;88:2562.

11. Talbott EO, Guzick D, Sutton-Tyrell K, et al. Evidence for association between polycystic ovary syndrome and premature carotid atherosclerosis in middle-aged women. *Arterioscler Thromb Vasc Biol*. 2000;23:2414.

12. Pearson TA, Blair SN, Daniels SR, et al. AHA Guidelines for primary prevention of cardiovascular disease and stroke: 2002 update. *Circulation*. 2002;106:388.

13. Matthews KA, Kuller LH, Sutton-Tyrrell K, et al. Changes in cardiovascular risk factors during the perimenopause and postmenopause and carotid artery atherosclerosis in healthy women. *Stroke*. 2001; 32:1104.

14. Carr MC, Kim KH, Zambon A, et al. Changes in LDL density across the menopause transition. *J Investig Med*. 2000;48:245.

15. Kuller LH, Simkin-Silverman LR, Wing RR, et al. Women's Healthy Lifestyle Project: a randomized clinical trial. *Circulation*. 2001;103:32.

16. The Writing Group for the PEPI Trial. Effects of estrogen or estrogen/ progestin regimens on heart disease risk factors in postmenopausal women. *JAMA*. 1995;273:199.

17. Herrington DM, Howard TD, Hawkins GA, et al. Estrogen-receptor polymorphisms and effects of estrogen replacement on high-density lipoprotein cholesterol in women with coronary disease. *N Engl J Med*. 2002;346:967.

18. Godsland IF. Effects of postmenopausal hormone replacement therapy on lipid, lipoprotein, and apolipoprotein (a) concentrations: analysis of studies published from 1974-2000. *Fertil Steril*. 2001;75:898.

19. Chiuve SE, Martin LA, Campos H, et al. Effect of the combination of methyltestosterone and esterified estrogens compared with esterified estrogens alone on apolipoprotein CIII and other apolipoproteins in very low density, low density, and high density lipoproteins in surgically postmenopausal women. *J Clin Endocrinol Metab*. 2004;89:2207.

20. Shifren JL, Braunstein GC, Simon JA, et al. Transdermal testosterone treatment in women with impaired sexual function after oophorectomy. *N Engl J Med*. 2000;343:682.

21. Wakatsuki A, Ikenoue N, Okatani Y, et al. Estrogen-induced small low density lipoprotein particles may be atherogenic in postmenopausal women. *J Am Coll Cardiol*. 2001;37:425.

22. Wakatsuki A, Okatani Y, Ikenoue N, et al. Effect of lower dose of oral conjugated equine estrogen on size and oxidative susceptibility of low-density lipoprotein particles in postmenopausal women. *Circulation*. 2003;108:808.

23. Walsh BW, Kuller LH, Wild RA, et al. Effects of raloxifene on serum lipids and coagulation factors in healthy postmenopausal women. *JAMA*. 1998;279:1445.

24. Love RR, Wiebe DA, Newcomb PA, et al. Effects of tamoxifen on cardiovascular risk factors in postmenopausal women. *Ann Intern Med*. 1991;115:860.

25. Love RR, Wiebe DA, Feyzi JM, et al. Effects of tamoxifen on cardiovascular risk factors in postmenopausal women after 5 years of treatment. *J Natl Cancer Inst*. 1994;86:1534.

26. Shepherd J, Cobbe SM, Ford I, et al. Prevention of coronary heart disease with pravastatin in men with hypercholesterolemia. West of Scotland Coronary Prevention Study Group. *N Engl J Med*. 1995;333: 1301.

27 Downs JR, Clearfield M, Weis S, *et al.* for the AFCAPS/TexCAPS Research Group. Primary prevention of acute coronary events with lovastatin in men and women with average cholesterol levels: results of AFCAPS/TexCAPS. *JAMA*. 1998;279:1615.

28 ALLHAT Officers. Major outcomes in moderately hypercholesterolemic, hypertensive patients randomized to pravastatin vs usual care. The Antihypertensive and Lipid-Lowering Treatment to Prevent Heart Attack Trial (ALLHAT-LLT). *JAMA*. 2002;288:2998.

29 Sever PS, Bahlof B, Poulter NR, *et al.* Prevention of coronary and stroke events with atorvastatin in hypertensive patients who have average or lower-than-average cholesterol concentrations, in the Anglo-Scandinavian Cardiac Outcomes Trial—Lipid Lowering Arm (ASCOT-LLA): a multicentre randomized controlled trial. *Lancet*. 2003;361:1149.

30 Scandinavian Simvastatin Survival Group. Randomised trial of cholesterol lowering in 4444 patients with coronary heart disease: the Scandinavian Simvastatin Survival Study (4S). *Lancet*. 1994;344:1383.

31 Miettinen TA, Pyorala K, Losson AG, *et al.* Cholesterol-lowering therapy in women and elderly patients with myocardial infarction or angina pectoris: findings from the Scandinavian Simvastatin Survival Study (4S). *Circulation*. 1997;96:4211.

32 Lewis S, Sacks FM, Mitchell JS, *et al.* for the CARE Investigators. Effects of pravastatin on cardiovascular events in women after myocardial infarction: the Cholesterol and Recurrent Events (CARE) Trial. *J Am Coll Cardiol*. 1998;32:140.

33 The Long-Term Intervention with Pravastatin in Ischemic Disease (LIPID) Study Group. Prevention of cardiovascular events and death with pravastatin in patients with coronary heart disease and a broad range of initial cholesterol levels. *N Engl J Med*. 1998;339:1349.

34 Shepherd J, Blauw GJ, Murphy MB, *et al.* Pravastatin in elderly individuals at risk of vascular disease (PROSPER): a randomized controlled trial. *Lancet*. 2002;360:1623x.

35 Heart Protection Study Collaborative Group. MRC/BHF Heart Protection Study of cholesterol-lowering with simvastatin in 20 536 high risk individuals: a randomised placebo-controlled trial. *Lancet*. 2002;360:7.

36 Schwartz GG, Olsson AG, Ezekowitz MD, *et al.* Myocardial Ischemia Reduction with Aggressive Cholesterol Lowering (MIRACL) Study Investigators. Effects of atorvastatin on early recurrent ischemic events in acute coronary syndromes: the MIRACL study: a randomized controlled trial. *JAMA*. 2001;285:1711.

37 Cannon CP, Braunwald E, McCabe CH, *et al.* for the Pravastatin or Atorvastatin Evaluation and Infection Therapy—Thrombolysis in Myocardial Infarction 22 Investigators. Intensive versus moderate lipid lowering with statins after acute coronary syndromes. *N Engl J Med*. 2004;350:1495.

38 Waters DD, Guyton JR, Herrington DM, *et al.* Treating to New Targets (TNT) Study: does lowering low-density lipoprotein cholesterol levels below currently recommended guidelines yield incremental clinical benefit? *Am J Cardiol*. 2004;93:154.

39 Walsh JME, Pignone M. Drug treatment of hyperlipidemia in women. *JAMA*. 2004;291:2243.

40 Herrington DM, Vittinghoff E, Lin F, *et al.* Statin therapy, cardiovascular events, and total mortality in the Heart and Estrogen/Progestin Replacement Study (HERS). *Circulation*. 2002;105:2962.

41 Nissen SE, Tuzcu EM, Schoenhagen P, *et al.* REVERSAL Investigators. Effect of intensive compared with moderate lipid-lowering therapy on progression of coronary atherosclerosis: a randomized controlled trial. *JAMA*. 2004;291:1071.

42 Raggi P, Callister TZ, Davidson M, *et al.* Aggressive versus moderate lipid-lowering therapy in postmenopausal women with hypercholesterolemia: rational and design of the Beyond Endorsed lipid Lowering with EBT Scanning (BELLES). *Am Heart J*. 2001;141:722.

43 Pasternak RC, Smith SC Jr, Bairey-Merz CN, *et al.* American Heart Association; National Heart, Lung and Blood Institute. ACC/AHA/NHLBI Clinical Advisory on the use and safety of statins. *Circulation*. 2002;106:1024.

44 Gagne C, Bays HE, Weiss SR, et al. for the Ezetimibe Study Group. Efficacy and safety of ezetimibe added to ongoing statin therapy for treatment of patients with primary hypercholesterolemia. *Am J Cardiol.* 2002;90:1084.

45 Pearson T, Denke M, McBride P, et al. Ezetimibe added to statin therapy reduces LDL-C and improves goal attainment in patients with hypercholesterolemia. March 7–10, 2004, American College of Cardiology, New Orleans.

46 Writing Group for the Women's Health Initiative. Risks and benefits of estrogen plus progestin in healthy postmenopausal women. *JAMA.* 2002;288:321.

47 Manson JE, Hsia J, Johnson KC, et al. Estrogen plus progestin and the risk of coronary heart disease. *N Engl J Med.* 2003;349:523.

48 The Women's Health Initiative Steering Committee. Effects of conjugated equine estrogen in postmenopausal women with hysterectomy. The Women's Health Initiative Randomized Controlled Trial. *JAMA.* 2004;291:1701.

49 Reis SE, Costantino JP, Wickerham DL, et al. Cardiovascular effects of tamoxifen in women with and without heart disease: breast cancer prevention trial. National Surgical Adjuvant Breast and Bowel Project breast Cancer Prevention Trial Investigators. *J Natl Cancer Inst.* 2001;93:16.

50 Cuzick J, Forbes J, Edwards R, et al. First results from the International Breast Cancer Intervention Study (IBIS-I): a randomized prevention trial. *Lancet.* 2002;360:817.

51 Barrett-Connor E, Grady D, Sashegyi A, et al. for the MORE Investigators. Raloxifene and cardiovascular events in osteoporotic postmenopausal women: four-year results from the MORE (Multiple outcomes of Raloxifene Evaluation) randomized trial. *JAMA.* 2002;287:847.

52 Mosca L, Barrett-Connor E, Wenger NK, et al. Design and methods of the Raloxifene Use for The Heart (RUTH) study. *Am J Cardiol.* 2001;88:392.

53 Knowler WC, Barrett-Connor E, Fowler SE. Reduction in the incidence of type 2 diabetes with lifestyle or metformin. *N Engl J Med.* 2002;346:393.

54 Ballantyne CM, Olsson AG, Cook TJ, et al. Influence of low high-density lipoprotein cholesterol and elevated triglyceride on coronary heart disease events and response to simvastatin therapy in 4S. *Circulation.* 2001;104:3046.

55 Vega GL, Ma PT, Cater NB, et al. Effects of adding fenofibrate (200 mg/day) to simvastatin (10 mg/day) in patients with combined hyperlipidemia and metabolic syndrome. *Am J Cardiol.* 2003;91:956.

56 Girman CJ, Rhodes T, Mercuri M, et al., the AFCAPS/TexCAPS Research Group. The metabolic syndrome and risk of major coronary events in the Scandinavian Simvastatin Survival Study (4S) and the Air Force/Texas Coronary Atherosclerosis Prevention Study (AFCAPS/TexCAPS). *Am J Cardiol.* 2004;93:136.

57 Toth PP. High-density lipoprotein and cardiovascular risk. *Circulation* 2004;109:1809.

58 Frick MH, Elo MO, Haapa K, et al. Helsinki Heart Study. primary-prevention trial with gemfibrozil in middle-aged men with dyslipidemia: safety of treatment, changes in risk factors, and incidence of coronary heart disease. *N Engl J Med.* 1987;317:1237.

59 Rubins HB, Robins SJ, Collins D, et al. Gemfibrozil for the secondary prevention of coronary heart disease in men with low levels of high-density lipoprotein cholesterol. Veterans Affairs High-Density Lipoprotein Cholesterol intervention trial Study Group. *N Engl J Med.* 1999;341:410.

60 BIP Study Group. Secondary prevention by raising HDL cholesterol and reducing triglycerides in patients with coronary artery disease: the Bezafibrate Infarction Prevention (BIP) Study. *Circulation.* 2000;102:21.

61 Glueck CJ, Lang J, Hamer T, et al. Severe hypertriglyceridemia and pancreatitis when estrogen replacement therapy is given to hypertriglyceridemic women. *J Lab Clin Med.* 1994;123:59.

62 Stone NJ. Estrogen-induced pancreatitis: a caveat worth remembering. *J Lab Clin Med.* 1994;123:18.

63 Mosca L, Harper K, Sarkar S, *et al.* Effect of raloxifene on serum triglycerides in postmenopausal women: influence of predisposing factors for hypertriglyceridemia. *Clin Ther.* 2001;29:1552–1565.

64 Evista. In: *Physicians' Desk Reference.* 58th ed. Montvale, NJ: Thomson PDR; 2004:1804.

65 Bays HE, Dujovne CA, McGovern ME, *et al.* Comparison of once-daily, niacin extended-release/lovastatin with standard doses of atorvastatin and simvastatin, the Advicor Versus Other Cholesterol-Modulating Agents Trial Evaluation (ADVOCATE). *Am J Cardiol.* 2003;91:667.

66 Brown BG, Zhao XQ, Chait A, *et al.* Simvastatin and niacin, anti-oxidant vitamins, or the combination for the prevention of coronary disease. *N Engl J Med.* 2001;345:1583.

67 Nissen SE, Tsunoda T, Tuzcu EM, *et al.* Effect of recombinant ApoA-1 Milano on coronary atherosclerosis in patients with acute coronary syndromes: a randomized controlled trial. *JAMA.* 2003;290:2292.

68 Brousseau ME, Schaefer EJ, Wolfe ML, *et al.* Effects of an inhibitor of cholesteryl ester transfer protein on HDL cholesterol. *N Engl J Med.* 2004;350:1505.

69 Ridker PM, Buring JE, Shih J, *et al.* Prospective study of C-reactive protein and the risk of future cardiovascular events among apparently healthy women. *Circulation.* 1998;98:731.

70 Ridker PM, Rifai N, Clearfield M, *et al.* Air Force/Texas Coronary Atherosclerosis Prevention Study Investigators. Measurement of C-reactive protein for the targeting of statin therapy in the primary prevention of acute coronary events. *N Engl J Med.* 2001;344:1959.

71 Pearson TA, Mensah GA, Alexander RW, *et al.* Markers of inflammation and cardiovascular disease. Application to clinical and public health practice. A statement for healthcare professionals from the Centers for Disease Control and Prevention and the American Heart Association. *Circulation.* 2003;107:499.

72 Tall AR. C-Reactive protein reassessed. (ed.) *N Engl J Med.* 2004; 350:14.

73 Ridker PM, JUPITER Study Group. Rosuvastatin in the primary prevention of cardiovascular disease among patients with low levels of low-density lipoprotein cholesterol and elevated high-sensitivity C-reactive protein: rationale and design of the JUPITER trial. *Circulation.* 2003;108:2292.

15 Depressão, variações de humor e síndrome pré-menstrual

Lesley M. Arnold

Introdução

Na maioria das mulheres, a transição menopáusica não está associada a depressão; em algumas, porém, os transtornos do humor podem surgir ou piorar nessa fase da vida. Da mesma forma, em algumas mulheres o humor se altera bastante na fase pré-menstrual do ciclo menstrual, e as flutuações dos hormônios pré-menstruais que ocorrem no ciclo menstrual e na perimenopausa podem desencadear transtornos de humor. O mecanismo ainda é mal compreendido. Este capítulo faz uma revisão das características clínicas e do tratamento do transtorno disfórico pré-menstrual (TDPM) e dos sintomas relacionados com o humor na perimenopausa, que variam de sintomas depressivos leves e subsindrômicos a um transtorno depressivo maior.

Depressão perimenopáusica

EPIDEMIOLOGIA

A perimenopausa está associada a um maior risco de sintomas depressivos.[1] Em estudos comunitários longitudinais, até 10% das mulheres queixam-se de distúrbios de humor na perimenopausa.[2] A incidência de sintomas depressivos também é maior em mulheres na perimenopausa que procuram clínicas de ginecologia.[2] Alguns estudos que usaram entrevistas estruturadas para diagnóstico em mulheres na perimenopausa constataram que 29 a 45% das pacientes de clínicas ginecológicas tinham um transtorno depressivo no momento da consulta.[3, 4]

CARACTERÍSTICAS CLÍNICAS E EVOLUÇÃO

Os transtornos de humor da perimenopausa, tais como tensão, depressão e irritabilidade,[5] são com freqüência associados a distúrbios do sono, cansaço, falta de concentração e queixas de memória.[6] Algumas mulheres apresentam, junto com as queixas físicas da perimenopausa (fogachos, secura vaginal, dispareunia e perda da libido) episódios de tristeza com choro, apatia, desejo por alimentos específicos e ganho de peso.[2] Os sintomas vasomotores, que podem ocorrer com as variações dos níveis de estrogênio durante a perimenopausa (p. ex., fogachos), têm forte associação com transtornos de humor.[7] Em um estudo recente, as mulheres na perimenopausa e com sintomas vasomotores foram quatro vezes mais propensas a sintomas depressivos do que as que não tinham sintomas vasomotores.[8]

> **PONTO-CHAVE**
>
> *A depressão perimenopáusica varia de gravidade leve a transtorno depressivo maior.*

A depressão na perimenopausa é de gravidade variável, podendo ir de sintomas depressivos leve às formas mais graves de transtorno depressivo maior, conforme definido na 4ª edição do Manual Diagnóstico e Estatístico para Doenças Mentais (DSM-IV).[9] Embora os sintomas depressivos sejam comuns na apresentação clínica da perimenopausa, muitas vezes eles não são graves o bastante para justificar um diagnóstico de transtorno depressivo maior; no entanto, podem causar grande sofrimento e disfunção social ou ocupacional.[2]

Em um grande estudo prospectivo, a freqüência dos sintomas depressivos diminuiu à medida que as mulheres passaram da perimenopausa à pós-menopausa.[10] Estudos transversais na comunidade também mostraram que os sintomas depressivos são menos comuns em mulheres que estão na menopausa do que na perimenopausa.[1] Em contextos clínicos, as mulheres na perimenopausa são bem mais sintomáticas do que as que já estão na menopausa.[11] Esses achados sugerem que, para muitas mulheres, os sintomas depressivos que ocorrem na menopausa são transitórios e melhoram quando se atinge a pós-menopausa. No entanto, a depressão pode ser mais grave e mais prolongada em algumas mulheres.[7] Os estudos epidemiológicos do transtorno depressivo maior mostram que as mulheres nas quais a doença começa na meia-idade têm pior prognóstico e evolução mais crônica que homens deprimidos.[12]

FATORES DE RISCO E ETIOLOGIA

O mecanismo pelo qual a perimenopausa exacerba a vulnerabilidade afetiva é desconhecido.[13] Algumas mulheres podem desenvolver sintomas depressivos em resposta a sintomas vasomotores e distúrbios do sono,[14] mas esses fatores não explicam totalmente a ocorrência de sintomas depressivos em muitas mulheres que estão na menopausa.[7, 8] Mulheres que apresentam vulnerabilidade subjacente a transtornos de humor podem ser sensíveis a flutuações perimenopáusicas nos níveis de hormônios reprodutivos, que afetam neurotransmissores centrais envolvidos na regulação do humor.[1, 15] Com efeito, o risco de sintomas depressivos na perimenopausa é maior em mulheres que têm histórico de sintomas depressivos, história familiar de transtornos de humor ou história familiar de transtornos de humor associados a variações hormonais (p. ex., depressão pós-parto e síndrome pré-menstrual [SPM]).[6, 16, 17] Variações prolongadas dos níveis de hormônio durante um período perimenopáusico longo (27 meses ou mais) também aumentam o risco de depressão.[10] Na pós-menopausa, quando as mulheres não sofrem mais variações dos níveis de hormônio, os sintomas depressivos muitas vezes melhoram.

Algumas mulheres também são vulneráveis ao surgimento de sintomas depressivos durante os anos da perimenopausa, em razão do maior estresse psicossocial nessa fase da vida, que pode se dever a problemas de saúde, mudanças nos papéis interpessoais na família, perda de entes queridos (morte ou divórcio) e outras alterações relacionadas com a idade.[1, 6]

Quais são as evidências?

TRATAMENTO

HORMONIOTERAPIA

Estrogênio em monoterapia O estrogênio pode melhorar o humor em decorrência de seus efeitos estimuladores dos neurotransmissores envolvidos na regulação do humor.[15] Em mulheres não-deprimidas, a estrogenioterapia é associada a uma sensação geral de bem-estar.[6] Alguns estudos (mas nem todos) descreveram um efeito positivo da estrogenioterapia sobre os sintomas depressivos em mulheres que estão na menopausa.[2] A comparação de vários estudos de depressão na perimenopausa é dificultada pela heterogeneidade dos métodos usados para definir e avaliar perimenopausa, falta de controle da presença e da gravidade de sintomas vasomotores, falta de padronização da avaliação e do diagnóstico do distúrbio de humor, níveis variáveis de gravidade da depressão e diferenças entre as preparações e as dosagens de estrogênio.[13] Uma metanálise fez uma revisão de 26 estudos sobre o efeito da hormonioterapia (HM) sobre o humor em mulheres na peri e na pós-menopausa e concluiu que a estrogenioterapia (na maioria dos casos, estrogênios eqüinos conjugados, 0,625 ou 1,25 mg/dia) teve efeito moderado a acentuado sobre o humor deprimido, que foi maior em mulheres na perimenopausa do que naquelas que já estavam na menopausa.[18] No entanto, a maioria das participantes desses estudos não estava deprimida nem apresentava depressão leve. Assim, talvez os resultados não se apliquem a mulheres que apresentam transtornos depressivos moderados a graves.

Estudos recentes, nos quais a perimenopausa foi bem definida e depressão bem caracterizada e avaliada, constaram que o 17β-estradiol oral ou transdérmico foi um tratamento eficaz para síndromes depressivas, tanto sindrômicas quanto subsindrômicas.[19-22] O benefício antidepressivo associado à estrogenioterapia não apresentou relação com a melhora dos sintomas vasomotores, o que sugere que os efeitos do estrogênio sobre a depressão não dependem apenas de redução da angústia ou dos fogachos.[19, 20, 22] Esses resultados são estimulantes para possíveis indicações do estradiol, em especial do estradiol transdérmico, no tratamento de depressão na perimenopausa. O estradiol transdérmico, que induz um rápido aumento dos níveis séricos de estradiol e propicia níveis séricos quase constantes, pode ser mais eficaz do que outros sistemas de estrogênio no tratamento da depressão.[13, 23] No entanto, esses estudos têm limitações: duração breve do tratamento, amostras pequenas e relativamente poucas mulheres com transtorno depressivo maior.[13] Os riscos associados ao uso prolongado de estrogênio isolado em mulheres que têm útero intacto (p. ex., câncer de útero) podem contrabalançar os possíveis efeitos benéficos da monoterapia com estrogênio sobre o humor.

Tratamento com estrogênios mais progestogênios Como o estrogênio isolado aumenta o risco de proliferação endometrial, deve-se usar também progestogênio em mulheres que têm o útero intacto. O uso de progestogênios está associado a sintomas como disforia, irritabilidade e redução da melhora do humor obtida com o estrogênio.[1, 15] Poucos estudos examinaram o impacto de esquemas com estrogênio mais progestogênio em mulheres na perimenopausa e com sintomas de depressão. Nos estudos feitos em mulheres na peri ou pós-menopausa e que apresentavam sintomas de depressão, o acréscimo de progestogênio diminuiu os efeitos positivos do tratamento com estrogênio sobre o humor.[18] Por outro lado, o acréscimo de acetato de medroxiprogesterona durante uma semana (para desencadear menstruação) em um estudo do estradiol transdérmico em mulheres na pós-menopausa e com sintomas de depressão não observou associação com piora significativa do humor.[19] Deve-se, porém, interpretar esses resultados com cuidado, pois o progestogênio foi usado apenas brevemente. Os esquemas com ciclos repetidos de progestogênio também podem desencadear sintomas associados à SPM. São necessários mais estudos para investigar os efeitos a longo prazo da associação de estrogênio com progestogênio em mulheres que estão na perimenopausa e que apresentam sintomas de depressão ou transtorno depressivo maior. As estratégias para reduzir o impacto negativo do progestogênio sobre o humor incluem aumentar a relação entre as doses de estrogênio e progesterona,[24] usar progestogênios contínuos em vez de cíclicos para reduzir as oscilações cíclicas de humor ou trocar as formulações de estrogênio ou progestogênio.

Androgênios Os androgênios, tais como a testosterona, a androstenediona, a desidroepiandrosterona (DHEA) e o sulfato de DHEA, exercem efeitos moduladores do humor através da biotransformação em estrogênio ou efeitos diretos sobre a função cerebral.[13] Surgiram evidências recentes de que a testosterona melhora o humor em estudos que acompanharam mulheres ooforectomizadas. Por exemplo, os sintomas de depressão e ansiedade associados à diminuição dos níveis de testosterona em mulheres após ooforectomia[25, 26] melhoraram com a suplementação de testosterona.[27] Em outro estudo recente — duplo-cego e controlado com placebo —, as mulheres que usaram estrogênios conjugados orais após histerectomia e ooforectomia receberam testosterona transdérmica, 150 ou 300 µg/dia ou adesivos de placebo durante 12 semanas. As mulheres que receberam testosterona relataram mais bem-estar psicológico e melhora significativa de humor e da ansiedade em comparação com as pacientes tratadas com placebo.[28] No entanto, são necessários mais estudos para elucidar o papel dos androgênios no desenvolvimento de disfunção humoral durante a perimenopausa e para determinar a eficácia potencial do tratamento com androgênio no tratamento da depressão na perimenopausa.

Tratamentos Não-hormonais

Antidepressivos O estudo Women's Health Initiative[29] revelou uma série de riscos com o tratamento com estrogênio mais progestogênio (estrogênio eqüino conjugado, 0,625 mg/dia e acetato de medroxiprogesterona, 2,5 mg/dia), tanto a longo quanto a curto prazo, que talvez superem os possíveis benefícios da HM sobre o humor em muitas mulheres. Ainda não está claro se o estrogênio ou outras formulações hormonais estão associadas a riscos semelhantes, mas é importante identificar alternativas de tratamento dos sintomas de humor na perimenopausa.

A maioria dos estudos não apóia o uso de estrogênio como tratamento de um transtorno depressivo maior, e, como já vimos, os estudos de tratamentos da depressão perimenopáusica com estrogênio se limitaram, em sua maioria, a mulheres que apresentavam formas mais brandas de depressão. Logo, os antidepressivos devem ser avaliados em mulheres que, estando na perimenopausa, se

Quadro 15.1 ALGUNS ANTIDEPRESSIVOS SEROTONINÉRGICOS

Medicamento	Dose Usual em Adultos (mg/dia)	Meia-vida de Eliminação (h)	Observações
Fluoxetina	20 a 80	48 a 144 (metabólito ativo: 7 a 15 dias)	A meia-vida longa do composto primário e o metabólito ativo são úteis em pacientes que apresentam baixa adesão ou que tiveram problemas com sintomas de retirada de ISRS; possibilidade de interações medicamentosas clinicamente importantes;* pode exercer mais efeitos estimuladores
Sertralina	50 a 200	26	Baixo potencial de interações medicamentosas;* sintomas de interrupção de ISRS
Paroxetina de liberação controlada	25 a 62,5	15 a 20	Efeitos sedativos; sintomas de interrupção de ISRS; possibilidade de interações medicamentosas clinicamente importantes*
Citalopram	20 a 40	35	Baixo potencial de interações medicamentosas;* pode haver menos problemas com sintomas de interrupção de ISRS
Escitalopram	10 a 20	27 a 32	O enantiômero S, mais potente, do citalopram
Fluvoxamina	150 a 250	15 a 26	Possibilidade de interações medicamentosas clinicamente importantes;* sintomas de interrupção de ISRS
Venlafaxina de liberação prolongada	75 a 225	5 (metabólito ativo: 11 h)	Poucas possibilidades de interação medicamentosa;* baixo risco de ganho de peso (e talvez perda de peso); possibilidade de aumento dependente da dose da pressão arterial; sintomas de interrupção de ISRS

*Interações medicamentosas secundárias à inibição das isoenzimas do sistema citocromo P450.

queixam de transtorno depressivo maior. Embora haja diversos depressivos disponíveis, cujos mecanismos de ação são diversos, existem evidências de que as mulheres que apresentam transtorno depressivo maior podem responder melhor aos inibidores seletivos da recaptação de serotonina (ISRS).[30] O Quadro 15.1 descreve os ISRS e a venlafaxina, que em doses menores inibem sobretudo a recaptação de serotonina e, em doses maiores, inibem a recaptação tanto de serotonina quanto da norepinefrina. No entanto, ainda são poucos os estudos que examinaram a eficácia do tratamento com antidepressivos no transtorno depressivo maior, sobretudo durante a menopausa. Recentemente, um estudo aberto do citalopram mostrou remissão da depressão maior em 13 de 15 (86,6%) mulheres na peri ou na pós-menopausa.[31]

Os antidepressivos são capazes de tratar tanto o transtorno depressivo maior quanto, provavelmente, os sintomas depressivos subsindrômicos da menopausa. Os sintomas vasomotores da menopausa e a angústia relacionada também podem responder ao tratamento com antidepressivos. Os estudos da venlafaxina, da fluoxetina e da paroxetina em mulheres que têm histórico de câncer de mama mostraram que os antidepressivos inibidores da recaptação de serotonina podem induzir redução significativa dos sintomas vasomotores associados à menopausa.[32-34] Um estudo examinou a eficácia de um ISRS (paroxetina CR, de liberação controlada) no tratamento dos sintomas vasomotores da menopausa em mulheres que não haviam sobrevivido a um câncer de mama.[35] Nesse estudo, randomizado, duplo-cego, controlado com placebo e de grupos paralelos, os fogachos diminuíram em 62,2% em 6 semanas nas pacientes que receberam 12,5 mg/dia e em 64,6% naquelas tratadas com paroxetina CR, 25 mg/dia, contra 37,8% no grupo placebo. Esses resultados são semelhantes aos obtidos com a fluoxetina (redução de 50% em 4 semanas com 20 mg/dia) e com a venlafaxina (redução de 61% em 4 semanas com 75 e 150 mg/dia).[32, 34]

Em todos esses estudos, os efeitos do antidepressivo sobre a redução dos sintomas vasomotores não apresentou relação com o efeito sobre o humor. Os inibidores da recaptação de serotonina aliviam os sintomas vasomotores por mecanismos desconhecidos, que talvez estejam relacionados com o papel da serotonina na termorregulação.[35]

> **PONTO-CHAVE**
>
> *Os antidepressivos são úteis tanto no tratamento de sintomas depressivos perimenopáusicos (leves ou intensos) quanto para sintomas vasomotores.*

Associação de Antidepressivos e Estrogênios É possível que, em algumas mulheres que estão na perimenopausa e apresentam depressão, a associação de estrogênio com antidepressivo possa propiciar melhor resposta ao tratamento do que qualquer um dos tratamentos isolados. No entanto, ainda há poucos estudos controlados sobre a eficácia da associação de estrogenioterapia com antidepressivos em mulheres que estão na perimenopausa ou na menopausa. Os resultados dos estudos sobre o efeito potencializador dos estrogênios sobre os antidepressivos também são conflitantes: um estudo retrospectivo observou, em mulheres deprimidas de mais de 60 anos, que a estrogenioterapia aumenta as taxas de resposta à fluoxetina, em comparação com o placebo,[36] mas outro estudo, feito em mulheres de 45 anos ou mais que estavam na menopausa, não encontrou qualquer diferença na eficácia com o uso de estrogênio mais fluoxetina em comparação com a fluoxetina isolada.[37] Um terceiro estudo retrospectivo, feito em mulheres de mais de 60 anos, encontrou poucas evidências de maior eficácia da associação de estrogênio com ISRS (sertralina) do que com o ISRS isolado.[38] Recentes estudos abertos sobre o uso adjunto de antidepressivos para tratamento da depressão em mulheres na peri ou na pós-menopausa e em uso de estrogenioterapia sugerem que essa abordagem pode ser útil em mulheres que continuam a apresentar ou desenvolvem depressão em vigência de estrogênio. Em um estudo, as mulheres que estavam em uso de estrogenioterapia e que haviam sofrido depressão maior foram tratadas com mirtazapina, fármaco que promove a atividade de serotonina e norepinefrina no sistema nervoso central inibindo os receptores de serotonina 2 e 3 e os receptores α_2 adrenérgicos pré-sinápticos. A depressão entrou em remissão em 14 das 16 pacientes (87,5%) que receberam mirtazapina, 30 a 45 mg/dia durante 8 semanas.[39] Outro estudo constatou que o uso adjuvante de citalopram, 20 a 60 mg/dia durante 8 semanas, em mulheres que haviam continuado a sofrer depressão após tratamento com estrogênio induziu remissão em 11 de 12 mulheres (91,6%).[31]

Intervenções psicossociais Diversos fatores psicossociais podem influenciar o surgimento de sintomas depressivos durante a menopausa. Mulheres que têm atitudes negativas em relação à menopausa ou ao envelhecimento são mais propensas a se queixar de transtornos de humor.[40] As alterações físicas associadas ao envelhecimento, tais como mudanças na forma do corpo, no peso, o enrugamento da pele e sintomas físicos (p. ex. fogachos) podem prejudicar a imagem corporal e a auto-estima da mulher, contribuindo, portanto, para o surgimento de sintomas de depressão.[41] Durante a transição menopáusica, acontecimentos desfavoráveis (p. ex., óbito de um ente querido, conflito conjugal) ou queixas de altos níveis de estresse podem desencadear sintomas de depressão;[42] também podem piorar o risco de depressão fatores como dificuldade de se adaptar a novos papéis na família ou no trabalho, desemprego e falta de apoio social.[41] Mulheres com baixa atividade física também sentem diminuição do bem-estar na época da menopausa.[43]

Para muitas mulheres que estão na perimenopausa, a psicoterapia é uma importante modalidade terapêutica no tratamento e na resolução de estresse. Duas modalidades específicas de psicoterapia (cognitivo-comportamental e interpessoal) são especialmente úteis no tratamento de mulheres que têm depressão. Essas técnicas, que são mais voltadas para problemas específicos, podem ser mais eficazes em mulheres do que modalidades psicanalíticas menos estruturadas e mais "abertas".[44] A terapia de casal ajuda a abordar problemas interpessoais com parceiros. O exercício físico também pode ajudar a promover um sentido de bem-estar e reduzir sintomas de depressão e outros sintomas físicos em mulheres que estão na perimenopausa.[45]

Diretrizes para avaliação e tratamento da depressão na perimenopausa

Em mulheres que estão na perimenopausa e apresentam sintomas depressivos graves, a pesquisa de transtorno depressivo maior e a avaliação da gravidade da depressão são dois componentes importantes da avaliação (Fig. 15.1). Os questionários preenchidos pela paciente, tais como o Edinburgh Depression Scale,[46] são eficazes para rastrear sintomas de depressão, mas apenas o exame do estado mental e a anamnese, com avaliação dos critérios do DSM-IV, podem confirmar o diagnóstico de transtorno depressivo maior. É evidente que avaliar cuidadosamente o risco de suicídio é essencial na avaliação de todos os pacientes que têm depressão. Todos os pacientes que apresentam risco de suicídio devem ser hospitalizados. Outras possíveis causas médicas ou psiquiátricas de depressão devem ser descartadas, inclusive medicamentos (p. ex., corticóides, anti-hipertensivos e benzodiazepínicos), distúrbios endócrinos (em especial doenças da tireóide), distúrbios neurológicos, câncer, anomalias imunológicas, anemia, infecções, alterações metabólicas, transtorno bipolar e transtornos de uso de substâncias. É importante pesquisar história familiar de transtornos graves de humor e doenças psiquiátricas, sobretudo episódios depressivos anteriores e a resposta ao tratamento. Outros fatores a serem considerados são a presença de fatores de estresse, problemas de saúde, questões do estilo de vida (p. ex., nível de atividade física), conflitos em relacionamentos, perdas, mudanças de responsabilidades ou de papéis e atitudes negativas em relação à menopausa e ao envelhecimento. A avaliação também deve incluir a caracterização dos sintomas físicos associados à perimenopausa (p. ex., sintomas vasomotores) e até que ponto esses sintomas perturbam o sono ou interferem nas funções diárias.

Fig. 15.1 Algoritmo para diagnóstico e tratamento da depressão na perimenopausa.

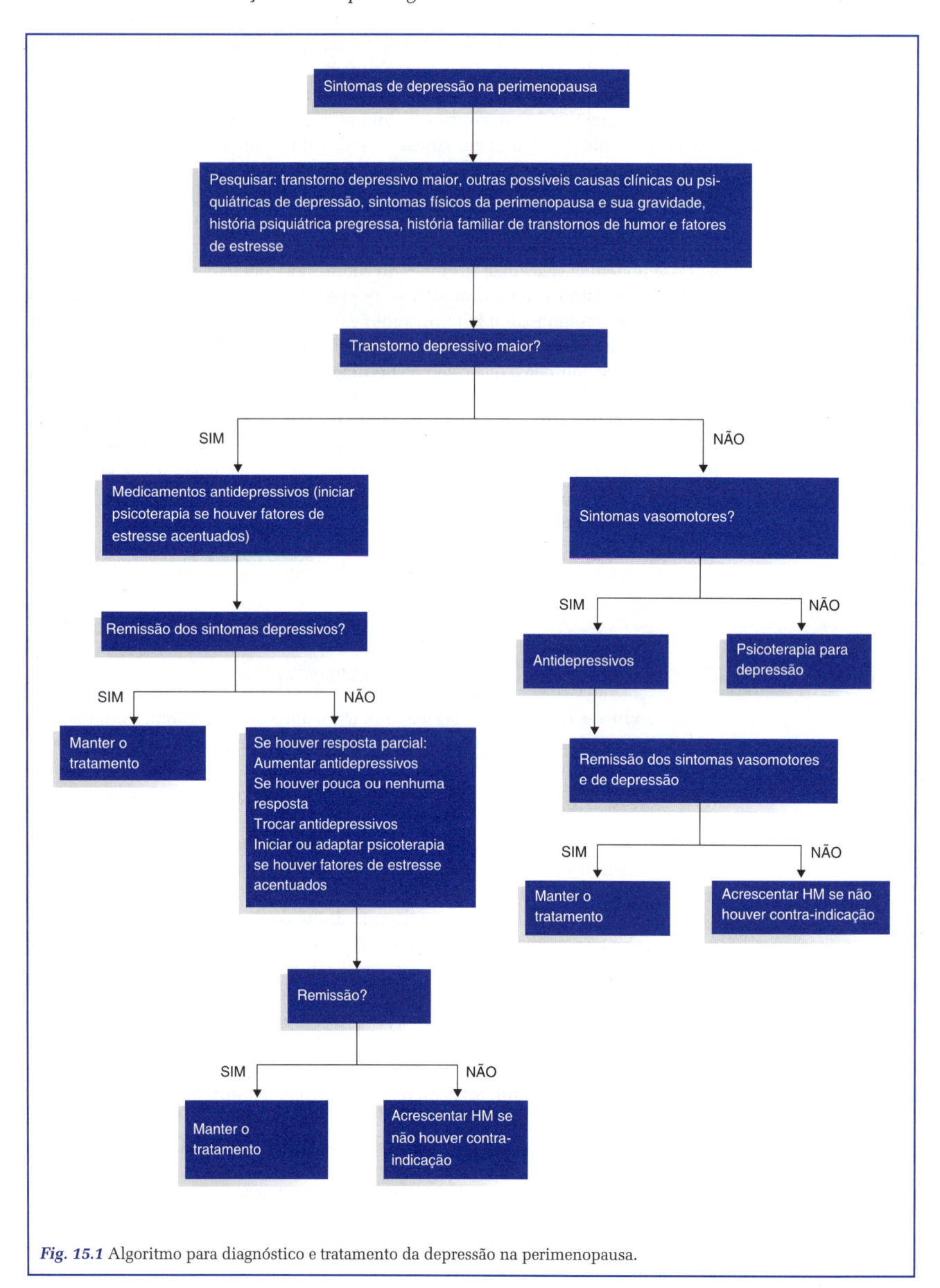

Depressão, variações de humor e síndrome pré-menstrual 231

A Fig. 15.1 apresenta as estratégias de tratamento. Este algoritmo parte da premissa de que o diagnóstico de perimenopausa já foi confirmado pela história de irregularidade menstrual, presença de sintomas vasomotores ou, se necessário, dosagem de hormônios reprodutivos como estradiol e hormônio foliculoestimulante. Os achados do estudo Women's Health Initiative Study, que avaliou os riscos associados à HM, e as recentes evidências sobre a eficácia de vários antidepressivos no tratamento de sintomas vasomotores sugerem que os antidepressivos, em especial os ISRS, podem ser a abordagem inicial de escolha no tratamento da depressão menopáusica, tanto nas formas brandas e subsindrômicas quanto no transtorno depressivo maior, com ou sem sintomas vasomotores. Outro problema é que a maioria das evidências sobre hormonioterapia da depressão menopáusica consiste em estudos pequenos e a curto prazo, nos quais o estrogênio foi usado sobretudo em mulheres que apresentavam depressão leve, o que dificulta a avaliação de se os benefícios a longo prazo superam os riscos potenciais associados ao uso de estrogênio.

Mulheres que apresentam sintomas de depressão maior têm indicação de tratamento com antidepressivos, mas sintomas depressivos mais brandos também têm grande probabilidade de responder a antidepressivos. A psicoterapia também pode ser indicada em mulheres nas quais possa haver estresses intensos contribuindo para os sintomas depressivos. O aumento da atividade física pode ajudar a aliviar os sintomas associados à perimenopausa, tanto de humor quanto físicos. Se os sintomas vasomotores forem graves, responderem mal aos antidepressivos ou se houver outros sintomas físicos (p. ex., secura vaginal) que não costumam responder a antidepressivos, pode-se acrescentar HM desde que não haja contra-indicações. Outra possibilidade é adicionar HM se a depressão não responder bem à monoterapia com antidepressivo, mas deve-se antes tentar outras estratégias, tais como acrescentar um segundo antidepressivo ou psicotrópico (p. ex., lítio), trocar de antidepressivo ou iniciar ou intensificar a psicoterapia.

Em mulheres que têm útero intacto, costuma haver indicação de tratamento combinado com estrogênio e progestogênio. No entanto, o progestogênio pode induzir distúrbios de humor, dificultando assim o tratamento da depressão. Em mulheres que apresentam transtornos de humor cíclicos associados a esquemas cíclicos de progestogênio, pode ser necessário trocar para HM contínua. O uso de doses maiores de estrogênio ou combinações hormonais diferentes também pode ser útil em mulheres nas quais a HM induz alterações de humor. A evidência em prol do uso de androgênios para tratar a depressão na perimenopausa é escassa, e atualmente esse tratamento não é recomendado.

Perguntas para orientar a abordagem da paciente na perimenopausa que apresenta sintomas de depressão

- A perimenopausa foi confirmada?
- Qual a gravidade dos sintomas de depressão?
- A paciente apresenta transtorno depressivo maior?
- Existem outras causas clínicas ou psicológicas para os sintomas?
- A paciente sofreu episódios anteriores de depressão que responderam a antidepressivos?
- A paciente apresenta sintomas vasomotores acentuados?
- Existem contra-indicações à terapia de reposição hormonal?

Discussão de casos

Caso 1

Depressão perimenopáusica

A paciente é uma dona-de-casa de 48 anos com história de menstruação irregular há 9 meses e fogachos várias vezes ao dia, que a acordam no meio da noite. No último mês, ela não tem conseguido voltar a dormir 1 a 2 h após acordar com fogacho e vem se sentindo muito cansada, irritadiça e, às vezes, triste e com vontade de chorar. A paciente está preocupada com o seu "mau humor", que está afetando o relacionamento com o marido e com os filhos. Ao exame do estado mental, o afeto estava normal e não foi observada qualquer anomalia.

Que outras informações você obteria a essa altura?

- Revisão dos sintomas de transtorno depressivo maior
  - Humor deprimido de intensidade leve, ocorrendo apenas em alguns dias
  - Anedonia leve e perda de motivação em alguns dias, mas ainda capaz de cuidar de toda a casa e sentir prazer na maioria das atividades
  - Aumento do apetite, em especial para doces, e ganho de peso de 4,5 kg no último ano
  - Insônia média intensa
  - Cansaço acentuado e sensação de lentidão
  - Pequena dificuldade de concentração
  - Sem sentimento de invalidez, culpa excessiva ou idéias de suicídio
- Perguntas sobre estressores psicossociais
  - Não há fatores de estresse recentes, com exceção do impacto da irritabilidade sobre a família
- Revisão da história familiar, do histórico psiquiátrico pregresso, inclusive de uso de antidepressivos
- Disforia pré-menstrual com início em torno dos 38 anos
- Mãe e irmã com histórico de transtorno depressivo maior
- Avaliar outros problemas clínicos ou psiquiátricos que possam estar contribuindo para os sintomas de humor, inclusive medicamentos
  - Nenhum outro problema de saúde ou uso de medicamentos

Você recomendaria mais exames? Quais?

- Dosagem de hormônio estimulador da tireóide para rastreamento
  - Normal
- Outros exames, com base em suspeita de outras etiologias clínicas para os sintomas de humor
  - Nenhum

Quais são as suas recomendações para o tratamento inicial?

- Embora não atenda a todos os critérios para transtorno depressivo maior, a paciente apresenta alguns transtornos de humor associados a vários sintomas físicos, tais como sintomas vasomotores, que talvez respondam a antidepressivos
- A abordagem inicial seria uma prova terapêutica com ISRS, titulados até uma dose terapêutica, com acompanhamento cuidadoso
- Se houver pouca ou nenhuma resposta, avaliar, caso não haja contra-indicação, o uso de hormônios, a indicação de HM combinada

Síndrome pré-menstrual e transtorno disfórico pré-menstrual

EPIDEMIOLOGIA

A SPM é comum e ocorre em cerca de 75% das mulheres que têm ciclo menstrual regular.[47] A TDPM, que pode ser considerada uma forma mais grave de SPM, afeta cerca de 3 a 8% das mulheres que têm ciclo menstrual regular.[47-49] O primeiro grande estudo comunitário, que acompanhou 513 mulheres com diários prospectivos, critérios mais elaborados e avaliações rigorosas, observou uma prevalência de 6% de TDPM em mulheres de 36 a 44 anos.[50]

Características Clínicas e Evolução

A Classificação Internacional de Doenças (CID-10) define a SPM como um dos seguintes elementos: desconforto psicológico leve, plenitude e ganho de peso, dolorimento e ingurgitamento mamário, inchaço das mãos e dos pés, dores difusas, dificuldade de concentração, distúrbios do sono e alterações do apetite.[51] Em abril de 2000, o American College of Obstetricians and Gynecologists (ACOG) publicou diretrizes de diagnóstico e tratamento para PMS.[52] Os critérios da ACOG exigem pelo menos um sintoma — que pode ser afetivo (depressão, acessos de raiva, irritabilidade, ansiedade, confusão, retraimento social) ou físico (dor nas mamas, plenitude abdominal, cefaléias, inchaço nas extremidades) — nos 5 dias antes da menstruação em três ciclos menstruais anteriores. Os sintomas devem melhorar nos 4 dias após a menstruação, ocorrer na ausência de uso de medicamentos, drogas ou álcool, de forma reproduzível durante dois ciclos e ser registrado de forma prospectiva. Por último, os sintomas devem causar disfunção social ou econômica identificável. O DSM-IV[9] inclui critérios diagnósticos de pesquisa para TDPM em um apêndice dedicado a conjuntos de critérios que precisam ser mais bem estudados. O desenvolvimento de critérios de TDPM, pelo menos provisórios, valida a observação clínica de que algumas mulheres apresentam, antes da menstruação, graves sintomas físicos, comportamentais e emocionais. Os critérios rígidos, que exigem evidência de sintomas pré-menstruais graves com interferência acentuada na função, também afirmam que nem todas as mulheres que apresentam SPM têm doenças mentais. Os critérios de SPM da ACOG e do DSM-IV exigem determinação do tempo da fase lútea, acompanhamento prospectivo dos sintomas e ausência de outras causas. As principais diferenças são que a TDPM requer pelo menos cinco sintomas, sendo pelo menos um afetivo, e déficit acentuado da função psicossocial. O acompanhamento prospectivo dos sintomas é importante para ajudar a distinguir entre TDPM e transtorno depressivo maior, no qual os sintomas persistem diariamente por 2 semanas sem relação específica com o ciclo menstrual.

> **PONTO-CHAVE**
>
> *O diagnóstico de TDPM requer acompanhamento prospectivo dos sintomas de humor e físicos.*

O TDPM pode surgir em qualquer época entre a menarca e a menopausa, mas a incidência parece aumentar à medida que a mulher envelhece, e na maioria dos casos o TDPM surge entre o final da segunda década e o início da terceira.[47–49] Em mulheres mais idosas, pode haver confusão entre TDPM e sintomas de perimenopausa. Os sintomas de TDPM permanecem bastante estáveis a cada ciclo e, após o início, são raras as remissões espontâneas. Em algumas mulheres, o TDPM pode piorar com o tempo, e sintomas pré-menstruais graves são preditores de surgimento, mais tarde, de transtorno depressivo maior.[53] São comuns na TDPM os sintomas relacionados com o humor, tais como tensão, raiva e irritabilidade, que têm efeitos deletérios sobre relacionamentos e, em muitos casos, levam a mulher a buscar tratamento. As dificuldades de relacionamento e na função social ocorrem mais em casa e são mais influenciadas do que a eficiência no trabalho.[54]

Fatores de Risco e Etiologia

Embora o TDPM e o transtorno depressivo maior sejam patologias diferentes, existe uma forte associação entre TDPM e histórico de depressão:[50, 55, 56] Entre as mulheres que apresentam TDPM, 31 a 70% têm história de depressão maior.[57, 58] Ambas as doenças têm componente familiar, mas não há uma relação estreita entre riscos genético e ambiental para sintomas pré-menstruais e risco em vida de depressão maior.[59] A etiologia do TDPM é desconhecida, mas os estudos indicam que ele ocorre em situações nas quais a função endócrina seja normal. Em mulheres predispostas, o TDPM pode ser desencadeado por um estímulo reprodutivo.[60, 61] Outra possível causa de vulnerabilidade é a função serotoninérgica anormal.[62] Algumas novas evidências apontam para o sistema do ácido gama-aminobutírico (GABA) e para neuroesteróide alopregnanolona na fisiopatologia do TDPM.[63] A alopregnanolona é um metabólito da progesterona produzido no cérebro, que causa efeitos ansiolíticos (diminuição da ansiedade e da tensão), provavelmente ao atuar sobre o receptor GABA-A.[64] O TDPM está associado a níveis mais baixos de alopregnanolona, e níveis mais altos poderiam diminuir os sintomas de TDPM.[65] Os receptores de GABA em mulheres que têm TDPM também parecem ser menos sensíveis à alopregnanolona durante a fase lútea. Esta deficiência na neurotransmissão de GABA talvez desempenhe um papel no surgimento de sintomas de TDPM, tais como ansiedade, tensão, irritabilidade e distúrbios do sono.

Quais são as evidências?

TRATAMENTO

PONTO-CHAVE

> O tratamento de primeira linha do TDPM são os antidepressivos serotoninérgicos.

TERAPIA PSICOFARMACOLÓGICA Muitos clínicos consideram os ISRS o tratamento de primeira linha em mulheres que têm PMDD.[66] Esses medicamentos podem melhorar os sintomas de TDPM corrigindo a vulnerabilidade subjacente secundária à anomalia da função serotoninérgica central. Também se demonstrou que os ISRS são capazes de elevar a produção de alopregnanolona, aumentando a eficácia de uma das enzimas envolvidas na síntese da alopregnanolona a partir da progesterona.[67] Esse último mecanismo de ação poderia explicar por que o TDPM responde mais rápido aos ISRS do que o transtorno depressivo maior, cuja resposta costuma demorar mais.

Sessenta a 70% das mulheres que têm TDPM apresentam melhora significativa ao usar antidepressivos serotoninérgicos[68–77] que aliviam os sintomas de humor e físicos, sobretudo a dor nas mamas e a plenitude,[68–70] bem como a disfunção psicossocial associada ao TDPM.[68, 71] Os antidepressivos serotoninérgicos também se mostraram superiores aos antidepressivos de ação sobretudo noradrenérgica (p. ex., desipramina e maprotilina) e também sobre a bupropiona.[72–74] A fluoxetina foi o primeiro medicamento aprovado para tratamento dos sintomas físicos ou de humor no TDPM. Mais recentemente, a sertralina foi aprovada para a mesma indicação.

Na maioria dos estudos do tratamento de TDPM com antidepressivos, o medicamento foi usado diariamente, durante todo o ciclo menstrual. No entanto, estudos recentes mostraram que a clomipramina, a sertralina, a fluoxetina e o citalopram também são eficazes em uso intermitente durante a fase lútea.[76,78–80] O citalopram, usado de modo intermitente, mostrou inclusive maior custo-eficácia do que o tratamento contínuo.[76] O tratamento intermitente possibilitou menor duração dos eventos adversos e custo mais baixo.

OUTROS TRATAMENTOS FARMACOLÓGICOS As outras abordagens farmacológicas do TDPM visaram o desencadeante reprodutivo endócrino. Os sintomas de TDPM parecem melhorar quando se suprime a função ovariana ou se induz anovulação. O acetato de leuprolida de depósito é um agonista de hormônio liberador de gonadotropina que interrompe a liberação cíclica de estrogênio e progesterona, reduzindo os sintomas de TDPM em 50 a 75% das mulheres.[60] A associação de reposição de baixas doses de estrogênio e progesterona pode prevenir os riscos para a saúde decorrentes do hipoestrogenismo sem levar a uma recorrência da PMDD.[81] No TDPM grave e intratável, uma opção extrema é a ooforectomia. Os outros tratamentos hormonais tiveram resultados conflitantes: a progesterona exógena é ineficaz no tratamento do TDPM, o estradiol foi eficaz contra TDPM, mas também suprimiu a ovulação,[60] e o danazol, um esteróide sintético com atividade agonista androgênica fraca, reduziu os sintomas de TDPM em baixas doses (200 mg/dia), que não suprimiram a ovulação.[83] Um estudo controlado em que foi usado um anticoncepcional trifásico não mostrou benefício no TDPM.[84] Um achado importante é que o uso de anticoncepcionais orais com antidepressivos não afetou a eficácia dos antidepressivos no tratamento do PMDD.[85] Mais recentemente, foi lançado um anticoncepcional oral contendo drospirenona (uma progesterona semelhante à espironolactona com atividade antiandrogênica e antimineralocorticóide) e etinil estradiol. Essa preparação propiciou melhora significativa dos seguintes sintomas de TDPM: aumento do apetite, acne e desejo de alimentos específicos. Foram observadas tendências não significativas de melhora nos sintomas de humor.[86]

Outros Tratamentos

Vitaminas e minerais Segundo uma metanálise de estudos randomizados controlados com placebo, a vitamina B_6 (até 100 mg/dia) pode ser eficaz no tratamento de sintomas pré-menstruais.[87] No entanto, nem todos os estudos mostraram benefício, e a doença estudada foi a SPM, não o TDPM. O carbonato de cálcio, 1.200 mg/dia, mostrou-se capaz de melhorar sintomas moderados a graves de SPM no terceiro dia: 48% com cálcio e 30% com placebo.[88] A vitamina E (alfa-tocoferol, 400 UI) foi estudada em um ensaio randomizado e duplo-cego e mostrou-se capaz de melhorar alguns sintomas de SPM.[89] Finalmente, um estudo observou melhora do afeto negativo e do despertar com ácido carboxila pirrolidona de magnésio (360 mg/dia) em mulheres que tinham SPM.[90]

Dieta e exercício Não há estudos controlados publicados sobre recomendações dietéticas específicas para TDPM. No entanto, alguns clínicos sugerem limitar o consumo de álcool, cafeína e sal. Em um estudo não-randomizado, o treinamento com exercícios físicos durante 6 meses foi associado a uma melhora dos sintomas, tanto em mulheres sedentárias quanto em técnicas de maratona.[91] Um estudo randomizado constatou que as mulheres que apresentavam SPM e que realizaram exercícios aeróbicos tiveram melhora dos sintomas que não ocorreu naquelas que fizeram exercícios não-aeróbicos. Ainda não há, contudo, recomendações para exercício em mulheres que têm TDPM.

Tratamento cognitivo-comportamental Vários estudos sugeriram que a terapia cognitivo-comportamental pode ser um componente benéfico do tratamento do TDPM, mas os estudos tiveram resultados conflitantes. Na comparação com um grupo de controle formado pela lista de espera, as mulheres que receberam 12 semanas de terapia cognitiva individual apresentaram melhora acentuada nos sintomas físicos e na função psicológica no período pré-menstrual.[93] Seis semanas de terapia cognitivo-comportamental em grupo também se mostraram superiores ao grupo de treinamento da percepção atráves do movimento e ao grupo de controle em uma lista de espera.[94] No entanto, 13 semanas de terapia cognitivo-comportamental em grupo teve a mesma eficácia que a terapia de grupo orientada para informações.[95]

Diretrizes para a avaliação e o tratamento do transtorno disfórico pré-menstrual

Um elemento importante da avaliação de mulheres que apresentam queixas de sintomas pré-menstruais é pesquisar a presença e a gravidade de sintomas físicos e de humor, além de determinar o impacto funcional dos sintomas. A etapa seguinte é descartar a presença de outras doenças clínicas ou psiquiátricas que possam estar contribuindo para os sintomas (Fig. 15.2). Alguns distúrbios clínicos ou psiquiátricos que podem ser encontrados são os distúrbios endócrinos, em especial doenças da tireóide, distúrbios neurológicos, câncer, anomalias imunológicas, problemas metabólicos, anemia, perimenopausa, transtorno depressivo maior, distimia, transtorno bipolar, transtorno de ansiedade generalizada e transtornos de uso de substâncias. Outras informações úteis para confirmar o diagnóstico são a presença de fatores de estresse, história familiar ou pessoal de SPM/TDPM, depressão pós-parto ou transtornos graves de humor. O mapeamento prospectivo pela paciente durante pelo menos dois ciclos menstruais ajuda a confirmar a gravidade e a coincidência dos ciclos com a fase lútea, confirmando o diagnóstico de TDPM.

A Fig. 15.2 apresenta as estratégias de tratamento. Na maioria das mulheres, a abordagem inicial preferida para TDPM são os ISRS ou outros antidepressivos serotoninérgicos (Quadro 15.1). A resposta da TDPM aos ISRS é com freqüência rápida, em dias em vez de semanas, como no tratamento da depressão maior. As mulheres podem, para evitar a exposição prolongada aos efeitos colaterais dos ISRS, fazer uso intermitente do medicamento, apenas na fase lútea, em geral começando 7 a 14 dias antes do início da menstruação ou quando os sintomas pré-menstruais surgirem, e depois interromper o medicamento quando começar a menstruação. Se esse esquema não for eficaz para controlar os sintomas, recomenda-se o uso contínuo, durante todo o ciclo menstrual. O TDPM também pode responder a antidepressivos em doses menores que as usadas para a depressão maior, mas é necessário ajustar a dose até se atingir o nível terapêutico. Como o TDPM é uma doença crônica, recomenda-se o tratamento de manutenção com ISRS. O uso adjunto de diuréticos, analgésicos vendidos sem receita ou antiinflamatórios não-esteróides (AINE) comercializados com receita podem ser úteis em mulheres que apresentam dores no corpo, plenitude ou retenção de líquidos. Se um ISRS não fizer efeito, outro fármaco da mesma categoria pode ser eficaz. Se os antidepressivos forem ineficazes e a mulher continuar a sofrer sintomas graves e prejudiciais de TDPM, pode-se recorrer a uma abordagem hormonal. Embora os anticoncepcionais orais não costumem ser indicados na TDPM, evidências preliminares recentes sugerem que um anticoncepcional oral especial, contendo uma associação de drospirenona (um progestogênio análogo da espironolactona com atividade antiandrogênica e antimineralocorticóide) mais etinil estradiol pode ser útil em mulheres que não apresentem contra-indicação ao uso de anticoncepcionais orais. Em mulheres

Depressão, variações de humor e síndrome pré-menstrual

```
┌─────────────────────────────┐
│  Sintomas pré-menstruais    │
└──────────────┬──────────────┘
               ▼
┌─────────────────────────────────────────────────────────────┐
│ Avaliar a gravidade dos sintomas físicos e de humor,        │
│ determinar o impacto funcional dos sintomas, descartar      │
│ outras possíveis causas clínicas e psiquiátricas para os    │
│ sintomas, identificar fatores de estresse, história pessoal │
│ ou familiar de SPM/TDPM, depressão pós-parto ou depressão   │
│ maior, e fazer um mapeamento prospectivo dos sintomas       │
│ durante dois ciclos                                         │
└──────────────┬──────────────────────────────────────────────┘
               ▼
┌─────────────────────────────┐
│ TDPM ou SPM moderada a grave?│
└──────────────┬──────────────┘
         SIM ──┴── NÃO
```

- **SIM** → Antidepressivos serotoninérgicos → Remissão dos sintomas?
  - **SIM** → Manter o tratamento
  - **NÃO** → Potencializar com psicoterapia/diuréticos/analgésicos/dieta/exercício/vitaminas. Se houver pouca ou nenhuma resposta: trocar antidepressivos → Remissão?
    - **SIM** → Manter o tratamento
    - **NÃO** → Se não houver contra-indicação, acrescentar anticoncepcional oral (drosperinona e etinil estradiol)

- **NÃO** → SPM leve
  - **SIM** → Psicoterapia/diuréticos/analgésicos/dieta/exercício/vitaminas → Remissão?
    - **SIM** → Manter o tratamento
    - **NÃO** → Antidepressivo serotoninérgico
  - **NÃO** → Explorar outras causas

Fig. 15.2 Algoritmo para diagnóstico e tratamento do transtorno disfórico pré-menstrual.

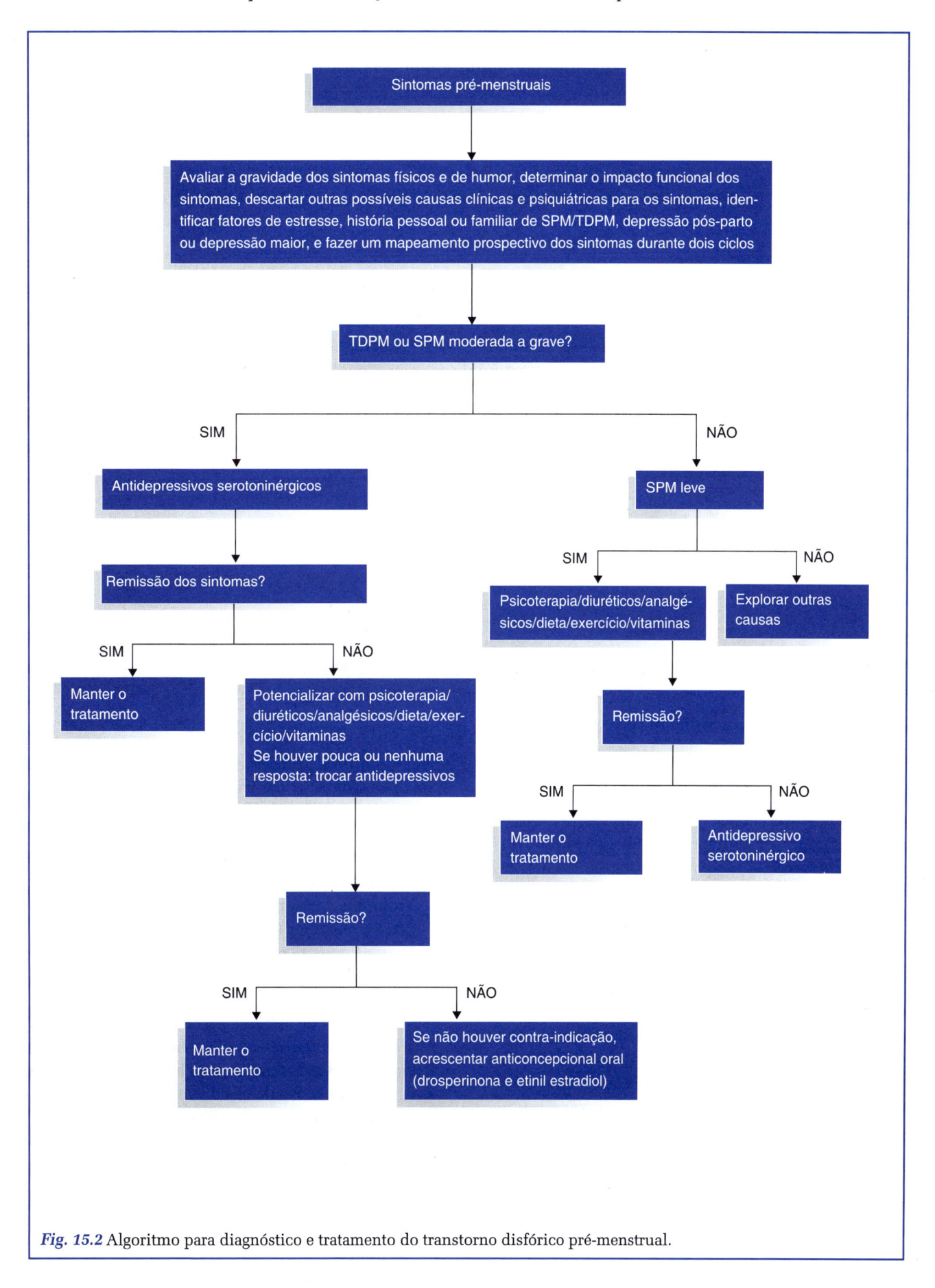

que apresentam resposta parcial ao antidepressivo, podem-se acrescentar anticoncepcionais orais. Se nenhuma dessas estratégias funcionar e a mulher continuar com sintomas graves, existe a opção de uma prova terapêutica com agonistas hormonais liberadores de gonadotropina (p. ex., leuprolida) e suplementação de estrogênio mais progestogênio. O exercício, a terapia cognitivo-comportamental e as vitaminas (B_6, cálcio) ou minerais (magnésio) podem ser úteis em pacientes que apresentam sintomas mais leves de SPM ou no tratamento adjunto da TDPM.

Perguntas para orientar a abordagem da paciente que apresenta sintomas pré-menstruais

- Os sintomas são cíclicos, ou seja, ocorrem durante a fase lútea e melhoram em poucos dias após o início da menstruação?
- Qual a gravidade dos sintomas de humor e físicos?
- Existem outras causas clínicas ou psicológicas para os sintomas?
- Qual é o efeito funcional dos sintomas sobre o trabalho, a escola, as atividades e os relacionamentos?
- A paciente sofreu episódios anteriores de depressão que responderam a antidepressivos?

Caso 2

Transtorno disfórico pré-menstrual

A paciente é uma mulher de 38 anos (G2P2) com ciclo menstrual regular, que apresenta uma história de sintomas pré-menstruais de intensidade progressiva ao longo de 12 meses. Ela afirma ficar muitíssimo irritável a partir de cerca de 10 dias antes do início da menstruação, quando começa a discutir com o marido, teme perder o controle sobre sua raiva, grita mais com as crianças e vem se preocupando com o efeito do seu comportamento sobre elas. A paciente vem se afastando do convívio social para evitar conflito com outras pessoas, tem dificuldade de dormir, sente cansaço durante todo o dia e tem dificuldade de se concentrar. No trabalho, o rendimento caiu muito e ela às vezes se sente totalmente assoberbada e incapaz de fazer qualquer coisa. As mamas se tornaram extremamente sensíveis e ela passou a dormir de sutiã para reduzir a sensação de desconforto. Ela observou também que, pela manhã, suas mãos ficam inchadas e ela sente inchaço. A partir do segundo dia da menstruação, todos os sintomas melhoram.

Que outras informações você obteria a essa altura?

- **Avaliar outros problemas clínicos ou psiquiátricos que possam estar contribuindo para os sintomas**
  - Nenhum outro problema de saúde
- **Pedir à paciente que preencha uma agenda de sintomas prospectiva por 2 meses**
  - Os gráficos mostram que a paciente tem vários sintomas de humor e físicos, graves o suficiente para preencher os critérios de TDPM
  - Os sintomas ocorrem apenas na fase lútea do ciclo menstrual
- **Perguntar sobre estresses psicossociais**
  - Sem fatores de estresse recente, com exceção do impacto da irritabilidade sobre a família
- **Revisão da história familiar e da história psiquiátrica pregressa, inclusive de uso de antidepressivos**
  - A irmã tem história de SPM grave

Você recomendaria mais exames? Quais?

- **Dosagem de hormônio estimulador da tireóide para rastreamento**
  - Normal

- Outros exames, com base em suspeita de outras etiologias clínicas para os sintomas de humor
  - Nenhum

Quais as suas recomendações para o tratamento inicial?

- A abordagem inicial seria uma prova terapêutica com ISRS. Titular até alcançar a dose terapêutica e acompanhar de perto. Avaliar a possibilidade de usar apenas doses intermitentes durante a fase lútea.

- Em caso de resposta parcial, acrescentar um diurético para a plenitude e retenção de líquidos, analgésicos sem receita ou AINE receitados para dor no corpo, vitaminas (B_6 e cálcio), suplementos minerais ou exercícios. Limitar o consumo de álcool, cafeína e sal.

- Se a paciente não responder, avaliar, caso não haja contra-indicação ao uso de hormônios, a possibilidade de usar anticoncepcionais orais (com drospirenona e etinil estradiol)

REFERÊNCIAS

1. Burt VK, Altshuler LL, Rasgon N. Depressive symptoms in the peri-menopause: prevalence, assessment, and guidelines for treatment. Harv Rev Psychiatry. 1998;6:121–132.

2. Schmidt PJ, Roca CA, Bloch M, et al. The perimenopause and affective disorders. *Semin Reprod Endocrinol.* 1997;15:91–100.

3. Hay AG, Bancroft J, Johnstone EC. Affective symptoms in women attending a menopause clinic. *Br J Psychiatry.* 1994;164:513–516.

4. Soares CN. Depression during the perimenopause. *Arch Gen Psychiatry.* 2001;58:306.

5. Dennerstein L, Lehert P, Guthrie J. The effects of the menopausal transition and biopsychosocial factors on well-being. *Arch Women Ment Health.* 2002;5:15–22.

6. Robinson GE. Psychotic and mood disorders associated with the perimenopausal period. *CNS Drugs.* 2001;15:175–184.

7. Bromberger JT, Meyer PM, Kravitz HM, et al. Psychologic distress and natural menopause: a multiethnic community study. *Am J Public Health.* 2001;91:1435–1442.

8. Joffe H, Hall JE, Soares CN, et al. Vasomotor symptoms are associated with depression in perimenopausal women seeking primary care. *Menopause.* 2002;9:392–398.

9. American Psychiatric Association. *Diagnostic and Statistical Manual for Mental Disorders, Fourth Edition, Text Revision.* Washington, DC:American Psychiatric Association; 2000.

10. Avis NE, Brambilla D, McKinlay SM, et al. A longitudinal analysis of the association between menopause and depression. Results from the Massachusetts Women's Health Study. *Ann Epidemiol.* 1994;4:214–220.

11. Stewart DE, Boydell K, Derzko C, et al. Psychologic distress during the menopausal years in women attending a menopause clinic. *Int J Psychiatry Med.* 1992;22:213–220.

12. Kessler RC, McGonagle KA, Swartz M, et al. Sex and depression in the National Comorbidity Survey. I: lifetime prevalence, chronicity and recurrence. *J Affect Disord.* 1993;29:85–96.

13. Soares CN, Poitras JR, Prouty J. Effect of reproductive hormones and selective estrogen receptor modulators on mood during menopause. *Drugs Aging.* 2003;20:85–100.

14. Avis NE, Crawford S, Stellato R, et al. Longitudinal study of hormone levels and depression among women transitioning through menopause. *Climacteric.* 2001;4:243–249.

15. Richardson TA, Robinson RD. Menopause and depression: a review of psychologic function and sex steroid neurobiology during the menopause. *Prim Care Update Ob/Gyns.* 2000;7:215–223.

16 Stewart DE, Boydell KM. Psychologic distress during menopause: associations across the reproductive life cycle. *Int J Psychiatry* Med. 1993;23:157–162.

17 Rapkin AJ, Mikacich JA, Moatakef-Imani B, *et al*. The clinical nature and formal diagnosis of premenstrual, postpartum, and perimenopausal affective disorder. *Curr Psychiatry Rep*. 2002;4:419–428.

18 Zweifel JE, O'Brien WH. A meta-analysis of the effect of hormone replacement therapy upon depressed mood. *Psychoneuroendocrinology*. 1997;22:189–212.

19 Schmidt PJ, Nieman L, Danaceau MA, *et al*. Estrogen replacement in perimenopause-related depression: a preliminary report. *Am J Obstet Gynecol*. 2000;183:414–420.

20 Soares CN, Almeida OP, Joffe H, *et al*. Efficacy of estradiol for the treatment of depressive disorders in perimenopausal women. *Arch Gen Psychiatry*. 2001;58:529–534.

21 Rasgon NL, Altshuler LL, Fairbanks LA, *et al*. Estrogen replacement therapy in the treatment of major depressive disorder in perimenopausal women. *J Clin Psychiatry*. 2002;63:45–48.

22 Cohen LS, Soares CN, Poitras JR, *et al*. Short-term use of estradiol for depression in perimenopausal and postmenopausal women: a preliminary report. *Am J Psychiatry*. 2003;160:1519–1522.

23 Grigoriadis S, Kennedy SH. Role of estrogen in the treatment of depression. *Am J Ther*. 2002;9:503–509.

24 Sherwin BB. The impact of different doses of estrogen and progestin on mood and sexual behavior in postmenopausal women. *J Clin Endocrinol Metab*. 1991;72:336–343

25 Rohr UD. The impact of testosterone imbalance on depression and women's health. *Maturitas*. 2002;41(Suppl.):S25–S46.

26 Shifren JL. Androgen deficiency in the oophorectomized woman. *Fertil Steril*. 2002;77(Suppl. 4):60–62.

27 Sherwin BB, Gelfand MM. Sex steroids and affect in the surgical menopause: a double-blind, cross-over study. *Psychoneuroendocrinology*. 1985;10:325–335.

28 Shifren JL, Braunstein GD, Simon JA, *et al*. Transdermal testosterone treatment in women with impaired sexual function after oophorectomy. *N Engl J Med*. 2000;343:682–688.

29 Rossouw JE, Anderson GL, Prentice RL, *et al*. Risks and benefits of estrogen plus progestin in healthy postmenopausal women: principal results from the Women's Health Initiative randomized controlled trial. *JAMA*. 2002;288:321–333.

30 Kornstein SG, Schatzberg AF, Thase ME, *et al*. Gender differences in chronic major and double depression. *J Affect Disord*. 2000;60:1–11.

31 Soares CN, Poitras JR, Prouty J, *et al*. Efficacy of citalopram as a monotherapy or as an adjunctive treatment to estrogen therapy for perimenopausal and postmenopausal women with depression and vasomotor symptoms. *J Clin Psychiatry*. 2003;64:473–479.

32 Loprinzi CL, Kugler JW, Sloan JA, *et al*. Venlafaxine in management of hot flashes in survivors of breast cancer: a randomised controlled trial. *Lancet*. 2000;356:2059–2063.

33 Stearns V, Isaacs C, Rowland J, *et al*. A pilot trial assessing the efficacy of paroxetine hydrochloride (Paxil) in controlling hot flashes in breast cancer survivors. *Ann Oncol*. 2000;11:17–22.

34 Loprinzi CL, Sloan JA, Perez EA, *et al*. Phase III evaluation of fluoxetine for treatment of hot flashes. *J Clin Oncol*. 2002;20:1578–1583.

35 Stearns V, Beebe KL, Iyengar M, *et al*. Paroxetine controlled release in the treatment of menopausal hot flashes. A randomized controlled trial. *JAMA*. 2003;289:2827–2834.

36 Schneider LS, Small GW, Hamilton SH, *et al*. Estrogen replacement and response to fluoxetine in a multicenter geriatric depression trial. *Am J Geriatr Psychiatry*. 1997;5:97–106.

37 Amsterdam J, Garcia-Espana F, Fawcett J, *et al*. Fluoxetine efficacy in menopausal women with and without estrogen replacement. *J Affect Disord*. 1999;55:11–17.

38 Schneider LS, Small GW, Clary CM. Estrogen replacement therapy and antidepressant response to sertraline in older depressed women. *Am J Geriatr Psychiatry*. 2001;9:393–399.

39 Joffe H, Groninger H, Soares C, *et al*. An open trial of mirtazapine in menopausal women with depression unresponsive to estrogen replacement therapy. *J Womens Health*. 2001;10:999–1004.

40 Avis NE, McKinlay SM. A longitudinal analysis of women's attitudes toward the menopause: results from the Massachusetts Women's Health Study. *Maturitas*. 1991;13:65–79.

41 Deeks AA. Psychological aspects of menopause management. *Best Pract Res Clin Endocrinol Metab*. 2003;17:17–31.

42 Kaufert PA, Gilbert P, Tate R. The Manitoba project: a re-examination of the link between menopause and depression. *Maturitas*. 1992;14:143–155.

43 Bosworth HB, Bastian LA, Kuchibhatla MN, *et al*. Depressive symptoms, menopausal status, and climacteric symptoms in women at midlife. *Psychosom Med*. 2001;63:603–608.

44 Pajer K. New strategies in the treatment of depression in women. *J Clin Psychiatry*. 1995;56(Suppl. 2):30–37.

45 Slaven L, Lee C. Mood and symptom reporting among middle-aged women: the relationship between menopausal status, hormone replacement therapy, and exercise participation. *Health Psychol*. 1997;16:203–208.

46 Becht MC, Van Erp CF, Teeuwisse TM, *et al*. Measuring depression in women around menopausal age. Towards a validation of the Edinburgh Depression Scale. *J Affect Disord*. 2001;63:209–213.

47 Rivera-Tovar AD, Frank E. Late luteal phase dysphoric disorder in young women. *Am J Psychiatry*. 1990;147:1634–1636.

48 Johnson SR, McChesney C, Bean JA. Epidemiology of premenstrual symptoms in a non-clinical sample. I. Prevalence, natural history and help-seeking behavior. *J Reprod Med*. 1988;33:340–346.

49 Freeman EW, Rickels K, Schweizer E, *et al*. Relationships between age and symptom severity among women seeking medical treatment for premenstrual symptoms. Psychol Med. 1995;25:309–315.

50 Cohen LS, Soares CN, Otto MW, *et al*. Prevalence and predictors of premenstrual dysphoric disorder (PMDD) in older premenopausal women. The Harvard Study of Moods and Cycles. *J Affect Disord*. 2002;70:125–132.

51 World Health Organization. *International Statistical Classification of Diseases and Related Health Problems*. 10th rev. Geneva: WHO; 1992.

52 ACOG Practice Bulletin, Number 15, April 2000.

53 Graze KK, Nee J, Endicott J. Premenstrual depression predicts future major depressive disorder. *Acta Psychiatr Scad*. 1990;81:201–205.

54 Yonkers KA, Halbreich U, Freeman E, *et al*. Symptomatic improvement of premenstrual dysphoric disorder with sertraline treatment. A randomized controlled trial. Sertraline Premenstrual Dysphoric Collaborative Study Group. *JAMA*. 1997;278:983–988.

55 Fava M, Pedrazzi F, Guaraldi GP. Comorbid anxiety and depression among patients with late luteal phase dysphoric disorder. *J Anxiety Disord*. 1992;6:325–335.

56 Bancroft J, Rennie D, Warner P, Vulnerability to perimenopausal mood change: the relevance of a past history of depressive disorder. *Psychosom Med*. 1994;56:225–231.

57 Harrison WM, Endicott J, Nee J, *et al*. Characteristics of women seeking treatment for premenstrual syndrome. *Psychosomatics*. 1989;30:405–411.

58 Steinberg S. The treatment of late luteal phase dysphoric disorder. Life Sci. 1991;49:767–802.

59 Kendler KS, Karkowski LM, Corey LA, et al. Longitudinal population-based twin study of retrospectively reported premenstrual symptoms and lifetime major depression. *Am J Psychiatry*. 1998;155:1234–1240.

60 Roca CA, Schmidt PJ, Bloch M, et al. Implications of endocrine studies of premenstrual syndrome. *Psychiatr Ann*. 1996;26:576–580.

61 Steiner M. Premenstrual syndromes. *Ann Rev Med*. 1997;48:447–455.

62 Halbreich U. Reflections on the cause of premenstrual syndrome. *Psychiatr Ann*. 1996;26:581–585.

63 Poromaa IS, Smith S, Gulinello M. GABA receptors, progesterone and premenstrual dysphoric disorder. *Arch Womens Ment Health*. 2003;6:23–41.

64 Paul SM, Purdy RH. Neuroactive steroids. *FASEB J*. 1992;6:2311–2312.

65 Rapkin AJ, Morgan M, Goldman L, et al. Progesterone metabolite allopregnanolone in women with premenstrual syndrome. *Obstet Gynecol*. 1997;90:709–714.

66 Wyatt KM, Dimmock PW, O'Brien PM. Selective serotonin reuptake inhibitors for premenstrual syndrome. *Cochrane Database Syst Rev*. 2002;4:CD001396.

67 Griffin LD, Mellon S. Selective serotonin reuptake inhibitors directly alter activity of neurosteroidogenic enzymes. *Proc Natl Acad Sci USA*. 1999;96:13512–13517.

68 Steiner M, Steinberg S, Stewart D, et al. Fluoxetine in the treatment of premenstrual dysphoria. *N Engl J Med*. 1995;332:1529–1534.

69 Yonkers KA, Halbreich U, Freeman E, et al. Sertraline in the treatment of premenstrual dysphoric disorder. *Psychopharmacol Bull*. 1996;32:41–46.

70 Steiner M, Romano S, Babcock S. Fluoxetine's efficacy in improving physical symptoms associated with PMDD. *Eur Neuropsychopharmacology*. 1999;9(Suppl. 5):S208.

71 Pearlstein TB, Halbreich U, Batzar ED, et al. Psychosocial functioning in women with premenstrual dysphoric disorder before and after treatment with sertraline or placebo. *J Clin Psychiatry*. 2000;61:101–109.

72 Eriksson E, Hedberg MA, Andersch B, et al. The serotonin reuptake inhibitor paroxetine is superior to the noradrenaline reuptake inhibitor maprotiline in the treatment of premenstrual syndrome. *Neuropsychopharmacology*. 1995;12:167–176.

73 Freeman EW, Rickels K, Sondheimer SJ, et al. Differential response to antidepressants in women with premenstrual syndrome/premenstrual dysphoric disorder. A randomized controlled trial. *Arch GenPsychiatry*. 1999;56:932–939.

74 Pearlstein TB, Stone AB, Lund SA, et al. Comparison of fluoxetine bupropion and placebo in the treatment of premenstrual dysphoric disorder. *J Clin Psychopharmacol*. 1997;17:261–266.

75 Sundblad C, Modigh K, Andersch B, et al. Clomipramine effectively reduces premenstrual irritability and dysphoria: a placebo-controlled trial. *Acta Psychiatr Scand*. 1992;85:39–47.

76 Wikander I, Sundblad C, Andersch B, et al. Citalopram in premenstrual dysphoria: is intermittent treatment during luteal phases more effective than continuous medication throughout the menstrual cycle? *J Clin Psychopharmacol*. 1998;18:390–398.

77 Freeman EW, Rickels K, Yonkers KA, et al. Venlafaxine in the treatment of premenstrual dysphoric disorder. *Obstet Gynecol*. 2001;98:737–744.

78 Sundblad C, Hedberg MA, Eriksson E. Clomipramine administered during the luteal phase reduces the symptoms of premenstrual syndrome: a placebo-controlled trial. *Neuropsychopharmacology*. 1993;9:133–145.

79 Halbreich U, Smoller JW. Intermittent luteal phase sertraline treatment of dysphoric premenstrual syndrome. *J Clin Psychiatry*. 1997;58:399–402.

80 Steiner M, Korzekwa M, Lamont J, et al. Intermittent fluoxetine dosing in the treatment of women with premenstrual dysphoria. *Psychopharmacol Bull*. 1997;33:771–774.

81 Mezrow G, Shoupe D, Spicer D, et al. Depot leuprolide acetate with estrogen and progestin add-back for long-term treatment of premenstrual syndrome. *Fertil Steril.* 1994;62:932–937.

82 Wyatt K, Dimmock P, Jones P, et al. Efficacy of progesterone and progestogens in management of premenstrual syndrome: systematic review. *BMJ.* 2001;323:776–780.

83 Sarno AP, Miller EJ Jr, Lundblad EG. Premenstrual syndrome: beneficial effects of periodic, low-dose danazol. *Obstet Gynecol.* 1987;70:33–36.

84 Graham CA, Sherwin BB. A prospective treatment study of premenstrual symptoms using a triphasic oral contraceptive. *J Psychosom Res.* 1992;36:257–266.

85 Freeman EW, Rickels K, Sondheimer SJ, et al. Concurrent use of oral contraceptives with antidepressants for premenstrual syndromes. *J Clin Psychopharmacol.* 2001;21:540–542.

86 Freeman EW, Kroll R, Rapkin A, et al. Evaluation of a unique oral contraceptive in the treatment of premenstrual dysphoric disorder. *J Womens Health Gend Based Med.* 2001;10:561–569.

87 Wyatt KM, Dimmock PW, Jones PW, et al. Efficacy of vitamin B 6 in the treatment of premenstrual syndrome: systematic review. *BMJ.* 1999;318:1375–1381.

88 Thys-Jacobs S, Starkey P, Bernstein D, et al. Calcium carbonate and the premenstrual syndrome: effects on premenstrual and menstrual symptoms. Premenstrual Syndrome Study Group. *Am J Obstet Gynecol.* 1998;179:444–452.

89 London RS, Murphy L, Kitlowski KE, et al. Efficacy of alpha-tocopherol in the treatment of the premenstrual syndrome. *J Reprod Med.* 1987;32:400–404.

90 Facchinetti F, Borella P, Sances G, et al. Oral magnesium successfully relieves premenstrual mood changes. *Obstet Gynecol.* 1991;78:177–181.

91 Prior JC, Vigna Y, Sciarretta D, et al. Conditioning exercise decreases premenstrual symptoms: a prospective, controlled 6-month trial. *Fertil Steril.* 1987;47:402–408.

92 Steege JF, Blumenthal JA. The effects of aerobic exercise on premenstrual symptoms in middle-aged women: a preliminary study. *J Psychosom Res.* 1993;37:127–133.

93 Blake F, Salkovskis P, Gath D, et al. Cognitive therapy for premenstrual syndrome: a controlled trial. *J Psychosom Res.* 1998;45:307–318.

94 Kirkby RJ. Changes in premenstrual symptoms and irrational thinking following cognitive-behavioral coping skills training. *J Consult Clin Psychol.* 1994;62:1026–1032.

95 Christensen AP, Oei TP. The efficacy of cognitive behaviour therapy in treating premenstrual dysphoric changes. *J Affect Disord.* 1995;33:57–63.

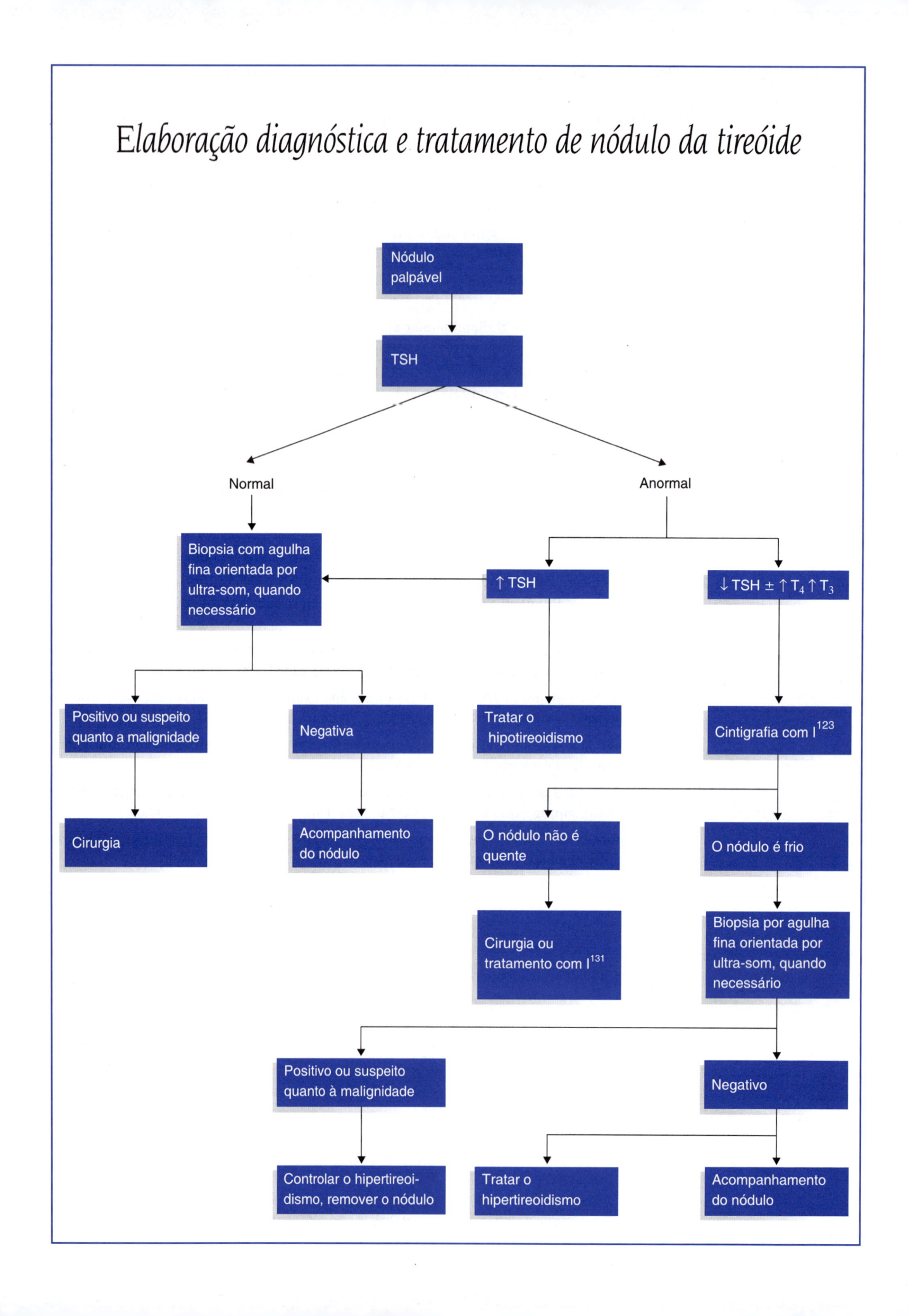

Elaboração diagnóstica e tratamento de nódulo da tireóide

```
                    ┌─────────────┐
                    │   Nódulo    │
                    │  palpável   │
                    └──────┬──────┘
                           ▼
                    ┌─────────────┐
                    │    TSH      │
                    └──────┬──────┘
              ┌────────────┴────────────┐
           Normal                    Anormal
              │                         │
              ▼                ┌────────┴────────┐
   ┌─────────────────┐         ▼                 ▼
   │ Biopsia com     │  ┌───────────┐   ┌──────────────────┐
   │ agulha fina     │◄─│  ↑ TSH    │   │ ↓TSH ± ↑T₄ ↑T₃   │
   │ orientada por   │  └─────┬─────┘   └────────┬─────────┘
   │ ultra-som,      │        ▼                  ▼
   │ quando          │  ┌───────────┐   ┌──────────────────┐
   │ necessário      │  │ Tratar o  │   │ Cintigrafia      │
   └────────┬────────┘  │ hipotire- │   │ com I¹²³         │
            │           │ oidismo   │   └──────────────────┘
            │           └───────────┘
```

- Nódulo palpável
- TSH
  - **Normal** → Biopsia com agulha fina orientada por ultra-som, quando necessário
    - Positivo ou suspeito quanto a malignidade → Cirurgia
    - Negativa → Acompanhamento do nódulo
  - **Anormal**
    - ↑ TSH → Biopsia com agulha fina orientada por ultra-som, quando necessário; Tratar o hipotireoidismo
    - ↓ TSH ± ↑T_4 ↑T_3 → Cintigrafia com I^{123}
      - O nódulo não é quente → Cirurgia ou tratamento com I^{131}
      - O nódulo é frio → Biopsia por agulha fina orientada por ultra-som, quando necessário
        - Positivo ou suspeito quanto à malignidade → Controlar o hipertireoidismo, remover o nódulo
        - Negativo → Tratar o hipertireoidismo; Acompanhamento do nódulo

16 Disfunção da tireóide

Sona Kashyap
Shahla Nader

PONTO-CHAVE

Os distúrbios da tireóide são muito comuns em mulheres na perimenopausa.

Nas mulheres na perimenopausa, os distúrbios da tireóide são comuns. Muitos desses distúrbios relacionam-se com a imunidade alterada. Como as alterações no meio hormonal durante essa fase da vida podem influenciar as concentrações de hormônio tireoidiano, é essencial ter um conhecimento básico da anatomia e da fisiologia da tireóide para compreender as doenças tireoidianas comuns que afligem as mulheres desse grupo. Este capítulo fornece essa sinopse.

Anatomia da tireóide

A glândula tireóide normal tem o formato de borboleta. Está firmemente presa por tecido fibroso às partes anterior e lateral da laringe e da traquéia. O peso da tireóide do adulto normal, sem bócio, é de 10 a 20 g, dependendo do tamanho do corpo e da ingestão de iodo. A largura e o comprimento do istmo alcança em média 20 mm, e sua espessura é de 2 a 6 mm. Os lobos laterais geralmente medem 4 cm desde os pólos superiores até os inferiores. Sua largura é de 15 a 20 mm e sua espessura é de 20 a 40 mm.

Fisiologia do hormônio tireoidiano

SÍNTESE E SECREÇÃO

A produção do hormônio tireoidiano é altamente regulada pelo hipotálamo através da secreção do TRH, que, por sua vez, estimula a liberação do TSH a partir da hipófise[1]. Em resposta ao TSH, o folículo tireoidiano é então estimulado a produzir o hormônio tireoidiano. A primeira etapa envolve um transportador simultâneo de Na/I, que se liga ao sódio e ao iodo e os transporta para dentro da célula. A etapa seguinte é catalisada pela tireoperoxidase (TPO) e envolve a oxidação do

Seção 3: Fisiopatologia

PONTO-CHAVE

A síntese e a secreção do hormônio tireoidiano envolve vários processos coordenados no folículo tireoidiano, os quais são estimulados pela tireotropina (hormônio tireoestimulante [TSH]).

iodo e sua ligação aos resíduos tirosil, que fazem parte de uma grande glicoproteína – a tireoglobulina. Os resíduos monoiodotirosina (MIT) e diiodotirosina (DIT) sofrem reação de acoplamento; esta etapa, também mediada pela TPO, é aquela em que duas moléculas de DIT se acoplam para formar a T4 ou uma molécula de DIT se acopla a uma molécula de MIT e forma a T3. A tireoglobulina é armazenada na luz do folículo como colóide. Para a secreção, a tireoglobulina entra nos tireócitos por pinocitose e, em seguida, sofre hidrólise, liberando os iodoaminoácidos. Algumas das moléculas de tireoxina (T4) sofrem monodeiodinação dentro da glândula para formar a triiodotironina (T3). Em geral, a proporção de secreção de T4 e T3 é de 15:1. A DIT e a MIT liberadas por hidrólise são deiodinadas por uma iodotirosina dealogenase e o iodo é reutilizado.

HORMÔNIOS TIREOIDIANOS CIRCULANTES

PONTO-CHAVE

T4 e T3 ligam-se intensamente à proteína.

Assim como muitos hormônios, T3 e T4 ligam-se à proteína. A principal proteína transportadora é a globulina de ligação de tiroxina (TBG) para a T4 e T3. Os outros ligantes são a transtiretina (TTR), que se liga principalmente ao T4, e a albumina, que se liga a ambos os hormônios. Apenas 0,03% da T4 e 0,2% da T3 estão livres. A forte ligação protéica influencia a velocidade de movimento; a meia-vida biológica da T4 circulante é de aproximadamente 7 dias e a da T3 é de cerca de 1 a 3 dias. As alterações nos níveis de ligação à globulina podem afetar significativamente os níveis hormonais totais medidos (Quadro 16.1).

AÇÃO DO HORMÔNIO

Os hormônios tireoidianos livres ligam-se a receptores nucleares. A T3 apresenta afinidade dez vezes maior por esses receptores do que a T4, o que ajuda a explicar a maior atividade biológica da T3. Os principais efeitos dos hormônios tireoidianos são genômicos, estimulando a transcrição e a tradução de novas proteínas. Isto resulta em seus efeitos diversos sobre o crescimento, o desenvolvimento e o metabolismo celulares.

METABOLISMO DO HORMÔNIO

O principal mecanismo é a monodeiodinação seqüencial. A primeira etapa é a deiodinação da T4 para produzir T3 ou rT3 (T3 invertida), que é metabolicamente inativa. A remoção do iodo do anel externo da T4 resulta na formação de T3 e, quando o iodo é removido do anel interno, é produzida a T3 invertida. Grande

Quadro 16.1 **CAUSAS DE PROTEÍNAS DE LIGAÇÃO DE HORMÔNIO TIREOIDIANO ALTERADAS**

LIGAÇÃO AUMENTADA	LIGAÇÃO DIMINUÍDA
Gravidez	Androgênios
Tratamento com estrogênio	Glicocorticóides
Contraceptivos orais	Salicilatos, furosemida, heparina
Hepatite	L-asparaginase
Tamoxifeno, raloxifeno	Ácido nicotínico
Mitotano, 5-fluorouracila	Doença grave, síndrome nefrótica
Hereditária	Hereditária

Disfunção da tireóide

parte (85%) da T3 na circulação deriva da monodeiodinação da T4 na periferia. A deiodinação adicional forma diiodotironinas e monoiodotironinas e, por fim, a tironina.

Outra via é a captação hepática, conjugação e excreção biliar da T4, T3 e seus metabólitos. Isto envolve a via do P450 e contribui com 25% do descarte hormonal.

Regulação dos hormônios tireoidianos

Os níveis de hormônios tireoidianos na circulação são determinados de duas maneiras. Uma é a regulação da produção e secreção hormonal pelo TSH e a outra é a regulação da conversão extratireoidiana da T4 em T3 por fatores relacionados com hormônios, nutrição e estresse.

O hormônio liberador de tireotropina (TRH) é um hormônio peptídico sintetizado e secretado pelo hipotálamo. Alcança a hipófise por meio do sistema porta para especificar o ponto de determinação da regulação do hormônio tireoidiano pelo TSH.

O TSH é uma glicoproteína sintetizada e secretada pela hipófise anterior. Compartilha a estrutura de sua subunidade alfa com o hormônio foliculoestimulante (FSH), o hormônio luteinizante (LH) e a gonadotropina coriônica humana (HCG), mas possui uma subunidade beta única.

PONTO-CHAVE

O TSH estimula cada etapa na síntese e secreção do hormônio tireoidiano delineada anteriormente e induz hiperplasia e hipertrofia da tireóide.

A secreção do TSH é controlada por *feedback* negativo. Uma diminuição muito pequena nos níveis de T4 e T3 estimula a secreção de TSH e aumentos muito pequenos dos níveis do hormônio tireoidiano a suprimem. Esse rígido controle resulta na manutenção dos níveis de hormônio tireoidiano dentro de limites muito estreitos. A somatostatina, os glicocorticóides e a dopamina possuem ações inibitórias sobre o TSH, enquanto o TRH o estimula.[2]

Diversos fatores que afetam a enzima deiodinase influenciam a conversão periférica da T4 em T3. Fatores nutricionais, hormonais e outros fatores relacionados com a doença, como por exemplo o diabetes descontrolado e a uremia, regulam a atividade e a massa dessa enzima. Medicamentos como betabloqueadores, glicocorticóides, propiltiouracila e análogos da iodotironina, também reduzem a atividade dessa enzima.

Exames da tireóide

T4 E T3 SÉRICAS

A T4 total e a T3 séricas são medidas por radioimunoensaio (RIA), por ensaio quimioluminométrico ou por outros ensaios imunométricos. Esses ensaios medem as frações ligada e livre dos hormônios. A limitação desses testes é que os resultados podem não ser concordantes com os níveis reais de hormônio livre no organismo. As alterações nas proteínas de ligação (Quadro 16.1) influenciam bastante os níveis hormonais totais.[3,4] Isto é muito relevante para as mulheres que poderiam estar sob terapia hormonal ou fazendo uso de pílulas anticoncepcionais, as quais aumentarão o nível de TBG. Além disso, as alterações nas proteínas de ligação podem refletir-se em alterações nos requisitos de hormônio tireoidiano nos pacientes que têm hipotireoidismo subjacente. Por exemplo, os requisitos de hormônio tireoidiano podem ser mais elevados nas pacientes hipotireoidianas durante a gestação, sob contraceptivos orais e no início da terapia hormonal.

T4 Livre e T3 Livre Séricas

É a fração livre dos hormônios, que é biologicamente ativa e que se liga aos receptores nucleares. Muitas doenças e medicamentos afetam as proteínas de ligação e, portanto, podem afetar os níveis dos hormônios totais. Sendo assim, são empregadas estimativas dos hormônios livres para superar esse obstáculo das medições dos hormônios totais.

São empregadas diversas metodologias. Nenhum dos ensaios atuais fornece níveis de hormônio livre absolutamente exatos depois de serem consideradas todas as anormalidades de ligação. Cada metodologia apresenta sua própria faixa de normalidade.

Se as determinações do hormônio livre não estiverem disponíveis, pode ser calculado um índice de T4 livre. É uma medição que emprega o valor de captação em resina de T3 e T4 total. Isto proporciona ao médico uma melhor indicação da presença de uma anormalidade de ligação. A captação em resina da T3 está diretamente relacionada com a fração de T4 livre e inversamente relacionada com a proteína de ligação. Por exemplo, quando o nível de TBG é alto, como acontece com o uso de estrogênio, a T4 total é alta, a captação em resina da T3 é baixa e o índice de T4 livre será normal.

$$\text{Fórmula: índice de T4 livre} = \frac{\text{T4 total} \times \text{captação em resina da T3}}{100}$$

Concentração de TSH Sérico

PONTO-CHAVE

O nível de TSH, obtido por meio de um ensaio de TSH altamente sensível, é o melhor teste único para se avaliar a função tireoidiana.

Os ensaios de primeira geração apresentam um limite de detecção de 1 mU/ℓ, os ensaios de segunda geração têm um limite de detecção de 0,1 mU/ℓ e os ensaios de terceira geração exibem um limite de 0,01 mU/ℓ. Por conseguinte, os ensaios de terceira geração mais modernos fornecem, com segurança, níveis diferenciáveis dentro dos pacientes que têm hipertireoidismo, hipotireoidismo e eutireoidismo.

Quando o TSH está elevado, o paciente apresenta hipotireoidismo primário. Quando o TSH está abaixo da faixa de normalidade, o paciente geralmente exibe hipertireoidismo. As exceções a esta regra acontecem quando a disfunção da tireóide é secundária a doença hipotalâmica/hipofisária, secundária a síndromes de resistência hormonal ou quando existe produção ectópica de hormônios ou na presença de doenças não-tireoidianas.

Ultra-som da Tireóide

A ultra-sonografia da tireóide possibilita a identificação de estruturas pequenas de até 2 a 3 mm de diâmetro. É útil nas seguintes situações clínicas: complementa o exame físico na avaliação da doença nodular tireoidiana e ajuda a identificar as características sugestivas de malignidade. Nos pacientes que apresentam malignidade tireoidiana estabelecida, o ultra-som ajuda na vigilância, na localização e na quantificação da doença residual e recorrente.

Cintigrafia da Tireóide

Os radioisótopos I-123 e I-131 são empregados para se avaliar por imagem a tireóide. O exame de imagem da tireóide define se um determinado nódulo

Disfunção da tireóide

acumula iodo radioativo ou não. Também fornece uma imagem bidimensional do tecido tireoidiano funcionante.

Distúrbios da tireóide

PONTO-CHAVE

Recomenda-se que as mulheres sejam examinadas com medições do TSH aos 50 anos de idade e, em seguida, a cada 3 a 5 anos.

A doença da tireóide é muito comum e as mulheres, em comparação com os homens, exibem uma prevalência mais elevada de hipotireoidismo, hipertireoidismo e nódulos da tireóide. A prevalência do hipotireoidismo e dos nódulos de tireóide aumenta com a idade. A tireoidite auto-imune também pode ocorrer nesta população. Por conseguinte, é razoável examinar as mulheres com medições do TSH aos 50 anos de idade e, em seguida, a cada 3 a 5 anos.

HIPOTIREOIDISMO

O hipotireoidismo aparece quando os tecidos apresentam suprimento inadequado de hormônio tireoidiano. É comum principalmente em mulheres na metade da sexta década, com uma prevalência de aproximadamente 10%. As duas causas mais comuns são tireoidite linfocítica crônica e hipotireoidismo induzido por iodo radioativo. As outras causas menos comuns, porém importantes, incluem tireoidite subaguda, radiação externa ao pescoço, medicamentos, defeitos congênitos e hipotireoidismo central. O hipotireoidismo decorrente da deficiência de iodo, comum nos demais países, raramente é observada nos EUA (Quadro 16.2).

Os sintomas de hipotireoidismo são inespecíficos, tais como intolerância ao frio, fadiga, ganho de peso, prisão de ventre, depressão, secura da pele, perda de pêlos e algumas irregularidades menstruais. Com a doença moderada a grave, o exame físico pode revelar bradicardia, hipertensão diastólica, inchaço periorbital, pele amarelada e áspera, face edemaciada e relaxamento tardio dos reflexos tendinosos profundos. As apresentações raras englobam insuficiência cardíaca congestiva, megacólon e cardiomegalia. Uma complicação rara é o coma mixedematoso, que é o hipotireoidismo grave levando a hipotermia, bradicardia, hipoventilação, hipotensão, hipoglicemia e hiponatremia.

Um TSH elevado, com T4 baixa, confirma a ocorrência de hipotireoidismo. Os outros achados laboratoriais são hiponatremia, níveis elevados de creatinina fosfocinase (CPK), elevação da lipoproteína de baixa densidade (LDL) do colesterol e anemia branda.

PONTO-CHAVE

Nos pacientes idosos, a reposição tireoidiana deverá começar com doses baixas, com um aumento lento e gradual.

O tratamento consiste na reposição de tireoxina. Em pacientes saudáveis pode-se usar a dose plena, a qual se estima que seja de aproximadamente 1,6 mcg/kg/dia. Os pacientes idosos devem começar com doses baixas e estas são gradualmente aumentadas em acréscimos de 25 mcg a cada 2 a 3 meses, a fim de se evitar qualquer exacerbação dos problemas cardíacos. É essencial que os pacientes não tomem a tireoxina com medicamentos como cálcio, ferro, sucralfato e, ocasionalmente, outros medicamentos, os quais comprometem significativamente a absorção. Os pacientes podem ser monitorados por meio do teste do TSH a cada 5 a 6 semanas até que a dose seja estabilizada e, em seguida, a cada 6 a 12 meses. A reposição excessiva de hormônio da tireóide aumenta o risco de perda óssea e de fibrilação atrial.[5,6]

HIPERTIREOIDISMO

O hipertireoidismo ocorre quando quantidades excessivas de hormônio tireoidiano são liberadas para os tecidos responsivos. A tireotoxicose pode resultar de uma produção excessiva de hormônios tireoidianos ou de uma liberação exagerada dos hormônios pré-formados a partir da tireóide. A produção excessiva pode decorrer da estimulação aumentada por meio de imunoglobulinas tireoestimulantes (doença de Graves), nódulos autônomos, HCG (coriocarcinoma, gravidez molar, hiperêmese gradívica) ou TSH (tumor hipofisário, resistência ao TSH). Exemplos de liberação exagerada dos hormônios pré-formados incluem exposição a radiação, inflamação decorrente de um fenômeno auto-imune/viral e traumatismo. A ingestão aumentada de hormônios tireoidianos exógenos na forma de determinados produtos para a perda de peso ou do uso abusivo de preparações de hormônio tireoidiano também pode levar a tireotoxicose. É essencial identificar a causa correta, porque o tratamento depende do mecanismo subjacente.

A fim de delinear o processo subjacente, uma maneira de classificar as causas da tireotoxicose baseia-se na captação de iodo radioativo (RAIU, na sigla em inglês) em 24 h (Fig. 16.1). As imunoglobulinas tireoestimulantes e outros anticorpos tireoidianos ajudam a identificar a doença auto-imune da tireóide.

Os anticorpos dirigidos contra o receptor de TSH resultam em estimulação contínua da glândula tireóide na doença de Graves e no distúrbio auto-imune. É mais comum nas mulheres em idade reprodutiva. Além de um bócio difuso, as pacientes podem apresentar manifestações extratireoidianas, as quais incluem

PONTO-CHAVE

A doença de Graves é a forma mais comum de hipertireoidismo.

Quadro 16.2 **CAUSAS DE HIPOTIREOIDISMO**

CAUSA	MECANISMO	ACHADOS ESPECÍFICOS
Tireoidite linfocítica crônica (doença de Hashimoto)	Infiltração linfocítica	TPO Ab, TG Ab, bócio
Destruição iatrogênica do tecido tireoidiano — iodo radioativo, tireoidectomia, radiação	Destruição	História positiva
Tireoidite subaguda — viral	Inflamação granulomatosa	Dor, febre, indisposição, ↑↑ VHS
Tireoidite aguda — infecciosa	Infecção supurativa	Dor, febre
Lesões hipofisárias (hipotireoidismo secundário), cirurgia, doença de Sheehan, irradiação, hipofisite linfocítica	Deficiência de TSH	↓↓ TSH e ↓↓ FT4
Lesões hipotalâmicas (hipotireoidismo terciário)	Deficiência de TRH	↓↓ TSH e ↓↓ FT4
Medicamentos — iodetos, lítio, IFN-α, tionamidas, amiodarona	Destruição/bloqueio de enzimas	
Congênita	Defeito enzimático, aplasia, hipoplasia, deficiência materna I, defeito do receptor de TSH	
Deficiência de iodo	Produção hormonal diminuída	Bócio

TPO Ab, anticorpo da peroxidase tireoidiana; TG Ab, anticorpo da tireoglobulina; VHS, velocidade de hemossedimentação; TSH, hormônio tireoestimulante; FT4, tireoxina livre; TRH, hormônio liberador de tireotropina; IFN, interferona.

Disfunção da tireóide

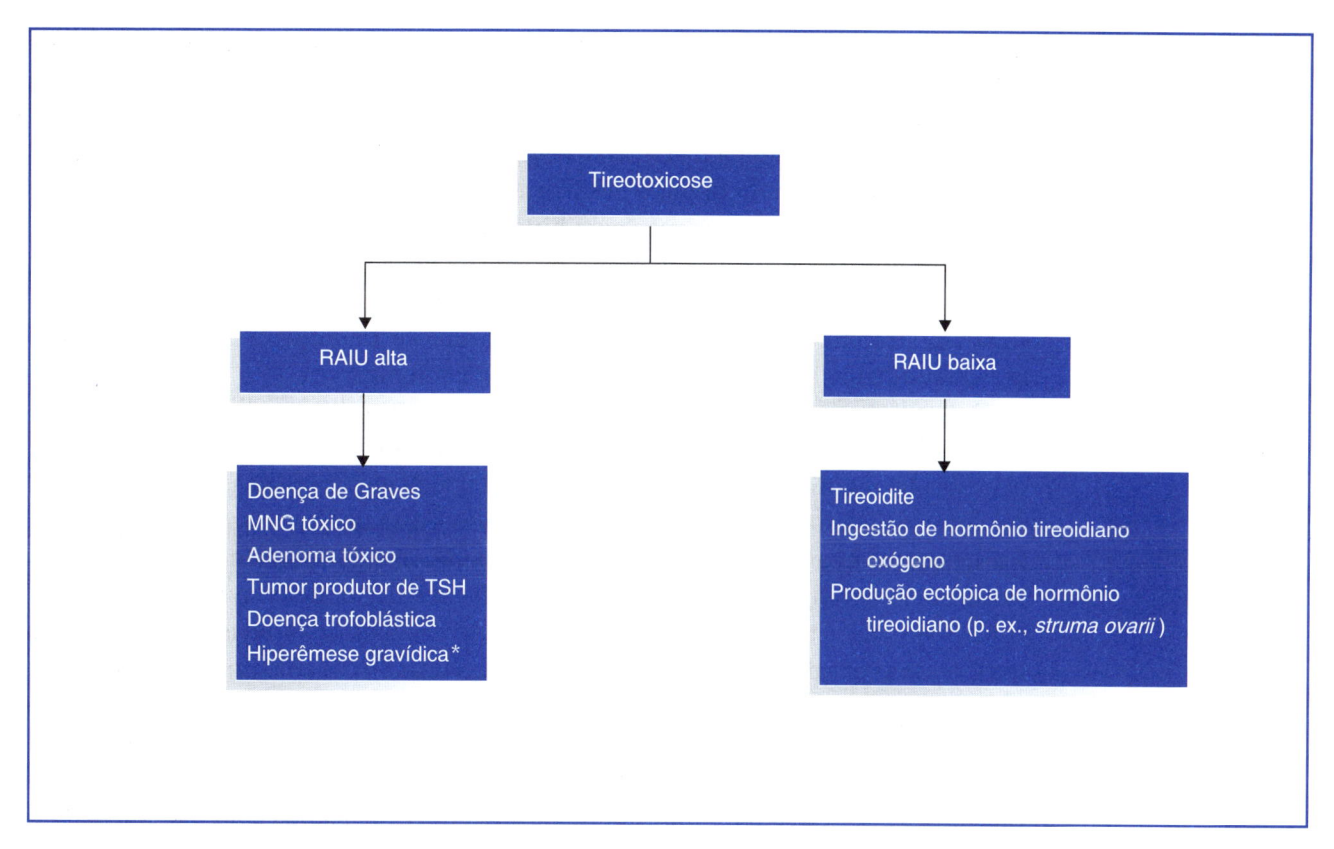

Fig. 16.1 Tireotoxicose — diagnóstico diferencial dos estados de captação alta e baixa de iodo. RAIU: captação de iodo radioativo; MNG: bócio multinodular; TSH: hormônio tireoestimulante. *A RAIU não é recomendada na gravidez.

PONTO-CHAVE

A tireoidite pode ter uma fase hipertireoidiana transitória em aproximadamente 33% das pacientes.

oftalmopatia (20 a 25%), mixedema pré-tibial (5%) e acropaquia tireoidiana, que é baqueteamento e osteoartropatia das falanges dos dedos e artelhos.

O *bócio multinodular tóxico* (*doença de Plummer*) origina-se no quadro do bócio multinodular de longa duração, no qual determinados nódulos desenvolvem autonomia. Em geral, é observado em mulheres na casa dos 50 anos. A exposição ao iodo também pode deflagrar hipertireoidismo nesse quadro.

Os *adenomas tóxicos* exibem ativação constitutiva excessiva do tecido tireoidiano, e com freqüência produzem franco hipertireoidismo, quando maiores que 3 a 3,5 cm.

A tireoidite pode ser aguda, subaguda ou tireoidite silenciosa/pós-parto. Existe uma fase inicial de tireotoxicose com a liberação dos hormônios armazenados, seguida de hipotireoidismo, que mais adiante se resolve, e o eutireoidismo é restaurado. Aproximadamente 8% das mulheres desenvolvem tireoidite pós-parto e essas mulheres apresentam uma elevada taxa de progressão (20%) para o hipotireoidismo.

As outras causas raras de hipertireoidismo são produção ectópica de hormônio tireoidiano, (p. ex., *struma ovarii*), ou a produção aumentada de HCG (p. ex., coriocarcinoma), resistência específica da hipófise ao hormônio tireoidiano e tumores produtores de TSH.

Os sintomas de hipertireoidismo incluem intolerância ao calor, fadiga, perda de peso, náuseas, diarréia, palpitações, ansiedade, insônia, tremor e menstruação com fluxo mais suave. As pacientes idosas podem apresentar-se com falta das características adrenérgicas típicas. Podem ter apatia, perda de peso e descompensação cardíaca — denominada hipertireoidismo apático.[7]

Os sinais incluem taquicardia, tremores, pele úmida e quente, hiper-reflexia, sopro da tireóide (doença de Graves) e sinais oculares, tais como hiato palpebral, olhar fixo e proptose na doença de Graves.

As alternativas de tratamento para hipertireoidismo são iodo radioativo, medicamentos antitireoidianos e cirurgia. Estes tratam a produção excessiva de hormônios tireoidianos subjacente, e podem ser empregados betabloqueadores para tratar os sintomas hiperadrenérgicos. A escolha do tratamento depende do processo patológico subjacente e da resposta do paciente.[8]

Os medicamentos antitireoidianos (metimazol e propiltiouracila) exibem taxa de sucesso de até 90% na obtenção do eutireoidismo na doença de Graves. A dose inicial é de 30 a 60 mg/dia para o metimazol e de 150 a 600 mg/dia para a propiltiouracila. As doses de manutenção são 50 a 70% menores.[9] A taxa de remissão a longo prazo na doença de Graves é de apenas 30% depois de 12 a 18 meses de tratamento. Os medicamentos antitireoidianos não são efetivos nos pacientes com estados de RAIU baixa, tais como a tireoidite. Em pacientes que apresentam adenomas tóxicos e bócios multinodulares tóxicos, é improvável que os medicamentos antitireoidianos causem a remissão a longo prazo, e estes são usados temporariamente para reduzir a produção excessiva antes do tratamento que é mais definitivo. Os efeitos colaterais significativos dos medicamentos antitireoidianos são agranulocitose (< 0,5%), hepatotoxicidade (hepatite necrótica com a propiltiouracila e icterícia colestática com o metimazol) e erupções (3 a 5%). A propiltiouracila é o agente preferido nas pacientes mais jovens em idade reprodutiva, já que se relatou que o metimazol causa aplasia da pele e outra possível embriopatia nos fetos expostos.

O tratamento com I^{131} é um tratamento mais definitivo. Emite partículas beta destrutivas durante um período de vários meses. Exibe eficácia de aproximadamente 90% para tornar o paciente eutireoidiano durante 6 meses. As pacientes mais jovens deverão ser aconselhadas a evitar gravidez por um mínimo de 6 meses depois do tratamento. Essa modalidade é empregada para pacientes que apresentam doença de Graves, adenomas tóxicos e bócios multinodulares tóxicos.

A cirurgia é reservada a pacientes que não toleram os medicamentos, quando o I^{131} está contra-indicado e nas pacientes que têm nódulos frios suspeitos, ou para bócios extremamente grandes. As pacientes deverão ser eutireoidianas antes da cirurgia.

Nódulos Tireoidianos

PONTO-CHAVE

> *A avaliação de um nódulo de tireóide requer a triagem para hipertireoidismo, uma cintigrafia de tireóide e uma biopsia por agulha fina.*

A presença de nódulos tireoidianos é um achado muito comum que pode ser percebido pela primeira vez pelo paciente, pelo médico ou por um procedimento de obtenção de imagem realizado por um motivo diferente. Aproximadamente 5 a 7% desses nódulos acabam se tornando malignos.

O risco de malignidade é aumentado quando a idade está acima de 45 anos e existe uma história de exposição a radiação em uma idade jovem. As características clínicas que sugerem malignidade são crescimento rápido da massa, um tumor duro, sintomas obstrutivos, linfadenopatia cervical e paralisia das cordas vocais. Os aspectos ultra-sonográficos sugestivos de malignidade são microcalcificações, bordas irregulares e fluxo sanguíneo central.

A primeira etapa na avaliação de um nódulo de tireóide consiste em realizar as provas de função tireoidiana para excluir o hipertireoidismo. A evidência de hipertireoidismo exige uma cintigrafia de tireóide. Em todos os outros casos, a biopsia por aspiração com agulha fina (BAAF) pode ser um exame diagnóstico inicial apropriado. A BAAF orientada por ultra-som é feita quando a FNAB orientada pela palpação é tecnicamente difícil.

A BAAF tem cerca de 95% de exatidão em seu diagnóstico quando realizada por médicos experientes. Os resultados são relatados como benignos, indeterminados/suspeitos ou malignos quando é coletada amostra suficiente. Os nódulos relatados como indeterminados ou suspeitos podem ser foliculares ou cânceres de células de Hurthle ou adenomas. A presença de invasão capsular ou vascular indica malignidade e isto não pode ser determinado pela BAAF. Assim, a cirurgia é recomendada para lesões indeterminadas/suspeitas.[10]

CÂNCER DE TIREÓIDE

As malignidades que se originam de células foliculares são classificadas como cânceres de tireóide papilar, folicular ou anaplásico com base na aparência microscópica, e ocorrem nessa ordem de freqüência. O câncer de tireóide medular origina-se das células C.

O câncer de tireóide diferenciado (papilar e folicular) geralmente se apresenta como um nódulo tireoidiano indolor e a incidência máxima ocorre na quarta a quinta década de vida. Raramente esses cânceres podem apresentar-se com sintomas obstrutivos ou com dificuldade de falar.

A terapia do câncer de tireóide diferenciado é a remoção cirúrgica do tumor primário, seguida de radioablação por iodo radioativo (I^{131}). A supressão do TSH pelo resto da vida com hormônio tireoidiano exógeno reduz subseqüentemente o risco de recorrência. É importante estar ciente disso nas pacientes com história de cânceres de tireóide que estejam sob hormônio tireoidiano, pois o objetivo é ter seus níveis de TSH suprimidos abaixo dos níveis normais. Cintigrafias corporais totais, os níveis de tireoglobulina e exames radiológicos são empregados para monitorar essas pacientes para a doença recorrente ou residual. A mortalidade em 10 anos é de 5 a 10%, sendo um pouco pior nos cânceres foliculares em comparação com os cânceres papilares.

O carcinoma de tireóide anaplásico é mais agressivo e, em geral, apresenta-se com sintomas relacionados com o crescimento local agressivo — disfagia, dispnéia, rouquidão e dor. Contribui com 1 a 10% dos carcinomas de tireóide. Tem sido usada a cirurgia juntamente com a radiação com feixe externo ou quimioterapia, mas a sobrevida média é de 6 a 10 meses.

Os cânceres de tireóide medulares (MCT) originam-se de células parafoliculares (células C) e contribuem com 2 a 10% de todos os carcinomas de tireóide. Essas células produzem calcitonina, a qual modula a liberação de cálcio a partir das reservas esqueléticas. Esse tipo de câncer ocorre nas formas esporádica e hereditária, apresentando-se na quarta a quinta décadas de vida. A forma hereditária ocorre em parentes como um componente da MEN (neoplasia endócrina múltipla) 2A, como um componente da MEN 2B ou como MCT familial. Além dos sintomas do crescimento local agressivo, esses tumores secretam uma ampla variedade de peptídios, os quais resultam em múltiplos sintomas extratireoidianos. A cirurgia é a principal modalidade de tratamento. A radioterapia com feixe externo e a quimioterapia foram utilizadas, mas não trazem qualquer benefício nítido para a sobrevida.

DOENÇAS NÃO-TIREOIDIANAS

Os pacientes com doenças não-tireoidianas freqüentemente apresentam provas de função tireoidiana anormais. Não se sabe se essas alterações constituem uma adaptação à doença grave ou uma parte da própria doença. Os achados usuais são aqueles de uma T3 e uma T4 séricas baixas e um TSH baixo. No entanto, o TSH também pode estar normal ou, até mesmo, discretamente elevado. Os níveis de TSH indetectáveis não constituem um achado comum na doença não-tireoidiana e deverão alertar o médico para a presença do hipertireoidismo. Daí, a função tireoidiana deverá ser interpretada de modo muito cauteloso nessas circunstâncias. Pode ser difícil diferenciar a doença não-tireoidiana da disfunção tireoidiana branda precoce, e isso exige testes complementares, tais como exames de anticorpos tireoidianos, repetições de ensaios e pesquisa para doenças auto-imunes associadas.

Existe a hipótese de que um dos mecanismos da T3 baixa seja os altos níveis de cortisol endógeno, níveis altos de ácidos graxos livres, citocinas e determinados medicamentos, como amiodarona ou propranolol, que reduzem a atividade da 5'-monodeiodinase. Esta enzima é responsável pela conversão da T4 em T3 e provoca deiodinação da rT3 em diiodotironinas. Portanto, nessas circunstâncias, a rT3 se acumula. O outro mecanismo proposto para as alterações observadas nos níveis hormonais é a ligação reduzida e as concentrações reduzidas das proteínas de ligação de hormônio tireoidiano.[11,12] Outra hipótese é a inibição do eixo hipotalâmico-hipofisário-tireoidiano nos estados de estresse.

Atualmente, não existe evidência de benefício com relação a mortalidade ou morbidade para dar suporte à reposição dos hormônios tireoidianos nas pacientes com doença não-tireoidiana com T3 e T4 baixas. Aconselha-se que as provas de função tireoidiana sejam repetidas na recuperação.

Discussão de casos

Caso 1

Uma mulher de 52 anos na pós-menopausa apresenta-se para avaliação do tratamento hormonal da menopausa. A paciente foi submetida a histerectomia com salpingooforectomia bilateral para fibróides e tem exibido sintomas da menopausa há 3 anos. Ela relata uma história de batimentos cardíacos irregulares. No exame, seus sinais vitais estão dentro dos limites da normalidade. O exame de cabeça e pescoço revela uma tireóide com 20 a 25 g, sem nódulos palpáveis. O restante do exame, incluindo os sistemas cardíaco, respiratório e abdome, mostra-se benigno.

Na pesquisa, a paciente está discretamente anêmica — normocítica normocrômica. A bioquímica, o perfil hepático e o painel lipídico estão dentro das faixas normais. Um TSH é realizado e ele é de 9,8 mUI/ℓ.

A paciente apresenta hipotireoidismo. O hipotireoidismo é um diagnóstico comum nas mulheres desse grupo etário e pode apresentar-se de maneira insidiosa com sintomas inespecíficos. É aconselhável manter um limiar baixo para se verificarem os níveis de TSH nas mulheres na pós-menopausa.

Nenhum outro exame é necessário antes de se iniciar o tratamento. A paciente começa a receber reposição de levotiroxina em uma dose de 50 mcg diária. Seis semanas depois, os exames repetidos mostraram TSH de 3,8 mUI/ℓ (0,04 a 5,5), que está dentro da faixa normal. A paciente está sintomaticamente melhor, e sente mais energia. Ela continua sob sua dose atual de levotiroxina e deverá ser monitorada por meio da verificação dos níveis de TSH a cada 6 meses.

Caso 2

Uma mulher de 58 anos na pós-menopausa queixa-se de perda de peso não-intencional de 7,2 kg. O apetite está normal. A revisão de sintomas é, em contrapartida, negativa. A paciente tem uma história de osteoporose e poliomielite, que afetam sua perna direita. Entre os medicamentos que ela utiliza atualmente inclui-se o Fosamax.

Ao exame, o pulso é de 90 a 100/min e regular. O exame de cabeça e pescoço revela um bócio de 30 g, o qual é difuso. O exame ocular mostra-se normal. O restante do exame de cabeça e pescoço está normal. O exame cardíaco revela taquicardia. O exame de tórax e abdome está normal. Os membros revelam pele quente e macia. Os reflexos são súbitos e nenhum tremor é percebido nas mãos estiradas.

As pesquisas revelam um TSH de 0,01 mUI/ℓ (0,04 a 5,5), T4 livre de 2,5 ng/dℓ (0,8 a 1,8 ng/dℓ) e T3 total de 353 ng/dℓ (60 a 181 ng/dℓ). Um RAIU e a cintigrafia revelam captação homogênea, 13,5% com 4 h e 12,4% com 24 h.

Os exames laboratoriais repetidos continuam a mostrar um TSH suprimido de 0,01 mUI/ℓ (0,04 a 5,5).

A história, o exame físico e os exames laboratoriais são compatíveis com diagnóstico de hipertireoidismo. Como sua glândula tireóide está difusamente aumentada sem nódulos, a tireotoxicose é, mais provavelmente, secundária à doença de Graves (ver Quadro 16.3). Embora a RAIU não esteja elevada, o fato de que ela *não* é suprimida dá suporte adicional ao nosso diagnóstico de doença de Graves em vez de tireoidite. A paciente começa a receber metimazol, que bloqueia a síntese de hormônio tireoidiano, e o plano consiste em tratá-la com iodo radioativo para fazer a ablação da tireóide durante uma consulta de acompanhamento.

Quadro 16.3 **AVALIAÇÃO DA TIREOTOXICOSE**

	GRAVES	MNG TÓXICO	ADENOMA TÓXICO	ARTIFICIAL	TIREOIDITE
TSH	↓↓	↓↓	↓↓	↓↓	↓↓
T4/T3	↑↑	↑↑	↑↑	↑↑	↑↑
RAIU	↑↑	↑↑	↑↑	↓↓	↓↓
Outros	TSI/cintigrafia da tireóide*	Cintigrafia da tireóide†	Cintigrafia da tireóide‡	Tireoglobulina, cintigrafia da tireóide§	Cintigrafia da tireóide, TPO, anti-TG Ab¶

TSH, hormônio tireoestimulante; T4, tireoxina; T3, triiodotironina; RAIU, captação de iodo radioativo; TSI, imunoglobulina estimuladora da tireóide; TPO, anticorpo da peroxidase tireoidiana; anti-TG Ab, anticorpo anti-tireoglobulina; MNG, bócio multinodular.

*TSI alto e aumento difuso na cintigrafia.

†Áreas de aumento da captação de iodo em placas.

‡Captação de iodo aumentada apenas no adenoma.

§Tireoglobulina baixa e captação de iodo diminuída.

¶Captação de iodo diminuída e TPO e anti-TG Ab positivos.

REFERÊNCIAS

1 Larsen PR, Davies TF, Hay ID. The thyroid gland. Williams Textbook of Endocrinology; 1998:389–515.

2 Scanlon MF, Toft AD, Braverman LE, *et al.* Regulation of TSH secretion. *Werner and Ingbar's The Thyroid: A fundamental and Clinical Text.* 7th ed. 1996:220–240.

3 Gorman CA. Thyroid function testing: a new era. *Mayo Clin Proc.* 1988;63:1026–1027.

4 Klee GG, Hay ID. Biochemical thyroid function testing. *Mayo Clin Proc.* 1994;69:469–470.

5. Sawin CT, Geller A, Wolf PA, *et al.* Low serum thyrotropin concentration as a risk factor for atrial fibrillation in older persons. *N Engl J Med.* 1994;331:1249–1252.

6. Faber J, Galloe AM. Changes in bone mass during prolonged subclinical hyperthyroidism due to L-thyroxine treatment: a meta analysis. *Eur J Endocrinol.* 1994;130:350–356.

7. Trivalle C, Doucet J, Chassagne P, *et al.* Differences in the signs and symptoms of hyperthyroidism in older and younger patients. *J A Geriatric Soc.* 1996;44(1):50–53.

8. Solomon B, Glinoer D, Lagasse R, *et al.* Current trends in the management of Graves' Disease. *J Clin Endocrinol Metab.* 1990;70: 1518–1524.

9. Cooper DS. Antithyroid drugs. *N Engl J Med.* 1984;22:311(21): 1353–1362.

10. Mazzaferri EL. Management of a solitary thyroid nodule. *N Engl J Med.* 1993;328:553–559.

11. Utiger RD. Altered thyroid function in nonthyroidal illness and surgery. To treat of not to treat? *N Engl J Med.* 1995;333:1562.

12. McIver B, Gorman CA. Euthyroid sick syndrome: an overview. *Thyroid.* 1997;7:125–132.

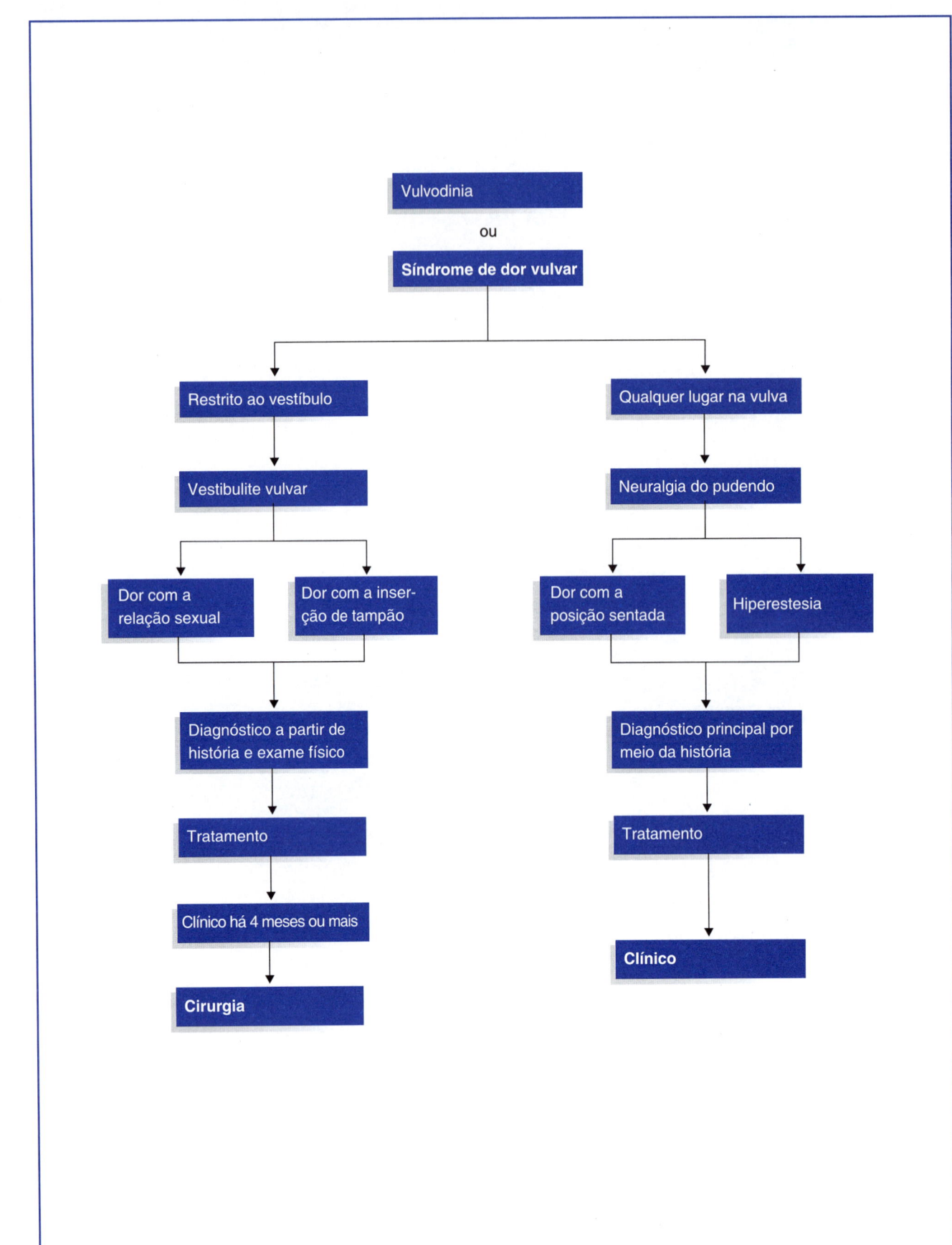

```
                    ┌─────────────────┐
                    │    Vulvodinia   │
                    └─────────────────┘
                             ou
                    ┌─────────────────────────┐
                    │ **Síndrome de dor vulvar** │
                    └─────────────────────────┘
                             │
              ┌──────────────┴──────────────┐
              ▼                             ▼
    ┌───────────────────┐         ┌───────────────────────┐
    │ Restrito ao vestíbulo │     │ Qualquer lugar na vulva │
    └───────────────────┘         └───────────────────────┘
              │                             │
              ▼                             ▼
    ┌───────────────────┐         ┌───────────────────────┐
    │  Vestibulite vulvar │       │  Neuralgia do pudendo   │
    └───────────────────┘         └───────────────────────┘
         │         │                   │             │
         ▼         ▼                   ▼             ▼
   ┌──────────┐ ┌──────────────┐  ┌────────────┐ ┌──────────────┐
   │ Dor com a │ │ Dor com a    │  │ Dor com a  │ │ Hiperestesia │
   │ relação   │ │ inserção de  │  │ posição    │ │              │
   │ sexual    │ │ tampão       │  │ sentada    │ │              │
   └──────────┘ └──────────────┘  └────────────┘ └──────────────┘
              │                             │
              ▼                             ▼
    ┌───────────────────────┐     ┌──────────────────────────┐
    │ Diagnóstico a partir de │   │ Diagnóstico principal por │
    │ história e exame físico │   │ meio da história          │
    └───────────────────────┘     └──────────────────────────┘
              │                             │
              ▼                             ▼
    ┌───────────────────┐         ┌───────────────────┐
    │    Tratamento     │         │    Tratamento     │
    └───────────────────┘         └───────────────────┘
              │                             │
              ▼                             ▼
    ┌────────────────────────┐    ┌───────────────────┐
    │ Clínico há 4 meses ou mais │ │    **Clínico**    │
    └────────────────────────┘    └───────────────────┘
              │
              ▼
    ┌───────────────────┐
    │     **Cirurgia**  │
    └───────────────────┘
```

17 Vulvodinia

Michael S. Baggish

Introdução

PONTO-CHAVE

O grupo de distúrbios que inclui vulvodinia deverá ser classificado como síndromes de dor vulvar.

O termo *vulvodinia* foi adotado no Sétimo Congresso da International Society for the Study of Vulvar Disease (ISSVD), em 1983, e foi subseqüentemente publicado no *Journal of Reproductive Medicine* (1984).[1] O termo significa dor e refere-se, de maneira inespecífica, à vulva. Em vez de empregar um pseudoderivado grego indireto, uma conduta mais lógica seria referir-se ao(s) distúrbio(s) como *síndromes de dor vulvar*.

O evento de nomeação anterior foi precedido de duas pesquisas e dois relatos subseqüentes. Felizmente, o autor deste capítulo teve o conhecimento direto desses dados. Em um curso custeado pela SUNY Syracuse nas Bahamas no início de 1983, Ed Friedrich e Don Woodruff foram palestrantes convidados. Eles discutiram sua pesquisa, então recente, em que relatavam uma síndrome de dor nebulosa, porém real, associada a dor intensa, em queimação, durante a relação sexual. Mais adiante, em 1983, foram publicados artigos sobre a síndrome de dor e seu tratamento cirúrgico.[2, 3] Friedrich, entre 1983 e 1986, reuniu 86 pacientes e definiu anatomicamente a dor específica relacionada com o toque ou tentativa de penetração vaginal. Deu ao problema a denominação síndrome de vestibulite vulvar.[4] Historicamente, as descrições de hiperestesia vulvar e desconforto de queimação ao contato podem ser documentadas na literatura durante um espectro de 100 anos. Em 1889, Skene descreveu a hiperestesia da vulva em seu *Treatise on the Disease of Women*.[5] TG Thomas e PF Munde também descreveram uma síndrome de sensibilidade vulvar excessiva em seu *Practical Treatise on Diseases of Women* (1891).[6]

No *Diseases of Women*, de Charles West (1861), descreve-se uma condição chamada *prurigo*. O autor assim descreve a condição: "por vezes, é uma sensação desagradável de arrepio ou formigamento; em outras ocasiões, uma sensação de pontada, enquanto em outros casos o prurido positivo é tão angustiante que quase chega a ser intolerável.[...] O atrito intenso das partes tanto agrava a condição da paciente quanto também ajuda a produzir e a manter um estado de excitação sexual mórbida que, em alguns desses casos, sem dúvida constitui a menor parte de seu sofrimento."[7]

Em 1928, depois de um intervalo de mais de 40 anos, a condição tornou a aparecer na literatura ginecológica.[8] Kelly observou uma condição associada a manchas vestibulares avermelhadas que impossibilitavam a relação sexual. Descreveu "manchas de coloração vermelha intensa extremamente sensíveis na mucosa do anel himenal como uma fonte fértil de dispareunia".

Diversos artigos esporádicos, porém pertinentes, apareceram na literatura durante as cinco décadas seguintes. Em 1942, Hunt descreveu as glândulas vestibulares menores;[9] em 1948, Dickinson definiu a arquitetura do vestíbulo feminino.[10] Em 1976, Pelisse e Hewitt relataram 30 mulheres com vulvite eritematosa.[11] Em 1988, Pyka *et al.* descreveram a histopatologia de síndrome de vestibulite vulvar.[12]

Nomenclatura

PONTO-CHAVE

Os dois principais distúrbios da síndrome de dor vulvar são a síndrome de vestibulite vulvar e a neuralgia do pudendo.

A nomenclatura para as síndromes de dor vulvar é desnecessariamente confusa. Os dois principais distúrbios idiopáticos são (1) síndrome de vestibulite vulvar e (2) neuralgia do pudendo.

A síndrome de vestibulite vulvar caracteriza-se por prurido (inicial), dor em queimação principalmente com atos provocativos, p. ex., inserção de tampão, relação sexual e exame ginecológico. A dor ou desconforto é limitada aos limites anatômicos do vestíbulo. A condição está associada a eritema vestibular e a ectasia vascular (Quadro 17.1).

A neuralgia do pudendo é uma condição de hiperestesia. A dor ocorre em qualquer local nos tecidos vulvar, periclitoriano e perianal. A dor ocorre sem provocação específica. O uso de roupas íntimas pode precipitar o desconforto. A posição sentada sempre agrava ou desencadeia a dor. Não se observa eritema nem outra anormalidade vulvar visível.

Quadro 17.1 **TERAPIA CLÍNICA INEFICAZ**

Esteróides tópicos
 Preparações de cortisona, cremes de estrogênio, testosterona proporcional em vaselina não têm benefício terapêutico ou uso lógico no tratamento da síndrome de vestibulite vulvar
Terapia antiviral
 A síndrome de vestibulite vulvar não está causalmente relacionada com HSV, HPV, HIV ou qualquer outro vírus. O uso de medicamentos antivirais (p. ex., interferona), carece de justificativa. Esses medicamentos são baratos e apresentam efeitos colaterais significativos
Creme de 5-fluorouracila
 Ácido tricloroacético, Aldura e Condylox são impróprios e contra-indicados para síndrome de vestibulite vulvar

Etiologia

Não existe etiologia conhecida para a neuralgia do pudendo ou para a síndrome de vestibulite vulvar. Surgiram diversas hipóteses, inclusive a tolerância geral à dor diminuída, desejo psicológico de evitar a relação sexual e distúrbios psiquiátricos. Logicamente, as causas das síndromes de dor vulvar não têm fundamento em distúrbios mentais. Obviamente, as pessoas que experimentam dor crônica, a qual interfere nas funções de vida básicas e fisiológicas, podem ficar deprimidas depois de meses ou anos de diagnóstico incorreto. De maneira semelhante, os indivíduos que apresentam dor crônica em um local são mais sensíveis aos estímulos dolorosos em outras localizações. Da mesma forma, o estresse agrava a dor. É importante aceitar os aspectos físicos, em sua maioria puros, da dor associados a vestibulite e a neuralgia do pudendo.

As outras hipóteses etiológicas incluem as infecções (fúngicas, bacterianas, virais). Nenhum dado publicado sustenta de maneira conclusiva a(s) tese de que a síndrome de dor vulvar é causada por uma bactéria ou fungo específicos. Além disso, a tese de que os anticorpos para fungos produzem uma condição auto-imune que gera dor é especulativa.

> **PONTO-CHAVE**
>
> *Não existe etiologia conhecida para as síndromes de dor vulvar.*

São equivalentes as culturas positivas para fungo, Chlamydia, bactérias aeróbicas, Mycoplasma e Ureaplasma nas pacientes com vestibulite em comparação com as pacientes ginecológicas não-acometidas. Não existem quantidades aumentadas em comparação com as pacientes ginecológicas gerais que sofreram abuso sexual, ou que apresentam intolerância a glicose, terapia medicamentosa ou alergias.

Determinados fatos sugerem que as glândulas mucosas do vestíbulo mostram-se disfuncionais na síndrome de vestibulite vulvar.[13] De maneira consistente, o eritema, a ectasia, a dor ao toque suave e a dor intensa à pressão localizam-se ao redor da glândula e ducto de Bartholin. O vestíbulo mostra-se, na maioria das vezes, avermelhado nos tecidos ao redor da abertura do ducto de Bartholin nas pacientes com vestibulite. Dor decorrente de pressão leve sobre a glândula de Bartholin subjacente é observada com 100% de consistência nas mulheres com vestibulite vulvar. Embora a dor possa ser provocada na fúrcula posterior e sobre as glândulas parauretrais, sua freqüência é dois terços a três quartos menor que a observada sobre as glândulas de Bartholin.

> **PONTO-CHAVE**
>
> *O início da vestibulite ocorre com maior freqüência após operação cirúrgica, parto, lua-de-mel ou início de relacionamento com um novo parceiro sexual.*

Historicamente, os sintomas iniciais de vestibulite seguem com maior freqüência uma operação cirúrgica, parto, lua-de-mel ou início de relacionamento com um novo parceiro sexual. As duas primeiras podem estar associadas a escovação dos tecidos vestibulares com substâncias químicas, p. ex., solução de preparação com iodo e clorexidina. O início da dor na lua-de-mel pode relacionar-se bem com o traumatismo direto da glândula e do orifício do ducto por causa do intróito apertado, bem como com lubrificação deficiente. A dinâmica do novo parceiro sexual pode ser o aumento súbito da freqüência da atividade sexual associada ao novo relacionamento.

Anatomicamente, a glândula de Bartholin está intimamente relacionada com a porção inferior do músculo bulbocavernoso, que, da mesma forma, está intimamente aplicado ao músculo levantador do ânus. A glândula não pode ser fisicamente separada do músculo. Quando a glândula de Bartholin tem de ser excisada, então um segmento do músculo bulbocavernoso deve acompanhar a glândula.

Os cortes patológicos da pele vestibular removida mostram inflamação crônica em todos (100%) os casos. Este *não* é um achado normal. A patologia das glândulas

PONTO-CHAVE

A patologia da pele vestibular demonstrará inflamação crônica em quase todos os casos.

de Bartholin removidas mostra a inflamação crônica em 85 a 90% dos cortes. Colorações para fungos foram uniformemente negativas, bem como as culturas bacterianas.

Em suma, embora a etiologia exata da vestibulite vulvar seja desconhecida, o foco do distúrbio é a glândula de Bartholin e, secundariamente, a pele vestibular inflamada. O papel desempenhado pelos agentes medicamentosos tópicos, tais como antifúngicos tópicos, agentes de preparação cirúrgica (iodo, álcool, clorexidina), lubrificantes à base de clorexidina ou creme de 5-fluorouracila, é substancial no início da inflamação crônica e na disfunção da glândula de Bartholin, do ducto de Bartholin e do tecido vestibular circunvizinho (Quadro 17.1).

Anatomia

O vestíbulo ocupa a área externa à vagina e à uretra entre os pequenos lábios. Desembocando no vestíbulo estão o meato uretral, a vagina, os ductos de Skene, os ductos parauretrais, os ductos de Bartholin e os ductos das glândulas vestibulares menores. Os limites laterais do vestíbulo são marcados pela linha de Hart na face interna dos pequenos lábios. As margens mediais são o anel himenal ou os resquícios himenais. A margem anterior termina exatamente antes dos freios do clitóris. A margem posterior é a junção entre a fossa navicular e a comissura posterior.[13] Em comparação com os tecidos dos grandes lábios, dos pequenos lábios e do períneo, a pele vestibular é mais rósea porque a camada ceratinizada do epitélio escamoso estratificado é fina. Abaixo do epitélio, nenhum apêndice cutâneo está evidente. No entanto, as glândulas mucosas estão presentes. Em geral, as glândulas vestibulares menores e as glândulas de Bartholin consistem em ácinos revestidos por células colunares secretoras de muco. O ducto de Bartholin consiste em um revestimento epitelial de células mucosas e células de transição.[14,15]

Epidemiologia

Como a vestibulite e a neuralgia do pudendo não constituem doenças notificáveis, não existe dado exato em relação ao número de mulheres afligidas por estes distúrbios. Goetsch descobriu que 78 em 210 pacientes ginecológicas observadas em um ambulatório tinham discreta sensibilidade ao toque com uma extremidade algodoada e em 31 pacientes foi indubitavelmente diagnosticada síndrome de vestibulite vulvar.[16] Das 400 pacientes com síndrome de dor vulvar observadas no Center for Advanced Gynecology no Good Samaritan Hospital em Cincinnati, EUA, 40% apresentavam sintomas de dor por mais de 2 anos.

A faixa etária para mulheres com síndrome de dor vulvar vai de 18 a 75 anos. A idade média é de 38 anos. A idade média para vestibulite é de 31 anos, enquanto a idade média para mulheres com neuralgia do pudendo é de 45 anos. Dos 400 casos observados pelo autor, apenas 1 paciente era afro-americana, 2 pacientes eram asiáticas e o restante era constituído de caucasianas.

Sintomas

EVOLUÇÃO

A evolução dos sintomas entre vestibulite e neuralgia do pudendo é diferente. Os eventos que dão início à síndrome de vestibulite vulvar podem ser fixados em relação a uma data ou horário específico. Em contraste, a neuralgia do pudendo começa de maneira insidiosa. Embora tolerável, o desconforto pode ser enfrentado a curto prazo; a constância da sensação de queimação e a hiperestesia cotidianas fazem com que, mais adiante, a paciente procure a atenção do ginecologista. Ambos os distúrbios podem apresentar-se com graus variados de intensidade. A passagem do tempo não significa necessariamente melhora da sintomatologia. Nenhum dado factual está disponível para se quantificarem as curas espontâneas. A dispareunia e a apaurenia estão associadas tanto à vestibulite vulvar quanto à neuralgia do pudendo, mas são definitivamente mais notáveis e intensas com a primeira. Ansiedade, frustração e depressão são as seqüelas tardias da dor crônica. Inúmeras idas a consultórios médicos; diagnósticos errôneos inevitáveis por clínicos gerais, ginecologistas, dermatologistas, psiquiatras; diversos medicamentos de usos tópico e sistêmico inúteis, juntamente com suspeita e pressão do cônjuge para resolver o problema, são os ingredientes que incrementam o caldeirão de desespero e desesperança para a mulher infeliz com a síndrome de dor vulvar.

Muitas pacientes obtêm informações pela Internet. Grupos de apoio de pacientes e salas de bate-papo podem fornecer informações corretas ou não. Assim como na maioria dos fóruns abertos, fanáticos defenderão uma variedade de remédios incomuns (fitoterápicos, herbácios etc.). Muitos não oferecem risco, mas, em geral, são inúteis. Contudo, ocasionalmente esses agentes, em grande parte não-regulados, produzem toxicidade e, na verdade, agravam a patologia da mulher acometida.

HISTÓRIA

Uma história natural obtida nas palavras da paciente é a peça de maior valor das informações passíveis de obtenção. Depois de obter a história da paciente, o médico pode fazer perguntas focalizadas. Dados referentes aos aspectos iniciais do distúrbio são muito valiosos no diagnóstico diferencial. A paciente estava assintomática antes de uma histerectomia ou de um parto? Quando a relação sexual não foi associada a dor, se é que não foi?

A vestibulite inicial está principalmente associada a prurido vestibular. Muitas pacientes acreditam serem portadoras de uma infecção por fungos. Muitos ginecologistas não fazem uma cultura antes de tratar a mulher para vaginite. Inevitavelmente, diz-se à paciente que ela apresenta uma infecção por leveduras e ela recebe um agente tópico, p. ex., creme vaginal com miconazol ou terconazol. Quando os sintomas persistem ela é tratada com um medicamento antifúngico sistêmico, p. ex., fluconazol. Quando isto não alivia os sintomas, realiza-se um exame microscópico que revela leucócitos em soro fisiológico e ela e o marido são tratados com outro agente antimicrobiano, p. ex., metronidazol. Esse ciclo continua cada vez mais. Então, o prurido assume um papel menos proeminente à medida que a irritação se torna o aspecto dominante da patologia. As pacientes tentam medicamentos populares, p. ex., creme de miconazol ou de cortisona, que, em geral, proporcionam alívio temporário. Isto pode ser explicado pelo fato de o creme proporcionar um efeito de revestimento por barreira em vez de uma ação terapêutica fundamentada. De maneira inexorável, a irritação se agrava a cada relação sexual. A sensação de dor em queimação supera a irritação a cada tentativa de relação sexual para a mulher que tem vestibulite vulvar. O próprio ato resulta em dor em queimação e a queimação geralmente continua várias horas após a relação sexual. Uma ducha fria ou a imersão em banheira com água morna propiciam alívio temporário. Instadas a descrever o desconforto sentido durante a relação sexual, as mulheres referem os seguintes adjetivos: em carne viva, inchada, seco. Uma descrição típica analisa a sensação como semelhante a esfregar os tecidos com uma lixa. A micção produz uma sensação de queimação nítida quando a urina faz contato com a pele vestibular inflamada. Tomar banho de chuveiro e limpar com sabão produzem, de forma semelhante, uma sensação de queimação. Tipicamente, a dor associada à vestibulite *não* é constante, mas aumenta e diminui durante todo o ciclo menstrual. A dor tende a estar em seu nível mínimo durante a menstruação. Atinge o máximo no período pré-menstrual e no início da fase folicular. Quando não há provocação, a dor é de pequena intensidade, isto é, quando não acontece a relação sexual não existe dor. Em algum momento, o desconforto e a dor alcançam um grau de intensidade tal que a paciente prefere evitar a relação sexual. Essa situação pode ter efeitos adversos sobre o relacionamento e gerar mais sofrimento para a mulher.

A neuralgia do pudendo caracteriza-se por dor em queimação ou lancinante. Prurido é um componente incomum. Uma pergunta-chave a ser feita à paciente é: quais atividades agravam a dor? A posição sentada, principalmente por períodos prolongados, tal como durante longas viagens de carro ou de avião, provoca exacerbação da dor. Andar de bicicleta ou cavalgar cria igualmente agravamento dos sintomas da dor. À medida que o distúrbio se agrava, mesmo o contato leve com as roupas cria desconforto. Em algum momento, as pacientes preferem usar vestido e evitar usar roupas íntimas, sempre que apropriado. À noite, os lençóis e roupas de cama aumentam o desconforto vulvar. Pacientes desesperadas podem passar a maior parte do dia sentadas sobre bolsa de gelo ou deitadas na banheira com água fria. O sabão definitivamente agrava o problema para muitas mulheres.

Remédios não-testados incluíram pomada de testosterona e 5-fluorouracila. Estas condutas não são recomendadas e podem agravar essa condição.

É importante evitar deduzir que a condição seja fruto da imaginação da paciente, que seria um desejo consciente de evitar o sexo ou que seja um distúrbio psiquiátrico primário.

Por fim, embora o desconforto superficial de um vestíbulo inflamado ou de uma vulva com hiperestesia possa ser mascarado por uma anestesia local tópica, p. ex., lidocaína viscosa a 2%, esta manobra que proporciona alívio a curto prazo apenas mascara os sintomas, nada fazendo para eliminar o distúrbio. O dano potencial relaciona-se com a criação de alergia sistêmica ao medicamento.

> **PONTO-CHAVE**
>
> *A neuralgia do pudendo caracteriza-se por dor em queimação ou lancinante na região vulvar.*

Sinais

EXAME FÍSICO

O autor prefere realizar o exame vulvar com o auxílio de uma lente de aumento. O instrumento ideal para se fazer um exame vulvar completo é o colposcópio.

Vulvodinia

PONTO-CHAVE

A área da sensibilidade dolorosa deverá ser sistematicamente mapeada, usando-se um cotonete durante o exame colposcópico.

Embora meu equipamento seja complexo e dotado de uma câmera de televisão (para o benefício da paciente) presa através de um divisor de feixe, o equipamento mais simples será suficiente. Durante o exame, um pequeno *swab* é utilizado para manipular os tecidos. É útil passar o algodão sobre a pele da face interna da coxa e perguntar à paciente se isto lhe provoca algum desconforto. Em geral, a resposta a esta pergunta é negativa. Em seguida, aplica-se a pressão leve sobre a pele da face interna da coxa com o mesmo *swab*. Mais uma vez, pergunta-se à paciente se isto provoca dor. Novamente, ela responde não. Estas técnicas simples instilam confiança na paciente já ansiosa e reforçam o fato de que você não irá lhe provocar desconforto desnecessariamente. Depois disso, mostro à paciente o *swab* para tranqüilizá-la de que ele não se trata de um dispositivo que provoca dor. Depois de se examinar sistematicamente os lábios, o clitóris, o períneo e a pele perianal e passar suavemente a extremidade algodoada sobre os tecidos, pergunta-se à paciente a respeito de desconforto. Em seguida, afastam-se os pequenos lábios, expondo o vestíbulo. Quando há vestibulite, é percebido rubor ao redor da abertura do ducto de Bartholin. Esta estrutura é facilmente percebida como um orifício do tamanho de um alfinete, adjacente ao anel himenal. Localiza-se especificamente lateral ao terço inferior do anel himenal. Nos casos graves, todo o vestíbulo exibirá uma coloração avermelhada. O estiramento do tecido inflamado e friável freqüentemente criará uma fissura, em geral na área da fúrcula posterior. Quando o *swab* é passado sobre o tecido ruborizado, a paciente refere dor ou retrocede fisicamente sobre a mesa de exame. Em seguida, o mesmo aplicador é empurrado sobre o tecido exatamente lateral e pouco abaixo da abertura do ducto da mesma maneira que a pressão suave foi aplicada na coxa. Mais uma vez, isto cria desconforto puntiforme e a retirada. O procedimento é repetido nos lados direito e esquerdo. A estimulação da glândula para secretar muco irá produzir eritema ainda maior que será claramente visualizado enquanto observado sob a ampliação colposcópica. A paciente irá compreender que o desconforto de queimação que ela experimentou durante a relação sexual foi recriado exatamente na sala de exame. Todo o vestíbulo deverá ser sistematicamente mapeado, inclusive das glândulas parauretrais e uretrais. O exame colposcópico com maior aumento geralmente revela ectasia vascular. Esta aparecerá como grandes vasos terminais pontilhados ao redor do orifício do ducto de Bartholin dentro do epitélio vestibular. Em seguida, coloca-se cuidadosamente o aplicador na vagina e passa-se suavemente sobre o epitélio vaginal, tomando-se o cuidado de não impor qualquer atrito ao hímen. Com o dispositivo, aplica-se pressão sobre a vagina. Nenhuma dor é provocada. O eritema e a dor relativa são quantificados, empregando-se para isso uma escala digital (de 1 a 10). É atribuído um escore de 10/10 para o eritema extremo e a retirada física produzida pela dor.

Um espéculo de Pederson é mostrado à paciente e, em seguida, é delicadamente inserido na vagina sob visão colposcópica (sem lubrificação). O espéculo é vagarosamente aberto e a vagina e o colo são examinados. As culturas são rotineiramente obtidas e aplicadas em placas para fungos, aeróbios, Chlamydia, gonorréia, Mycoplasma/Ureplasma. O muco e os resíduos são retirados, utilizando-se um grande *swab* (embebido em ácido acético a 4%), e mais uma vez todo o colo e a vagina são examinados por meios colposcópicos. O exame é terminado com um exame bimanual e exame retovaginal, utilizando-se uma mão enluvada lubrificada com Astroglide. Esses achados descreveram a aparência física da síndrome de vestibulite vulvar.

No caso da neuralgia do pudendo, a vulva e o vestíbulo parecerão absolutamente normais. O toque suave do cotonete nos lábios, no capuz clitoriano e no períneo pode gerar dor. O toque suave no vestíbulo e na vagina não provocará dor. Quando o médico empurra o dedo indicador para dentro da porção mais inferior dos grandes lábios, exatamente medial à tuberosidade ciática, as mulheres afetadas por neuralgia sentirão dor. Esta manobra não provocará desconforto nas mulheres com vestibulite, a menos que ocorra tração himenal. Além disso, o exame vaginal não produzirá dor, exceto quando se aplica pressão através da parede vaginal na altura da espinha ciática.

Diagnóstico Diferencial

O principal diagnóstico diferencial que deve ser feito na síndrome de dor vulvar focaliza-se na diferenciação entre vestibulite e neuralgia, pois os programas de tratamento finais são muito distintos. Os outros distúrbios vulvares, incluindo as infecções, podem coexistir com qualquer uma dessas entidades, mas o ginecologista experiente deverá diagnosticar facilmente outras condições produtoras de dor. O líquen plano erosivo produz ulceração vestibular e cria dor, o que impede a relação sexual e a inserção de tampão. A limpeza e a secagem do vestíbulo também são dolorosas. Nesta condição, a falta de revestimento epitelial e/ou o adelgaçamento do epitélio são diagnósticos. Uma biopsia confirmará o diagnóstico. No caso de síndrome de vestibulite vulvar, uma biopsia não é diagnóstica nem útil para esta questão. Além disso, é comum o envolvimento vaginal e bucal com líquen plano.

> **PONTO-CHAVE**
>
> *A diferenciação entre vestibulite e neuralgia é muito importante, pois a abordagem ao tratamento em cada um destes distúrbios é muito diferente.*

A doença de Behçet afeta o vestíbulo e as faces mediais dos *pequenos lábios*. Além disso, de maneira característica a doença de Behçet produz uma grande úlcera necrótica dolorosa e também está associada a lesões na boca.

A vulvite aguda secundária à infecção bacteriana ou fúngica produz sintomas vestibulares característicos de síndrome de vestibulite vulvar. A vulvite aguda é mais difusa em relação à inflamação. Uma cultura positiva irá corroborar o diagnóstico, e o tratamento antifúngico ou com antibiótico específico resolve rapidamente o problema.

Qualquer reação química ou queimadura pode produzir vestibulite e simular síndrome de vestibulite vulvar. A história ajudará no diagnóstico diferencial em relação à causa e ao efeito. Essas lesões químicas ou reações de hipersensibilidade exibem início agudo e não seguem a fisiopatologia evolucionária anteriormente descrita. A lesão melhora com o tempo; no entanto, este tipo de problema pode ser um instigador da síndrome de vestibulite vulvar. Vários casos de síndrome de vestibulite vulvar genuína sucederam à exposição a brometos em banhos quentes, antifúngicos tópicos instilados na vagina, alergia ao látex e a espermicida, infusões vaginais de 5-fluorouracila e ducha cáustica bizarra (p. ex., alvejante).

Muito se escreveu em relação às infecções pelo herpesvírus simples (HSV) e às infecções pelo papilomavírus humano (HPV) como instigadores da síndrome de vestibulite vulvar e de neuralgia do pudendo. O HPV, mesmo em suas apresentações mais intensas, não constitui uma entidade produtora de dor. A tipagem do DNA do HPV não mostra que pacientes que têm síndrome de dor vulvar apresentam maior grau de infectividade que a população ginecológica geral. As biopsias do epitélio vestibular não mostram qualquer característica patológica maior do HPV do que a população ginecológica geral. Portanto, o HPV não é um instigador de síndrome de dor vulvar, embora ambos possam ocasionalmente coexistir. As infecções da vulva e do vestíbulo pelo herpesvírus simples criam úlceras que apresentam uma aparência característica.[17-20] A cultura mostrará a presença do vírus, principalmente quando as vesículas são aspiradas. A biopsia mostra células gigantes multinucleadas com grandes inclusões virais. Os exames dos anticorpos neutralizantes mostrará títulos específicos aumentados de imunoglobulina G (IgG) e imunoglobulina M (IgM) para o HSV I e/ou II. As infecções por HSV não são difíceis de diferenciar dos achados físicos ou históricos associados a síndrome de dor vulvar. Não existe evidência de que o HSV ou o HPV sejam uma causa de dor vulvar crônica.

Diagnóstico

O diagnóstico baseia-se nos dados históricos exatos e no exame físico cuidadoso. O diagnóstico correto não é difícil. Por fim, a observação durante a terapia conservadora (clínica) é a senha, mesmo quando a incerteza não é um problema. Logicamente, é um erro a intervenção cirúrgica precipitada na crença errônea de que a síndrome de dor vulvar se deve a vestibulite quando, na verdade, os dados apontam para neuralgia. O acompanhamento contínuo e freqüente com história e exame físico diferenciará, com o passar do tempo, vestibulite de neuralgia. O encaminhamento para uma clínica de subespecialidade ou para um ginecologista especializado em distúrbios vulvares sempre é útil para o ginecologista geral, a fim de se confirmar a exatidão do diagnóstico.

Tratamento

CLÍNICO

A base para a terapia clínica na Vulvar-Vaginal Disorders Clinic no Good Samaritan Hospital, em Cincinnati, Ohio, consiste em utilizar as técnicas relatadas que não causarão dano à paciente, isto é, que não agravarão a condição e que foram relatadas como tendo uma eficácia razoável.

SÍNDROME DE VESTIBULITE VULVAR O aconselhamento inicial fornecido a todos os novos pacientes especifica que nenhum medicamento tópico deve ser colocado na vulva ou dentro da vagina e que nenhuma relação sexual seja tentada durante um mínimo de 6 semanas.

Com base no trabalho de Glazer *et al.*, todas as pacientes são encaminhadas para o nosso fisioterapeuta, para um *biofeedback*.[21] Realiza-se o teste do levantador do ânus pré e pós-tratamento. Os medicamentos antidepressivos tricíclicos (p. ex., nortriptilina [25 mg diários], amitriptilina [20 mg diários]) são efetivos como formulações moduladoras da dor. De maneira alternativa, pode-ser prescrever gabapentina, 300 mg 3 ou 4 vezes/dia. O principal efeito colateral desses medicamentos é a sonolência, principalmente durante as primeiras horas da manhã.

Embora o papel dos oxalatos na gênese da vestibulite vulvar seja duvidoso e os dados relativos ao mecanismo de seus efeitos sobre o distúrbio sejam escassos, oferecemos à paciente pelo menos uma dieta pobre em oxalato durante as primeiras 6 semanas e prescrevemos citrato de cálcio, 400 mg 3 vezes/dia.[22-24]

Além disso, a paciente recebe uma bisnaga e um frasco de 500 ml de água estéril, sendo instruída a irrigar o vestíbulo depois de cada micção e antes da limpeza. Qualquer paciente que apresente uma cultura positiva em relação à elaboração diagnóstica é tratada com o medicamento sistêmico específico para a infecção diagnosticada.

Após um intervalo de 6 semanas, a paciente volta para os exames subjetivo e objetivo. O regime permanece idêntico durante as 6 semanas seguintes com o acréscimo da tentativa de ter uma relação sexual uma vez por semana, utilizando-se a aplicação de Astroglide ou outro lubrificante adequado.

Quando não se verifica nenhuma resposta apreciável ao programa terapêutico conservador durante o intervalo de 12 a 16 semanas, as opções cirúrgicas são debatidas com a paciente e com a família. Nossa filosofia consiste em apoiar e continuar o tratamento clínico pelo tempo que a paciente desejar. Infelizmente, apenas 15 a 20% das mulheres que têm síndrome de vestibulite vulvar exibirão resposta, isto é, a eliminação da dor e a relação sexual agradável sem dor.

Neuralgia do Pudendo Em contraste com a vestibulite vulvar, a neuralgia do pudendo deverá ser tratada por métodos conservadores não-cirúrgicos. É prescrito um regime específico que inclui o seguinte:
- Reduzir o tempo em que permanece sentada: as pacientes são advertidas contra longos períodos na posição sentada. Elas são aconselhadas a se reclinar em um sofá em casa em vez de sentadas.
- Um programa de *biofeedback* é prescrito pelo fisioterapeuta.
- Os medicamentos antidepressivos sistêmicos são prescritos de acordo com o seguinte esquema: amitriptilina, 20 mg em dose única diária, ou gabapentina, 300 mg 3 a 4 vezes/dia.
- Quando a paciente não experimenta alívio significativo em 6 semanas, inicia-se então um esquema de injeções seriadas de dexametasona na área do nervo pudendo, com 2 mg de dexametasona em cada lado a intervalos mensais. As pacientes podem relatar um aumento transitório da dor no local de injeção devido ao veículo transportador.

Na Vulvar-Vaginal Disorders Clinic, mais de 85% de todas as pacientes responderão a esse regime com a redução significativa ou eliminação da dor.

Cirúrgico

A cirurgia é reservada às pacientes que não responderam ao tratamento clínico de síndrome de vestibulite vulvar[25] (Quadro 17.2). Não se indica cirurgia para neuralgia do pudendo. A operação que realizamos baseia-se no papel desempenhado por glândula e ducto de Bartholin disfuncionais. As glândulas são radicalmente excisadas em conjunto com a pele vestibular. A margem vaginal é infiltrada e avançada para cobrir o déficit, formando o novo intróito.[26]
- Preparação: opta-se por marcar uma consulta no consultório com a paciente e seu cônjuge ou outra pessoa significativa, antes da data da cirurgia. Os detalhes

do procedimento cirúrgico são totalmente discutidos. Prefiro fazer um desenho simples para ilustrar quais tecidos serão removidos e como eles serão reparados. Deve-se falar com a paciente sobre os efeitos indesejados da operação, os quais compreendem dor e seu tratamento. As possíveis complicações e a freqüência com que ocorrem deverão ser debatidas. As complicações podem incluir sangramento excessivo a curto prazo (incomum), infecção da ferida (incomum), tração vaginal, ou seja, a separação vaginal das margens vestibular e perineal suturadas (baixa), náuseas e vômitos (comum), inchaço (comum), equimose (comum) e lesão retal (rara). As complicações a longo prazo mais problemáticas, que devem ser nitidamente delineadas, são ausência de lubrificação natural do intróito e neuralgia do pudendo cirurgicamente induzida. Por fim, dou à paciente uma cópia de um artigo em que se detalha a cirurgia, mostrando figuras e ilustrações, bem como dados estatísticos relativos à cirurgia. Finalmente, a suposta candidata à cirurgia recebe uma lista de antigas pacientes que realizaram a cirurgia e que foram voluntárias para falar diretamente com as pacientes pré-operatórias a fim de transmitir suas experiências. São citadas as pacientes que requerem pareceres clínicos ou cirúrgicos. As recomendações de pareceres são debatidas com a paciente e implementadas. Em alguns casos, obtém-se o parecer psiquiátrico pré-operatório.

Discuto com as pacientes que estão em idade reprodutiva os detalhes pertinentes a futura gravidez e fertilidade. A síndrome de vestibulite vulvar não tem efeito sobre a capacidade de conceber e de a paciente passar por uma gestação. Recomendo que a paciente que se submeteu a cirurgia terapêutica para vestibulite não opte por um parto vaginal por causa do risco de formação de cicatriz depois da episiotomia ou de uma laceração perineal. A cesariana é a melhor alternativa para essas pacientes.

- Técnica cirúrgica: a cirurgia é realizada na posição de litotomia. A anatomia da glândula de Bartholin, do músculo bulbocavernoso, do bulbo do vestíbulo e da vagina foi devidamente detalhada em outro ponto deste capítulo (Fig. 17.1).[14,15] Para obter a exposição, os lábios são suturados à pele da virilha. É injetada solução de vasopressina a 1:100 abaixo da pele vestibular. Utilizando-se um *laser* de CO_2 superpulsado acoplado através de um micromanipulador a um microscópio cirúrgico, é feito um corte linear de cerca de 2 cm de comprimento exatamente lateral ao anel himenal e aprofundado através da fáscia de Colles (Fig. 17.2A e B). Com uma tesoura de tenotomia, dissecta-se a face interna da

---

Quadro 17.2 **INDICAÇÕES PARA CIRURGIA RELATIVA AO TRATAMENTO PARA SÍNDROME DE VESTIBULITE VULVAR**

Tentativa mínima de terapia clínica por 4 meses
Dor incapacitante contínua depois do ensaio clínico
Demonstração objetiva de eritema contínuo e dor em nível menor ou igual a 8/10
Achados subjetivos e objetivos limitados ao vestíbulo
Ausência de infecção bacteriana ou fúngica concomitante conforme demonstrado por cultura
Desejo da paciente para se submeter à cirurgia depois do consentimento informado adequado
Nenhuma contra-indicação clínica à cirurgia

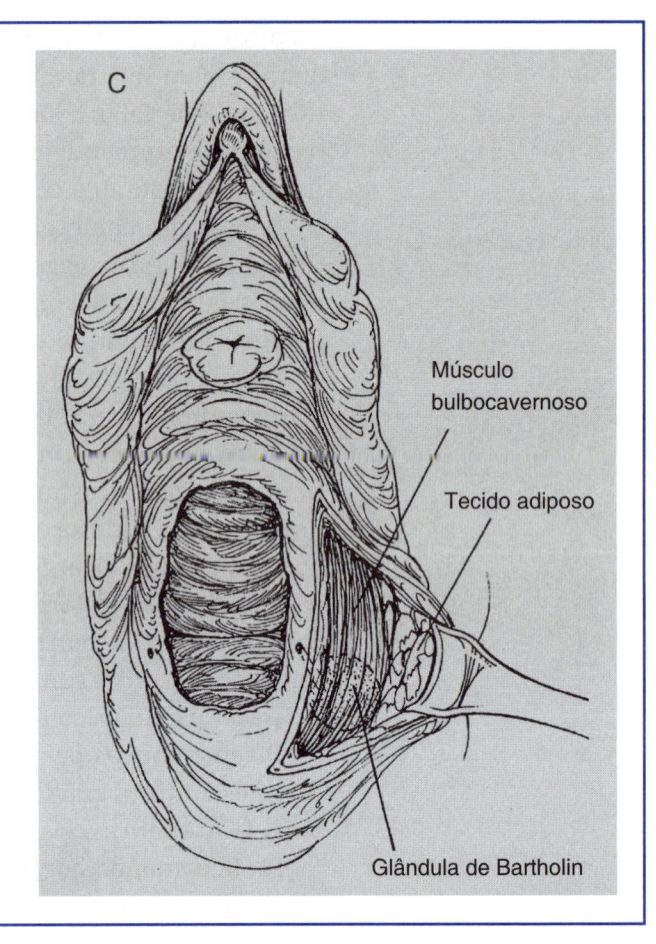

Fig. 17.1 Desenho esquemático da anatomia do vestíbulo vulvar mostrando as relações da glândula de Bartholin com o músculo bulbocavernoso e a vagina. (*Fonte*: Baggish MS, Karram M. *Atlas of Pelvic Anatomy and Gynecologic Surgery*. Filadélfia PA: W.B. Saunders, 2001.)

vagina é do músculo bulbocavernoso até uma profundidade de 2 a 3 cm (Fig. 17.3). Um dedo duplamente enluvado é colocado no reto para determinar exatamente a relação do reto com a área de dissecção. Em seguida, a fáscia de Colles é aberta na margem lateral do músculo. O músculo bulbocavernoso é então isolado e exposto (Fig. 17.4). Identifica-se a fáscia sobrejacente ao levantador do ânus (membrana perineal), localizado entre os músculos bulbo e isquiocavernoso. O músculo bulbocavernoso é clampeado com uma pinça-mosquito na posição mais baixa da incisão e na junção dos terços médio e inferior do músculo (Fig. 17.5A). O músculo é cortado com a tesoura de tenotomia (Fig. 17.5B). Várias pinças adicionais são aplicadas mais profundamente e cortadas. A glândula de Bartholin é identificada na superfície inferior do músculo (Fig. 17.6). O aporte sanguíneo da glândula é isolado e clampeado. O segmento do músculo e da glândula é removido (Fig. 17.7). O ducto é acoplado à glândula removida. O defeito profundo criado pela remoção do músculo e da glândula é fechado com vicryl 3-0. Quando o bulbo do vestíbulo é aberto durante a dissecção, ele sangra e a estrutura cavernosa semelhante a um seio deve ser então suturada com vicryl 4-0 ou 5-0; essa estrutura não deverá ser clampeada. O restante do vestíbulo é excisado até a linha de Hart (Fig. 17.8A e B). Todo o tecido excisado é enviado em frascos separados para o laboratório de patologia (Fig. 17.9A e B). A vagina é infiltrada e avançada com o uso da tesoura de

Fig. 17.2 (A) Uma solução de vasopressina a 1:100 é injetada dentro do vestíbulo adjacente ao intróito vaginal (a seta aponta para a abertura vaginal). (B) Uma incisão relativamente sem sangue é feita com um feixe de *laser* de CO_2 superpulsado. O micromanipulador a *laser* é acoplado ao microscópio cirúrgico. O diâmetro do feixe é de 1,0 mm. (*Fonte*: Baggish MS, Karram M. *Atlas of Pelvic Anatomy and Gynecologic Surgery*. Filadélfia, PA: W. B. Saunders, 2001.)

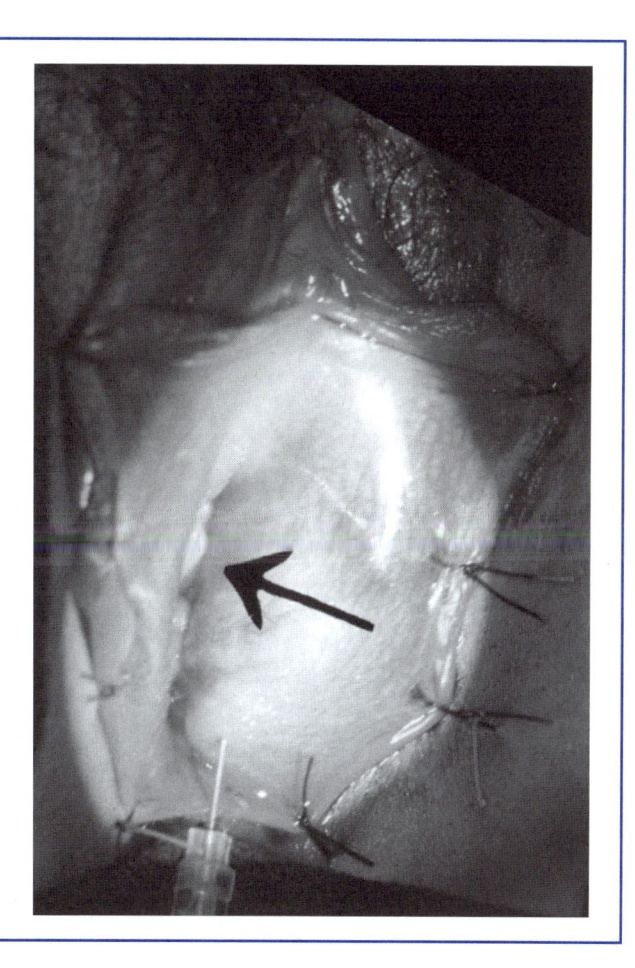

Steven. As margens da vagina são suturadas às margens residuais do pequeno lábio e ao períneo. A operação é realizada de maneira idêntica no lado oposto (Fig. 17.10).

No final do procedimento, a ferida é totalmente irrigada com solução de cloreto de sódio a 0,9%. A ferida é seca. A uretra é cateterizada e a bexiga é esvaziada. Aplica-se creme Silvadene na ferida e a paciente é colocada na posição de decúbito dorsal e transferida para uma maca.

- Tratamento pós-operatório: a paciente recebe prescrição de um emoliente fecal, creme Silvadene, "Instant Ocean", "Toradol" 10 mg 3 vezes/dia durante 3 a 4 dias, codeína com paracetamol ou ácido acetisalicílico para tomar depois que terminar o Toradol. Coloco todas as pacientes sob ciprofloxacina 500 mg, 2 vezes/dia. Todas as pacientes são vistas no consultório em 1 semana da alta e são acompanhadas a cada 1 a 2 semanas depois disso. Com 4 semanas de pós-operatório, as pacientes recebem um pequeno molde vaginal, que é inserido 2 vezes/dia durante 10 min. Um molde médio é fornecido após 2 semanas. Por fim, é fornecido um molde grande para a paciente com 8 semanas de pós-operatório. A etapa até a relação sexual é muito fácil depois da utilização do molde grande durante 2 semanas.

Os dados (Quadro 17.3) para a relação sexual sem dor após a cirurgia são muito bons, isto é, 95%. O acompanhamento variou de 1 a 9 anos. Todas as pacientes são instruídas a usar Astroglide ou um substituto adequado para

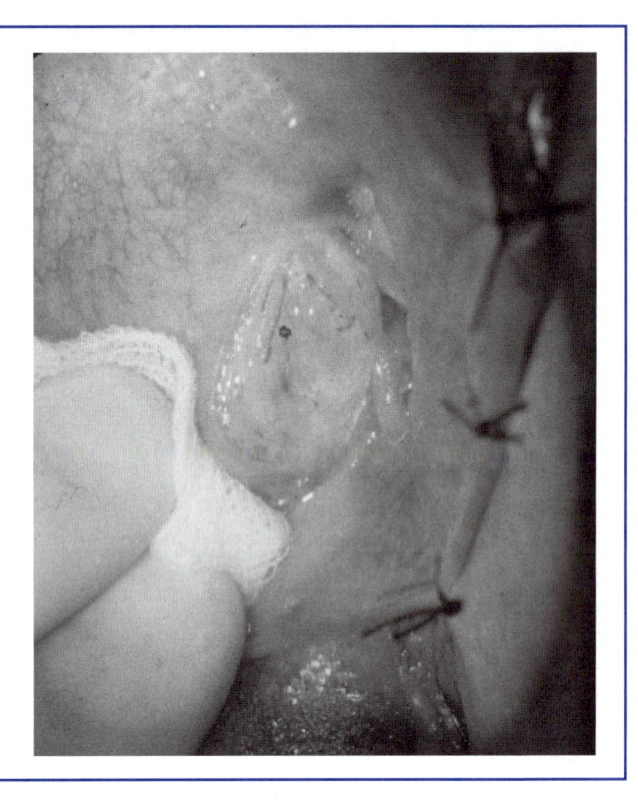

Fig. 17.2 (*Cont.*)

a relação sexual. Nenhuma de nossas pacientes teve dificuldade na relação sexual ou gravidez após esse tipo de cirurgia.

Quinze por cento das pacientes apresentarão neuralgia do pudendo, localizada na porção mais inferior dos grandes lábios. A dor é descrita como um desconforto pungente agravado pelo ato de se sentar, mas não agravado pela relação sexual. Esta dor responde ao tratamento conservador em mais de 90% das pacientes.

- Procedimentos cirúrgicos alternativos: outros procedimentos operatórios do vestíbulo foram descritos, porém todos apresentam desvantagens quando comparados à excisão da glândula de Bartholin. Devemos ter em mente que a excisão dessa glândula requer maior habilidade cirúrgica e um conhecimento detalhado da anatomia perineal. Logicamente, nem todo cirurgião ginecológico está apto a realizar esta operação. Por conseguinte, é bastante compreensível que a maioria dos indivíduos que se focalizam no tratamento dos Distúrbios de Dor Vulvar realizem apenas as operações mais simples.

A cirurgia recomendada por Woodruff e Parmley em 1983 e que muitos ginecologistas continuaram a realizar sem muita modificação é, basicamente, uma vestibulectomia com excisão do hímen e uma margem de meio centímetro da vagina inferior. A excisão estende-se até o períneo e termina ao se avançar a vagina para cobrir a área desnuda. As deficiências dessa operação concentram-se em deixar a glândula de Bartholin e, ao mesmo tempo, destruir o ducto. Um dos principais fatores etiológicos do distúrbio não é tratado. No período pós-operatório, as pacientes continuam a demonstrar sensibilidade à pressão e, embora tenham "melhorados", não estão curadas.

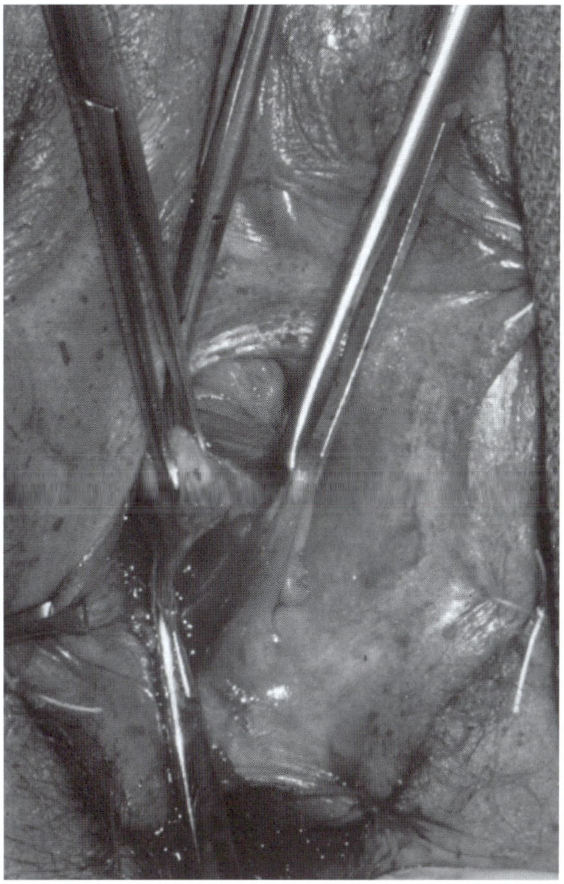

Fig. 17.3 Um espaço é agudamente dissectado entre a parede interna da vagina e o músculo bulbocavernoso, músculo levantador do ânus. (*Fonte*: Baggish MS, Karram M. *Atlas of Pelvic Anatomy and Gynecologic Surgery*. Filadélfia, PA: W. B. Saunders, 2001.)

Apenas excisar a pele vestibular, incluindo o orifício do ducto, é menos efetivo que a operação de Woodruff-Parmley. A vantagem máxima da primeira, que é preferida pelos dermatologistas, é a simplicidade.

Resumo

A síndrome de dor vulvar parece ser uma causa emergente de incapacidade para um número significativo de mulheres nos EUA e em outros locais. Os sintomas por ela gerados podem contribuir para mais de 15% de todas as consultas ginecológicas em consultórios por ano. A síndrome de vestibulite vulvar é mais prevalente que a neuralgia do pudendo, com uma proporção de 10 casos de vestibulite para um caso de neuralgia do pudendo.

Os sistemas de classificação difíceis retardaram o processo diagnóstico por causa da confusão. A tendência a atribuir o prurido à infecção sem o diagnóstico objetivo aumenta ainda mais a variedade de erros, retardando a detecção adequada da síndrome de dor vulvar. Um recente obstáculo à simplificação do diagnóstico consiste em tentar subdividir a vestibulite vulvar nas categorias primária e secundária sem motivo claro. Falta uma justificativa para uma classificação mais complexa.

Fig. 17.4 Lateralmente, um segundo espaço é desenvolvido a fim de se definir e isolar claramente o músculo bulbocavernoso e a glândula de Bartholin, que adere à superfície interna (profunda) do músculo. Esta colpofotografia mostra o músculo entre os espaços anatômicos interno (seta) e lateral (externo). (*Fonte*: Baggish MS, Karram M. *Atlas of Pelvic Anatomy and Gynecologic Surgery*. Filadélfia, PA: W. B. Saunders, 2001.)

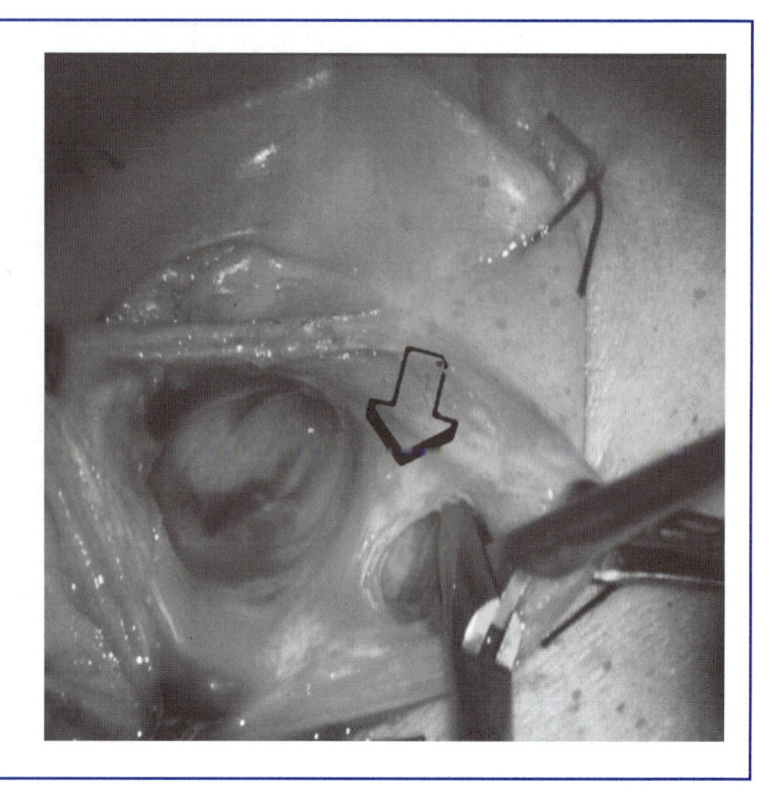

Fig. 17.5 (A) As pinças-mosquito são colocadas no músculo bulbocavernoso, como preparação para sua incisão. (B) O músculo é seccionado anteriormente, por meio da tesoura de Steven. (C) A relação da vagina com o campo operatório é demonstrada ao se aplicar tração sobre a pinça de Allis, a qual está presa à parede vaginal lateral inferior. (*Fonte*: Baggish MS, Karram M. *Atlas of Pelvic Anatomy and Gynecologic Surgery*. Filadélfia, PA: W. B. Saunders, 2001.)

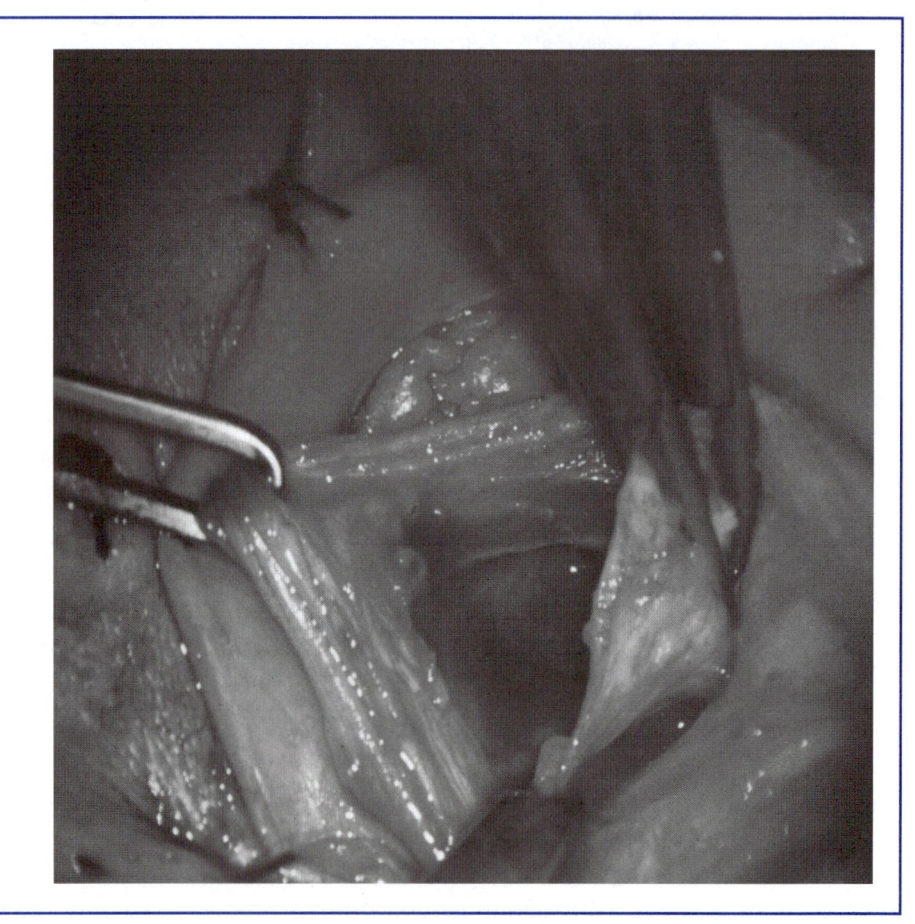

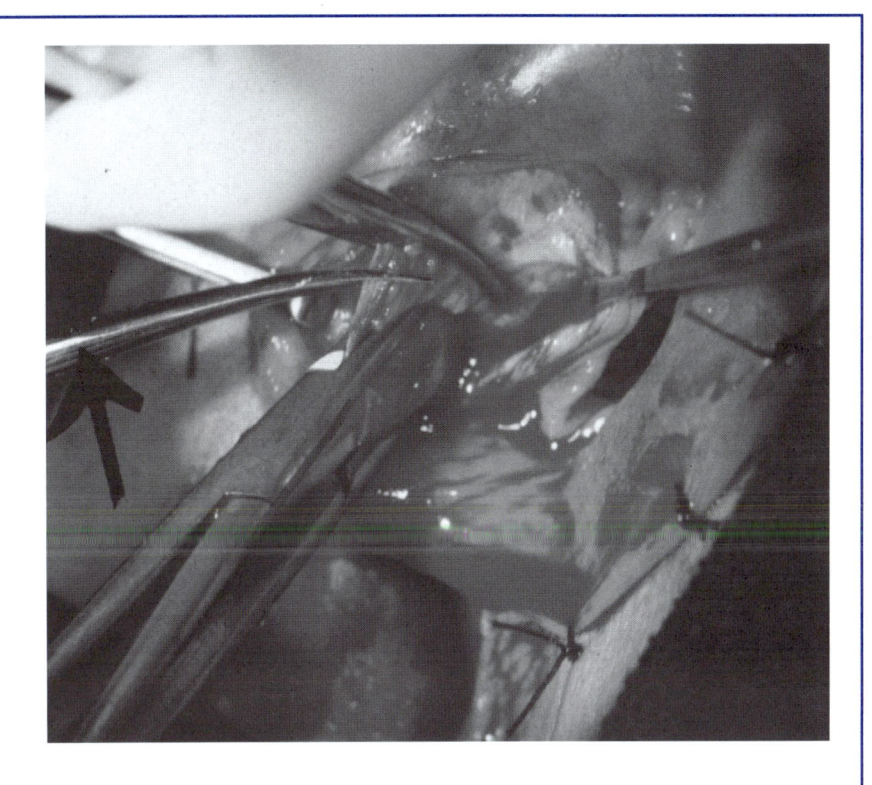

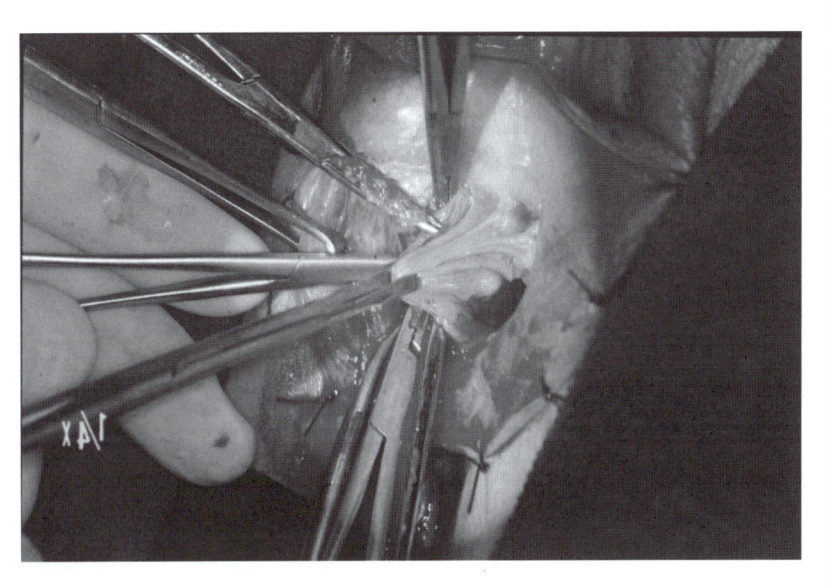

Fig. 17.5 *(Cont.)*

A interpretação dos resultados terapêuticos é confundida quando se acrescenta a categoria de resultados "melhorados". Da mesma forma que com a classificação, a simplicidade proporcionará a via mais curta para o mínimo denominador comum. A eliminação da dor é a linha inferior, a qual determina o sucesso ou o fracasso de qualquer tratamento da maneira mais objetiva. Acho difícil interpretar a palavra melhora em sentido clínico, pois um efeito placebo isolado pode ser responsável pela "melhora".

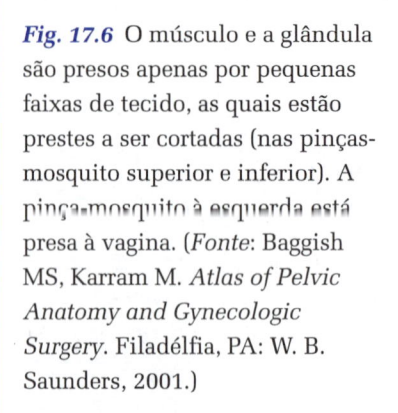

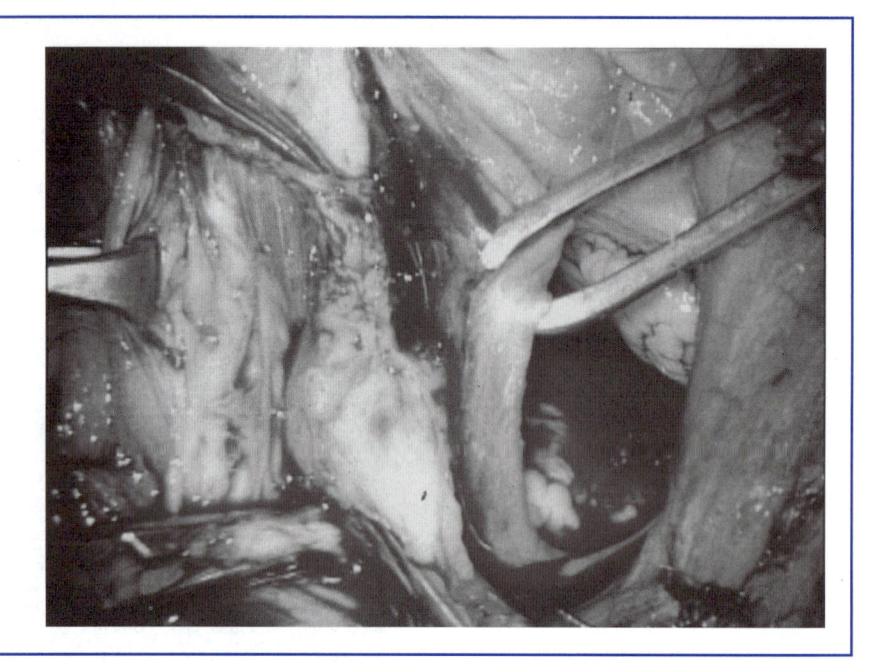

Fig. 17.6 O músculo e a glândula são presos apenas por pequenas faixas de tecido, as quais estão prestes a ser cortadas (nas pinças-mosquito superior e inferior). A pinça-mosquito à esquerda está presa à vagina. (*Fonte*: Baggish MS, Karram M. *Atlas of Pelvic Anatomy and Gynecologic Surgery*. Filadélfia, PA: W. B. Saunders, 2001.)

Nos termos mais simples, um grande passo à frente ocorrerá quando os ginecologistas e outros profissionais de saúde reconhecerem que a síndrome de dor vulvar existe e que ela pode se tratada com sucesso.

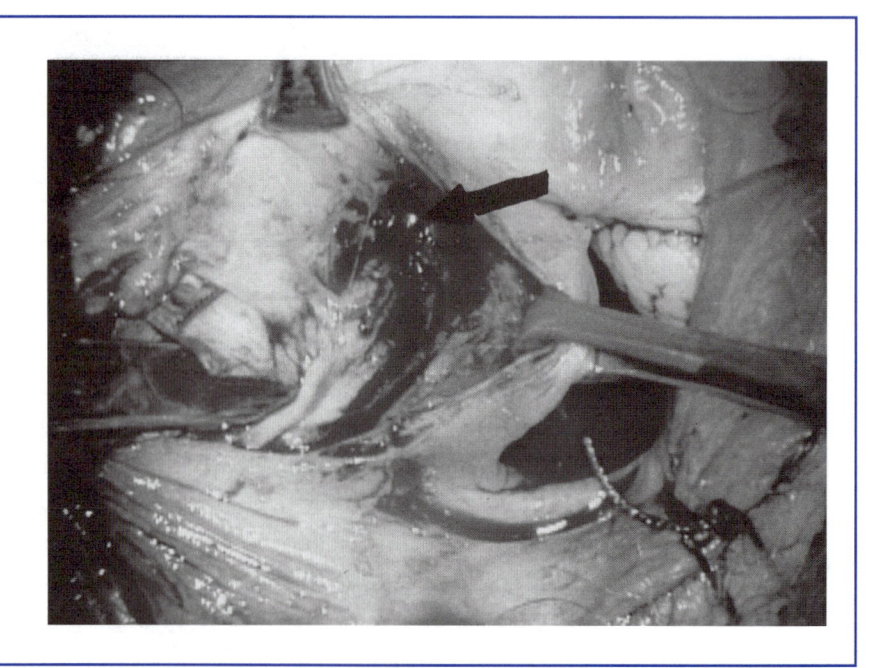

Fig. 17.7 A glândula foi removida. Observe o defeito outrora ocupado pela glândula de Bartholin esquerda (seta). (*Fonte*: Baggish MS, Karram M. *Atlas of Pelvic Anatomy and Gynecologic Surgery*. Filadélfia, PA: W. B. Saunders, 2001.)

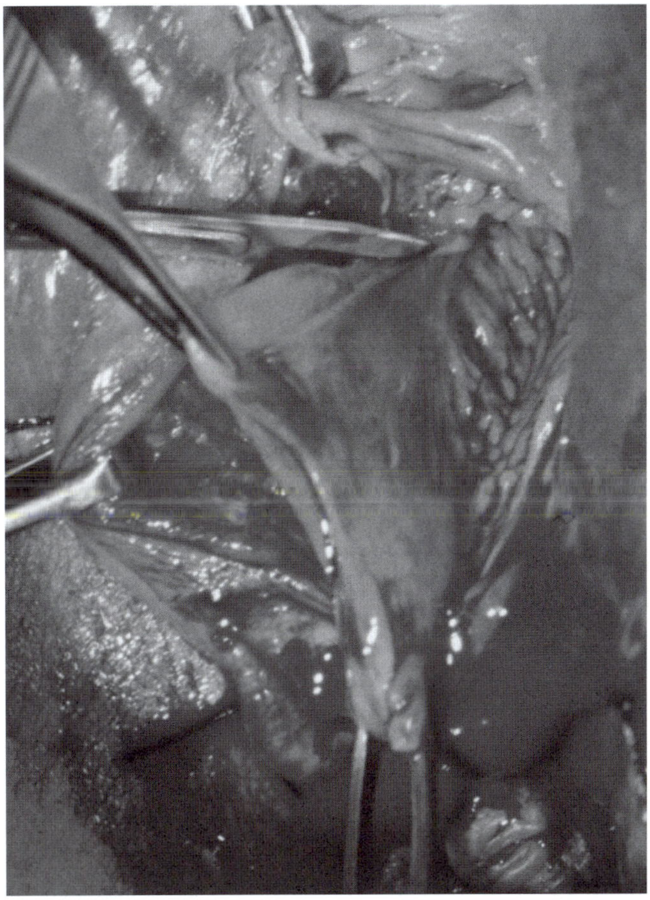

Fig. 17.8 (A) A parte inferior da vagina (pinça de Adson) com o anel himenal é dissectada. (B) O restante do vestíbulo é dissectado até a margem da linha de Hart no pequeno lábio. (*Fonte*: Baggish MS, Karram M. *Atlas of Pelvic Anatomy and Gynecologic Surgery*. Filadélfia, PA: W. B. Saunders, 2001.)

Questões de Orientação

- Há quanto tempo o problema existe?
- A paciente estava assintomática antes do parto ou da histerectomia?
- A relação sexual sempre foi dolorosa?
- Existe uma história de infecção vaginal?
- Existe uma história de alergias?

Qual é a evidência?

Embora tenha sido vista como uma conduta de tratamento agressivo para vestibulite vulvar, a vestibulectomia está se tornando um procedimento freqüentemente recomendado, e mais de 20 estudos respectivos revisaram sua eficácia. Duas outras condutas de tratamento para as *síndromes de dor* também foram estudadas para vestibulite vulvar. Estas incluem o *biofeedback* eletromiográfico de superfície, uma técnica que foi empregada para cefaléias crônicas e que foi adaptada para dispareunia.[27] Outra conduta é a terapia comportamental cognitiva. Estas duas últimas condutas foram avaliadas quanto à eficácia na vestibulite vulvar

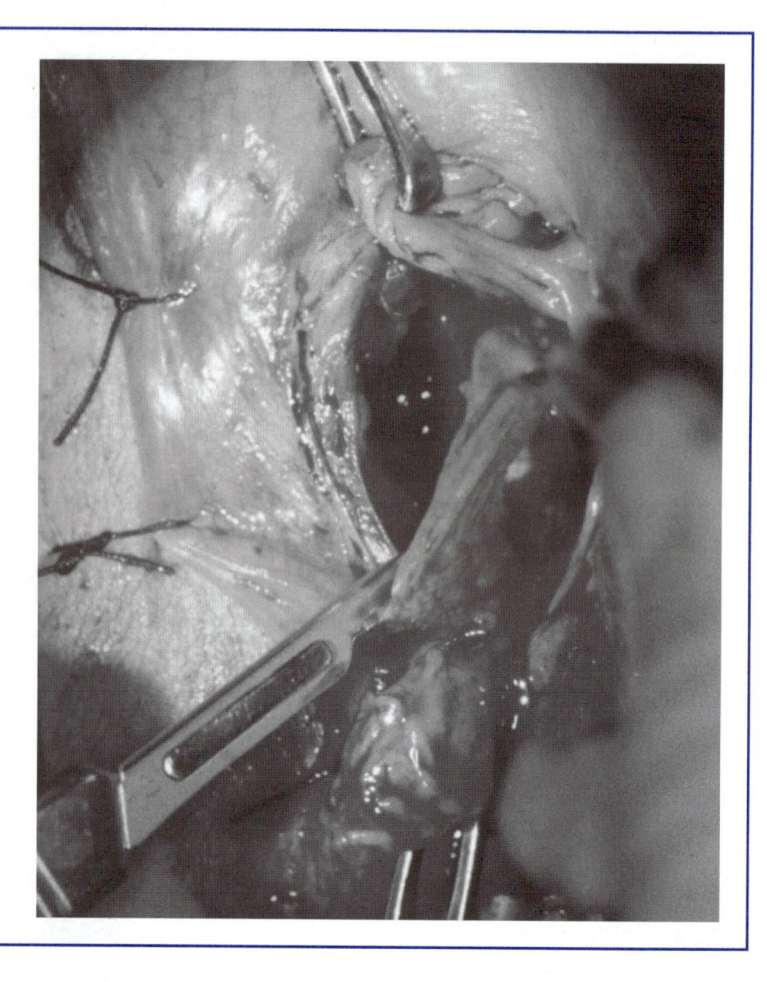

Fig. 17.8 (Cont.)

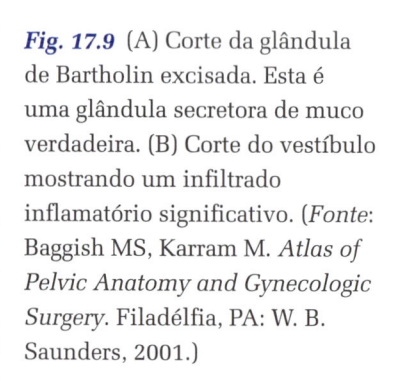

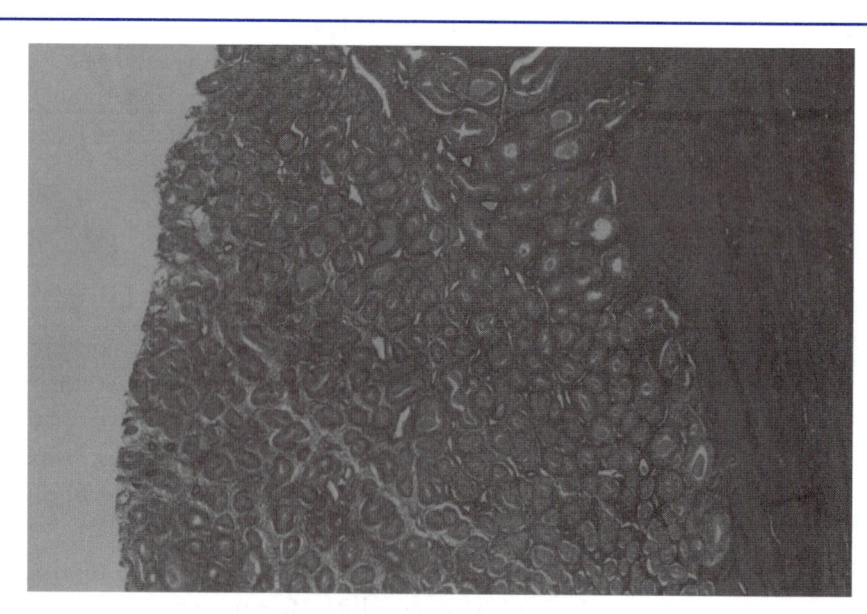

Fig. 17.9 (A) Corte da glândula de Bartholin excisada. Esta é uma glândula secretora de muco verdadeira. (B) Corte do vestíbulo mostrando um infiltrado inflamatório significativo. (*Fonte*: Baggish MS, Karram M. *Atlas of Pelvic Anatomy and Gynecologic Surgery*. Filadélfia, PA: W. B. Saunders, 2001.)

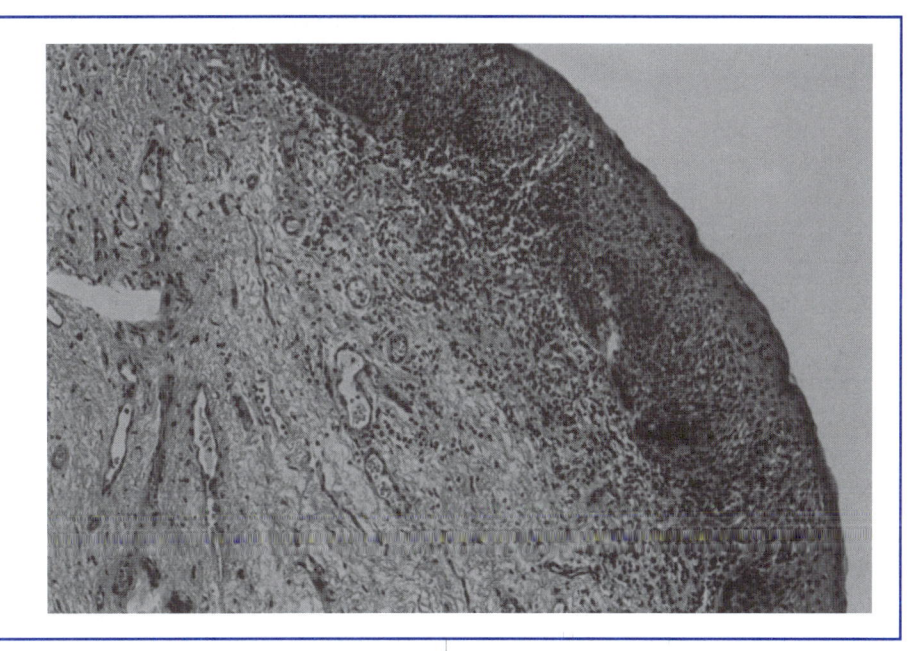

Fig. 17.9 (Cont.)

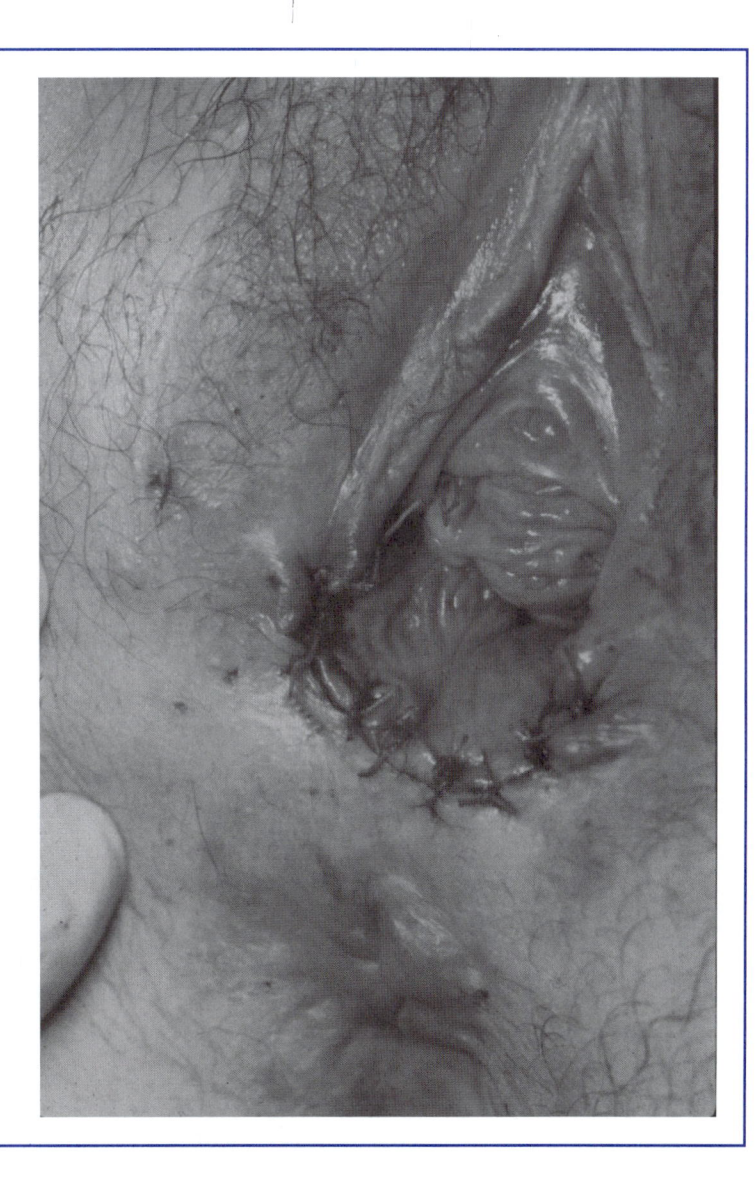

Fig. 17.10 Cirurgia terminada, mostrando a vagina avançada presa diretamente aos lábios e ao períneo, isto é, a ausência total de vestíbulo. (*Fonte*: Baggish MS, Karram M. *Atlas of Pelvic Anatomy and Gynecologic Surgery*. Filadélfia, PA: W. B. Saunders, 2001.)

Quadro 17.3 **RESULTADOS DA EXCISÃO RADICAL BILATERAL DA GLÂNDULA DE BARTHOLIN, EXCISÃO VESTIBULAR, CIRURGIA DE AVANÇO VAGINAL (N = 72)**[*]

ACOMPANHAMENTO	N	SEM DOR	NEURALGIA DO PUDENDO
Relação sexual			
> 1 ano	4	3	1
> 1 a 2 anos	30	36	4
> 2 anos	38	39	4
Total	72	63	9

[*]1994 a 1999.

em comparação com a cirurgia no único estudo clínico prospectivo randomizado para o tratamento de vestibulite.[28] Nesse estudo, 78 mulheres com vestibulite de longa duração bem caracterizada, com 4 a 5 anos de duração, foram escolhidas aleatoriamente para terapia comportamental cognitiva, *feedback* eletromiográfico de superfície e vestibulectomia. As mulheres responderam a avaliações da dor (Questionário de Dor de McGill), da função sexual (Inventário de Função Sexual de Derogatis) e de ajustes psicológicos (Inventário de Sintomas Resumido) no início, depois de 12 semanas de tratamento e com 6 meses de acompanhamento. Com base na análise da intenção de tratar, todos os três tratamentos pareceram reduzir a dor vestibular. No entanto, a vestibulectomia foi muito mais bem-sucedida do que os outros dois tratamentos não-cirúrgicos. Além disso, a vestibulectomia teve maior redução da dor (média de 52,5% [faixa de 46,8 a 70%]) do que os dois outros métodos. Esses ganhos foram mantidos no acompanhamento com 6 meses. Deve-se apontar que a técnica cirúrgica descrita pelo autor é mais extensa que o procedimento de vestibulectomia nesse estudo randomizado.

Leitura adicional

O Quadro 17.4 traz recomendações gerais para a paciente no cuidado da pele vulvar. Outras fontes de informações valiosas incluem as seguintes:

- National Vulvodynia Association, *www.nva.org* ou 301-299-0775, número nos EUA.
- International Society for the Study of Vulvovaginal Disease, *www.issvd.org* ou 704-814-9493, número nos EUA.
- Livros
- The V Book: A Doctor's Guide to Complete Vulvovaginal Health por Elizabeth Steward, M.D., e Paula Spencer.
- The Vulvodynia Survival Guide: How to Overcome Painful Vaginal Symptoms and Enjoy and Active Lifestyle, de Howard Glazer, M.D. e Gae Rodke, M.D.
- Internet
- *www.nva.org*
- *www.vulvarhealth.org*
- *www.vulvodynia.com*

Quadro 17.4 RECOMENDAÇÕES PARA O CUIDADO DA PELE VULVAR*

Enquanto você está procurando tratamento efetivo para dor vulvar, aqui estão algumas medidas de enfrentamento para aliviar os sintomas e evitar a irritação adicional. Mesmo quando seus sintomas estão sob controle, estas diretrizes são recomendadas como uma estratégia de prevenção.

Roupas e lavagem
Use roupa íntima de algodão e calças ou saias largas
Não use meia-calça (em vez disso, use meias inteiriças ou acima do joelho)
Retire prontamente do corpo roupas de banho molhadas e roupas de exercício físico
Use sabão aprovado por dermatologistas, tais como Purex ou Clear
Enxágüe duas vezes as roupas íntimas e qualquer outra peça de roupa que entre em contato com a vulva
Não use amaciante de roupas nas roupas íntimas

Higiene
Use papel higiênico macio, branco e sem odores
Faça banhos de assento mornos ou frios para aliviar a sensação de queimação e a irritação
Evite passar xampu na região vulvar
Não use espuma de banho, produtos de higiene feminina ou quaisquer sabões ou cremes perfumados
Lave a vulva apenas com água fria ou morna
Urine antes que a bexiga fique cheia e, depois da micção, enxágüe a vulva com água.
Evite prisão de ventre (a) adicionando fibras em sua dieta (quando necessário, use um produto do psílio, tal como o Metamucil) e (b) bebendo pelo menos 8 copos de água/dia
Use tampões e absorventes menstruais com 100% de algodão

Relação sexual
Use um lubrificante que seja hidrossolúvel, (p. ex., Astroglide, KY Warming Liquid e assim por diante)
Peça ao médico uma prescrição para um anestésico tópico, (p. ex., lidocaína em gel a 5%. (Isto pode causar a sensação de pontada durante os primeiros 3 a 5 min depois da aplicação)
Aplique gelo ou uma compressa de gel azul congelada (do tamanho de almofada) enrolados em uma toalha para aliviar a sensação de queimação depois da relação sexual
Urine (para evitar infecção) e enxágüe a vulva com água fria depois da relação sexual

Atividades físicas
Evite exercícios que gerem pressão direta sobre a vulva, tais como andar de bicicleta e cavalgar
Limite os exercícios intensos que criam bastante atrito na região vulvar (tente exercício do membro inferior, tal como caminhar)
Use compressa de gel congelada enrolada em uma toalha para aliviar os sintomas depois do exercício
Entre em uma turma de exercícios, tal como ioga, para aprender exercícios de alongamento e relaxamento
Não nade em piscinas altamente cloradas e evite o uso de banheiras quentes

Cotidiano
Use uma almofada redonda de espuma de borracha, com orifício no meio, para os períodos prolongados de posição sentada
Se você trabalha o dia todo sentada, tente intercalar os períodos na posição em pé (p. ex., rearrume seu escritório de modo que você possa ficar em pé enquanto fala ao telefone)
Aprenda algumas técnicas de relaxamento para praticar durante o dia. (Recomenda-se *The Relaxation and Stress Reduction Workbook,* de Davis, Eshelman e McKay, ou *The Chronic Pain Control Workbook,* de Catalano e Hardin.)

---

*Da National Vulvodynia Association. Observação: a National Vulvodynia Association é uma organização educacional filantrópica fundada para disseminar informações sobre a vulvodinia. A NVA não se engaja na prática da medicina. Não é uma autoridade médica, nem avoca ter conhecimento médico. Em todos os casos, a NVA recomenda que você consulte seu médico em relação a qualquer tratamento ou medicamento.

REFERÊNCIAS

1 Young AW. Burning Vulvar Syndrome: Report of the ISSVD. *J Reprod Med.* 1984;29:457.

2 Friedrich EG Jr. The vulvar vestibule. *J Reprod Med.* 1983;11: 773–774.

3 Woodruff JD, Parmley TH. Infection of the minor vestibular glands. *Obstet Gynecol.* 1983;62:609–612.

4 Friedrich EG Jr. Vulvar vestibulitis syndrome. *J Reprod Med.*, 1987;32:110–114.

5 Skene AJC. *Treatise on the Disease of Women.* New York: Appleton and Co.; 1989.

6 Thomas TG, Munde PF. *A Practical Treatise on the Disease of Women.* Philadelphia, PA: Lea Brothers and Co.; 1891.

7 West C. *Diseases of Women.* Philadelphia, PA: Blanchard and Lea; 1861.

8 Kelly HA. *Gynecology.* New York: Appleton and Co.; 1928.

9 Hunt I. *Disease of the Vulva.* St. Louis, MO: The CV Mosby Co.; 1948.

10 Dickinson RL. *Human Sex Anatomy.* 2nd ed. Baltimore, MD: Williams & Wilkins, 1949.

11 Pelisse M, Hewitt J. Erythematous vulvitis en plague. In: *Proceedings of the Third Congress of the International Society for the Study of Vulvar Disease.* 1976:35–37.

12 Pyka RE, Wilkinson EJ, Friedrich EG Jr, et al. The histopathology of vulvar vestibulitis syndrome. *Int J of Gynecol Pathol.* 1988;7:249–257.

13 Baggish MS, Miklos JR. Vulvar pain syndrome: a review. *Obstet Gynecol Surv.* 1995;50:618–627.

14 Baggish MS. *Colposcopy of the Cervix, Vagina, and Vulva.* Philadelphia, PA: Mosby; 2003.

15 Baggish MS, Karram MM. *Atlas of Pelvic Anatomy and Gynecologic Surgery.* Philadelphia, PA: W.B. Saunders; 2001.

16 Goetsch MF. Vulvar vestibulitis: prevalence and historic features in a general gynecologic practice population. *Am J Obstet Gynecol.* 1991;164:1609–1616.

17 Gentile G, Formelli G, Pelusi G, et al. Is vestibular micropapillomatosis associated with human papilloma virus infection? *Eur J Gynaecol Oncol.* 1997;18:523–525.

18 Marks TA, Shroyer KR, Markham NE, et al. A clinical histologic and DNA study of vulvodynia and its association with human papilloma virus. *J Soc Gynecol Investig.* 1995;1:57–63.

19 Prayson RA, Stoler MH, Hart WR. Vulvar vestibulitis: a histopathologic study of 36 cases including human papilloma virus in situ hybridization analysis. *Am J Surg Pathol.* 1995;19:154–160.

20 Bergeron C, Moyal-Barracco M, Pelisse M, et al. Vulvar vestibulitis: lack of evidence for a human papilloma virus etiology. *J Reprod Med.* 1994;39:936–938.

21 Glazer HI, Jantos M, Hartman EH, et al. Electromyographic comparisons of the pelvic floor in women with dysesthetic vulvodynia and asymptomatic women. *J Reprod Med.* 1998;43:959–962.

22 Solomons CC, Melmed MH, Heitler SM. Calcium citrate for vulvar vestibulitis. *J Reprod Med.* 1991;36:879–882.

23 Melmed MH. A low oxalate diet and calcium citrate are effective treatments for vulvar pain syndrome. *J Gynecol Surg.* 1996;12:217–222.

24 Baggish MS, Sze EHM, Johnson R. Urinary oxalate excretion and its role in vulvar pain syndrome. *Am J Obstet Gynecol.* 1997;177: 507–511.

25 Marinoff SC, Turner MLC. Vulvar vestibulitis syndrome: an overview. *Am J Obstet Gynecol.* 1991;165:1228–1233.

26 Baggish MS. Surgery for vulvar vestibulitis syndrome: operative techniques in gynecologic surgery. 2000;5:48–58.

27 Glazer HI, Rodke G, Swencionis C, *et al*. The treatment of vulvar vestibulitis syndrome by electromyographic biofeedback of pelvic floor musculature. *J Reprod Med*. 1995;40:283–290.

28 Bergeron S, Binik YM, Khalife S, *et al*. A randomized comparison of group cognitive-behavioral therapy, surface electromyographic biofeedback, and vestibulectomy in the treatment of dyspareunia resulting from vulvar vestibulitis. *Pain*. 2001;91:297–306.

TERAPIAS HORMONAIS

18 Disfunção sexual e terapia de reposição de androgênio

Elizabeth A. Wise
Carol J. Mack
James A. Simon

Fundamentos

Atualmente, as mulheres estão tendo vida mais longa e mais saudável e, como aumentou a expectativa de vida, o mesmo ocorreu com o interesse na sexualidade feminina entre as mulheres de meia-idade e idosas. Baixa libido, incapacidade de atingir o orgasmo e prazer diminuído nas atividades sexuais constituem queixas comuns. O National Health and Social Life Survey mostrou que 43% das mulheres nos EUA experimentam disfunção sexual.[1] Contudo, a importância da sexualidade nos últimos anos não é uma questão única para as mulheres americanas. Na verdade, as disfunções sexuais afetam mulheres idosas de todas as idades em todo o mundo.[2] Como o conceito de insuficiência de androgênio feminina foi reconhecido como uma condição clínica válida, mais pesquisas foram dedicadas ao diagnóstico e tratamento de mulheres com queixas sexuais. É interessante notar que o foco dessas pesquisas centralizou-se nas mulheres no período da pós-menopausa, apesar do fato de as mulheres na perimenopausa também sofrerem de muitas dessas mesmas preocupações. Com efeito, as mulheres nesse estudo que se supunha estarem na perimenopausa exibiram maior freqüência de queixas sexuais que as mulheres de 50 a 59 anos de idade. Além disso, a medição dos níveis séricos de androgênio mostra que os hormônios androgênicos declinam com o avanço da idade durante os anos reprodutivos, mas aumentam muito pouco ou nada durante os primeiros anos após a menopausa.

PONTO-CHAVE

Baixo desejo sexual foi a queixa mais comum das mulheres com disfunção sexual.

Com 22% das mulheres nos EUA queixando-se de baixo desejo sexual, os médicos deparam-se com o problema de decidir quais pacientes deverão ser avaliadas para insuficiência de androgênio como uma etiologia do problema. O baixo desejo sexual, freqüentemente utilizado como sinônimo de baixa libido ou de baixo interesse e motivação sexuais, foi a queixa sexual mais comum das mulheres investigadas.[1] A função sexual feminina é complexa e multifatorial. Além do problema dos androgênios, as outras etiologias importantes da baixa libido incluem depressão, ansiedade, fadiga (física e psicológica), conflitos de relacionamento, abuso sexual prévio, falta de privacidade, medicamentos e as doenças que eles tratam, bem como a imagem corporal. Embora estas condições possam afetar muitos aspectos da função sexual, a redução do desejo e sua relação com os androgênios para mulheres no período de perimenopausa constituirá o foco principal deste capítulo.

Avaliação da baixa libido

É importante lembrar que a paciente que procura o médico para um problema da função sexual freqüentemente supõe que possui um problema de hormônio ou anatômico. Se acreditasse que sua perda de interesse sexual decorreu de depressão, ansiedade ou de um distúrbio psicológico, a mulher receberia, em vez disso, um encaminhamento para um profissional de saúde mental. Esta não é uma questão comum, pois satisfazer às expectativas da paciente é muito importante no estabelecimento de uma aliança terapêutica com ela para combater o problema. Ainda que muitas pacientes com disfunção sexual não apresentem deficiência de testosterona pura, muitas não reconhecem que o relacionamento com o parceiro pode ser um problema ou que as circunstâncias atuais de sua vida possam ser estressantes.

Na entrevista inicial, em que se dá a avaliação dos fatores etiológicos, é importante validar as preocupações da paciente a respeito da função sexual ao explicar que pode haver uma variedade de causas para o problema e ao garantir a ela que muitas mulheres experimentam problemas semelhantes. Também é importante que o médico tenha a mente aberta para a possibilidade de que o que parece óbvio na entrevista inicial pode ser apenas a ponta do *iceberg* e que outros fatores podem surgir mais adiante. Uma possibilidade pode ser a deficiência de testosterona. O momento de início da baixa libido é um fator importante. Uma história duradoura de libido baixa deverá ser encaminhada para um profissional de saúde mental. Por outro lado, os problemas com um início muito específico no tempo podem estar relacionados com um evento específico (social, psicológico ou hormonal) digno de pesquisa adicional.

Qualquer história de problemas psiquiátricos, principalmente aqueles relacionados com fatores reprodutivos, é particularmente importante. Por exemplo, uma história de depressão, ajuste deficiente ao desenvolvimento sexual, anorexia nervosa ou bulimia, depressão associada à menarca ou contraceptivos orais (OCP), mau-humor ou depressão pós-parto, ansiedade ou depressão durante o tratamento de infertilidade ou, como é a questão aqui presente, durante a perimenopausa ou menopausa, é muito importante. A pesquisa de possível abuso sexual ou incesto é aconselhável em todas essas pacientes. Quando existe uma

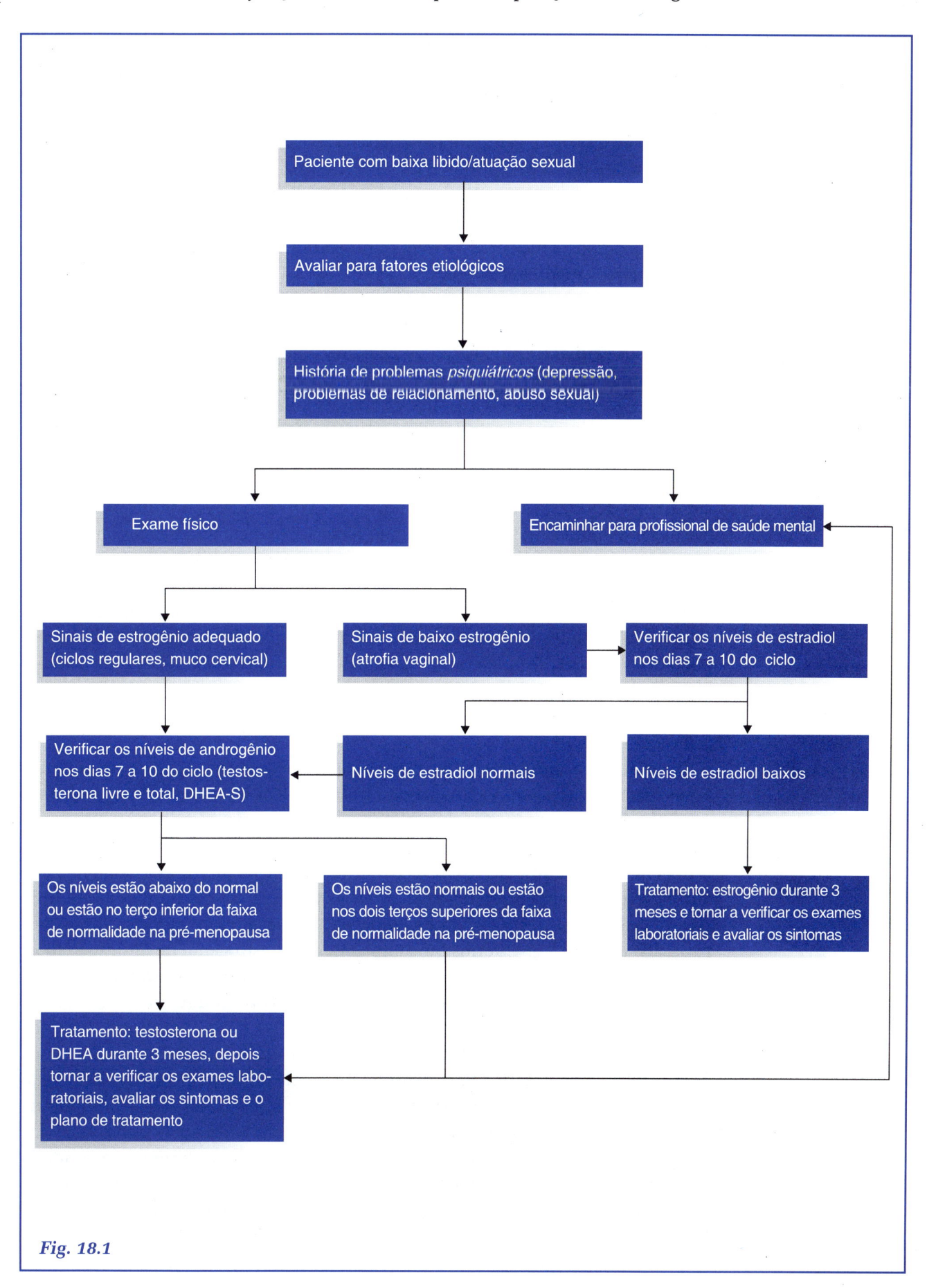

Disfunção sexual e terapia de reposição de androgênio

```
┌─────────────────────────────────────────┐
│ Paciente com baixa libido/atuação sexual│
└─────────────────────┬───────────────────┘
                      ↓
┌─────────────────────────────────────────┐
│ Avaliar para fatores etiológicos        │
└─────────────────────┬───────────────────┘
                      ↓
┌─────────────────────────────────────────┐
│ História de problemas psiquiátricos     │
│ (depressão, problemas de relacionamento,│
│ abuso sexual)                           │
└──────────┬──────────────────┬───────────┘
           ↓                  ↓
    ┌─────────────┐   ┌──────────────────────────────────┐
    │ Exame físico│   │ Encaminhar para profissional de  │
    │             │   │ saúde mental                     │
    └──────┬──────┘   └──────────────────────────────────┘
           ↓
┌──────────────────┐ ┌──────────────────┐ ┌──────────────────────┐
│ Sinais de        │ │ Sinais de baixo  │ │ Verificar os níveis  │
│ estrogênio       │ │ estrogênio       │→│ de estradiol nos     │
│ adequado (ciclos │ │ (atrofia vaginal)│ │ dias 7 a 10 do ciclo │
│ regulares, muco  │ │                  │ │                      │
│ cervical)        │ │                  │ │                      │
└────────┬─────────┘ └──────────────────┘ └──────────┬───────────┘
         ↓                                           ↓
┌─────────────────────┐  ┌──────────────────┐  ┌──────────────────┐
│ Verificar os níveis │  │ Níveis de        │  │ Níveis de        │
│ de androgênio nos   │← │ estradiol        │  │ estradiol baixos │
│ dias 7 a 10 do ciclo│  │ normais          │  │                  │
│ (testosterona livre │  │                  │  │                  │
│ e total, DHEA-S)    │  │                  │  │                  │
└──────┬──────────────┘  └──────────────────┘  └─────────┬────────┘
       ↓                                                 ↓
┌──────────────────────┐ ┌──────────────────────┐ ┌────────────────────┐
│ Os níveis estão      │ │ Os níveis estão      │ │ Tratamento:        │
│ abaixo do normal ou  │ │ normais ou estão nos │ │ estrogênio durante │
│ estão no terço       │ │ dois terços          │ │ 3 meses e tornar a │
│ inferior da faixa de │ │ superiores da faixa  │ │ verificar os exames│
│ normalidade na       │ │ de normalidade na    │ │ laboratoriais e    │
│ pré-menopausa        │ │ pré-menopausa        │ │ avaliar os sintomas│
└──────────┬───────────┘ └──────────────────────┘ └────────────────────┘
           ↓
┌──────────────────────┐
│ Tratamento:          │
│ testosterona ou DHEA │
│ durante 3 meses,     │
│ depois tornar a      │
│ verificar os exames  │
│ laboratoriais,       │
│ avaliar os sintomas  │
│ e o plano de         │
│ tratamento           │
└──────────────────────┘
```

Fig. 18.1

sugestão de um problema de humor, de relacionamento ou psicológico anterior à perda do desejo sexual, é certo o encaminhamento para um profissional de saúde mental. Não encaminhar essa paciente é uma falha que não atende ao melhor interesse da paciente, nem tem relação de custo-eficácia. Como muitos antidepressivos (*i. e.*, os inibidores seletivos da recaptação de serotonina e os inibidores seletivos da recaptação da norepinefrina) têm efeitos colaterais sexuais próprios (*i. e.*, orgasmo tardio e/ou ausente), a prescrição desses agentes neste quadro deverá ser reservado a um profissional de saúde mental que trabalha com um psiquiatra habilitado e experiente, familiarizado com as conseqüências sexuais desses medicamentos.

O exame físico deverá ser realizado com cuidado. É comum que as mulheres projetem sua falta de interesse sexual em algum problema maldefinido com seus órgãos genitais. Por exemplo, a paciente pode achar que sua vagina é muito grande, muito pequena, muito seca, muito dolorosa e assim por diante. Embora algumas pacientes possam, de fato, ter uma vagina muito pequena, atrofia grave que provoca estenoses ou aglutinação labial, esses casos são muito incomuns. Um intróito largo e espaçado pode reduzir a sensação e o prazer sexual, mas esta condição raramente afeta diretamente o interesse sexual. Da mesma forma, as síndromes de dor, tais como a vestibulite e a vulvodinia, são muito reais e precisam ser avaliadas por um profissional experiente, mas raramente conduzem a uma falta de interesse. Em geral, a dor leva à prevenção contra a relação sexual por causa da dor, não pela falta de interesse. Algumas mulheres encontram uma maneira de evitar as áreas dolorosas com a estimulação clitoriana manual ou oral, porém muitas continuam a apresentar dificuldade na relação sexual. O mesmo se pode dizer da dor profunda ou da dor ao movimento cervical observada durante o exame bimanual. Estes achados podem ser indicativos de doença inflamatória pélvica, endometriose, adesões pélvicas e assim por diante, mas reduzem apenas indiretamente a libido.

PONTO-CHAVE

A insuficiência de androgênio deverá ser avaliada quando o exame físico for normal.

Quando uma mulher está na menopausa, o exame físico pode demonstrar ressecamento vulvar ou vaginal e/ou atrofia franca. Um diagnóstico de atrofia é improvável nas mulheres na perimenopausa que ainda exibem ciclo menstrual. Quando a mulher está tendo estrogênio suficiente para menstruar, existe estrogênio suficiente para evitar a atrofia vaginal. Quando o ressecamento ou a atrofia vaginais estão presentes sem sinais específicos de vestibulite, vulvodinia ou infecção, a estrogenização adequada da vagina é relativamente direta, por meio dos cremes, supositórios ou comprimidos de estrogênio de aplicação local disponíveis. Atualmente, não está definido se a terapia com estrogênio sistêmico tem impacto nas respostas sexuais do sistema nervoso central.

Por fim, e apenas quando todas essas avaliações forem negativas, devemos concluir que a paciente pode ter insuficiência de testosterona. Existem pelo menos dois motivos para esta conduta. O primeiro e mais importante é o fato bem estabelecido de que a medição da testosterona livre ou biodisponível nas mulheres na pós-menopausa é confundida por confiabilidade deficiente e pela imprecisão dos ensaios comumente disponíveis. Usar testosterona total conforme recomendado na Fig. 18.1 é melhor, mas também é menos exato em mulheres na menopausa. Nas pacientes que são muito jovens, os ensaios atuam melhor porque os níveis hormonais são mais elevados, pois a maior parte dos ensaios comercialmente disponíveis destina-se a medir os níveis de testosterona masculinos. Como os níveis flutuam durante todo o ciclo, é valiosa uma conduta padronizada. Isto contribui para a sugestão de se medir a testosterona livre e total entre os dias 7 e 10 do ciclo nas mulheres que menstruam. Essa estrutura de tempo evita a fase inicial do ciclo menstrual quando muitas mulheres apresentam concentrações muito reduzidas de testosterona livre e total. A amostragem nesse ponto também evita o pico pré-ovulatório na testosterona exceto nas mulheres que têm ciclo perimenopausa muito curto. Ao escolher uma definição arbitrária da normalidade como os dois terços superiores da faixa da pré-menopausa normal, os médicos podem evitar tratamento excessivo ou subtratamento. Os níveis de sulfato de deidroepiandrosterona (DHEA) também deverão ser determinados em conjunto com os níveis de testosterona. O sulfato de DHEA fornece uma medida integrada da produção supra-renal de androgênios.

Atualmente, não existem opções de tratamento aprovadas pela Food and Drug Administration (FDA). Para a paciente com um DHEA muito baixo ou testosterona baixa, podemos optar por um ensaio de terapia empírica usando a testosterona ou DHEA intramuscular ou tópico. A DHEA serve como um medicamento precursor para liberar a testosterona e o estradiol sistêmicos. A ampla disponibilidade comercial de DHEA é compensada pela pouca confiabilidade da formulação e absorção. As doses típicas são de 25 a 75 mg/dia durante 1 a 3 meses, seguidos de reavaliação dos sintomas e dos níveis sanguíneos (Fig. 18.1). Lembre-se de que a DHEA neste quadro está tendo um efeito pela liberação de estradiol e testosterona, não por meio da DHEA em si. A testosterona intramuscular também está disponível, como enantato, cipionato ou propionato de testosterona. As doses típicas são de 1 mg/kg do peso corporal ideal até 1 mg/kg do peso corporal real, via uma injeção intramuscular mensal. Novos sistemas de administração, incluindo a via intranasal, placas transdérmicas, gel e emulsões, bem como a testosterona oral e a metiltestosterona, estão em desenvolvimento. Quando essas condutas não proporcionam alívio à paciente, é apropriado o encaminhamento para um profissional de saúde mental experiente.

Mulheres na perimenopausa em risco de disfunção sexual

Há pouca informação científica sobre mulheres durante o período de perimenopausa porque o foco foi principalmente sobre as mulheres na pós-menopausa.

Quadro 18.1 **DECLARAÇÃO DE CONSENSO PRINCETON PARA INSUFICIÊNCIA DE ANDROGÊNIO FEMININA, JUNHO DE 2001**

Sintomas clínicos
  Sensação diminuída de bem-estar, humor disfórico e/ou motivação bloqueada
  Fadiga persistente e inexplicada
  Alterações da função sexual, incluindo diminuição da libido, da receptividade sexual e do prazer
Outros sinais e sintomas potenciais
  Perda óssea, força muscular diminuída e alterações na cognição/memória
Como a maior parte dos sintomas apresentados é inespecífica, os sintomas isolados não são suficientes para o diagnóstico de insuficiência de androgênio

Contudo, poderíamos considerar como aplicar clinicamente as recomendações do Princeton Consensus[3] (Quadro 18.1) a esta população.

É relativamente comum que as mulheres se queixem de desejo sexual diminuído durante a perimenopausa.[4] Uma explicação biológica para esse fenômeno nas mulheres na perimenopausa que mantêm ciclos ovulatórios funcionais é difícil, pois os níveis de testosterona não caem apreciavelmente durante a transição da perimenopausa. Os níveis de testosterona (principalmente a partir do ovário) e dos androgênios da supra-renal (DHEA e androstenediona) diminuirão a partir do início da fase adulta até cerca de 50% de seus valores máximos no adulto no momento da menopausa.[5] A libido, o funcionamento sexual e a freqüência das atividades sexuais diminuem juntamente com o declínio nos níveis de estradiol durante a transição para a menopausa.[6] Uma possível explicação de um mecanismo à base de androgênio para uma redução no interesse sexual durante a perimenopausa foi proposta por Mushayandebvu *et al.*[7] Estes pesquisadores mostraram que as mulheres idosas que ainda ovulam tinham um bloqueio da elevação periovulatória na testosterona e na androstenediona, em comparação com as mulheres mais jovens. Como a fase periovulatória do ciclo menstrual é um dos momentos em que as mulheres podem iniciar ou ser mais receptivas à atividade sexual, essas alterações hormonais poderiam fornecer uma explicação para a alteração perimenopausa no comportamento sexual nas pessoas que se apresentam com o sintoma de desejo sexual diminuído. Recentemente, Gracia e colaboradores sugeriram que uma flutuação pronunciada nas concentrações de testosterona total com o passar do tempo estava associada a diminuição da libido.[8]

Outras morbidades concomitantes comuns podem provocar desejo sexual diminuído durante a transição da perimenopausa. Embora uma revisão exaustiva dessa questão esteja além do escopo deste capítulo, algum debate é relevante. Qualquer doença ou terapia que diminua a produção de androgênio poderia resultar em uma redução no interesse sexual. Os exemplos englobam qualquer doença tratada com terapia crônica com corticosteróides, pois esses agentes suprimem diretamente a secreção supra-renal de androgênio. Doses elevadas de corticosteróides também reduzem a produção ovariana de estrogênio e androgênio. Esses compostos são comumente utilizados na asma, na artrite reumatóide e em outras doenças inflamatórias. O hipertireoidismo ou a reposição excessiva de hormônio tireoidiano podem diminuir a libido ao aumentar a globulina de ligação de hormônio sexual (SHBG) e, por conseguinte, diminuem a testosterona livre ou biodisponível.

PONTO-CHAVE

O uso de esteróides contraceptivos diminui a biodisponibilidade de androgênio.

As pílulas contraceptivas nas mulheres na pré-menopausa e na perimenopausa, bem como a terapia hormonal (TH) em mulheres na pós-menopausa, também reduzem a biodisponibilidade de androgênio ao aumentar a SHBG. Embora se possa presumir que as novas placas contraceptivas combinadas transdérmicas (p. ex., Ortho Pharmaceutical, Inc.; Evra) e os anéis contraceptivos combinados vaginais (p. ex., Organon, Inc.; NuvaRing) tenham um impacto diferente sobre as globulinas dependentes do fígado (*i. e.*, SHBG e CBG), isto não foi demonstrado.[9] O impacto dessas terapias contraceptivas mais modernas sobre a biodisponibilidade e a ação do androgênio é similar à das pílulas contraceptivas com dose comum (*i. e.*, 35 mcg). Infelizmente, o impacto dos esteróides contraceptivos sobre a biodisponibilidade do androgênio em mulheres na perimenopausa raramente é levado em consideração antes de se iniciarem esses tratamentos, podendo resultar em disfunção sexual.

SINTOMAS CLÍNICOS

Uma das preocupações mais comuns mencionadas por mulheres na perimenopausa que procuram assistência do ginecologista é uma diminuição do interesse sexual. Um clima de não-julgamento facilita a discussão deste tema. Obviamente, se a baixa libido é uma alteração fisiológica ou fisiopatológica é uma questão que depende da interpretação. Contudo, quando uma diminuição no desejo sexual provoca angústia na mulher ou dá início ou agrava o conflito de um casal, parece estar indicada alguma intervenção. Obviamente, todas essas queixas não estão relacionadas com os androgênios. Na verdade, é difícil documentar a deficiência de androgênio em mulheres na perimenopausa. É possível que muitas outras etiologias estejam atuando nesse quadro. Essas etiologias incluem síndrome do ninho vazio, problemas financeiros relacionados com os custos da educação das crianças e o envelhecimento bem como pais ou avós incapacitados, para citar apenas algumas. Todas essas questões podem colocar uma tensão adicional no relacionamento que pode levar a redução do interesse pela atividade sexual.

Embora uma diminuição no desejo sexual ou na receptividade ao parceiro seja a queixa mais comumente apresentada, os outros sintomas sexuais, incluindo redução do prazer, diminuição na intensidade do orgasmo e/ou sensibilidade reduzida do clitóris e dos pequenos lábios circunvizinhos, podem acompanhar o desejo diminuído ou apresentar-se como o principal sintoma. Além disso, os sintomas relacionados com sensação de uma diminuição na qualidade de vida, sensação de bem-estar diminuída, humor disfórico e/ou motivação bloqueada podem ser as queixas principais ou podem apenas acompanhar uma redução do desejo. A fadiga persistente e inexplicada, sem outros sintomas de depressão, pode ser um sintoma clínico confiável de deficiência de androgênio.

Outros sinais ou sintomas potenciais, que podem se tornar aparentes, são redução da densidade óssea, força muscular diminuída e alterações inespecíficas na cognição e na memória, principalmente as alterações relacionadas com a função visual espacial e com a resolução de problemas matemáticos. Exemplos podem ser capacidade alterada para estacionar em paralelo (disfunção visuoespacial) ou incapacidade de solucionar problemas matemáticos simples (resolução de problemas matemáticos). Infelizmente, esses sintomas são inespecíficos e podem ser característicos de depressão, distúrbio do sono, síndrome da fadiga crônica e doença subjacente. Por conseguinte, esses sintomas isolados não bastam para o diagnóstico de insuficiência de androgênio.

PONTO-CHAVE

Não existem sintomas claros associados à deficiência de androgênio.

Diante do fato de que muitos sintomas apresentados não são específicos de insuficiência de androgênio, os exames diagnósticos que incluem a medição dos níveis de androgênio seriam valiosos no exame da condição de deficiência de androgênio. Infelizmente, muitos laboratórios comerciais não serão úteis, pois os ensaios clínicos comuns disponíveis comercialmente são notoriamente não-confiáveis para medir os níveis mais baixos de testosterona encontrados nas mulheres, principalmente as mulheres na perimenopausa e na pós-menopausa. Além dos problemas com o método de ensaio (sensibilidade), a medição exata depende de quando é coletada a amostra de sangue. A coleta de amostras de sangue antes do sétimo dia do ciclo menstrual[7] comumente leva a níveis de testosterona total ou livre erroneamente baixos, dando aos médicos a avaliação incorreta de que a paciente está, na verdade, com deficiência de androgênio. Os níveis de testosterona coletados entre o sétimo e o décimo dias do ciclo menstrual são ideais quando o soro é examinado em um ensaio de referência (às vezes indisponível clinicamente). Os níveis de testosterona coletados depois do décimo dia dos eventos do meio do ciclo em mulheres na perimenopausa que têm ciclo curto podem ser, com freqüência, mais baixos do que se espera. Como recomendação geral, as amostras séricas de testosterona ou de testosterona livre *não* deverão ser empregadas para se determinar a adequação dos androgênios em mulheres na perimenopausa ou na pós-menopausa, a menos que estejam sendo utilizados ensaios de referência especializados.[10-12] No entanto, os atuais ensaios de testosterona são perfeitamente adequados para se avaliar o excesso de androgênio ou níveis tumorais de androgênio(s) em mulheres. Há necessidade de desenvolvimento de ensaios prontamente disponíveis que meçam corretamente os baixos níveis de testosterona encontrados em mulheres na perimenopausa e na pós-menopausa.

Suplementação de androgênio em mulheres na perimenopausa com baixo desejo sexual

Apenas recentemente a importância da terapia com androgênio em mulheres foi investigada de maneira sistemática. Essas pesquisas focalizaram-se em mulheres na pós-menopausa e, em particular, em mulheres na pós-menopausa cirúrgica. Este grupo é mais homogêneo do ponto de vista hormonal do que as mulheres na menopausa natural, e é mais provável que exiba sintomas clínicos. Essas pesquisas mostraram que a terapia de reposição de androgênio nas mulheres na pós-menopausa realmente melhora a função sexual e outros aspectos do comportamento. Esses estudos mostram que a reposição de testosterona pode melhorar a excitabilidade, a fantasia e o desejo sexuais, a freqüência da atividade sexual e o orgasmo, além da satisfação e do prazer decorrentes da atividade sexual. Além disso, Davis *et al.* declararam que a terapia com testosterona melhora a qualidade de vida. Também melhoram a baixa libido, a fadiga generalizada e a sensação generalizada de bem-estar diminuído.[13]

Para estender a pesquisa existente sobre a reposição de androgênio para mulheres na pré-menopausa e na perimenopausa, Goldstat *et al.* realizaram um estudo que avaliou a eficácia da terapia com testosterona transdérmica em mulheres.[14] Trinta e quatro mulheres na pré-menopausa com baixa libido participaram do estudo, que durou 28 semanas. Do início ao fim, 31 mulheres forneceram dados completos para o estudo. Essas mulheres estavam entre 30 e 45 anos de idade e relataram sexualidade diminuída na Sabbatsberg Sexual Self-Rating Scale, uma escala de avaliação sexual especificamente validada nessa população. Essas mulheres também mostraram ter níveis séricos de testosterona no início da manhã abaixo de 2,2 nmol/ℓ, o que é considerado a faixa normal baixa para mulheres em idade reprodutiva. Esses autores excluíram as mulheres que tinham problemas de relacionamento, dispareunia, depressão, níveis de testosterona altos e vários outros problemas clínicos. Em um estudo cruzado e controlado por placebo, as participantes se trataram durante dois períodos de tratamento de 12 semanas duplo-cegos, separados por um único período de descanso de 4 semanas cego. Durante os períodos de 12 semanas, algumas das mulheres aplicaram 10 mg de creme de testosterona na coxa diariamente, enquanto outras aplicavam creme placebo com aparência idêntica. Durante o período de descanso, todas as mulheres administraram o creme placebo. A cada consulta, foram medidas as concentrações séricas de testosterona total, SHBG e estradiol (E2). Esses níveis foram medidos entre os dias 7 e 28 do ciclo menstrual, porque a testosterona geralmente se eleva até um nível mais alto e permanece relativamente constante durante toda a fase folicular média a tardia e durante a fase lútea.

O Psychological General Well-Being Index (PGWB) foi empregado para avaliar o bem-estar geral global das mulheres. Esse questionário de 22 perguntas com respostas de múltipla escolha avalia ansiedade, humor deprimido, autoconfiança, saúde geral, bem-estar e vitalidade. Além disso, o Questionário de Depressão de Beck mediu o humor deprimido. A Sabbatsberg Sexual Self-Rating Scale avaliou os seguintes elementos da sexualidade: interesse sexual, atividade sexual, satisfação com a vida sexual, experiência de prazer sexual, fantasia sexual, capacidade de orgasmo e relevância sexual.

Durante a fase de tratamento com creme de testosterona, os níveis séricos de testosterona total aumentaram conforme se previa. A testosterona total sérica média mostrou um aumento de 1,54 nmol/ℓ, começando de uma linha de base que estava dentro do terço inferior da faixa reprodutiva feminina normal. Para as participantes que usaram placebo, a testosterona total sérica aumentou 0,22 nmol/ℓ (uma alteração insignificante). O Índice de Androgênio Livre (FAI), uma proporção da testosterona total para a SHBG, aumentou 3,6 com a testosterona e cerca de 0,4 com o placebo. Os níveis séricos de E2 não se alteraram em ambos os grupos.

Os resultados do PGWB e da Sabbatsberg Sexual Self-Rating Scale indicaram uma melhora significativa no bem-estar geral, no humor e na função sexual. A PGWB e a Sabbatsberg Scale mostraram melhoras de 12,9 e 15,7 unidades, respectivamente. A testosterona mostrou efeitos benéficos em todos os escores de subescala da PGWB. Os resultados do Questionário de Depressão de Beck não se modificaram de modo significativo, embora o tratamento com testosterona melhorasse muito os escores na PGWB e os escores da autoclassificação sexual (Sabbatsberg) em relação ao placebo. Além disso, 46% das mulheres exibiram um aumento de 50% ou mais em seu escore de autoclassificação sexual total com o tratamento com testosterona, em comparação com 19% das mulheres que receberam tratamento com placebo.

Números à parte, como podemos interpretar esses resultados? De acordo com os autores do estudo citado, os efeitos da terapia com testosterona em mulheres saudáveis na pré-menopausa são "melhoras substanciais e clinicamente significativas no bem-estar psicológico e sexual". Além disso, o nível sérico médio de testosterona total nas mulheres da linha de base estava na faixa normal baixa para o sexo feminino quando medido pela manhã e fora do período menstrual. Por causa do tratamento com testosterona, o humor das mulheres foi restaurado para os níveis médios de bem-estar geral exibidos pela população geral, com base nos resultados da PGWB. O escore composto médio, conforme aplicado à população geral na amostra do National Health and Nutrition Examination Survey (NHANES), foi de 80,3. Os resultados do Questionário de Depressão de Beck estiveram exatamente fora do limite do significado estatístico; no entanto, os autores do estudo vêem potencial na magnitude de melhora no humor com o tratamento com testosterona. Talvez mais impressionantes, os resultados da Sabbatsberg Sexual Self-Rating Scale mostraram uma grande melhora *e* foram empreendidos depois de nenhum tratamento durante o período de descanso de 4 semanas. Os autores relataram: "Não somente houve aumento do escore sexual médio que estava no quarto inferior para as mulheres na pré-menopausa para a mediana para essas mulheres, como quase metade das mulheres exibiu uma melhora de 50% em seu escore de função sexual individual." Além desses benefícios do creme de testosterona, nenhuma das participantes desenvolveu aspectos virilizantes durante o curto período de tratamento. Segundo relato das mulheres, o creme foi bem tolerado. Em conseqüência da aplicação transdérmica do creme, os níveis de testosterona total foram elevados até a faixa normal alta, sendo que os valores para o FAI superaram o limite superior de normalidade. Embora limitado em seu tamanho e pela grande quantidade de dados ausentes (taxa de abandono alta), esses autores devem ser elogiados por sua contribuição para a pesquisa como um dos primeiros ensaios a avaliar a eficácia da terapia com testosterona em mulheres na pré-menopausa.

Outros estudos também mostraram a eficácia da terapia com testosterona em mulheres nas fases média e tardia da idade reprodutiva. Adrian Tuiten et al.[15] realizaram um pequeno estudo sobre a evolução temporal dos efeitos da administração de testosterona em relação à excitabilidade sexual em mulheres. Os autores examinaram se uma dose única de testosterona administrada a mulheres sexualmente funcionais aumentava o fluxo sanguíneo vaginal e a excitabilidade sexual subjetiva ao expor as mulheres a estímulos visuais eróticos. As oito mulheres caucasianas saudáveis na pré-menopausa que participaram foram testadas em 10 dias do término de seus ciclos menstruais. As mulheres não estavam tomando qualquer medicamento, e todas eram heterossexuais que haviam tido relações sexuais durante o último ano. Cinco das mulheres tinham uma relação estável e as outras três haviam tido múltiplos parceiros.

O estudo se caracterizava por ser cruzado, duplo-cego, randomizado e controlado por placebo. Os autores expuseram as mulheres a seis segmentos consecutivos de filmes eróticos, mostrando relação sexual heterossexual. A primeira exposição (um filme neutro de 5 min seguido de uma fita pornográfica) foi mostrado pouco antes do uso de uma pastilha sublingual de absorção rápida de placebo ou contendo 0,5 mg de testosterona. A segunda exposição foi mostrada 15 min depois. Os quatro últimos segmentos foram mostrados a intervalos de 90 min depois. A avaliação psicofisiológica e subjetiva da função sexual foi feita depois da exposição aos vídeos. Amostras de sangue foram coletadas depois de 15 min e com 105 min. Essas amostras foram então analisadas para testosterona total e para SHBG.

A fim de se determinar o fluxo sanguíneo vaginal, a amplitude do pulso vaginal (VPA) foi medida por meio de fotopletismografia vaginal. As variações na amplitude do sinal indicam variação na vasocongestão vaginal. A VPA foi registrada continuamente durante as sessões experimentais, e o débito foi corrigido para alterações no batimento cardíaco. Amplitude máxima para mínima das ondas foi calculada por pulso e, em seguida, foi feita a média durante 5 min. Este cálculo foi contabilizado como 1 ponto para cada estudo basal (VPA: BA) e como 1 ponto para cada ensaio erótico (VPAS: ET). Usando esses valores, os autores puderam calcular o aumento relativo, expresso em percentual, na vasocongestão durante a condição erótica, em comparação com a condição neutra. Além dos cálculos da VPA, as classificações da função sexual com base no auto-relato foram anotadas depois de cada sessão. As classificações basearam-se nas experiências subjetivas, considerando-se a *excitabilidade corporal, sensações genitais e desejo sexual.*

Os resultados do estudo indicaram que o tratamento com testosterona aumenta a responsividade vaginal de um modo de fato dependente do tempo. Quinze minutos após a terapia com testosterona, os níveis de testosterona total aumentaram dez vezes ou mais em alguns casos. Contudo, em 90 min, a testosterona voltou aos níveis basais. Os níveis de SHBG não se alteraram entre os dias de teste e nos próximos dias de teste. Os resultados do teste Wilcoxon indicaram uma diferença no efeito da testosterona em comparação com o tratamento com placebo sobre a variação da VPA com o passar do tempo. Houve um efeito de tempo-evolução do tratamento com testosterona sobre a excitabilidade genital de aproximadamente 3 a 4,5 h, o que sugere que a testosterona induziu a presteza e a atividade da rede responsável aumentadas no cérebro em torno de 3 a 4,5 h. Esse efeito de retardo temporal pode refletir o papel dos mecanismos cerebrais na regulação do comportamento sexual feminino.

Os autores também concluíram que existe uma forte correlação entre um aumento na excitabilidade genital e a ocorrência de sensação genital e de desejo sexual. O estudo mostrou que as alterações nas sensações genitais e no desejo sexual na condição do tratamento com testosterona correlacionaram-se com as concentrações de testosterona, embora de maneira tardia, o que sugere que as alterações farmacodinâmicas poderiam ter influenciado os resultados neurofisiológicos (sensação genital e desejo sexual). Embora esses resultados sejam promissores, os autores do estudo concluem que uma amostra maior poderia estender seus achados.

Uma importante variável confundidora em todos os estudos de andrógenios de ocorrência natural (i. e., testosterona, androstenediona, DHEA e DHEA-S) no tratamento da disfunção sexual é o seu potencial para serem convertidos em estrogênios ou para aumentar a biodisponibilidade dos estrogênios. Demonstrou-se que os níveis de estrogênio estão fortemente associados à função sexual nas mulheres[6] e que o estradiol pode melhorar os sintomas de depressão em mulheres na perimenopausa e na pós-menopausa.[16] Em um estudo de 4 semanas sobre os efeitos da terapia com estrogênio na depressão em mulheres na perimenopausa, a remissão da depressão foi percebida em 8 das 20 mulheres que completaram o estudo. Seis dessas mulheres, que estavam recebendo 100 mcg/dia de estradiol por via transdérmica, estavam na perimenopausa. Embora algumas mulheres na perimenopausa com depressão nitidamente se beneficiem do uso a curto prazo da terapia com estrogênio, seria prudente pesquisar mais o papel desse tratamento em uma coorte maior e mais consistente. Contudo, como os andrógenios podem ser facilmente aromatizados em estrogênios (i. e., testosterona → estradiol, androstenediona → estrona), os médicos devem ter o cuidado de não supor que o efeito final do tratamento com andrógenio é mediado pelo receptor de andrógenio. Além disso, como os andrógenios orais e os andrógenios transdérmicos em doses adequadas costumam reduzir os níveis circulantes de SHBG, esses tratamentos podem aumentar o estradiol livre e o andrógenio livre.

Outro estudo de mulheres na perimenopausa e na pós-menopausa que receberam suplementos de andrógenio relatou melhora no comportamento sexual.[17] Trinta e oito mulheres, de 25 a 65 anos, que tinham deficiência de andrógenio em conseqüência de hipopituitarismo, receberam tratamentos com DHEA oral. Essas mulheres tomaram entre 20 e 30 mg/dia, com base na idade, durante um estudo de 6 meses. A administração da DHEA aumentou os níveis séricos de DHEA-S até as faixas normais em relação à idade. Nas mulheres que recebiam a dose de 30 mg, os níveis de androstenediona e T aumentaram cerca de 50%. Além disso, os parceiros das mulheres relataram melhora nas relações sexuais, em comparação com o grupo placebo. Oitenta e quatro por cento das mulheres relataram efeitos androgênicos sobre a pele e o crescimento de pêlos. Em contraste, um estudo diferente sobre o efeito da suplementação com DHEA para mulheres na perimenopausa não exibiu quaisquer benefícios.[18] Nesse estudo randomizado, duplo-cego e controlado por placebo, 60 mulheres na perimenopausa foram designadas para tomar 50 mg de DHEA oral ou um comprimido de placebo por dia durante 3 meses. Essas mulheres se queixavam de humor e bem-estar alterados. Não ocorreram diferenças estatisticamente significativas nos níveis hormonais basais das participantes, inclusive nos níveis de DHEA. Depois do tratamento com DHEA, os níveis de androgênio sérico das mulheres aumentou muito, em comparação com as mulheres do grupo placebo. Contudo, as mulheres que receberam suplementação de DHEA não relataram melhora em seus sintomas de perimenopausa, humor, disforia, libido, cognição, memória ou bem-estar maior que a das mulheres do grupo placebo.

A terapia com androgênio deverá ser considerada para mulheres que estão na perimenopausa ou na pré-menopausa e que exibam sintomas da síndrome de insuficiência de androgênio ou baixos níveis de testosterona livre quando determinados em um laboratório de referência. Os androgênios podem ser administrados por via oral, por injeção ou por via transdérmica (Quadro 18.2). O tratamento transdérmico parece conferir melhor equilíbrio entre a obtenção de concentrações de testosterona estáveis e ter efeitos hepáticos e lipídicos mínimos. Os efeitos adversos e os riscos potenciais da terapia de reposição de androgênio incluem acne, hirsutismo, virilização, retenção de líquidos, policitemia, lesão hepática, apnéia do sono, comportamento agressivo e diminuição do nível de lipoproteína de alta densidade.[19] A paciente deverá ser monitorada quanto a esses efeitos. Além disso, um estudo sugeriu que os pró-hormônios *Andro* podem aumentar o risco de uma pessoa desenvolver cânceres pancreáticos.[20]

Quadro 18.2 **TERAPIA COM ANDROGÊNIO PARA MULHERES: TIPOS DE ANDROGÊNIOS**

Intramuscular
   Propionato de testosterona
   Cipionato de testosterona
   Enantato de testosterona
Subcutânea
   Pílulas de propionato de testosterona
Sublingual
   Testosterona em propilenoglicol
Oral
   Metiltestosterona
Transdérmico*
   Testosterona
Gel*
   Testosterona
Tibolona†

*Em desenvolvimento.
†Não-aprovado pelo FDA nos EUA.

Qual é a evidência?

Embora um declínio no desejo sexual tenha sido observado durante a perimenopausa, os níveis de testosterona e de sulfato de DHEA não se modificam de maneira súbita. Portanto, é difícil determinar se essas alterações observadas decorrem da menopausa, do envelhecimento ou de uma combinação dos dois fatores.[4] A avaliação dos níveis de testosterona menores em mulheres na perimenopausa e na menopausa é mais difícil por causa da falta de ensaios comerciais suficientemente exatos e sensíveis para a testosterona. Quando a deficiência de androgênio é identificada, pode-se considerar o tratamento com preparações de testosterona ou DHEA. No momento atual, nenhum produto aprovado pelo FDA está disponível e os médicos devem fundamentar-se nas preparações farmacêuticas compostas. Qualquer paciente que se inicie na terapia com androgênio deverá ser cuidadosamente monitorada quanto a resposta à terapia, efeitos colaterais androgênicos e alterações em lipoproteínas.

Conclusão

A importância dos androgênios na saúde e na doença está surgindo apenas agora. As ações do androgênio no nível celular são mediadas pela ligação direta do hormônio androgênico com o receptor de androgênio ou pela conversão em outros androgênios ou estrogênios. A principal fonte de estrogênio em mulheres na pós-menopausa advém da aromatização do androgênio supra-renal circulante no tecido adiposo periférico.[7]

Há uma massa crescente de evidências que demonstram os efeitos positivos da terapia com estrogênio-androgênio depois da menopausa com relação a desejo sexual, humor, funcionamento cognitivo e bem-estar geral.[2, 6, 8] Além disso, demonstrou-se que os androgênios têm efeitos osteoestimuladores diretos em mulheres na pós-menopausa,[21] embora esse uso dos androgênios permaneça controverso. Esses potenciais efeitos benéficos devem ser compreendidos como sendo preliminares e devem ser vistos em contraposição às complexidades da produção, do metabolismo e da interação dos androgênios com o estrogênio e as globulinas de ligação induzidas pelo estrogênio. Nosso conhecimento atual dos efeitos biológicos dos androgênios nas mulheres é muito superficial, principalmente os efeitos sobre o sistema nervoso central. Esse lapso de conhecimento proporciona a oportunidade de pesquisa adicional.

Discussão de casos

CASO 1

AP é uma mulher de 45 anos, casada, com uma história de hipotireoidismo. Ela teve vários episódios de sangramento vaginal irregular que exigiram curetagem e histeroscopia. Para controlar o sangramento vaginal, ela começou com pílulas contraceptivas. AP recebeu previamente diagnóstico de hipotireoidismo, resultado de um nódulo de tireóide, que está sendo suprimido com doses mais elevadas de levotiroxina.

Atualmente, ela está eutireóidea em todos os testes bioquímicos. Desde que começou a tomar as pílulas contraceptivas, ela acha que exibe desejo sexual extraordinariamente baixo, uma alteração drástica. O médico de família sugere que isto é normal, talvez secundário às demandas da carreira de AP e do fato de ela cuidar da mãe doente. O médico de AP sugere que ela reduza seu horário de trabalho, contrate uma pessoa para cuidar da mãe em casa e que, "com o tempo", o desejo sexual de AP provavelmente retornará. Passaram-se 6 meses sem melhora significativa no desejo sexual de AP, apesar de uma redução significativa em sua carga horária no trabalho, um aumento na ajuda que ela tinha em casa e do seu próprio reconhecimento como uma esposa paciente e extremamente zelosa. AP procura o endocrinologista especialista em reprodução para fazer uma avaliação adicional, pensando que seu desejo sexual baixo poderia estar relacionado com os hormônios.

O exame físico revela uma mulher saudável sem sofrimento agudo, com genitália externa de aparência normal, sem evidência de atrofia vaginal ou hipersensibilidade vulvar, e uma história de episódios de sangramento indolores, embora leves, sob as pílulas contraceptivas.

Os exames laboratoriais documentam função tireoidiana normal e testosterona livre muito baixa, devido, em grande parte, a concentrações muito altas de SHBG. A testosterona total de AP mostra-se, na verdade, na faixa normal superior.

AP admite que está com vontade de tentar quase tudo para recuperar o desejo sexual, e está determinada a parar com as pílulas contraceptivas, já tendo discutido essa possibilidade com o marido, que usará preservativo.

Em 6 semanas da interrupção das pílulas contraceptivas, AP liga para o consultório para marcar outra consulta. Ela retorna nesse período, observando que há um aumento acentuado em seu desejo.

O endocrinologista diz que não está certo de que a alteração na libido está relacionada com a interrupção das pílulas contraceptivas, pois o período de interrupção foi muito rápido, e determina que ela repita os níveis de testosterona total e livre. Os níveis de testosterona total estão novamente dentro da faixa de normalidade; a SHBG voltou para a faixa média a inferior e a testosterona livre está, agora, na parte média a superior da faixa de normalidade.

Discussão

AP tinha inúmeros motivos potenciais para a baixa libido. O ginecologista estava certo ao supor que um grande componente do desejo baixo estava relacionado com os estresses da carreira e por ser ela cuidadora da mãe doente. Esse cenário é muito comum e estes estresses cotidianos e a falta de sono costumam reduzir o desejo. AP também apresentava várias causas endocrinológicas potenciais para o desejo baixo. O uso de levotiroxina e de pílulas contraceptivas, ambas as quais podem aumentar drasticamente a SHBG, também constitui causa potencial de desejo reduzido. Demonstrou-se que a contracepção por meio de anéis vaginais e placas, que originalmente se pensava evitar os aumentos na SHBG observados com as pílulas contraceptivas ao evitar o efeito de *primeira passagem* hepática, também aumenta a SHBG. A interrupção das pílulas contraceptivas em prol de uma forma de contracepção por barreira pode superar esta questão. No futuro, as terapias de reposição de testosterona aprovadas para mulheres podem possibilitar a "reposição" em situações semelhantes a esta. Embora este caso tenha sido "tratado" por meio da medição dos níveis de testosteronas total e livre, esta conduta não é necessária, pois a compreensão da biologia nesta circunstância possibilita as estratégias de tratamento clínico.

Caso 2

KS é uma mulher de 46 anos, caucasiana, que tinha uma vida sexual saudável e normal com o marido, de 20 anos. Recentemente ela recebeu diagnóstico de artrite reumatóide e começou uma série de esteróides para suprimir a doença. O reumatologista prevê que o uso de prednisona (30 mg/dia) irá transcorrer durante 3 a 6 meses, dependendo dos sintomas articulares, e, depois desse período ele prevê o início de um *agente modificador da doença,* em um esforço para reduzir ou interromper a terapia com corticosteróide e para manter a doença inflamatória em um nível controlável. Um teste de densidade óssea basal (absortiometria de raios X com energia dupla [DXA]) mostra-se normal. Seus marcadores inflamatórios estão, sem exceção, elevados e ela vem utilizando prednisona há cerca de 6 semanas. Como precisava fazer o exame ginecológico rotineiro, ela veio ao consultório e apresentava um exame físico ginecológico e pélvico sem anormalidades, com exceção do fato de que se queixava de um drástico e profundo declínio no interesse por sexo, principalmente desde o início da prednisona. Após debate adicional, demonstrou-se que seus ciclos estavam algo irregulares, embora isto tivesse ocorrido muitas vezes no passado sem qualquer sintomatologia psicossexual associada. O relacionamento de muitos anos com o marido parece ser sólido, embora ela comente que seu padrão de sono foi conturbado pela dor e pela rigidez do jelho, bem como pelo uso de corticosteróides.

A avaliação laboratorial mostrou gonadotropinas normais e estradiol normal baixo. Contudo, os androgênios supra-renais, DHEAS, a androstenediona e os androgênios ovarianos, a testosterona total e a testosterona livre, estavam, sem exceção, extremamente baixos para uma mulher de sua idade.

O reumatologista foi consultado quanto à possibilidade de usar pílulas anticoncepcionais para regular os ciclos menstruais e para fornecer o estrogênio adequado em um esforço de reduzir a perda óssea durante o tempo das terapias máximas com corticosteróides. Ele não fez objeção. Foi iniciado o uso de pílulas contraceptivas. Além disto, uma preparação composta de testosterona a 2% em vaselina leve foi prescrita para a aplicação local no clitóris e nos pequenos lábios. Uma pequena quantidade de preparação de testosterona foi aplicada 3 vezes/semana e a paciente voltou depois de 4 semanas de terapia para uma repetição de seus exames laboratoriais. Nesse momento, os níveis de testosterona total estavam no limite superior da normalidade para uma mulher na perimenopausa, as concentrações de SHBG também estavam elevadas e a testosterona livre estava dentro da faixa de normalidade (alta). A paciente notou um aumento acentuado na sensibilidade clitoriana e mamilar, bem como um retorno do desejo e da função sexuais adequados, apesar da rigidez do joelho.

Discussão

Os distúrbios reumatológicos, sejam ou não tratados, às vezes estão associados a redução do desejo sexual. Ainda precisa ser determinado se a incidência é maior do que com outras patologias crônicas. Com o tratamento com glicocorticóides, a resultante supressão de androgênios supra-renais e ovarianos contribui para alteração do desejo sexual. Embora possam ser comprobatórios os níveis séricos das testosteronas total e livre, não são necessários para o diagnóstico ou para o tratamento empírico com a testosterona. Neste caso, a testosterona aplicada localmente, embora muito efetiva no aumento da sensibilidade clitoriana, também é absorvida por via sistêmica e resulta em melhor libido, bem como maior sensibilidade clitoriana. É importante nesses casos que o estrogênio adequado esteja presente, pois todos os estudos disponíveis até o momento foram realizados em um meio estrogênico adequado. No entanto, o tratamento com estrogênio ou pílulas contraceptivas não é aceitável em todos os distúrbios reumatológicos. É necessária a colaboração com o reumatologista para o tratamento bem-sucedido desses casos. Seria prudente monitorar os níveis lipídicos nas mulheres que são mantidas sob terapia com testosterona por longo tempo.

REFERÊNCIAS

1 Laumann EO, Paik A, Rosen RC. Sexual dysfunction in the United States: Prevalence and predictors. *JAMA*. 1999;281:537–544.

2 Nicolosi A, Laumann EO, Glasser DB, *et al.*, and Global Study of Sexual Attitudes and Behaviors Investigators' Group. Sexual behavior and sexual dysfunctions after age 40: the global study of sexual attitudes and behaviors. *Urology*. 2004;64:991–997.

3 Bachmann G, Bancroft J, Braunstein G, *et al.* Female Androgen Insufficiency: The Princeton Consensus Statement On Definition, Classification And Assessment. *Fertil Steril*. 2002;77(4):660–665.

4 Dennerstein L, Dudly E, Burger H. Are changes in sexual functioning during midlife due to aging or menopause? *Fertil Steril*. 2001;76:456–460.

5 Longcope C. Adrenal and gonadal androgen secretion in normal females. *Clin Endocrinol Metab*. 1986;15(2):213–228.

6 Dennerstein L, Randolph J, Taffee J, et al. Hormones, mood, sexuality, and the menopausal transition. *Fertil Steril.* 2002;77:(Suppl. 4): S42–S48.

7 Mushayandebvu T, Castracane VD, Gimpel T, et al. Evidence for diminished midcycle ovarian androgen production in older reproductive aged women. *Fertil Steril.* 1996;65:721–723.

8 Gracia CR, Sammel MD, Freeman EW, et al. Predictors of decreased libido in women during the late reproductive years. *Menopause.* 2004;11:144–150.

9 Timmer CJ, Mulders MT. Pharmacokinetics of etonogestrel and ethinylestradiol released from a combined contraceptive vaginal ring. *Clin Pharmacokinet.* 2000;39:233–242.

10 Judd HL, Yen SS. Serum androstenedione and testosterone levels during the menstrual cycle. *J Clin Endocrinol Metab.* 1973;36:475–481.

11 Vierhapper H, Nowotny P, Waldhausl W. Determination of testosterone production rates in men and women using stable isotope dilution and mass spectrometry. *J Clin Endocrinol Metab.* 1997;82: 1492–1496.

12 Simon J, Houston V. *Restore Yourself: A Women's Guide to Reviving Her Sexual Desire and Passion for Life.* New York: Berkley Books; 2001:147–149.

13 Davis SR, McCloud P, Strauss BJ, et al. Testosterone enhances estradiol's effects on postmenopausal bone density and sexuality. *Maturitas.* 1995;21:227–236.

14 Goldstat R, Briganti E, Tran J, et al. Transdermal testosterone therapy improves well-being, mood, and sexual function in premenopausal women. *Menopause.* 2003;10:390–398.

15 Tuiten A, Van Honky J, Koppeschaar H, et al. Time course of effects of testosterone administration on sexual arousal in women. *Arch Gen Psychiatry.* 2000;57:149–153.

16 Cohen LS, Soares CN, Poitras JR. Short-term use of estradiol for depression in perimenopausal and postmenopausal women: a preliminary report. *Am J Psychiatry.* 2003;160:1519–1522.

17 Johannsson G, Burman P, Wiren L, et al. Low dose dehydroepiandro-sterone affects behavior in hypopituitary androgen-deficient women: a placebo-controlled trial. *J Clin Endocrinol Metab.* 2002;87:2046–2052.

18 Barnhart KT, Freeman E, Grisso JA, et al. The effect of dehydroepiandrosterone supplementation to symptomatic perimenopausal women on serum endocrine profiles, lipid parameters, and health-related quality of life. *J Clin Endocrinol Metab.* 1999;84:3896–3902.

19 Braunstein GD. Androgen insufficiency in women: summary of critical issues. *Fertil Steril.* 2002;77:S98.

20 Broeder CE. Oral andro-related prohormone supplementation: do the potential risks outweigh the benefits? *Can J Appl Physiol.* 2003;28:102–116.

21 Raisz LG, Wiita B, Artis A, et al. Comparison of the effects of estrogen alone and estrogen plus androgen on biochemical markers of bone formation and resorption in postmenopausal women. *J Clin Endocrinol Metab.* 1996;81:37–43.

19 Terapia hormonal pós-menopausa: estudos de observação e ensaios clínicos

Shari S. Bassuk
JoAnn E. Manson

PONTO-CHAVE

Os dados do estudo WHI de grande escala não indicam um balanço favorável dos benefícios e dos riscos associados à terapia com estrogênio-progestina ou apenas com progestina, quando usada para prevenção da doença crônica em mulheres de 50 a 79 anos de idade na pós-menopausa.

Uma das decisões mais complexas que as mulheres enfrentam no que toca a cuidados de saúde é utilizar ou não a terapia hormonal (TH) pós-menopausa. Outrora prescrita principalmente para aliviar as ondas de calor e outros sintomas da menopausa, a TH foi promovida como uma estratégia para impedir vários distúrbios que se aceleram depois da menopausa, incluindo cardiopatia coronariana, declínio cognitivo e osteoporose. Em 2001, estima-se que 42% das mulheres na pós-menopausa nos EUA usaram a TH.[1] Esse uso disseminado foi injustificado, diante da insuficiência de dados conclusivos a partir de estudos clínicos randomizados sobre as conseqüências dessa terapia para a saúde. Na verdade, a publicação recente dos achados de estudo, indicando os efeitos adversos inesperados sobre os resultados cardiovasculares clínicos, levou a um declínio contínuo no uso da TH. Em relação a janeiro-junho de 2002, as prescrições norte-americanas em janeiro-junho de 2003 diminuíram cerca de 33% para o Premarin, o estrogênio mais amplamente utilizado, e em 66% para o Prempro, a combinação de estrogênio-progestina mais amplamente utilizada.[1]

Embora tenham surgido estudos de observação de que a TH evita inúmeras doenças crônicas, os benefícios aparentes podem resultar, pelo menos em parte, das diferenças entre mulheres que optam por tomar hormônios após a menopausa e as mulheres que optam por não tomá-los. Aquelas que escolhem a TH tendem a ser mais saudáveis, têm maior acesso aos cuidados médicos, aderem mais aos tratamentos prescritos e mantêm estilos de vida que promovem mais a saúde, o que, sem exceção, pode influenciar o risco de cardiopatia coronariana e outros resultados. Os estudos clínicos, os quais minimizam o problema da confusão por esses fatores ao designarem ao acaso as pacientes para os grupos de tratamento, não confirmaram de modo consistente os benefícios encontrados nos estudos de observação — mais notadamente, o achado de que a TH parece proteger contra o desenvolvimento de cardiopatia coronariana (CC). Como a cardiopatia coronariana (CC) é uma causa importante de morbidade e mortalidade em mulheres na pós-menopausa, é importante a consideração dos efeitos coronários potenciais na avaliação do balanço dos benefícios e riscos da TH. Com, efeito, os componentes hormonais do Women's Health Initiative (WHI), um grande estudo de prevenção feito com mulheres saudáveis, de 50 a 79 anos, na pós-menopausa foram interrompidos precocemente como uma conseqüência dessas considerações. O ramo do estrogênio-progestina, que arrolou mais de 16.000 mulheres com útero intacto na linha de base, terminou depois de 5,2 anos por causa de uma proporção total de risco-benefício desfavorável associada à combinação do hormônio.[2] O ramo do estrogênio isolado, que arrolou mais de 10.000 mulheres com histerectomia, foi encerrado depois de 6,8 anos por causa de um risco excessivo de acidente vascular encefálico que não foi compensado por um risco reduzido de cardiopatia coronariana (CC) no grupo do hormônio.[3] Contudo, não foi abordado nesse estudo se a administração de hormônios para mulheres mais jovens, quando alcançam primeiramente a menopausa, conferiria o mesmo balanço de benefícios e riscos.

Embora muitas mulheres confiem em seus médicos assistentes para uma resposta definitiva à questão de se usar, ou não, hormônios no período pós-menopausa, balancear os benefícios e os riscos para um paciente específico pode representar um desafio mesmo para os médicos experientes. Este capítulo, que resume a evidência dos estudos de observação e os ensaios clínicos sobre os riscos e os benefícios da TH, juntamente com o próximo capítulo, sobre "quando e como" prescrever a TH, proporcionam a diretriz para os médicos e para outros que possam ficar desorientados por esta área clínica de rápida evolução. O Quadro 19.1 traz uma revisão dos achados empíricos revistos neste capítulo, e o Quadro 19.2 sintetiza as considerações relativas à aplicação dos resultados de estudo na prática clínica.

Cardiopatia coronariana

PONTO-CHAVE

Nem a prevenção primária, nem a secundária da doença cardiovascular deverão ser vistas como um benefício esperado da TH, e deverá ser considerada a possibilidade de um aumento inicial do risco de eventos coronarianos.

Até recentemente, grande parte do entusiasmo com a TH na pós-menopausa decorria de seus supostos efeitos cardioprotetores. Durante as três últimas décadas, dezenas de estudos de observação sugeriram, em conjunto, que as mulheres que recebem estrogênios exibem probabilidade 35 a 50% menor de desenvolver CC, em comparação com as mulheres que não recebem estrogênio.[4] Essa associação inversa foi observada em ambientes de prevenção primária e secundária. O Nurses' Health Study (NHS), de 20 anos, é a maior investigação prospectiva da TH e do risco de desenvolver CC. Entre 70.533 participantes em período pós-menopausa sem história de doença cardiovascular (DCV), o uso corrente de TH, em comparação com nenhum uso, foi associado a um risco relativo (RR) de um evento coronariano maior de 0,61 (intervalo de confiança [IC] de 95% de 0,52 a 0,71), depois do ajuste para a idade, índice de massa corporal (IMC), diabetes, hipertensão, colesterol alto, idade na menopausa, tabagismo e história de cardiopatia prematura nos pais.[5] Um efeito protetor também foi encontrado entre as mulheres com CC estabelecida. Entre as 2489 participantes em pós-menopausa no NHS com infarto do miocárdio (IM) prévio ou aterosclerose documentada, o RR

Quadro 19.1 TH PÓS-MENOPAUSA E RESULTADOS DA DOENÇA: RESULTADOS A PARTIR DO WOMEN'S HEALTH INITIATIVE (WHI), DO HEART AND ESTROGEN/PROGESTIN REPLACEMENT STUDY (HERS) E DE ESTUDOS DE OBSERVAÇÃO

	WHI		HERS[a]		ESTUDOS DE OBSERVAÇÃO	
	ESTROGÊNIO PROGESTINA	ESTROGÊNIO ISOLADO	TRATAMENTO RANDOMIZADO	TRATAMENTO RANDOMIZADO E ACOMPANHAMENTO OBSERVACIONAL	ESTROGÊNIO PROGESTINA	ESTROGÊNIO ISOLADO
	RISCO RELATIVO (INTERVALO DE CONFIANÇA DE 95%)[b]					
CC	1,24 (1,00 a 1,54)[16]	0,91 (0,75 a 1,12)[3]	0,99 (0,80 a 1,22)[9]	0,99 (0,84 a 1,17)[9]	0,64 (0,49 a 0,85)[5]	0,55 (0,45 a 0,68)[5]
Acidente vascular encefálico	1,31 (1,02 a 1,68)[27]	1,39 (1,10 a 1,77)[3]	1,23 (0,89 a 1,70)[28]	Indisponível[c]	1,45 (1,10 a 1,92)[5]	1,18 (0,95 a 1,46)[5]
VTE	2,11 (1,58 a 2,82)[2]	1,33 (0,99 a 1,79)[3]	2,66 (1,41 a 5,04)[32,35]	2,08 (1,28 a 3,40)[35]	2,1 (1,2 a 3,8)[31d, e]	
Câncer de endométrio	0,81 (0,48 a 1,36)[36]	Não aplicável	0,39 (0,08 a 2,02)[35]	0,25 (0,05 a 1,18)[35]	0,8 (0,6 a 1,2)[34]	4,1 (2,9 a 5,7)[34f]
Câncer de mama	1,26 (1,00 a 1,59)[2]	0,77 (0,59 a 1,01)[3]	1,38 (0,82 a 2,31)[35]	1,27 (0,84 a 1,94)[35]	1,35 (1,21 a 1,49)[37d, g]	
Câncer colorretal	0,63 (0,43 a 0,92)[48]	1,08 (0,75 a 1,55)[3]	0,69 (0,32 a 1,49)[35h]	0,81 (0,46 a 1,45)[35h]	0,66 (0,59 a 0,74)[45d]	
Doença da vesícula biliar	Indisponível	Indisponível	1,39 (1,00 a 1,93)[35]	1,48 (1,12 a 1,95)[35]	2,1 (1,9 a 2,4)[49d]	
Demência	2,05 (1,21 a 3,48)[62]	1,49 (0,83 a 2,66)[61]	Não avaliado	Não avaliado	0,66 (0,53 a 0,82)[53d, i]	
Fratura de quadril	0,67 (0,47 a 0,96)[76]	0,61 (0,41 a 0,91)[3]	1,16 (0,55 a 2,44)[35,75]	1,61 (0,98 a 2,66)[35]	0,75 (0,68 a 0,84)[71d]	

[a] No HERS, o período de tratamento randomizado durou 4,1 anos. Em seguida, as participantes foram acompanhadas por mais 2,7 anos, com o tratamento com rótulo aberto ao arbítrio dos médicos assistentes das participantes.

[b] Riscos relativos para a designação para TH versus a designação para placebo nos estudos WHI e HERS, e, exceto quando indicado, para uso corrente versus a não utilização da TH nos estudos de observação. Os intervalos de confiança são nominais.

[c] Acidente vascular encefálico isolado não foi relatado. Para o ponto final combinado de acidente vascular encefálico e crise isquêmica transitória, os riscos relativos (e os intervalos de confiança de 95% associados) depois do período de tratamento randomizado e depois do acompanhamento de observação adicional foram de 1,09 (0,84 a 1,43) e 1,09 (0,88 a 1,35), respectivamente.[9]

[d] A estimativa é para o uso de qualquer hormônio.

[e] A estimativa é apenas para embolia pulmonar.

[f] A estimativa é para o uso recente (durante o último ano) versus a não-utilização.

[g] A estimativa é para o uso corrente de hormônio por 5 ou mais anos.

[h] A estimativa é apenas para câncer de cólon.

[i] Existe heterogeneicidade significativa nos resultados através de estudos de observação individuais.

Quadro 19.2 CONSIDERAÇÕES NA APLICAÇÃO DOS RESULTADOS DE ESTUDO NA PRÁTICA CLÍNICA

ESTUDO DE OBSERVAÇÃO

Metodologia

As participantes engajam-se em seus comportamentos de saúde e práticas médicas usuais, enquanto os pesquisadores observam-nas com o passar do tempo, freqüentemente durante anos ou décadas, para determinar se esses comportamentos estão associados ao risco de desenvolver um determinado resultado — seja uma doença, seja um biomarcador clínico

Pontos Fortes

Investiga as exposições no "mundo real" e práticas médicas

Possibilita o exame de diversas exposições (p. ex., vários regimes de TH) em um único estudo

Possibilita o exame das exposições danosas (p. ex., fumo) que não podem ser eticamente estudadas em um estudo randomizado

Menos dispendioso para realizar e menos oneroso para os participantes do que um estudo randomizado, facilitando, assim, o acompanhamento por longo prazo para detectar os efeitos tardios

Pontos Fracos

Fatores geradores de confusão (tendências do usuário saudável, tendência de adesão): os pesquisadores devem identificar e medir as diferenças entre os participantes que poderiam influenciar as associações exposição-doença observadas e, em seguida, usar a modelagem estatística para controlar tais diferenças

Captura incompleta dos eventos clínicos iniciais devido à monitoração descontínua das exposições

Aplicação cautelosa dos achados na prática clínica; os achados requerem replicação nos ensaios clínicos randomizados

ENSAIO CLÍNICO RANDOMIZADO

Metodologia

As participantes são designadas ao acaso para o agente ativo ou placebo. Em um desenho duplo-cego, nem as participantes, nem os pesquisadores conhecem a designação de tratamento da participante. Um Data and Safety Monitoring Board (DSMB) independente revê periodicamente os dados para determinar o efeito do tratamento sobre um resultado definido (doença ou biomarcador clínico). Quando um dano ou benefício claro emerge antes do término agendado do ensaio, o DSMB recomenda o término precoce

Pontos Fortes

Em uma amostra suficientemente grande, a designação para o tratamento randomizado é uma maneira efetiva de controlar os fatores geradores de confusão. Em média, os fatores geradores de confusão conhecidos e os fatores geradores de confusão desconhecidos ou não-medidos serão igualmente distribuídos entre os grupos do agente ativo e do placebo

O estudo duplo-cego assegurar que as expectativas de um benefício ou dano não sofrerão tendências para as respostas das participantes ou análise e interpretação dos dados pelos pesquisadores

Pontos Fracos

As participantes podem não refletir as usuárias típicas do agente sob pesquisa, limitando a generalização dos achados. Nos ensaios da TH, as participantes eram idosas, estavam bem longe da menopausa, tinham menos sintomas de menopausa e tinham IMC mais elevado que as usuárias da TH nos estudos de observação

As análises de subgrupo para identificar os subgrupos de pacientes que experimentam maior benefício ou dano a partir do agente sob pesquisa devem ser interpretadas com cautela, já que tais análises tendem a ser post hoc e são sensíveis aos fatores geradores de confusão. Além disso, as análises limitadas aos bons compiladores podem ser enganosas

Os ensaios comumente enfocam um ou dois regimes específicos; assim, não se sabe se as diferenças na formulação, na dosagem ou na via de administração afetam os resultados

Dispendioso: o recrutamento pode ser difícil; os estudos que fornecem informações sobre os efeitos de longo prazo são escassos para eventos coronarianos recorrentes associados ao uso atual de TH, em comparação com a não-utilização, foi de 0,65 (IC de 95% de 0,45 a 0,95).[6]

É biologicamente plausível que a TH reduza os eventos cardiovasculares. Em estudos randomizados, o estrogênio exógeno diminui os níveis plasmáticos de lipoproteína de baixa densidade (LDL) do colesterol em torno de 10 a 14% e eleva os níveis de lipoproteína de alta densidade (HDL) de colesterol em 7 a 8%, alterações conhecidas por estarem associadas a um risco reduzido de CC.[7] Também se comprovou que a administração oral de estrogênio reduz os níveis de lipoproteína(a), inibe a oxidação do LDL colesterol, melhora a função do endotélio vascular e reverte os aumentos pós-menopausa do fibrinogênio e do inibidor do tipo 1 do ativador de plasminogênio — alterações que deverão diminuir o risco de cardiopatia coronariana.[7] Ao mesmo tempo, porém, o estrogênio apresenta efeitos potencialmente deletérios sobre outros biomarcadores do risco cardiovascular; reforça os níveis de triglicerídios; promove a coagulação através de aumentos do fator VII, dos fragmentos 1 e 2 da protrombina e do fibrinopeptídio A; e eleva os níveis do marcador inflamatório proteína C reativa.[7] A terapia com estrogênio também aumenta a produção e a atividade das metaloproteinases da matriz, enzimas degradantes importantes na desestabilização e na ruptura da placa.[7]

Conforme mostra o Quadro 19.3, estudos randomizados de estrogênio ou estrogênio-progestina combinados em mulheres portadoras de CC preexistente não confirmaram os benefícios relatados nos estudos de observação.[8-15] No Heart and Estrogen/progestin Replacement Study (HERS), um estudo de prevenção secundária rudimentar destinado a testar a eficácia e a segurança da TH (0,625 mg de estrogênio eqüino conjugado por via oral mais 2,5 mg de acetato de medroxiprogesterona por dia) em relação aos resultados cardiovasculares clínicos, a incidência de mortalidade por evento coronariano e de IM não-fatal durante 4,1 anos entre 2763 mulheres portadoras de CC documentada foi semelhante nos grupos de tratamento ativo e de placebo.[8] Um aumento de 50% no risco de eventos de CC foi notado durante o primeiro ano do estudo entre as mulheres designadas para tratamento ativo, embora essa elevação fosse compensada por um risco diminuído no quarto e no quinto anos. Um adicional de 2,7 anos de acompanhamento com observação, com ao tratamento com rótulo aberto ao arbítrio dos médicos particulares das participantes, não alterou esses achados.[9] Esse padrão temporal poderia resultar de uma aceleração da taxa de eventos em mulheres suscetíveis, deixando um grupo de menor risco para acompanhamento contínuo. Também é possível que as progestinas possam ter efeitos cardiovasculares adversos e possam mitigar os efeitos benéficos do estrogênio. Contudo, no estudo Estrogen Replacement and Atherosclerosis (ERA), controlado por placebo, nem o estrogênio isolado, nem o estrogênio em combinação com progestina (i.e., estrogênio eqüino conjugado oral isolado ou com acetato de medroxiprogesterona) afetaram a progressão da aterosclerose coronariana determinada por meios angiográficos.[10] O Papworth Hormone-Replacement Therapy Atherosclerosis Study,[11] que avaliou o estradiol transdérmico isolado ou com noretindrona, e o estudo Women's Angiographic Vitamin and Estrogen (WAVE),[12] que avaliou o estrogênio eqüino conjugado oral isolado ou com acetato de medroxiprogesterona, também não mostraram benefício cardiovascular dos regimes estudados. Na verdade, o estudo Papworth foi terminado antecipadamente por causa de um aumento precoce nos eventos cardiovasculares no grupo de tratamento ativo. No Estrogen in the Prevention of

Quadro 19.3 ESTUDOS CLÍNICOS RANDOMIZADOS DA TH NA PÓS-MENOPAUSA E A CARDIOPATIA CORONARIANA (CC)

NOME DO ESTUDO	POPULAÇÃO DO ESTUDO	FAIXA ETÁRIA (MÉDIA), ANOS	TRATAMENTO	DURAÇÃO MÉDIA, ANOS	RESULTADOS
PREVENÇÃO SECUNDÁRIA (I.E., ENTRE MULHERES COM CC PREEXISTENTE)					
Heart and Estrogen/Progestin Replacement Study (HERS)[8,9]	2.763 mulheres com CC documentada	44 a 79 (66,7)	0,625 mg de CEE oral e 2,5 mg de MPA diariamente, ou placebo	4,1*	Eventos de CC (IM não-fatal, morte por CC): Total: RR = 0,99 (IC de 95% de 0,80 a 1,22) Ano 1: RR = 1,52 (IC de 95% de 1,01 a 2,29) Ano 2: RR = 1,00 (IC de 95% de 0,67 a 1,49) Ano 3: RR = 0,87 (IC de 95% de 0,55 a 1,37) Ano 4/5: RR = 0,67 (IC de 95% de 0,43 a 1,04)
Estrogen Replacement and Atherosclerosis (ERA)[10] Trial	309 mulheres com CC verificada por meios angiográficos	42 a 80 (65,8)	0,625 mg de CEE oral diários, ou 0,625 mg de CEE oral e 2,5 mg de MPA diárias, ou placebo	3,2	Nenhuma diferença significativa na progressão da estenose Nenhuma diferença significativa nos eventos de CC (IM não-fatal, morte por CC) totais ou durante o primeiro ano
Papworth Hormone-Replacement Therapy Atherosclerosis Study[11]	255 mulheres com CC documentada	≥ 55 (67)	17-β estradiol transdérmico isolado ou com noretisterona cíclica, ou placebo	2,5	Eventos de CC (IM, hospitalização por angina instável, morte cardíaca): RR = 1,29 (IC de 95% de 0,84 a 1,95)
Women's Angiographic Vitamin and Estrogen (WAVE)[12] Trial	423 mulheres com pelo menos uma estenose coronariana de 15 a 75%	Faixa não fornecida (65)	0,625 mg de CEE oral com ou sem 2,5 mg de MPA diárias, ou placebo	2,8	Progressão ligeiramente maior da estenose com TH do que com placebo Eventos de DCV (IM, acidente vascular encefálico) ou morte: RR = 1,9 (IC de 95% de 0,97 a 3,6)
Estrogen in the Prevention of Reinfarction Trial (ESPRIT)[13]	1.017 mulheres com IM prévio	50 a 69 (62)	2 mg de valerato de estradiol oral, ou placebo	2	Eventos de CC (IM não-fatal, morte cardíaca): RR = 0,99 (IC de 95% de 0,70 a 1,41)

PREVENÇÃO PRIMÁRIA (I.E., ENTRE AS MULHERES EM RISCO USUAL DE CC)

Revisão de 22 ensaios com TH[17]	4.124 mulheres	Não fornecida	TH (vários regimes) versus placebo ou outra terapia	< 3	Eventos cardiovasculares: RR = 1,39 (IC de 95% de 0,48 a 3,95)
Women's Health Initiative (WHI): Estrogen-progestin arm[2,16]	16.608 mulheres em risco usual de DCV	50 a 79 (63)	0,625 mg de CEE oral e 2,5 mg de MPA diários, ou placebo	5,6	Eventos de CC (IM não-fatal, morte por CC): Total: RR = 1,24 (IC de 95% de 1,00 a 1,54) Total: RR = 1,24 (IC de 95% de 1,00 a 1,54) Ano 2: RR = 1,34 (IC de 95% de 0,82 a 2,18) Ano 3: RR = 1,27 (IC de 95% de 0,64 a 2,50) Ano 4: RR = 1,25 (IC de 95% de 0,74 a 2,12) Ano 5: RR = 1,45 (IC de 95% de 0,81 a 2,59) Ano ≥ 6: RR = 0,70 (IC de 95% de 0,42 a 1,14)
Women's Health Initiative (WHI): Somente apenas estrogênio[3]	10.739 mulheres em risco usual de DCV	50 a 79 (63)	0,625 CEE oral ou placebo	6,8	Eventos de CC (IM não-fatal, morte por CC): Total: RR = 0,91 (IC de 95% de 0,75 a 1,12) Ano 1: RR = 1,16 Ano 2: RR = 1,20 Ano 3: RR = 0,89 Ano 4: RR = 0,79 Ano 5: RR = 1,28 Ano 6: RR = 1,24 Ano ≥ 7: RR = 0,42 (P para tendência = 0,02)

CEE, estrôgenio eqüino conjugado; IC, intervalo de confiança; CC, cardiopatia coronariana; DCV, doença cardiovascular; IM, infarto do miocárdio; MPA, acetato de medroxiprogesterona; RR, risco relativo.

* Um adicional de 2,7 anos de acompanhamento com observação forneceu um RR total de 0,99 (0,84 a 1,17) e um RR no sexto e sétimo anos de 1,00 (0,77 a 1,29).[9]

Reinfarction Trial (ESPRIT), o valerato de estradiol (2 mg/dia) não reduziu o risco de eventos cardíacos subseqüentes em mulheres com histórico de IM.[13] Assim, com base nos dados de estudoas randomizados, a TH pós-menopausa não se mostrou efetiva para a prevenção secundária de CC.

Os ensaios de prevenção primária também indicam um aumento precoce do risco cardiovascular e ausência de cardioproteção com a TH pós-menopausa. No WHI, as mulheres designadas para 5,6 anos de terapia com estrogênio-progestina exibiram probabilidade 24% maior de desenvolver CC do que aquelas designadas para placebo.[16] O risco aumentado foi mais evidente durante o primeiro ano do tratamento randomizado e aumentou entre as mulheres que apresentavam níveis mais elevados de LDL colesterol na linha de base.[16] As mulheres designadas para 6,8 anos de terapia apenas com estrogênio também não experimentaram redução do risco de CC em comparação com aquelas designadas para placebo; os RR estavam ligeiramente elevados durante o início do acompanhamento e diminuíram com o passar do tempo.[3] Resultados semelhantes foram encontrados em uma análise agregada de 22 ensaios, em sua maioria de curta duração, examinando outros resultados da TH.[17]

Foram propostas explicações metodológicas e biológicas para a discrepância entre os resultados da CC a partir dos estudos de observação e aqueles oriundos de ensaios clínicos.[18,19] Com freqüência, as explicações metodológicas focalizam-se no potencial bem reconhecido de confusão nos estudos de observação. As mulheres que optam pela TH tendem a ser mais saudáveis e a aderir com maior freqüência a outros tipos de comportamentos de promoção da saúde do que as mulheres que escolhem não tomar hormônios no período da pós-menopausa. Essas tendências de *usuária saudável* e *complacência* podem levar a uma subestimativa do verdadeiro risco coronariano associado à TH. Os métodos estatísticos podem ajustar esses efeitos, mas somente até o ponto em que os fatores geradores de confusão são conhecidos e estão medidos com exatidão. Os fatores geradores de confusão residuais devido a variáveis concomitantes desconhecidas ou medidas de maneira imperfeita constituem uma ameaça para a validade das inferências obtidas a partir de dados de observação. Ainda assim, a concordância entre os achados de ensaios e de estudos de observação para outros resultados, principalmente o acidente vascular encefálico, que têm determinantes do estilo de vida similares como a CC, argumenta contra os fatores geradores de confusão como o principal motivo para a discrepância nos achados para CC.

Outro obstáculo metodológico de muitos estudos de observação é a incapacidade destes de captar os eventos clínicos iniciais que acontecem logo depois do início da TH. Nos estudos prospectivos com acompanhamento por longo prazo, as informações sobre o uso de TH geralmente só são atualizadas a intervalos infreqüentes, quando são. Sendo assim, os eventos clínicos que se desenvolvem logo depois do início da TH podem ser classificados de maneira incorreta como tendo ocorrido em uma não-usuária ou durante um intervalo de "não-utilização", o que levaria a estimativas de risco atenuadas. Essa classificação errônea pode ser especialmente evidente para os resultados da CC, porque tanto no HERS quanto no WHI aumentos do risco de CC associados à TH foram mais pronunciados logo depois da randomização para o tratamento, enquanto os riscos retardados ou persistentemente elevados foram notados para muitos dos outros resultados de interesse, incluindo acidente vascular encefálico, tromboembolia venosa (TEV) e câncer de mama.

Estas tendências temporais no HERS e no WHI levaram de imediato a uma maior atenção à adequação da exposição em análises recentes dos dados de observação. Entre as participantes do NHS portadoras de doença coronariana prévia, houve uma forte tendência a diminuir o risco de eventos de CC recorrentes com a duração crescente do uso de TH. Entre as mulheres que usam hormônios há menos de 1 ano, 1 a 1,9 anos e 2 ou mais anos, em comparação com aquelas que nunca usaram, os RR de eventos recorrentes foram de 1,25 (IC de 95%, 0,78 a 2,00), 0,55 (IC de 95%, 0,13 a 2,27) e 0,38 (IC de 95%, 0,22 a 0,66), respectivamente (P para tendência = 0,002).[6] Por outro lado, a tendência oposta foi observada entre as participantes do NHS que não tinham doença coronariana prévia. Nesse grupo, o efeito protetor diminuiu, enquanto a duração do uso aumentou, com RR para durações de menos de 1 ano, 1 a 1,9 anos, 2 a 4,9 anos, 5 a 9,9 anos, e 10 anos ou mais de 0,40, 0,41, 0,53, 0,58 e 0,74, respectivamente.[7] No entanto, o impacto da TH nos primeiros meses de uso não pôde ser avaliado, porque as participantes relataram o uso corrente ou não-utilização de TH apenas a intervalos de 2 anos e foram classificadas como usuárias ou não-usuárias durante um determinado intervalo. No Group Health Cooperative Study, um acompanhamento de 3,5 anos de 981 mulheres na pós-menopausa com IM prévio, a informação sobre o uso de hormônio foi continuamente atualizada a partir de uma base de dados de farmácia computadorizada, o que possibilita uma estimativa do momento da exposição mais exata do que aquela que foi possível na coorte do Nurses'[20] ou de outros estudos de observação. Embora esse estudo não encontrasse a associação entre o uso atual de TH e o risco de eventos coronarianos recorrentes (RR = 0,96, IC de 95% de 0,62 a 1,50), houve uma aparente duplicação do risco de eventos de CC nos primeiros 60 dias após o início da TH (RR = 2,16, IC de 95% de 0,94 a 4,95). No entanto, o uso contínuo de hormônio, durante mais de 1 ano, foi associado a risco coronariano reduzido (RR = 0,76, IC de 95% de 0,42 a 1,36).

Explicações biológicas também podem contribuir em parte para as diferenças nos resultados dos estudos de observação e os ensaios clínicos randomizados. Por exemplo, enquanto o regime hormonal mais freqüentemente testado nos estudos clínicos foi uma combinação diária de estrogênio-progestina, a maioria das mulheres estudadas nos ambientes de observação utilizou formulações apenas de estrogênio. Contudo, no NHS, uma das poucas coortes em que o número de usuárias de terapia combinada foi suficientemente grande para permitir a análise dos subgrupos, a terapia combinada pareceu ser quase tão protetora quanto o estrogênio sem oposição contra os primeiros eventos de CC. Em comparação com não-usuárias de TH, as usuárias de estrogênio conjugado oral isolado tiveram um RR de CC de 0,55 (IC de 95% de 0,45 a 0,68) e as usuárias de estrogênio mais progestina tiveram um RR de 0,64 (IC de 95% de 0,49 a 0,85).[5] Entre as mulheres com DCV preexistente, também não ocorreram diferenças nítidas no efeito coronariano do estrogênio isolado *versus* o estrogênio combinado com progestina.[6] No entanto, muitas mulheres que recebiam hormônios combinados relataram uso cíclico de progestina (10 a 14 dias/mês), em vez de contínuo. Permanece incerto se as diferenças nas formulações da TH ou nas doses ou vias de administração podem contribuir para os achados conflitantes entre os estudos de observação e os estudos randomizados.

As diferentes características clínicas das populações dos estudos de observação e dos estudos randomizados também podem influir na relação entre o uso de TH e os resultados coronarianos. Uma diferença nítida entre as participantes nos estudos de observação e aquelas que participaram nos ensaios clínicos é o peso corporal. Enquanto o IMC médio entre as usuárias de TH sem DCV prévia no NHS foi de 26,1 kg/m^2, os IMC médios entre as mulheres nos ramos de estrogênio-progestina e de estrogênio isolado do WHI foram de 28,5 e 30,1 kg/m^2, respectivamente. O IMC tem uma correlação estreita e positiva com os níveis de estrogênio endógeno nas mulheres em pós-menopausa. Como as mulheres mais magras apresentam níveis mais baixos de estrogênio endógeno do que suas contrapartes mais pesadas, para elas pode ser maior a probabilidade de ter sintomas vasomotores, de optar pela TH para aliviar esses sintomas e de se beneficiar de maneira ímpar desse uso. Na verdade, em um acompanhamento observacional de 12 anos de quase 300.000 mulheres na pós-menopausa sem histórico de DCV ou de câncer (o American Cancer Society's Cancer Prevention Study II [CPS II]), a associação inversa entre terapia com estrogênio e mortalidade por CC foi mais forte nas mulheres magras; para IMC de menos de 22, 22 a 25, 25 a menos de 30, e 30 kg/m^2 ou mais, os RR foram de 0,49, 0,72, 0,77 e 1,45, respectivamente (*P* para interação = 0,02).[21] Contudo, no WHI esse padrão não foi notado. Na verdade, no ramo de estrogênio-progestina houve uma ligeira tendência na direção oposta; entre as mulheres com IMC menores que 25, de 25 a menos de 30, e de 30 ou mais kg/m^2, os RR de CC associada à TH foram de 1,38, 1,23 e 1,16, respectivamente.[16] Por outro lado, os efeitos coronarianos danosos do estrogênio mais progestina pareceram mais proeminentes entre as participantes que não relatavam ondas de calor na linha de base. Entre as mulheres de 50 a 59 anos de idade, a designação para TH duplicou o risco de CC naquelas que não relatavam ondas de calor (RR = 1,98), mas não foi relacionado com o risco de CC naquelas que relatavam ondas de calor (RR = 0,95).[16] Contudo, o poder estatístico para detectar a interação foi baixo, e a aparente modificação do efeito desapareceu em grande parte quando a classificação do estado vasomotor foi ampliada para incluir sudorese noturna. No momento da preparação do capítulo, a análise detalhada do ramo do estrogênio isolado do WHI não estava disponível.

A idade da mulher, o intervalo de tempo transcorrido desde a menopausa, e o estágio da aterosclerose subjacente também podem modificar a influência dos hormônios exógenos sobre o risco de CC. As mulheres que tomam hormônios no período de pós-menopausa nos estudos de observação tendem a iniciar a terapia no início da menopausa, enquanto as participantes de ensaios clínicos geralmente são escolhidas ao acaso para receber hormônios anos depois da cessação da menstruação. A menopausa acontece, em média, aos 51 anos nas mulheres norte-americanas. A idade basal das participantes no NHS variou de 30 a 55 anos, e aproximadamente 80% dos membros da coorte que optaram por usar TH o fizeram dentro de 2 anos desde o início da menopausa. Em contrapartida, as idades basais médias das participantes do WHI e do HERS foram de 63 e 67 anos, respectivamente; sendo assim, a maioria dessas mulheres já estava na pós-menopausa havia muitos anos no momento do ingresso no estudo. É provável que essas mulheres idosas, em média, tivessem aterosclerose subclínica mais extensa que suas contrapartes mais jovens. Foi sugerido que o efeito pró-trombótico dos estrogênios se manifesta predominantemente entre as mulheres que apresentam lesões subclínicas que iniciam a TH bem depois da transição da menopausa, enquanto as mulheres que apresentam menos lesão arterial e que iniciaram a TH precocemente na menopausa podem obter benefício cardiovascular. Os dados em primatas não-humanos sustentam essa hipótese. O estrogênio conjugado não teve efeito sobre a extensão da placa da artéria coronária em macacos *cynomolgus* designados para estrogênio isoladamente ou para estrogênio combinado com acetato de medroxiprogesterona, começando 2 anos (cerca de 6 anos em humanos) depois de ooforectomia e bem depois do estabelecimento da aterosclerose. Por outro lado, a administração de hormônios exógenos logo depois de ooforectomia, durante os estágios iniciais da aterosclerose, reduziu a extensão da placa em 50%.[22] As análises de subgrupo dos dados do WHI fornecem suporte misto à idéia de que essas variáveis influenciam a associação de TH-CC. O risco de desenvolver CC associado à terapia apenas com estrogênio aumentou profundamente com a idade; entre as participantes de 50 a 59 anos, 60 a 69 anos e 70 a 79 anos, o RR foi de 0,56 (IC de 95% de 0,30 a 1,03), 0,92 (IC de 95% de 0,69 a 1,23) e 1,04 (IC de 95% de 0,75 a 1,44), respectivamente.[3] Embora esse padrão não tenha sido observado no ramo do estrogênio-progestina (os RR correspondentes foram de 1,27, 1,05 e 1,44), os RR associados a esse regime aumentaram continuamente com os anos desde a menopausa (para < 10, 10 a 19 e ≥ 20 anos; os RR foram de 0,89, 1,22 e 1,71, respectivamente).[16] Contudo, nem no ramo com estrogênio isolado, nem naquele com estrogênio-progestina, a presença de CC preexistente modificou apreciavelmente a relação entre TH e novos eventos coronários. Os RR associados ao estrogênio isolado foram de 0,91 (IC de 95% de 0,73 a 1,14) nas mulheres que não apresentavam CC prévia e de 1,02 CIC de 95% de 0,63 a 1,71) entre as mulheres que apresentavam CC prévia. Para o estrogênio mais progestina, os RR correspondentes foram de 1,23 (IC de 95% de 0,97 a 1,55) e de 1,44 (IC de 95% de 0,77 a 2,70).

É necessária pesquisa adicional sobre as características clínicas, incluindo os marcadores bioquímicos e genéticos que predizem aumentos ou diminuições no risco coronário associado ao uso de hormônio exógeno. Alguns dados sugerem que as mulheres que apresentam níveis séricos elevados de lipoproteína(a)[23] ou polimorfismos específicos no gene do receptor de estrogênio[24] podem beneficiar-se, enquanto aquelas que têm hipertensão e uma mutação da protrombina podem estar sob risco especialmente alto.[25]

Acidente vascular encefálico

Estudos de observação de TH e de acidente vascular encefálico forneceram resultados inconsistentes. Em um acompanhamento de 20 anos de 70.533 participantes em pós-menopausa do NHS sem DCV prévia, houve pouca associação entre TH e a incidência total de acidente vascular encefálico ou a taxa de mortalidade.[5] O RR de acidente vascular encefálico incidente foi de 1,13 (IC de 95% de 0,94 a 1,35) para uso atual de qualquer duração e de 1,32 (IC de 95% de 0,76 a 2,32) para uso atual há menos de 1 ano (mas veja a advertência acima em relação à medição da duração da exposição) em comparação com a ausência total de utilização, depois do ajuste para fatores de risco vasculares. No entanto, após exame mais rigoroso, o uso atual de hormônio pareceu aumentar o risco de acidente vascular encefálico isquêmico (RR = 1,26, IC de 95% de 1,00 a 1,61), mas não ao acidente vascular encefálico hemorrágico (RR = 0,93, IC de 95% de 0,64 de 1,34). Além disso, embora tenha ocorrido pouca associação entre o uso atual de estrogênio conjugado oral sem oposição e a taxa total de acidente vascular encefálico (RR = 1,18, IC de 95% de 0,95 a 1,46), notou-se um risco de acidente vascular encefálico significativamente elevado entre as mulheres que recebem estrogênio mais progestina (RR = 1,45; IC de 95% de 1,10 a 1,92). Ademais, o risco de acidente vascular encefálico aumentou com o aumento da dose de estrogênio conjugado oral; para doses de 0,3, 0,625 e de 1,25 mg/dia ou mais, os RR foram de 0,54 (IC de 95% de 0,28 a 1,06), 1,35 (IC de 95% de 1,08 a 1,68) e 1,63 (IC de 95% de 1,18 a 2,26), respectivamente. Por outro lado, em um grande estudo de caso de controle no Group Health Cooperative, uma organização de manutenção da saúde com registros computadorizados detalhados do uso de hormônio, o uso atual de estrogênio com ou sem progestina não foi relacionado com o risco de acidente vascular encefálico isquêmico ou hemorrágico.[26] Entretanto, o risco de ambos os tipos de acidente vascular encefálico duplicou durante os primeiros 6 meses do uso da TH (acidente vascular encefálico isquêmico: RR = 2,16 [IC de 95% de 1,04 a 4,49]; acidente vascular encefálico hemorrágico: RR = 2,20 [IC de 95% de 0,83 a 5,81]), e o risco de acidente vascular encefálico isquêmico também aumentou com a dose de estrogênio (P para tendência = 0,03).

No WHI, as mulheres designadas para 5,6 anos de estrogênio-progestina exibiram probabilidade 31% maior de desenvolver acidente vascular encefálico, em comparação com aquelas designadas para placebo (RR =1,31, IC de 95% de 1,02 a 1,68), embora não houvesse diferença entre os grupos de tratamento com relação à mortalidade por acidente vascular encefálico.[27] Diferentemente do padrão para CC, em que o risco era máximo no ano após o início da TH, o excesso de risco de acidente vascular encefálico surgiu durante o segundo ano e permaneceu elevado durante todo o período de tratamento randomizado. Achados semelhantes foram observados para o estrogênio isolado; a designação para 6,8 anos de hormônio foi associada a um aumento significativo no risco de acidente vascular encefálico total (RR = 1,39; IC de 95% de 1,10 a 1,77), mas não de acidente vascular encefálico fatal[3]; o aumento persistiu enquanto durou o acompanhamento randomizado. Para o estrogênio mais progestina, observou-se risco aumentado de acidente vascular encefálico isquêmico (RR = 1,44, IC de 95% de 1,09 a 1,90), mas não de acidente vascular encefálico hemorrágico (RR = 0,82, IC de 95% de 0,43 a 1,56).[27] Ainda não estão disponíveis análises em paralelo dos subtipos de acidente vascular encefálico para o estrogênio isolado.

Dois estudos em mulheres sob alto risco de acidente vascular encefálico avaliaram o efeito da TH sobre esse resultado. No HERS, um estudo da prevenção secundária da CC, a terapia com estrogênio-progestina não foi significativamente associada a risco de acidente vascular encefálico (RR = 1,23, IC de 95% de 0,89 a 1,70) ou a um ponto final combinado de acidente vascular encefálico e crise isquêmica transitória (RR = 1,09, IC de 95% de 0,84 a 1,43).[28] Quando foram examinados, os subtipos de acidente vascular encefálico, nenhum achado significativo surgiu para acidente vascular encefálico isquêmico ou hemorrágico ou para acidente vascular encefálico não-fatal ou fatal. Diferentemente da associação TH-CC, a relação entre TH e eventos cerebrovasculares incidentes não variou durante o curso do estudo. Os resultados permaneceram inalterados depois de um adicional de 2,7 anos de acompanhamento observacional.[9]

O Women's Estrogen for Stroke Trial (WEST) arrolou 664 mulheres com histórico de acidente vascular encefálico isquêmico ou crise isquêmica transitória. Entre as participantes designadas para o 17-beta-estradiol (1 mg/dia), foi muito maior a probabilidade de experimentar um acidente vascular encefálico fatal (RR = 2,9, IC de 95% de 0,9 a 9,0) do que entre aquelas designadas para placebo, achado que foi particularmente pronunciado para acidente vascular encefálico isquêmico fatal (RR = 4,4, IC de 95% de 0,9 a 20,2). Embora a terapia com estradiol não se relacionasse com a incidência de acidente vascular encefálico não-fatal, os acidentes vasculares encefálicos não-fatais que ocorreram no grupo do estradiol foram associados a déficits funcionais ligeiramente piores que ocorreram entre aquelas do grupo de placebo.[29] A análise *post-hoc* indicou um aumento agudo na incidência total de acidente vascular encefálico durante os 6 primeiros meses do uso de TH (RR = 2,3, IC de 95% de 1,1 a 5,0), mas a associação não persistiu para a duração do estudo de 2,8 anos.

Tromboembolia venosa

No WHI, a designação randomizada para terapia com estrogênio-progestina foi associada a um aumento de duas vezes no risco de VTE (RR = 2,11, IC de 95% de 1,58 a 2,82),[2] e a designação randomizada para o estrogênio isolado foi associada a um aumento de 33% no risco (RR = 1,33, IC de 95% de 0,99 a 1,79).[3] Uma metanálise de 12 estudos prévios — oito de caso de controle, uma coorte e três ensaios — mostrou que o uso atual de estrogênio duplicou o risco de VTE (RR = 2,14, IC de 95% de 1,64 a 2,81).[30] No NHS, que foi o único estudo de coorte incluído na metanálise, o RR de embolia pulmonar foi de 2,1 (IC de 95% de 1,2 a 3,8).[31] Os RR de VTE foram maiores nos três estudos: 2,66 (IC 95% de 1,41 a 5,04) no HERS,[32] 3,70 (IC de 95% de 0,45 a 30,44) no ERA,[10] e 5,10 (IC de 95% de 0,30 a 86,66) no estudo Postmenopausal Estrogen/Progestin Interventions (PEPI),[33] um estudo de 875 mulheres saudáveis designadas de maneira randomizada para TH ou placebo no qual a alteração no perfil de risco cardiovascular — em vez da própria DCV — foi o ponto final básico.

Câncer de endométrio

Uma análise combinada de 30 estudos de observação encontrou uma triplicação do risco de câncer de endométrio entre as usuárias de curto prazo (1 a 5 anos) de estrogênio sem oposição (RR = 2,8, IC de 95% de 2,3 a 3,5) e uma elevação de quase dez vezes no risco entre as usuárias por 10 ou mais anos (RR = 9,5, IC de 95% de 7,4 a 12,3).[34] Esses achados são sustentados pelos resultados do estudo PEPI, no qual 24% das mulheres designadas para estrogênio sem oposição por 3 anos desenvolveram hiperplasia endometrial atípica, uma lesão pré-maligna, em comparação com apenas 1% das mulheres designadas para placebo.[33] O uso de uma progestina, que se opõe aos efeitos do estrogênio sobre o endométrio, elimina esses riscos.[34] Nem o HERS, nem o WHI relataram aumento do risco de câncer do endométrio quando foi empregado um regime combinado diário.

Câncer de mama

PONTO-CHAVE

Dados recentes, obtidos a partir de estudos de observação e de ensaios clínicos, sugerem que a terapia com estrogênio-progestina pode aumentar o risco de câncer de mama com mais rapidez do que se acreditava anteriormente.

Um risco aumentado de câncer de mama foi observado entre as usuárias de estrogênio atuais ou recentes em estudos de observação; esse risco está diretamente relacionado com a duração do uso. Em uma metanálise de 51 estudos de caso de controle e de coorte (80% do uso de TH envolveram preparações de estrogênio isolado), o uso por curto prazo (< 5 anos) de TH pós-menopausa não elevou apreciavelmente a incidência de câncer de mama, enquanto o uso por longo prazo (≥ 5 anos) foi associado a um aumento de 35% no risco (RR = 1,35, IC de 95% 1,21 a 1,49).[37] Em contraste com os achados para câncer de endométrio, as preparações de estrogênio-progestina combinados parecem aumentar mais o risco de câncer de mama do que o estrogênio isolado.[37-43] Por exemplo, o Million Woman Study examinou recentemente a relação entre TH e incidência de câncer de mama entre 829.000 participantes em pós-menopausa.[43] Durante o acompanhamento de 2,6 anos, o uso atual de estrogênio sem oposição aumentou em quase um terço a incidência de câncer de mama invasivo (RR = 1,30, IC de 95% de 1,21 a 1,40), e o uso atual de estrogênio mais progestina duplicou o risco (RR = 2,00, IC de 95% de 1,88 a 2,12). Esses riscos aumentaram continuamente com a duração crescente do uso; para o uso atual de estrogênio isolado de menos de 1, 1 a 4, 5 a 9 e 10 ou mais anos de duração, os RR foram de 0,81, 1,25, 1,32 e 1,37, respectivamente. As estimativas correspondentes para estrogênio mais progestina foram de 1,45, 1,74, 2,17 e 2,31. Para o estrogênio eqüino e medroxiprogesterona conjugado (*i.e.*, o regime de combinação testado no WHI e no HERS), os RR foram de 1,62 (IC de 95% de 1,34 a 1,96) para o uso atual de menos de 5 anos de duração e de 2,42 (IC de 95% de 2,08 a 2,81) para uso atual de 5 ou mais anos. No NHS, para cada ano de uso entre as usuárias de TH atual, o risco de câncer de mama aumentou em 9% para terapia combinada e em 3,3% para estrogênio isolado.[39]

Os dados do estudo randomizado confirmam que estrogênio mais progestina aumenta o risco de câncer de mama. No WHI, as mulheres designadas para estrogênio mais progestina para uma média de 5,6 anos exibiram probabilidade 24% maior de desenvolver câncer de mama invasivo ($P = 0,003$) ou câncer de mama total (*i.e.*, invasivo e *in situ*) (p < 0,001) do que as mulheres designadas para placebo, com o risco aumentado evidente em torno do terceiro ano do estudo.[44] Os cânceres de mama invasivos diagnosticados nas mulheres alocadas para TH foram maiores (1,7 *versus* 1,5 cm, P = 0,04), apresentaram maior probabilidade de ser positivos para linfonodos (26% *versus* 16%, p = 0,03) e maior probabilidade de apresentar disseminação (25% *versus* 16%, p = 0,04) do que aqueles diagnosticados nas mulheres alocadas para placebo. Além disso, o percentual de mulheres com mamografias anormais foi mais elevado no grupo da TH do que no grupo do placebo (32% *versus* 21%, p < 0,001). Esses resultados sugerem que a terapia com estrogênio-progestina induz o desenvolvimento de câncer de mama de modo relativamente rápido e, ao mesmo tempo, retarda a detecção, talvez por aumentar a densidade do tecido mamário. No HERS, a designação randomizada para estrogênio mais progestina foi preditiva de um aumento de 38% no risco de câncer de mama durante 4,1 anos (RR = 1,38, IC de 95% de 0,82 a 1,31). Embora essa elevação não tenha sido estatisticamente significativa e tenha sido atenuada depois de um adicional de 2,7 anos de acompanhamento observacional (RR = 1,27, IC de 95% de 0,84 a 1,94), a totalidade da evidência implica fortemente a terapia com estrogênio-progestina na carcinogênese da mama.

No WHI, o estrogênio isolado não aumentou o risco de câncer de mama. Na verdade, contrariando a preponderância dos achados a partir dos estudos de observação, o estrogênio isolado foi associado a uma redução limítrofe no risco de câncer de mama invasivo (RR = 0,77, IC de 95% 0,59 a 1,01) durante o período de tratamento de 6,8 anos.[3] Os motivos para esse achado inesperado são incertos.

Câncer colorretal

Uma metanálise de 18 estudos de observação encontrou uma redução de 20% (RR = 0,80, IC de 95% de 0,74 a 0,86) no risco de câncer de cólon e uma redução de 19% (RR = 0,81, IC de 95% 0,72 a 0,92) no risco de câncer retal entre mulheres em pós-menopausa que tomavam TH em comparação com aquelas que nunca haviam tomado TH.[45] Grande parte da aparente redução no câncer colorretal foi limitada a usuárias atuais de hormônio (RR = 0,66, IC de 95% de 0,59 a 0,74), mas entre essas usuárias a duração mais prolongada do uso não conferiu maior proteção (duração do uso < 5 anos, RR = 0,61 [IC de 95% de 0,48 a 0,79]; duração do uso ≥ 5 anos, RR = 0,67 [IC de 95% de 0,56 a 0,79]). Como muitas participantes nos estudos de observação usaram estrogênio isolado, houve dados insuficientes para uma análise separada dos regimes combinados.

Duas grandes pesquisas prospectivas incluídas na metanálise foram o CPS II e o NHS. No CPS II, um acompanhamento de 7 anos de 422.000 mulheres em pós-menopausa sem câncer no início do estudo, o uso contínuo *versus* a ausência de uso de TH foi associado a uma redução de 29% na mortalidade por câncer de cólon (RR = 0,71, IC de 95% de 0,61 a 0,83) e na mortalidade de câncer retal (RR = 0,71, IC de 95% de 0,49 a 1,04).[46] No NHS, um acompanhamento de 14 anos de 59.000 mulheres em pós-menopausa sem histórico de câncer, o uso corrente de TH foi associado a um risco diminuído de câncer colorretal (RR = 0,65, IC de 95% de 0,50 a 0,83), depois do ajuste para fatores geradores de confusão potenciais.[47] A associação permaneceu forte mesmo depois da exclusão de mulheres que se submeteram a uma sigmoidoscopia de triagem (RR = 0,64, IC de 95% de 0,49 a 0,82), o que sugere que a aparente proteção não se deve a melhor triagem entre as usuárias de TH. Também foi examinada a associação entre TH e adenomas colorretais, que tendem a surgir 10 a 15 anos antes que o câncer se desenvolva. Em comparação com aquelas que nunca utilizaram, as atuais usuárias de TH estavam sob risco diminuído de grandes adenomas (> 1 cm) (RR = 0,74, IC de 95% de 0,55 a 0,99), mas não houve associação entre TH e adenoma pequeno.

No WHI, as mulheres designadas para 6,8 anos de terapia apenas com estrogênio não tiveram risco reduzido de câncer colorretal em comparação com as mulheres designadas para placebo (RR = 1,08, IC de 95% de 0,75 a 1,55), embora as análises de subgrupo sugiram um efeito benéfico entre as participantes mais jovens (mulheres de 50 a 59 anos: RR = 0,59, IC de 95% de 0,25 a 1,41).[3] Por outro lado, as mulheres designadas para 5,6 anos de terapia com estrogênio-progestina em vez de placebo experimentaram uma grande e significativa redução de risco (RR = 0,61, IC de 95% de 0,42 a 0,87),[48] mas a proporção de cânceres diagnosticados em um estágio avançado foi inesperadamente maior no grupo do hormônio do que no grupo do placebo. No HERS, a designação para estrogênio mais progestina por 4,1 anos pareceu proteger contra o desenvolvimento de câncer de cólon (RR = 0,69, IC de 95% de 0,32 a 1,49), embora a associação fosse atenuada depois de um adicional de 2,7 anos do acompanhamento de observação (RR = 0,81, IC de 95% de 0,46 a 1,45).[35]

Os dados biológicos sustentam um possível efeito protetor da TH sobre o câncer colorretal.[45] A administração de estrogênio diminui a produção secundária de ácidos biliares, compostos que se acredita dêem início ou promovam a alteração maligna no epitélio colônico. Além disso, o gene do receptor de estrogênio pode promover diretamente o desenvolvimento de tumores colônicos. Por fim, o estrogênio diminui os níveis séricos de fator de crescimento 1 semelhante à insulina, um mitógeno que pode estar associado ao câncer colorretal.

Doença da vesícula biliar

Vários grandes estudos de observação relatam um risco aumentado 2 a 3 vezes de cálculos biliares ou de colecistectomia entre mulheres em pós-menopausa que tomam estrogênio.[49,50] Por exemplo, o NHS mostrou que, em comparação com aquelas que nunca utilizaram, as usuárias atuais de hormônio tinham um RR de 2,1 (IC de 95% de 1,9 a 2,4) para colecistectomia.[49] Esse risco aumentou com a duração crescente do uso (RR = 2,6 [IC de 95% de 2,0 a 3,1] para ≥ 10 anos de uso) e doses mais elevadas de estrogênio (RR = 2,4 [IC de 95% de 2,0 a 2,9] para doses ≥ 1,25 mg/dia). No HERS, as mulheres designadas ao acaso para 4,1 anos de terapia com estrogênio-progestina tiveram um risco 39% maior de cirurgia do trato biliar do que aquelas designadas para placebo (RR = 1,39, IC de 95% de 1,00 a 1,93),[51] risco que subiu para 48% depois de um adicional de 2,7 anos de observação no acompanhamento (RR = 1,48, IC de 95% de 1,12 a 1,95).[35] No momento da preparação do capítulo, os achados do WHI com relação aos resultados da vesícula biliar ainda não tinham sido relatados.

Declínio cognitivo e demência

PONTO-CHAVE

Os dados de estudos clínicos sugerem que a TH não impede o início da demência ou a progressão do declínio cognitivo

As metanálises dos estudos de observação, muitos dos quais utilizaram um desenho de caso de controle retrospectivo, sugerem que o uso de hormônio pós-menopausa está associado a uma diminuição de 30% a 45% do risco de doença de Alzheimer (DA), mas há heterogeneidade significativa nos resultados através de estudos individuais.[52-54] No recente Cache County Study, um estudo retrospectivo que acompanhou 1889 mulheres na pós-menopausa (idade média, 74,5 anos) durante 3 anos, as usuárias de TH contínua tinham menor probabilidade do que aquelas que nunca usaram de desenvolver DA (RR = 0,59, IC de 95% de 0,36 a 0,96).[55] Contudo, em um exame mais rigoroso, quase toda redução de risco relacionada com TH aconteceu entre as usuárias mais antigas (RR = 0,33, IC de 95% de 0,15 a 0,65). De fato, as atuais usuárias pareceram estar em risco elevado de DA, a menos que elas estivessem utilizando TH havia mais de 10 anos. Os riscos relativos associados ao uso atual de TH com duração menor que 3, de 3 a 10 e com mais de 10 anos foram de 2,41 (IC de 95% de 0,70 a 6,34), 2,12 IC de 95% de 0,83 a 4,71) e 0,55 (IC de 95% de 0,21 a 1,23), respectivamente. Um padrão similar de resultados foi observado em uma coorte de 9651 mulheres de 65 anos ou mais sem demência ao exame inicial que foram acompanhadas por 4 a 6 anos como parte do Study of Osteoporotic Fractures; as mulheres que iniciaram a TH na menopausa experimentaram menor declínio cognitivo do que as mulheres que nunca haviam usado TH, mas as mulheres que iniciaram a TH em um período mais avançado na vida não tiveram tal experiência.[56] Foi sugerido que as mulheres devem iniciar a TH no início da menopausa e antes do início das alterações neuropatológicas subclínicas no cérebro, para obter o benefício cognitivo. Na verdade, vários pequenos estudos sugerem que a terapia com estrogênio é ineficaz no alentecimento do declínio cognitivo nas mulheres com DA estabelecida.[57-59]

Os achados a partir do HERS e do WHI sugerem um efeito adverso da terapia com estrogênio-progestina sobre os resultados cognitivos. No HERS, 1.063 mulheres com doença coronariana (idade média de 67 anos) completaram uma bateria de testes cognitivos padronizados depois de um intervalo de tratamento médio de 4,2 anos.[60] Os grupos do hormônio e do placebo diferiram apenas em um teste de fluência verbal, e a diferença favoreceu o grupo do placebo. A função cognitiva não foi avaliada no início do estudo.

O WHI Memory Study acompanhou as participantes do WHI de 65 anos ou mais, sem demência provável quando do arrolamento para o estudo, inclusive 4532 mulheres no ramo do estrogênio-progestina e 2947 mulheres no ramo do estrogênio isolado.[61] Nas análises que coletaram os dados em ambos os ramos, a designação para o tratamento ativo foi associada a um aumento de 76% no risco de provável demência (RR = 1,76, 1,19 a 2,60) e um aumento de 25% no risco de comprometimento cognitivo brando (RR = 1,25, IC de 95% de 0,97 a 1,89).[61] (Nas análises de tratamento específicas, a terapia com estrogênio-progestina foi associada a uma duplicação do risco de provável demência [RR = 2,05, IC de 95% de 1,21 a 3,48], mas não foi relacionada com o desenvolvimento de comprometimento cognitivo brando [RR = 1,07, IC de 95% de 0,74 a 1,55].[62] A terapia isolada com estrogênio foi associada a uma tendência no sentido de riscos aumentados tanto de provável demência [RR = 1,49, IC de 95% de 0,83 a 2,66] como de comprometimento cognitivo brando [RR = 1,34, IC de 95% de 0,95 a 1,89].[61]) A DA, que apresenta um início insidioso e um curso lentamente progressivo, era a classificação de demência mais comum, contribuindo com 52% dos casos nos dados coletados. O intervalo de acompanhamento relativamente curto, durante o qual os casos prováveis foram diagnosticados, sugere que algumas participantes já tinham experimentado declínio cognitivo no momento de ingresso no estudo, e que a TH não iniciou a demência subjacente, mas, em vez disso, acelerou sua progressão ou sua manifestação. Contudo, quando as mulheres com escores cognitivos basais baixos foram excluídas da análise, permaneceu um risco elevado para provável demência no grupo do hormônio (RR total = 2,19, IC de 95% de 1,25 a 3,84).[61]

Diante do significativo aumento na incidência de acidente vascular encefálico associado a TH na população geral do estudo WHI, é possível que a demência vascular, que tende a ter um início mais abrupto que a DA, é o resultado responsável pelos achados de demência no WHI. Embora a demência vascular fosse diagnóstica com menor freqüência que a DA no WHI, os métodos de diagnóstico padronizados favorecem a última em relação à primeira quando ambas estão presentes. No entanto, a elevação do risco de provável demência associado a TH esteve presente mesmo entre as mulheres sem acidente vascular encefálico prévio ou incidente. Contudo, continua sendo possível que eventos vasculares cerebrais não detectados possam contribuir para risco aumentado de demência no grupo do hormônio.

Qualidade de vida

A evidência inquestionável, incluindo dados de estudos randomizados como PEPI,[63] HERS[64] e o WHI,[65] indica que a terapia com estrogênio (com ou sem uma progestina) é altamente efetiva para controlar sintomas vasomotores, o sono e alguns sintomas vulvovaginais.[66,67] Contudo, o impacto da TH sobre outros resultados de qualidade de vida é menos nítido. No WHI, as mulheres designadas para estrogênio mais progestina não experimentaram melhoria significativa na vitalidade, na saúde mental, nos sintomas depressivos ou na satisfação sexual, em comparação com aquelas designadas para placebo.[65] No HERS, a melhoria da saúde mental e dos sintomas depressivos nas participantes designadas para TH foi restrita àquelas que apresentavam queixas vasomotoras no início do estudo.[68] Na verdade, as mulheres sem essas queixas experimentaram declínios associados à TH na energia e na função física, talvez como conseqüência de uma taxa aumentada de eventos cardiovasculares. Com relação a incontinência urinária, os estudos clínicos não indicam um benefício da TH.[66,69]

Osteoporose

Ao reduzir o *turnover* ósseo e as taxas de reabsorção, o estrogênio alentece a perda óssea relacionada com o envelhecimento experimentada pela maioria das mulheres em pós-menopausa. Mais de 50 ensaios randomizados mostraram que a terapia de estrogênio pós-menopausa, com ou sem progestina, aumenta rapidamente a densidade óssea na coluna vertebral em torno de 4% a 6% e no quadril em torno de 2% a 3%, mantendo esses aumentos durante pelo menos 3 anos de tratamento.[70] A interrupção da terapia com estrogênio leva a uma rápida diminuição da proteção.

A redução do risco de fratura associado ao uso de TH excede aquela esperada com base nos aumentos da densidade óssea isolada. Dados a partir de estudos de observação indicam um risco 50% menor de fratura vertebral e um risco 25% a 35% menor de fraturas de quadril, punho e outras fraturas periféricas entre as atuais usuárias de estrogênio; o acréscimo de uma progestina não parece modificar esse benefício.[71-73] No Study of Osteoporotic Fractures, que seguiu uma coorte baseada na população com 8816 mulheres brancas de 65 anos ou mais no início do estudo, a probabilidade ajustada por 10 anos de fratura não-vertebral entre as atuais usuárias de estrogênio que tomaram hormônio sem interrupção desde o início da menopausa foi de 19,6%, semelhante àquela entre as usuárias atuais que não utilizaram hormônios continuamente na menopausa (22,4%), mas foi significativamente menor entre as antigas usuárias (29,6%) e aquelas que nunca utilizaram (30,9%).[73] As probabilidades de fratura de vértebra durante os 3,7 anos de acompanhamento foram de 2,5% entre as usuárias atuais que tomaram estrogênio continuamente desde a menopausa e de 4,0% entre aquelas que nunca utilizaram. Uma metanálise de 22 estudos randomizados mostrou que o uso de TH por 1 ano ou mais reduziu significativamente o risco de fraturas de quadril e punho (RR = 0,60, IC de 95% de 0,40 a 0,91) e de fratura não-vertebral (RR = 0,73, IC de 95% de 0,56 a 0,94); o efeito protetor foi mais acentuado nas populações de estudo que se encontravam, em média, no início da menopausa.[74] Contudo, a qualidade questionável de alguns dos estudos torna essa estatística resumida menos que convincente. Ademais, a modificação de efeito observada pela idade baseou-se principalmente nos resultados de apenas um estudo em mulheres que estavam, em média, em um momento bem avançado da menopausa — HERS, o qual contribuiu com 80% das participantes idosas e com 80% das fraturas nesse grupo etário. Nesse estudo, os 5 anos de TH (0,625 mg de estrogênio eqüino conjugado mais 2,5 mg de acetato de medroxiprogesterona diários) entre uma população não-selecionada para osteoporose não foram associados a risco reduzido de fratura depois de 4,1 anos de terapia randomizada[75] ou depois de um adicional de 2,7 anos de tratamento não-randomizado.[35] Por outro lado, no WHI, o mesmo regime em uma população não-selecionada foi, de modo semelhante, associado a 33% menos fraturas de quadril (RR = 0,67, IC de 95% de 0,47 a 0,96) e 24% menos de fraturas totais (RR = 0,76; IC de 95% de 0,69 a 0,83).[76] Para o estrogênio isolado, os RR para fraturas de quadril e total foram de 0,61 (IC de 95% de 0,41 a 0,91) e de 0,70 (IC de 95% de 0,63 a 0,79), respectivamente.[3] Esses RR não diferiram significativamente entre os grupos etários. Há carência de grandes estudos randomizados que avaliem a eficácia da TH na redução do risco de fratura em mulheres que têm osteopenia ou osteoporose.

Outros distúrbios

Com a base de dados limitados de ensaios randomizados e de observação, levantaram-se as hipóteses de que a TH aumenta o risco de câncer de ovário,[36,77,78] determinadas doenças vasculares do colágeno (artrite reumatóide e lúpus eritematoso sistêmico),[79-81] e asma,[82] e reduz o risco de diabetes melito do tipo 2.[83] Essas hipóteses requerem a confirmação em estudos clínicos adicionais.

Qual é a evidência?

Em síntese, embora a TH melhore os sintomas da menopausa e evite as fraturas osteoporóticas e, possivelmente, o câncer colorretal, tais benefícios podem ser contrabalançados pelos riscos aumentados de CC, acidente vascular encefálico, VTE, câncer de mama, doença da vesícula biliar e disfunção cognitiva. Nem a prevenção primária, nem a secundária da DCV deverão ser visualizadas como um benefício esperado da TH, e deve-se considerar a possibilidade de um aumento precoce no risco de eventos vasculares. Os achados do WHI sugerem que, entre 10.000 mulheres em pós-menopausa que recebem estrogênio mais progestina ocorreriam, a cada ano, menos seis cânceres colorretais e menos cinco fraturas de quadril, mas também haveria mais sete eventos coronarianos, mais oito acidentes vasculares encefálicos, mais oito embolias pulmonares e mais oito cânceres de mama invasivos. De modo geral, o efeito global seria de 19 efeitos adversos adicionais por 10.000 mulheres ao ano.[2] Além disso, ocorreriam mais 23 casos de demência.[62] Mesmo entre mulheres em alto risco de fratura osteoporótica, os benefícios não parecem superar os riscos associados ao uso de estrogênio-progestina.[76] A análise em paralelo dos dados apenas com estrogênio do WHI também mostram nenhuma evidência de um balanço favorável dos benefícios e riscos para essa terapia quando usada para prevenção da doença crônica entre mulheres em pós-menopausa como um todo.[3] Estão em andamento exames mais detalhados desses dados, incluindo análises de subgrupo.

Diretrizes clínicas

A publicação de resultados a partir do HERS, do WHI e de outros estudos levou a revisões das diretrizes clínicas para o uso de hormônios pós-menopausa. A U. S. Preventive Services Task Force (USPSTF)[84] e a Canadian Task Force on Preventive Health Care[85] são contrárias ao uso rotineiro de estrogênio com ou sem progestina para prevenção das condições crônicas; estas são recomendações de *grau D*, indicando a evidência pelo menos razoável de que o tratamento não é efetivo ou de que os riscos superam os benefícios. A U. S. Food and Drug Administration (FDA) aprovou novos rótulos para preparações de estrogênio e estrogênio-progestina que advertem contra o uso desses produtos para proteção contra DCV.[86,87] Os rótulos para produtos de estrogênio-progestina destacam adicionalmente os riscos aumentados de IM, acidente vascular encefálico, eventos tromboembólicos e câncer de mama encontrados no WHI. A American Heart Association,[88] a North American Menopause Society,[89,90] e o American College of Obstetricians and Gynecologists[91] também recomendam que a TH não deve ser utilizada para prevenção primária ou secundária da DCV.

A TH está atualmente aprovada pelo FDA para o tratamento dos sintomas de menopausa e a prevenção da osteoporose. Os médicos deverão aconselhar suas pacientes em pós-menopausa a terem expectativas realistas a respeito dos benefícios e dos riscos da TH, bem como levarem em conta as incertezas existentes no conhecimento clínico. Os médicos também deverão enfatizar as condutas alternativas para controlar os sintomas da menopausa e a prevenção da doença crônica, incluindo as escolhas de estilo de vida, tais como abstenção do fumo, atividade física adequada e uma dieta saudável. Um grupo em expansão de opções farmacológicas — inclusive antidepressivos, clonidina ou fitoestrogênios para os sintomas vasomotores; bifosfonatos ou moduladores seletivos do receptor de estrogênio para osteoporose; e os agentes redutores dos lipídios ou anti-hipertensivos para DCV — também deverão reduzir a fundamentação única do tratamento sobre a TH.[15]

Discussão de casos

Caso 1

Estudo hipotético: um novo estudo sobre os hormônios pós-menopausa é relatado. Ele envolve a utilização de um estrogênio transdérmico, administrado a 835 mulheres de 45 a 55 anos, que foram submetidas a histerectomia. Os pesquisadores relatam que, depois de 3 anos de uso, as participantes não tiveram um aumento significativo nos problemas cardiovasculares, tromboembolia, câncer de mama ou demência. A densidade óssea permaneceu estável, mas houve muito poucas fraturas para justificar um comentário sobre a eficácia com fraturas. O produto reduziu as ondas de calor e foi bem tolerado.

Que perguntas o médico deve fazer depois de ler esse relato?

Entre as questões que deverão ser feitas estão as seguintes: trata-se de um estudo de observação ou de um ensaio clínico? Se foi um ensaio, o tratamento foi alocado de modo randomizado ou foi empregado um desenho duplo-cego? Quais são as características da população do estudo? As participantes apresentam um risco basal baixo ou alto de desenvolver os resultados de interesse? Trata-se de um estudo de prevenção primária ou secundária — p. ex., as participantes apresentam doença aterosclerótica documentada? Osteopenia? As participantes apresentam características que poderiam atribuir-lhes maior probabilidade de obter benefício ou experimentar dano a partir da TH do que outras mulheres? Elas apresentam sintomas de menopausa intensos? Com quantos anos, a partir do início da menopausa, elas entraram no estudo? As participantes do estudo são suficientemente semelhantes às pacientes que observo em minha prática clínica para permitir a generalização dos achados de estudo para as mulheres de quem trato?

Esse estudo fornece evidência de que o estrogênio transdérmico é mais seguro que o estrogênio oral?

Esse é um estudo de pequeno porte. Esperaríamos poucos eventos clínicos de interesse nessa amostra jovem em perimenopausa durante os 3 anos do estudo. Dessa maneira, haverá muita incerteza estatística associada às estimativas de RR, e o IC de 95% que circunda as estimativas de risco será amplo. Ou seja, embora nenhum dano claro fosse observado, é provável que os achados do estudo sejam compatíveis com os efeitos protetores, neutros ou danosos. Ademais, o estudo não foi suficientemente longo para observar um aumento potencial no risco de câncer de mama. Esse estudo não fornece evidência insofismável de que o estrogênio transdérmico seja mais seguro que o estrogênio oral.

Em que esses dados se comparam com os dados do WHI ou de estudos de observação?

O WHI não está examinando o estrogênio transdérmico. Como as preparações transdérmicas são menos comumente prescritas do que as orais, muitos estudos de observação possuem dados insuficientes sobre o uso de estrogênio transdérmico para possibilitar uma análise separada desse uso. Sendo assim, os resultados desse estudo não são diretamente comparáveis com os achados do WHI ou de muitos estudos de observação existentes.

As usuárias de estrogênio oral devem mudar para esse produto?

Os níveis mais elevados de estrogênio endógeno nas mulheres podem ser responsáveis em parte por suas taxas menores de CC específicas para a idade em comparação com os homens. Esse estrogênio penetra diretamente na corrente sanguínea, sem ser inicialmente metabolizado pelo fígado. Como a administração transdérmica permite que os hormônios exógenos penetrem na corrente sanguínea sem o processamento hepático inicial, foi levantada a hipótese de que as placas de estrogênio podem ser mais seguras que os comprimidos em relação às seqüelas tromboembólicas e cardiovasculares. No entanto, são necessários dados de grandes ensaios clínicos em diversas populações de pacientes para se tirarem conclusões definitivas a respeito da eficácia e da segurança relativas dos estrogênios oral e transdérmico. Com base nos achados de um pequeno estudo, as usuárias de estrogênio oral não deverão mudar para esse produto transdérmico.

REFERÊNCIAS

1. Hersh AL, Stefanick ML, Stafford RS. National use of postmenopausal hormone therapy: annual trends and response to recent evidence. *JAMA.* 2004;291:47–53.

2. Writing Group for the Women's Health Initiative Investigators. Risks and benefits of estrogen plus progestin in healthy postmenopausal women: principal results from the Women's Health Initiative randomized controlled trial. *JAMA.* 2002;288:321–333.

3. The Women's Health Initiative Steering Committee. Effects of conjugated equine estrogen in postmenopausal women with hysterectomy: the Women's Health Initiative randomized controlled trial. *JAMA.* 2004;291:1701–1712.

4 Grodstein F, Stampfer M. The epidemiology of postmenopausal hormone therapy and cardiovascular disease. In: Goldhaber SZ, Ridker PM, eds. *Thrombosis and Thromboembolism.* New York: Marcel Dekker; 2002:67–78.

5 Grodstein F, Manson JE, Colditz GA, et al. A prospective, observational study of postmenopausal hormone therapy and primary prevention of cardiovascular disease. *Ann Intern Med.* 2000;133:933–941.

6 Grodstein F, Manson JE, Stampfer MJ. Postmenopausal hormone use and secondary prevention of coronary events in the Nurses' Health Study. A prospective, observational study. *Ann Intern Med.* 2001;135:1–8.

7 Chae CU, Manson JE. Postmenopausal hormone therapy. In: Manson JE, Buring JE, Ridker PM, Gaziano JM, eds. *Clinical Trials in Heart Disease.* Philadelphia, PA: W.B. Saunders; 2004:349–363.

8 Hulley S, Grady D, Bush T, et al. Randomized trial of estrogen plus progestin for secondary prevention of coronary heart disease in postmenopausal women. Heart and Estrogen/progestin Replacement Study (HERS) Research Group. *JAMA.* 1998;280:605–613.

9 Grady D, Herrington D, Bittner V, et al. Cardiovascular disease outcomes during 6.8 years of hormone therapy: Heart and Estrogen/progestin Replacement Study follow-up (HERS II). *JAMA.* 2002;288:49–57.

10 Herrington DM, Reboussin DM, Brosnihan KB, et al. Effects of estrogen replacement on the progression of coronary-artery atherosclerosis. *N Engl J Med.* 2000;343:522–529.

11 Clarke SC, Kelleher J, Lloyd-Jones H, et al. A study of hormone replacement therapy in postmenopausal women with ischaemic heart disease: the Papworth HRT atherosclerosis study. *BJOG.* 2002;109:1056–1062.

12 Waters DD, Alderman EL, Hsia J, et al. Effects of hormone replacement therapy and antioxidant vitamin supplements on coronary atherosclerosis in postmenopausal women: a randomized controlled trial. *JAMA.* 2002;288:2432–2440.

13 ESPRIT team. Oestrogen therapy for prevention of reinfarction in postmenopausal women: a randomised placebo controlled trial. *Lancet.* 2002;360:2001–2008.

14 Manson JE, Martin KA. Clinical practice. Postmenopausal hormone-replacement therapy. *N Engl J Med.* 2001;345:34–40.

15 Manson JE, Bassuk SS. The perimenopause transition and postmenopausal hormone therapy. In: Kasper DL, Braunwald E, Fauci AS, Hauser SL, Longo DL, Jameson JL, eds. *Harrison's Principles of Internal Medicine.* 16th ed. New York: McGraw-Hill; 2004: pp. 2209–2213.

16 Manson JE, Hsia J, Johnson KC, et al. Estrogen plus progestin and the risk of coronary heart disease. *N Engl J Med.* 2003;349:523–534.

17 Hemminki E, McPherson K. Impact of postmenopausal hormone therapy on cardiovascular events and cancer: pooled data from clinical trials. *BMJ.* 1997;315:149–153.

18 Grodstein F, Clarkson TB, Manson JE. Understanding the divergent data on postmenopausal hormone therapy. *N Engl J Med.* 2003;348: 645–650.

19 Michels KB, Manson JE. Postmenopausal hormone therapy: a reversal of fortune. *Circulation.* 2003;107:1830–1833.

20 Heckbert SR, Kaplan RC, Weiss NS, et al. Risk of recurrent coronary events in relation to use and recent initiation of postmenopausal hormone therapy. *Arch Intern Med.* 2001;161:1709–1713.

21 Rodriguez C, Calle EE, Patel AV, et al. Effect of body mass on the association between estrogen replacement therapy and mortality among elderly US women. *Am J Epidemiol.* 2001;153:145–152.

22 Mikkola TS, Clarkson TB. Estrogen replacement therapy, atherosclerosis, and vascular function. *Cardiovasc Res.* 2002;53: 605–619.

23 Shlipak MG, Simon JA, Vittinghoff E, *et al.* Estrogen and progestin, lipoprotein(a), and the risk of recurrent coronary heart disease events after menopause. *JAMA.* 2000;283:1845–1852.

24 Herrington DM, Howard TD, Hawkins GA, *et al.* Estrogen-receptor polymorphisms and effects of estrogen replacement on high-density lipoprotein cholesterol in women with coronary disease. *N Engl J Med.* 2002;346:967–974.

25 Psaty BM, Smith NL, Lemaitre RN, *et al.* Hormone replacement therapy, prothrombotic mutations, and the risk of incident nonfatal myocardial infarction in postmenopausal women. *JAMA.* 2001;285: 906–913.

26 Lemaitre RN, Heckbert SR, Psaty BM, *et al.* Hormone replacement therapy and associated risk of stroke in postmenopausal women. *Arch Intern Med.* 2002;162:1954–1960.

27 Wassertheil-Smoller S, Hendrix SL, Limacher M, *et al.* Effect of estrogen plus progestin on stroke in postmenopausal women: the Women's Health Initiative: a randomized trial. *JAMA.* 2003;289:2673–2684.

28 Simon JA, Hsia J, Cauley JA, *et al.* Postmenopausal hormone therapy and risk of stroke: The Heart and Estrogen-progestin Replacement Study (HERS). *Circulation.* 2001;103:638–642.

29 Viscoli CM, Brass LM, Kernan WN, *et al.* A clinical trial of estrogen-replacement therapy after ischemic stroke. *N Engl J Med.* 2001;345: 1243–1249.

30 Miller J, Chan BK, Nelson HD. Postmenopausal estrogen replacement and risk for venous thromboembolism: a systematic review and meta-analysis for the U.S. Preventive Services Task Force. *Ann Intern Med.* 2002;136:680–690.

31 Grodstein F, Stampfer MJ, Goldhaber SZ, *et al.* Prospective study of exogenous hormones and risk of pulmonary embolism in women. *Lancet.* 1996;348:983–987.

32 Grady D, Wenger NK, Herrington D, *et al.* Postmenopausal hormone therapy increases risk for venous thromboembolic disease. The Heart and Estrogen/progestin Replacement Study. *Ann Intern Med.* 2000; 132:689–696.

33 Writing Group for the PEPI Trial. Effects of estrogen or estrogen/progestin regimens on heart disease risk factors in postmenopausal women. The Postmenopausal Estrogen/Progestin Interventions (PEPI) Trial. *JAMA.* 1995;273:199–208.

34 Grady D, Gebretsadik T, Kerlikowske K, *et al.* Hormone replacement therapy and endometrial cancer risk: a meta-analysis. *Obstet Gynecol.* 1995;85:304–313.

35 Hulley S, Furberg C, Barrett-Connor E, *et al.* Noncardiovascular disease outcomes during 6.8 years of hormone therapy: Heart and Estrogen/progestin Replacement Study follow-up (HERS II). *JAMA.* 2002;288:58–66.

36 Anderson GL, Judd HL, Kaunitz AM, *et al.* Effects of estrogen plus progestin on gynecologic cancers and associated diagnostic procedures: the Women's Health Initiative randomized trial. *JAMA.* 2003;290:1739–1748.

37 Collaborative Group on Hormonal Factors in Breast Cancer. Breast cancer and hormone replacement therapy: collaborative reanalysis of data from 51 epidemiological studies of 52,705 women with breast cancer and 108,411 women without breast cancer. *Lancet.* 1997;350: 1047–1059.

38 Persson I, Weiderpass E, Bergkvist L, *et al.* Risks of breast and endometrial cancer after estrogen and estrogen-progestin replacement. *Cancer Causes Control.* 1999;10:253–260.

39 Colditz GA, Rosner B, for the Nurses' Health Study Research Group. Use of estrogen plus progestin is associated with greater increase in breast cancer risk than estrogen alone. *Am J Epidemiol.* 1998; 147(Suppl.):64S.

40 Schairer C, Lubin J, Troisi R, *et al.* Menopausal estrogen and estrogen-progestin replacement therapy and breast cancer risk. *JAMA.* 2000;283:485–491.

41 Porch JV, Lee IM, Cook NR, *et al.* Estrogen-progestin replacement therapy and breast cancer risk: the Women's Health Study (United States). *Cancer Causes Control.* 2002;13:847–854.

42 Li CI, Malone KE, Porter PL, et al. Relationship between long durations and different regimens of hormone therapy and risk of breast cancer. *JAMA*. 2003;289:3254–3263.

43 Million Women Study Collaborators. Breast cancer and hormone-replacement therapy in the Million Women Study. *Lancet*. 2003;362: 419–427.

44 Chlebowski RT, Hendrix SL, Langer RD, et al. Influence of estrogen plus progestin on breast cancer and mammography in healthy postmenopausal women: the Women's Health Initiative Randomized Trial. *JAMA*. 2003;289:3243–3253.

45 Grodstein F, Newcomb PA, Stampfer MJ. Postmenopausal hormone therapy and the risk of colorectal cancer: a review and meta-analysis. *Am J Med*. 1999;106:574–582.

46 Calle EE, Miracle-McMahill HL, Thun MJ, et al. Estrogen replacement therapy and risk of fatal colon cancer in a prospective cohort of postmenopausal women. *J Natl Cancer Inst*. 1995;87:517–523.

47 Grodstein F, Martinez ME, Platz EA, et al. Postmenopausal hormone use and risk for colorectal cancer and adenoma. *Ann Intern Med*. 1998;128:705–712.

48 Chlebowski RT, Wactawski-Wende J, Ritenbaugh C, et al. Estrogen plus progestin and colorectal cancer in postmenopausal women. *N Engl J Med*. 2004;350:991–1004.

49 Grodstein F, Colditz GA, Stampfer MJ. Postmenopausal hormone use and cholecystectomy in a large prospective study. *Obstet Gynecol*. 1994;83:5–11.

50 Mamdani MM, Tu K, van Walraven C, et al. Postmenopausal estrogen replacement therapy and increased rates of cholecystectomy and appendectomy. *CMAJ*. 2000;162:1421–1424.

51 Simon JA, Hunninghake DB, Agarwal SK, et al. Effect of estrogen plus progestin on risk for biliary tract surgery in postmenopausal women with coronary artery disease. The Heart and Estrogen/progestin Replacement Study. *Ann Intern Med*. 2001;135:493–501.

52 Hogervorst E, Williams J, Budge M, et al. The nature of the effect of female gonadal hormone replacement therapy on cognitive function in post-menopausal women: a meta-analysis. *Neuroscience*. 2000; 101:485–512.

53 LeBlanc ES, Janowsky J, Chan BK, et al. Hormone replacement therapy and cognition: systematic review and meta-analysis. *JAMA*. 2001;285:1489–1499.

54 Nelson HD, Humphrey LL, Nygren P, et al. Postmenopausal hormone replacement therapy: scientific review. *JAMA*. 2002;288: 872–881.

55 Zandi PP, Carlson MC, Plassman BL, et al. Hormone replacement therapy and incidence of Alzheimer disease in older women: the Cache County Study. *JAMA*. 2002;288:2123–2129.

56 Matthews K, Cauley J, Yaffe K, et al. Estrogen replacement therapy and cognitive decline in older community women. *J Am Geriatr Soc*. 1999;47:518–523.

57 Henderson VW, Paganini-Hill A, Miller BL, et al. Estrogen for Alzheimer's disease in women: randomized, double-blind, placebo-controlled trial. *Neurology*. 2000;54:295–301.

58 Mulnard RA, Cotman CW, Kawas C, et al. Estrogen replacement therapy for treatment of mild to moderate Alzheimer disease: a randomized controlled trial. Alzheimer's Disease Cooperative Study. *JAMA*. 2000;283:1007–1015.

59 Wang PN, Liao SQ, Liu RS, et al. Effects of estrogen on cognition, mood, and cerebral blood flow in AD: a controlled study. *Neurology*. 2000;54:2061–2066.

60 Grady D, Yaffe K, Kristof M, et al. Effect of postmenopausal hormone therapy on cognitive function: the Heart and Estrogen/progestin Replacement Study. *Am J Med*. 2002;113:543–548.

61 Shumaker SA, Legault C, Kuller L, et al. Conjugated equine estrogens and incidence of probable dementia and mild cognitive impairment in postmenopausal women: Women's Health Initiative Memory Study. *JAMA*. 2004;291:2947–2958.

62 Shumaker SA, Legault C, Thal L, et al. Estrogen plus progestin and the incidence of dementia and mild cognitive impairment in postmenopausal women: the Women's Health Initiative Memory Study: a randomized controlled trial. *JAMA*. 2003;289:2651–2662.

63 Greendale GA, Reboussin BA, Hogan P, et al. Symptom relief and side effects of postmenopausal hormones: results from the Postmenopausal Estrogen/Progestin Interventions Trial. *Obstet Gynecol.* 1998;92: 982–988.

64 Barnabei VM, Grady D, Stovall DW, et al. Menopausal symptoms in older women and the effects of treatment with hormone therapy. *Obstet Gynecol.* 2002;100:1209–1218.

65 Hays J, Ockene JK, Brunner RL, et al. Effects of estrogen plus progestin on health-related quality of life. *N Engl J Med.* 2003;348: 1839–1854.

66 Barrett-Connor E, Hendrix S, Ettinger B. Best Clinical Practices: Chapter 13 from the International Position Paper on Women's Health and Menopause: A Comprehensive Approach: National Heart Lung and Blood Institute, National Institutes of Health Office of Research on Women's Health, Giovanni Lorenzini Medical Science Foundation; 2002:5–32.

67 MacLennan A, Lester S, Moore V. Oral estrogen replacement therapy versus placebo for hot flushes: a systematic review. *Climacteric.* 2001;4:58–74

68 Hlatky MA, Boothroyd D, Vittinghoff E, et al. Quality-of-life and depressive symptoms in postmenopausal women after receiving hormone therapy: results from the Heart and Estrogen/Progestin Replacement Study (HERS) trial. *JAMA.* 2002;287:591–597.

69 Grady D, Brown JS, Vittinghoff E, et al. Postmenopausal hormones and incontinence: the Heart and Estrogen/progestin Replacement Study. *Obstet Gynecol.* 2001;97:116–120.

70 North American Menopause Society. Management of postmenopausal osteoporosis: position statement of the North American Menopause Society. *Menopause.* 2002;9:84–101.

71 Grady D, Rubin SM, Petitti DB, et al. Hormone therapy to prevent disease and prolong life in postmenopausal women. *Ann Intern Med.* 1992;117:1016–1037.

72 Barrett-Connor E. Hormone replacement therapy. *BMJ.* 1998;317: 457–61.

73 Nelson HD, Rizzo J, Harris E, et al. Osteoporosis and fractures in postmenopausal women using estrogen. *Arch Intern Med.* 2002;162: 2278–2284.

74 Torgerson DJ, Bell-Syer SE. Hormone replacement therapy and prevention of nonvertebral fractures: a meta-analysis of randomized trials. *JAMA.* 2001;285:2891–2897.

75 Cauley JA, Black DM, Barrett-Connor E, et al. Effects of hormone replacement therapy on clinical fractures and height loss: The Heart and Estrogen/progestin Replacement Study (HERS). *Am J Med.* 2001;110:442–450.

76 Cauley JA, Robbins J, Chen Z, et al. Effects of estrogen plus progestin on risk of fracture and bone mineral density: the Women's Health Initiative randomized trial. *JAMA.* 2003;290:1729–1738.

77 Lacey JV Jr, Mink PJ, Lubin JH, et al. Menopausal hormone replacement therapy and risk of ovarian cancer. *JAMA.* 2002;288:334–341.

78 Rodriguez C, Patel AV, Calle EE, et al. Estrogen replacement therapy and ovarian cancer mortality in a large prospective study of US women. *JAMA.* 2001;285:1460–1465.

79 Sanchez-Guerrero J, Liang MH, Karlson EW, et al. Postmenopausal estrogen therapy and the risk for developing systemic lupus erythematosus. *Ann Intern Med.* 1995;122:430–433.

80 Meier CR, Sturkenboom MC, Cohen AS, et al. Postmenopausal estrogen replacement therapy and the risk of developing systemic lupus erythematosus or discoid lupus. *J Rheumatol.* 1998;25:1515–1519.

81 Barrett-Connor E. Postmenopausal estrogen therapy and selected (less-often-considered) disease outcomes. *Menopause.* 1999;6:14–20.

82 Troisi RJ, Speizer FE, Willett WC, et al. Menopause, postmenopausal estrogen preparations, and the risk of adult-onset asthma. A prospective cohort study. *Am J Respir Crit Care Med.* 1995;152:1183–1188.

83 Kanaya AM, Herrington D, Vittinghoff E, *et al*. Glycemic effects of postmenopausal hormone therapy: the Heart and Estrogen/progestin Replacement Study. A randomized, double-blind, placebo-controlled trial. *Ann Intern Med*. 2003;138:1–9.

84 US Preventive Services Task Force. Hormone therapy for the prevention of chronic conditions in postmenopausal women: recommendations from the U.S. Preventive Services Task Force. *Ann Intern Med*. 2005;142:855–860.

85 Wathen CN, Feig DS, Feightner JW, *et al*. Hormone replacement therapy for the primary prevention of chronic diseases: recommendation statement from the Canadian Task Force on Preventive Health Care. CMAJ 2004;170:1535–1537.

86 U.S. Food and Drug Administration. FDA Approves New Labels for Estrogen and Estrogen with Progestin Therapies for Postmenopausal Women Following Review of Women's Health Initiative Data. Available at http://www.fda.gov/cder/drug/infopage/estrogens_progestins/default.htm Accessed July 8, 2004.

87 U.S. Food and Drug Administration. FDA plans to evaluate results of Women's Health Initiative study for estrogen-alone therapy. FDA Talk Paper, March 2, 2004. Available at http://www.fda.gov/bbs/ topics/ANSWERS/2004/ANS01281.html Accessed July 8, 2004.

88 American Heart Association. Postmenopausal hormone therapy and cardiovascular disease in women. Available at http://americanheart.org/presenter.jhtml?identifier=4536. Accessed July 8, 2004.

89 North American Menopause Society. NAMS Hormone Therapy Position Statement, Sept 2003. Available at www.menopause.org. Accessed July 8, 2004.

90 North American Menopause Society. The North American Menopause Society responds to published results from the estrogen-only arm of the Women's Health Initiative study. Press release, April 14, 2004. Available at http://www.menopause.org/NR/rdonlyres/ BA830BD3-018F-4806-BC83-2EAA0002CE53/0/PR04_0414J AMAETarmWHINew.pdf. Accessed July 8, 2004.

91 American College of Obstetricians and Gynecologists. *Guidelines for Women's Health Care*. Washington, DC: American College of Obstetricians and Gynecologists;2002:130–133, 171–176, 314–318.

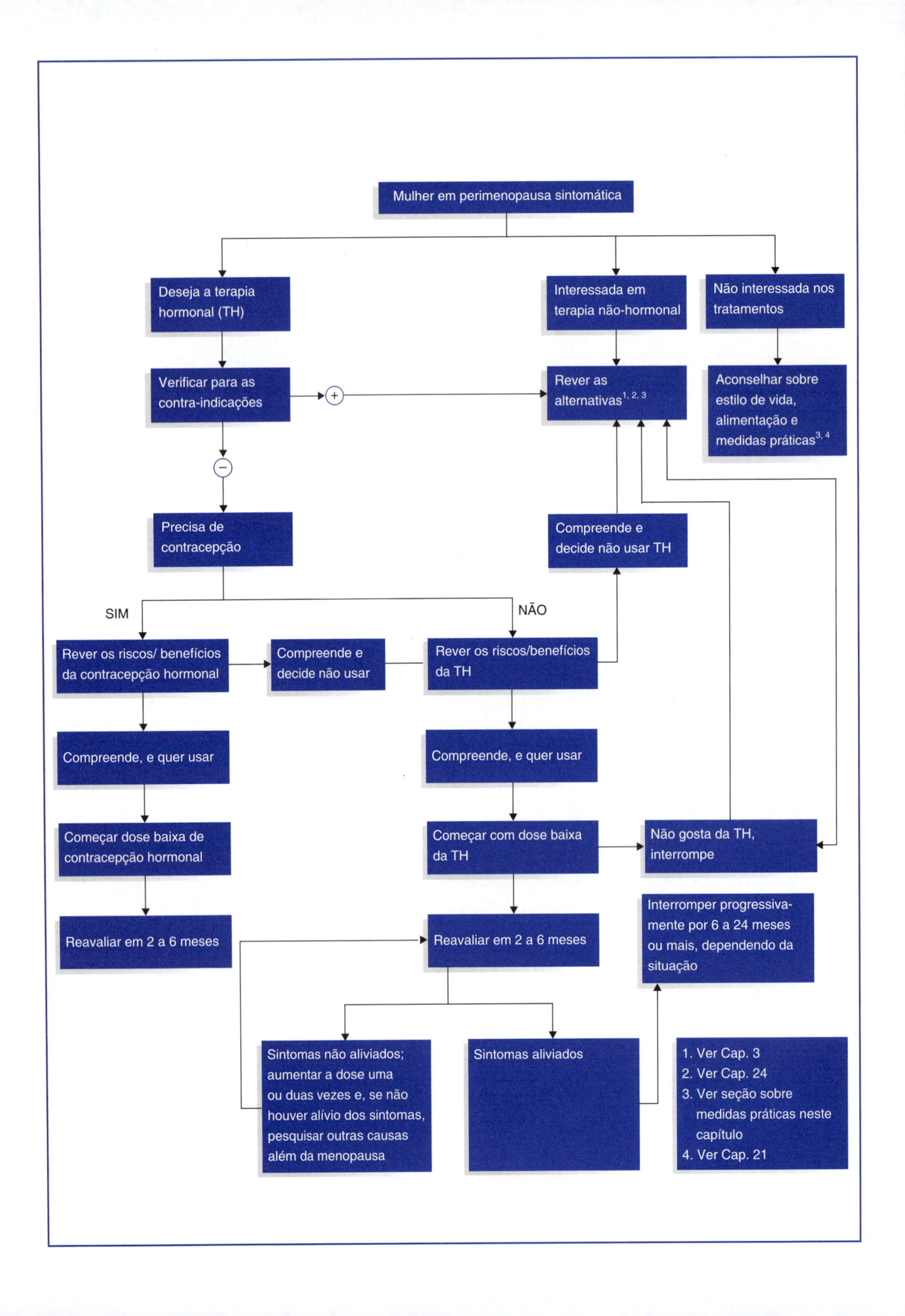

```
                    Mulher em perimenopausa sintomática
                                    |
        ┌───────────────────────────┼───────────────────────────┐
        ▼                           ▼                           ▼
  Deseja a terapia          Interessada em              Não interessada nos
  hormonal (TH)             terapia não-hormonal        tratamentos
        │                           │                           │
        ▼                           ▼                           ▼
  Verificar para as  ──(+)──▶ Rever as                 Aconselhar sobre
  contra-indicações           alternativas[1,2,3]      estilo de vida,
        │                                              alimentação e
       (−)                                             medidas práticas[3,4]
        │
        ▼
  Precisa de                              Compreende e
  contracepção                            decide não usar TH
        │
   SIM ─┴─ NÃO
   │       │
   ▼       ▼
```

- Rever os riscos/benefícios da contracepção hormonal → Compreende e decide não usar
- Rever os riscos/benefícios da TH
- Compreende, e quer usar
- Começar dose baixa de contracepção hormonal
- Começar com dose baixa da TH
- Não gosta da TH, interrompe
- Reavaliar em 2 a 6 meses
- Sintomas não aliviados; aumentar a dose uma ou duas vezes e, se não houver alívio dos sintomas, pesquisar outras causas além da menopausa
- Sintomas aliviados
- Interromper progressivamente por 6 a 24 meses ou mais, dependendo da situação

1. Ver Cap. 3
2. Ver Cap. 24
3. Ver seção sobre medidas práticas neste capítulo
4. Ver Cap. 21

20 Terapia hormonal: quando e como?

Paul A. Robb
Daniel B. Williams

Perspectiva histórica

PONTO-CHAVE

A TH foi utilizada com níveis variados de entusiasmo durante os últimos 100 anos.

O conceito de terapia hormonal (TH) tem sido discutido nos círculos médicos há mais de um século. A Landau Clinic em Berlim começou utilizando extratos de ovário já em 1896. As preparações hormonais com atividade biológica do estrogênio obtidas a partir de órgãos e de fontes urinárias animais estavam disponíveis para os profissionais no início dos anos 1900.[1]

A síntese, em 1938, do dietilestilbestrol (DES), um estrogênio não-esteróide, e a introdução no mercado dos estrogênios eqüinos conjugados naturais em 1942 proporcionaram uma TH feminina altamente efetiva, que poderia ser disponibilizada em uma base ampla. A história interveniente da TH foi uma saga de altos e baixos em termos de aceitação. Nos anos 1980 e 1990, houve um crescimento contínuo no número de prescrições de TH pós-menopausa (Fig. 20.1).

PONTO-CHAVE

Os dados de observação sugeriram que a TH poderia trazer uma ampla faixa de benefícios à saúde das mulheres na pós-menopausa.

Alguns estudos controlados randomizados, juntamente com dados de observação extraídos de muitas fontes, levaram os médicos a acreditar que a TH seria uma boa terapia de prevenção para muitos problemas de saúde associados ao envelhecimento: doença cardiovascular (DCV) (ver Caps. 14 e 19), osteoporose (ver Cap. 23), declínio da função cognitiva (ver Cap. 4), demência, osteoartrite, degeneração macular, perda dentária, relaxamento pélvico e infecção do trato urinário.[2-7] Foi nesse clima de otimismo em relação aos supostos benefícios da TH que se conceitualizou o grande estudo controlado randomizado, conhecido como Women's Health Initiative (WHI), em 1991.

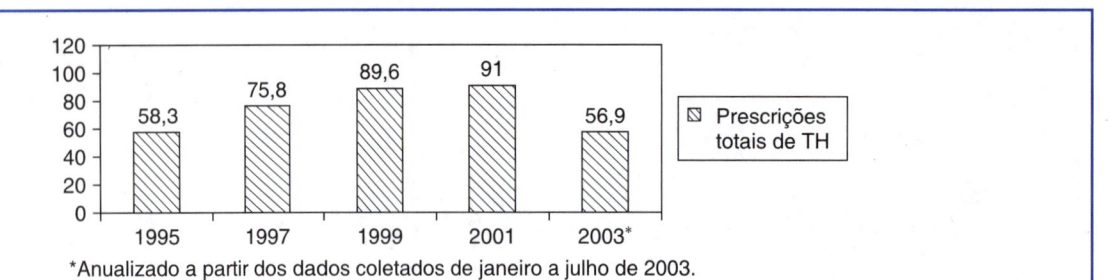

```
         120
         100              89,6    91
          80       75,8
          60  58,3
                                     56,9    ▨ Prescrições
          40                                    totais de TH
          20
           0
              1995  1997  1999   2001   2003*
      *Anualizado a partir dos dados coletados de janeiro a julho de 2003.
```

Fig. 20.1 Número, em milhões, de prescrições de terapia hormonal. (Adaptado de Hersh AL, Stefanick ML, Stafford RS. National use of postmenopausal hormone therapy. *JAMA*, 2004;291:47-53.)

The Women's Health Initiative

O impacto máximo sobre o uso da TH nos últimos anos (Fig. 20.1) decorreu da publicação de resultados do WHI em 2002.[8] O objetivo do WHI foi avaliar a eficácia de três diferentes intervenções na redução de algumas das condições crônicas comuns associadas ao envelhecimento, tais como DCV, osteoporose e cânceres de mama e colorretal. As intervenções foram (1) TH, (2) dieta hipolipídica e (3) suplementação com cálcio mais vitamina D.

Durante cerca de 10 anos após a publicação do WHI, outros estudos hormonais controlados randomizados foram concluídos. O estudo Postmenopausal Estrogen/Progestin Interventions (PEPI) relatou que o estrogênio mais progestogênio tivera um efeito favorável sobre o perfil lipídico.[9] O estudo Heart and Estrogen/progestin Replacement (HERS) e as publicações HERS II relacionadas com o efeito da TH sobre a DCV preexistente indicaram que não houvera benefício aparente do estrogênio mais progestogênio sobre a prevenção secundária da DCV.[10,11]

Embora destinada a seguir até 2005, a intervenção de estrogênio mais progestina do estudo WHI foi interrompida em julho de 2002, porque os dados e o conselho de monitoração da segurança notaram um risco aumentado de câncer de mama invasivo. Além disso, houve falta de evidência de benefício cardiovascular, bem como falta de benefício total no índice de risco global. Permitiu-se que o ramo do estrogênio isolado (30% menor em número) continuasse até março de 2004, quando o National Institutes of Health solicitou que as mulheres do ramo do estrogênio isolado suspendessem o uso do medicamento do estudo, por causa de um risco elevado de acidente vascular encefálico e nenhuma evidência de benefício cardiovascular. Os ramos restantes da dieta hipolipídica e de cálcio-vitamina D do estudo foram interrompidos em 2005, conforme estava agendado. Uma extensão de 5 anos do estudo foi aprovada para acompanhar toda a coorte do WHI até 2010.

Os principais resultados do ramo de estrogênio mais progestina do WHI, conforme relato de 2002, indicaram um pequeno aumento nos riscos de câncer de mama invasivo, cardiopatia coronária, acidente vascular encefálico, trombose venosa profunda e embolia pulmonar. Houve uma pequena redução nos riscos de câncer colorretal e de fraturas osteoporóticas.[8] Com base nesses achados, os autores concluíram que estrogênio mais progestina não devem ser utilizados para prevenção primária de doenças crônicas.

Terapia hormonal: quando e como?

PONTO-CHAVE

O WHI quantificou os riscos e os benefícios da TH.

Os principais resultados do ramo do estrogênio do WHI foram semelhantes àqueles do ramo do estrogênio mais progestina do estudo com relação a risco diminuído de fratura e risco aumentado de acidente vascular encefálico e trombose venosa profunda. No entanto, o uso do estrogênio não mostrou diferença estatisticamente significativa quando comparado com o tratamento com placebo no tocante a CHD, câncer de mama ou câncer colorretal.[12]

Em resposta aos achados do WHI, as principais organizações médicas recomendaram limitar o uso da TH principalmente no tratamento dos sintomas da menopausa, usando a menor dose efetiva durante o intervalo de tempo mais curto.[13-16]

WHI e a prática clínica

PONTO-CHAVE

Para os médicos, o desafio consiste em extrapolar os achados a partir de um estudo de prevenção de doença realizado com mulheres idosas para um ambiente que envolva mulheres sintomáticas mais jovens.

O desafio para os médicos consiste em traduzir os achados do ambiente de cuidados preventivos empregado no WHI para o ambiente de tratamento que abrange uma paciente sintomática na menopausa. O principal motivo para que as mulheres iniciem a TH na menopausa consiste em aliviar os sintomas problemáticos. O tratamento dos sintomas da menopausa não foi um foco primário do estudo do WHI. A eficácia da TH para tratar os sintomas de menopausa já foi bem estabelecida por meio de estudos controlados randomizados. O WHI foi idealizado para se determinar se a TH deve ser oferecida à maioria das mulheres na pós-menopausa como medida de cuidado preventivo para que as mulheres se mantenham mais saudáveis à medida que envelhecem.

A incorporação dos achados de cuidados preventivos do WHI ao ambiente de tratamento dos sintomas da menopausa exige que o médico extrapole os dados para a situação de cada paciente. Essa tarefa será mais bem empreendida quando se inicia com a queixa principal da mulher: o que preocupa a paciente? Ela está sintomática? Ela está solicitando tratamento? Caso não esteja sintomática, é improvável que ela leve em consideração a TH (ver item Discussão de casos). A mulher na menopausa e sintomática pode ser melhor atendida por meio de uma discussão sobre o estilo de vida.

PONTO-CHAVE

Estima-se que 10 a 15% das mulheres experimentam sintomas graves na menopausa.

Para algumas mulheres, a perimenopausa e a menopausa aparecem e desaparecem suavemente, sem ruptura de sua vida cotidiana (15 a 20% das mulheres não apresentam ondas de calor). No entanto, nem todas experimentam uma saída fácil da idade reprodutiva. O significado clínico da perimenopausa está na ruptura de um padrão menstrual e da qualidade de vida que se tornou familiar à mulher durante várias décadas. Alterações significativas na freqüência menstrual, na quantidade e na duração do fluxo menstrual, dismenorréia, mastalgia, duração da síndrome do tipo pré-menstrual, exacerbação da enxaqueca, ondas de calor e ruptura do sono podem, sem exceção, fazer parte da experiência da perimenopausa. A intensidade dos sintomas varia de inexistente a incapacitante. Estima-se que 10 a 15% das mulheres experimentam sintomas graves na menopausa.[17] A duração dos sintomas também varia e não pode ser prevista com exatidão. A perimenopausa, tal como definida atualmente, engloba os anos mais sintomáticos de todo o processo.

Com a chegada do ciclo menstrual final, as ondas de calor, a sudorese noturna (ondas de calor que ocorrem à noite) e o ressecamento vaginal tornam-se mais

PONTO-CHAVE

As mulheres têm, com freqüência, uma preferência preconcebida em relação ao tratamento de seus sintomas da menopausa.

pronunciados. Essa plêiade particular de sintomas estende-se além do intervalo de tempo das alterações anteriores. A intensidade dos sintomas, bem como a resposta de cada mulher a eles desempenham um papel na determinação da necessidade de intervenção.

Com freqüência, a mulher sintomática na menopausa já tomou uma decisão a respeito da terapia antes de consultar o médico. Ela pode indicar que seus sintomas são controláveis. Nesse cenário, cabe a discussão sobre estilo de vida saudável, bem como um debate sobre medidas práticas para se reduzirem os sintomas (ver item Medidas práticas). A mulher que deseja o tratamento pode saber de antemão se prefere a TH, a terapia de prescrição não-hormonal ou outras terapias populares. O papel do médico nessa conjuntura consiste em rever os motivos que existem por trás da escolha da paciente e determinar se ela dispõe das informações mais recentes e mais exatas sobre essas opções (ver Caps. 3 e 24).

Para a mulher interessada na TH, a primeira etapa consiste em determinar se ela apresenta alguma contra-indicação para o uso de hormônios. As contra-indicações comumente aceitas englobam história de trombose venosa, câncer de mama, hipertensão descontrolada, doença hepática ativa e um recente acréscimo à lista: a DCV. As contra-indicações relativas são história de endometriose, liomiomas e hipertrigliceridemia. A hipertensão e as anormalidades dos lipídios corrigidas por tratamento podem não constituir, necessariamente, uma contra-indicação. Em geral, acredita-se que as doses da TH são suficientemente baixas, de tal modo que não estimulam endometriose ou liomiomas. A monitoração rigorosa da condição da paciente é aconselhável nessas circunstâncias.

Discussão dos riscos e dos benefícios da TH

Uma vez que a paciente tenha sido informada das contra-indicações, é importante discutir com ela a atual compreensão quanto aos riscos e benefícios associados ao uso de hormônio. A generalização dos achados a partir de estudos de

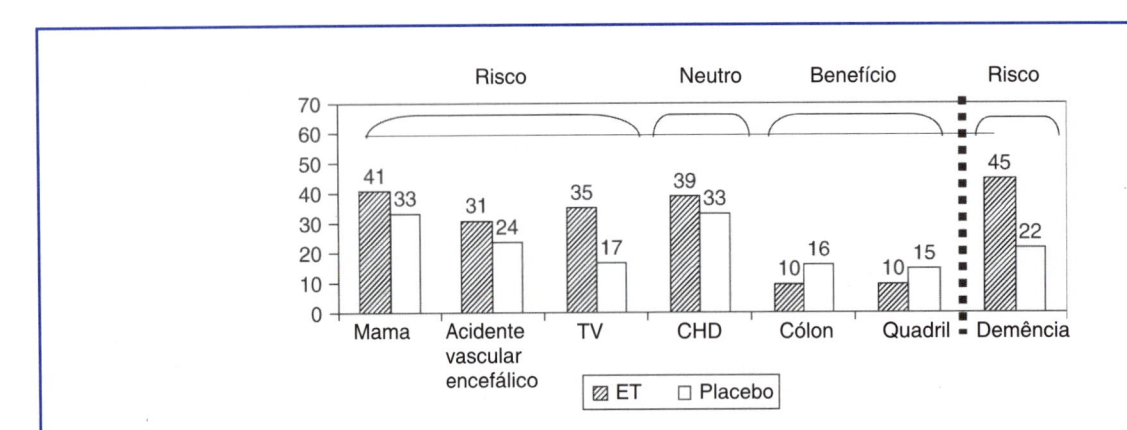

Fig. 20.2 Número de eventos adversos por 10.000 mulheres/ano. E + P, estrogênio mais progestina; mama, câncer de mama invasivo; TV, trombose venosa; CHD, cardiopatia coronária; cólon, câncer de cólon; quadril, fratura de quadril; demência, provável demência acima de 65 anos de idade. Ver Referências 23, 21, 20, 22, 8 e 18.

pesquisa é um processo imperfeito, mas continua sendo a melhor opção para a medicina baseada em evidências. Uma síntese dos riscos e dos benefícios da terapia combinada de uso contínuo com estrogênio mais progestina pode ser vista na Fig. 20.2. A figura ilustra diferentes maneiras de debater os riscos com as pacientes. Os riscos podem ser discutidos em termos de aumento ou diminuição do número de casos por 10.000 mulheres por ano. O relatório original do WHI, de 2002, indicou que haveria mais 19 eventos adversos por 10.000 mulheres/ano ou aproximadamente 2 por 1.000 mulheres ao ano que usam estrogênio mais progestina.[8] O dado de 2 por 1.000/ano pode ser mais significativo para muitas mulheres. O relatório de 2002 apresentou os dados com base em toda a coorte de estrogênio mais progestina em mulheres com 50 a 79 anos no início do estudo. Ele não incluiu o risco de declínio cognitivo e o risco de demência duplicado na metade mais idosa da coorte, que foram publicados posteriormente.[18,19]

Uma opção na aplicação dos achados do WHI a mulheres na menopausa sintomáticas consiste em utilizar os dados da coorte de 50 a 59 anos de idade do estudo. Algumas das proporções de risco para vários resultados mudaram nos grupos etários do WHI; no entanto, a incidência basal dos riscos sob consideração é notadamente menor nas mulheres mais jovens (Quadro 20.1).

A maioria dos resultados estudados no WHI é composta de condições clínicas cuja prevalência aumenta com a idade. Sendo assim, mesmo quando as proporções de risco são semelhantes nos grupos etários, produzindo um aumento *relativo* parecido nos casos, o número *absoluto* dos casos será menor na faixa etária mais jovem. Diante do fato de que a idade média da menopausa é 51 anos, é razoável utilizar o número absoluto de casos a partir da coorte mais jovem das participantes do WHI para a discussão dos riscos da TH com as pacientes na perimenopausa. O Quadro 20.2 revela que há menos de 1 caso de evento adverso a mais por 1.000 mulheres por ano em cada categoria de doença crônica, exceto a trombose.

Para a mulher sem útero que está considerando o uso de estrogênio isolado, os riscos parecem ser menores (Fig. 20.3). Os únicos riscos significativamente elevados associados à utilização de estrogênio foram acidente vascular encefálico ("HR 1,39") e trombose venosa profunda ("HR 1,47").[12] É importante assinalar que a coorte de mulheres no ramo do estrogênio e a coorte de mulheres no ramo de estrogênio-progestina tiveram diferentes características basais. Todas as mulheres no ramo do estrogênio haviam sido submetidas a histerectomia e 40% haviam sido submetidas a salpingo-ooforectomia bilateral. Como grupo, elas tinham maior peso, exibiam pressão arterial mais elevada, colesterol mais elevado e mais casos de diabetes melito. Além disso, tinham menor renda, grau de instrução mais baixo e eram menos ativas. Houve maior representação de outros grupos étnicos no ramo do estrogênio. As usuárias de placebo no ramo do estrogênio tiveram taxas mais altas de acidente vascular encefálico, trombose venosa e eventos cardiovasculares do que o grupo do estrogênio-progestina (Quadro 20.1).

O estudo da demência, conhecido como Women's Health Initiative Memory Study, ou WHIMS, foi idealizado como um estudo auxiliar ao WHI. Apenas mulheres de 65 anos de idade ou mais foram arroladas, porque a demência é mais comum no grupo etário idoso. Nem a EPT, nem a ET reduziram a incidência de demência, e a análise combinada produziu uma taxa de risco estatisticamente significativa de 1,76 para a demência com o emprego do ET ou do EPT.[18,24] O fato de que a ocorrência de demência é rara em mulheres no início dos 50 anos deve ser tranqüilizador para a mulher em perimenopausa preocupada com a demência, embora esteja interessada na TH. Contudo, o aumento de demência entre as usuárias de TH de 65 anos ou mais deve ser mencionado para as mulheres que consideram a TH, ainda que não seja possível dizer a elas, com os dados atuais, de que maneira o risco se aplica às mulheres de 50 anos de idade.

Uma revisão completa dos riscos e dos benefícios da TH irá prover a base para uma decisão informada por parte da paciente. Quando uma paciente decide por não se submeter a TH a essa altura, podem-se abordar alternativas de tratamentos, um estilo de vida saudável e as medidas práticas (ver Caps. 3 e 24). É importante reavaliar e rever as indicações terapêuticas a cada consulta.

Se a paciente optar por prosseguir com a TH, é valioso saber se ela prefere a modalidade oral ou outras vias de administração do medicamento. A via oral apresenta vantagens potenciais, tais como a familiaridade e a conveniência. Ela parece ter um efeito lipídico mais pronunciado do que as outras vias pela diminuição do colesterol total e das lipoproteínas de baixa densidade, enquanto eleva as lipoproteínas de alta densidade. Os efeitos negativos são aumentos dos triglicerídios e da proteína C reativa. O risco clínico exato associado a esses dois últimos efeitos não é conhecido. Foram relatados casos de pancreatite secundária a hipertrigliceridemia associada ao uso de TH.[25] O processo de absorção gastrintestinal e de metabolismo hepático geralmente requer uma dose mais elevada de hormônios, o que resulta na estimulação da produção protéica hepática. Por exemplo, os hormônios de uso oral freqüentemente aumentam a angiotensina e a globulina de ligação de hormônio sexual.[26]

As vantagens da administração transdérmica da TH são a prevenção do efeito hepático de primeira passagem pela liberação do medicamento para os vasos sanguíneos sem sofrer em primeiro lugar o metabolismo no fígado. Com freqüência, pode ser empregada uma dose menor, que resulta em menos efeito sobre o perfil lipídico e sobre outros processos hepáticos. Algumas mulheres têm sensibilidade

PONTO-CHAVE

Para as mulheres que estão sob TH, é importante reavaliar e rever as indicações terapêuticas a cada consulta.

Quadro 20.1 INCIDÊNCIA DE VÁRIAS CONDIÇÕES POR GRUPO ETÁRIO ENTRE USUÁRIAS DE PLACEBO ARROLADAS PARA ESTUDOS DE EPT OU ET NO WOMEN'S HEALTH INITIATIVE

FAIXA ETÁRIA NO INÍCIO	TROMBOSE VENOSA		ACIDENTE VASCULAR ENCEFÁLICO		CARDIOPATIA CORONARIANA		CÂNCER DE MAMA INVASIVO	
	EPT[*]	ET[†]	EPT[‡]	ET[†]	EPT[§]	ET[†]	EPT[¶]	ET[†]
50 a 59	0,08	0,13	0,10	0,16	0,17	0,24	0,26	0,29
60 a 69	0,19	0,23	0,23	0,30	0,34	0,59	0,36	0,36
70 a 79	0,27	0,28	0,48	0,57	0,55	0,84	0,41	0,34

EPT, terapia de estrogênio e progestogênio combinados; ET; terapia com estrogênio.

[*]Ver Ref. 20.
[†]Ver Ref. 12.
[‡]Ver Ref. 21.
[§]Ver Ref. 22.
[¶]Ver Ref. 23.

Quadro 20.2 PROPORÇÕES DE RISCO E TAXAS ANUALIZADAS DE EVENTOS ADVERSOS PARA USUÁRIAS DE ESTROGÊNIO MAIS PROGESTINA E USUÁRIAS DE ESTROGÊNIO ISOLADO DE 50 A 59 ANOS DE IDADE NO WOMEN'S HEALTH INITIATIVE.

	TROMBOSE VENOSA		ACIDENTE VASCULAR ENCEFÁLICO		CARDIOPATIA CORONARIANA		CÂNCER DE MAMA INVASIVO	
	EPT[*]	ET[†]	EPT[‡]	ET[†]	EPT[§]	ET[†]	EPT[¶]	ET[†]
Proporção de risco	2,27	1,22	1,46	1,08	1,27	0,56	1,20	0,72
IC 95%	1,19 a 4,33	0,62 a 2,42	0,77 a 2,79	0,57 a 2,04	NA	0,30 a 1,03	0,80 a 1,82	0,43 a 1,21
Percentual anualizado no grupo do placebo	0,08	0,13	0,10	0,16	0,17	0,24	0,26	0,29
Número no grupo do placebo por 10.000	8	13	10	16	17	24	26	29
Número no grupo do hormônio por 10.000	19	15	14	16	22	14	31,2	21
Quantidade a mais (diminuição) por 10.000	11	2	4	0	5	(10)	5,2	(8)

[*]Ver Ref. 20.
[†]Ver Ref. 12.
[‡] Ver Ref. 21.
[§]Ver Ref. 22.
[¶]Ver Ref. 23.

cutânea às placas transdérmicas; outras são simplesmente avessas ao conceito de usar o medicamento de modo visível na pele. Os produtos mais modernos, em forma de loção e gel, bem como em anéis vaginais, eliminam esses obstáculos. Não está claro se o estradiol aumenta os riscos ou os benefícios, em comparação com outras formas de estrogênio. Um estudo de caso-controle indicou que houve menos risco de trombose com o estrogênio transdérmico.[27]

No caso dos progestogênios, a diferença no efeito parece estar relacionada com o tipo de progestogênio. O acetato de medroxiprogesterona (MPA) compensa os efeitos lipídicos benéficos dos estrogênios eqüinos conjugados em maior grau que a progesterona micronizada.[9] As progestinas derivadas da 19-nortestosterona têm mais efeitos androgênicos, em comparação com a progesterona e o MPA. Também tendem a contrabalançar os benefícios lipídicos do estrogênio oral, embora eles possam ter um efeito mais benéfico sobre a densidade óssea.[28]

É necessário observar se alguma das várias combinações dos estrogênios e progestogênios apresenta um perfil de risco-benefício substancialmente diferente daquele encontrado com o regime combinado contínuo de estrogênios eqüinos conjugados e MPA empregado no WHI. A Food and Drug Administration assumiu a posição de que, na ausência de dados em contrário, deve-se supor que todas as combinações e regimes de hormônio comportam riscos e benefícios semelhantes. Esta afirmação também pode se aplicar a hormônios compostos e aos chamados hormônios bioidênticos (ver Cap. 24).

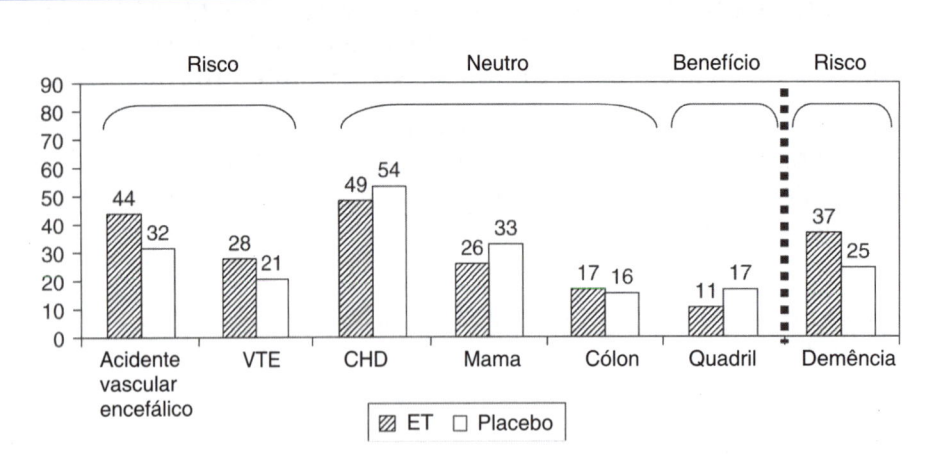

Fig. 20.3 Número de eventos adversos por 10.000 mulheres sob terapia com estrogênio por ano. ET, estrogênios eqüinos conjugados; VTE, tromboembolia venosa; CHD, cardiopatia coronária; mama, câncer de mama invasivo; cólon, câncer de cólon; quadril, fratura de quadril; demência, provável demência acima de 65 anos de idade. Ver Referências 12 e 24..

O perfil de risco/benefício para o estrogênio isolado é menos claro. Embora tanto o Million Women Study[29] quanto uma grande metanálise[30] sugiram que o estrogênio aumenta o risco de câncer de mama, isto pode acontecer a uma velocidade menor e a uma taxa mais lenta do que com estrogênio e progestina combinados. Por causa do menor risco associado ao estrogênio isolado, as mulheres sem útero são aconselhadas a não utilizar progestogênio. O ramo do estrogênio do WHI mostrou um risco diminuído de câncer de mama depois de uma média de 6,8 anos de uso de estrogênio, o qual não foi estatisticamente significativo.[12]

Em vista dos achados recentes, o tratamento inicial deverá começar com a mínima dose disponível para um determinado produto e titulada para cima, quando necessário, até aliviar os sintomas. Pode-se esperar que as ondas de calor melhorem no curso de 4 semanas. As seguintes doses de vários estrogênios foram consideradas padrões nos últimos anos: estrogênios conjugados ou esterificados, 0,625 mg; estradiol oral, 1 mg; e estradiol transdérmico, 0,05 mg. Quando se fala em doses menores, está se referindo a uma dose menor do que as desses exemplos.

A mulher com útero também deve decidir entre as terapias cíclicas ou contínuas com progestogênio. A principal vantagem da terapia contínua é a probabilidade de eliminar todo o sangramento uterino. A probabilidade de ausência de sangramento sob terapia contínua aumenta com a duração da terapia contínua e com o intervalo de tempo desde a menopausa. A mulher que está na perimenopausa pode experimentar um padrão de sangramento mais previsível ao usar o método cíclico de 12 a 14 dias de progestogênio por mês até que o sangramento por supressão diminua. A essa altura, a mudança para terapia combinada contínua tem maior probabilidade de eliminar todo o sangramento.

Embora as ondas de calor tipicamente diminuam em intensidade e freqüência com o passar do tempo mesmo sem TH, os sintomas de atrofia vaginal podem persistir ou agravar-se. Quando as medidas práticas discutidas na próxima seção não forem suficientes, podem ser aplicadas pequenas doses de estrogênio tópico

PONTO-CHAVE

Recomendam-se doses menores de TH.

diretamente na vagina. Cremes de estrogênio para uso vaginal estão disponíveis há muitos anos. Mais recentemente, um anel vaginal e comprimidos vaginais foram acrescentados à lista de opções. Comprovou-se que essas opções de dose baixa trazem benefício local sem elevar substancialmente os níveis séricos de estradiol. As planilhas de informações sobre o produto indicam segurança endometrial em 1 ano. Não foi estabelecido se o acréscimo intermitente de uma progestina é aconselhável para uso mais prolongado. Alguns médicos utilizam um teste de ataque com progestina anual ou bianual, consistindo em 12 a 14 dias de progestogênio. O sangramento com a retirada pode sugerir que o estrogênio local está estimulando o endométrio.

As necessidades da paciente podem determinar o processo de reavaliação. Uma consulta a cada 3 meses proporciona uma oportunidade para se discutirem as preocupações e ajustar a terapia, quando necessário. As pacientes podem ter a opção de receber uma ligação telefônica com uma mensagem sobre como elas estão se saindo, caso prefiram não faltar ao trabalho para outra consulta.

Como não existe atualmente consenso em relação à duração específica do tratamento para os sintomas de menopausa, e como as recomendações podem variar entre o estrogênio e progestina combinados *versus* estrogênio isolado, o médico e a paciente devem decidir quando seria apropriada uma tentativa de interrupção. A paciente deverá ser advertida de que poderá experimentar uma recidiva dos sintomas de menopausa sempre que interromper o uso dos hormônios. Um estudo mostrou que 26% das mulheres que tentaram parar a TH depois do relatório de 2002 do WHI solicitaram a retomada da terapia.[31] No WHI, apenas 4% das mulheres retomaram a TH. Existe um conceito errôneo e difundido entre as pacientes de que os sintomas da menopausa constituem um fenômeno estritamente relacionado com a menopausa em vez de um fenômeno ligado a alguma queda no estrogênio, sendo endógeno ou exógeno. Não se sabe se uma diminuição lenta e progressiva dos hormônios reduzirá os sintomas de menopausa associados à interrupção. A preferência da paciente é importante nesse quadro.

Medidas práticas

PONTO-CHAVE

Medidas práticas e alterações do estilo de vida são suficientes para muitas mulheres.

Poucas medidas práticas para as ondas de calor sofreram uma avaliação rigorosa de um estudo de grande porte, controlado e randomizado. No entanto, muitas das medidas são baratas e têm poucos ou nenhum efeito colateral. Assim, existe pouco motivo para não experimentá-las antes de iniciar a terapia prescrita. O aconselhamento tradicional inclui curativos em camadas, de modo que se possa ajustar a roupa de acordo com o ambiente, usar roupas abertas no pescoço e optar por tecidos que possibilitem boa ventilação. Também pode ser valioso evitar sentar-se ou trabalhar sob iluminação intensa. À noite, manter um ambiente frio pode significar não usar cachecol, cobertor elétrico e colchão de água aquecido. Outros deflagradores das ondas de calor podem ser bebidas alcoólicas, alimentos condimentados e estresse. O capítulo sobre as ondas de calor traz informações sobre outras técnicas que podem proporcionar alívio (ver Cap. 3).

A outra categoria importante de sintomas da menopausa é a atrofia vaginal. Para algumas mulheres sintomáticas, um umidificante vaginal pode ser suficiente.

Outras podem precisar de um lubrificante para que a relação sexual seja confortável. Na ausência de TH, isto é o mais importante para continuar a relação sexual, caso esta seja uma opção. Este conselho pressupõe que a mulher quer preservar a capacidade de ter relações sexuais. Sem relação sexual e sem TH, o intróito vaginal pode contrair-se consideravelmente, tornando extremamente difícil a retomada do relacionamento sexual mais adiante. Quando o estreitamento já ocorreu, a mulher pode utilizar dilatadores vaginais graduáveis para alcançar um ponto em que ela não mais experimente desconforto com a relação sexual. Pode ser necessário o tratamento com estrogênio local em conjunto com os dilatadores vaginais. O estreitamento e o ressecamento vaginais são duas diferentes causas de dispareunia, e é importante diferenciar entre os dois, pois os tratamentos são diferentes. Contudo, o estrogênio pode facilitar a melhora em ambas as condições.

Futuras opções

A maioria das mulheres experimenta a perimenopausa com sintomas que são passíveis de controle. Outras acham a experiência bastante perturbadora e procuram tratamento. Mais pesquisa se faz necessária para se encontrarem opções mais seguras para essas mulheres sintomáticas. São necessários dados sobre estrogênio parenteral, doses menores de estrogênio, bem como alternativas de regimes de progestogênio, tais como sistemas de administração vaginal ou intra-uterina. Novos moduladores seletivos do receptor de estrogênio e de medicamentos, tais como tibolona, que têm seletividade tecidual, podem ser outras opções. De importância crucial é uma melhor compreensão dos mecanismos subjacentes aos efeitos adversos da TH. Ser capaz de identificar as subpopulações em risco de trombose, eventos cardíacos precoces, câncer de mama e demência pode melhorar acentuadamente a segurança do uso de TH. Por ora, o uso prudente da TH consiste em um uso por curto prazo da dose mínima de hormônios que propiciem alívio sintomático.

Conclusão

Alterações no estilo de vida e as medidas práticas deverão ser a primeira conduta para os sintomas de perimenopausa, mas a TH em dose baixa por curto prazo continuará sendo uma escolha importante para muitas mulheres. As discussões que informam e atualizam as mulheres sobre os riscos e os benefícios conhecidos facilitarão a tomada de decisão informada sobre essa importante questão durante a perimenopausa.

Discussão de casos

Com freqüência surgem dúvidas a respeito do possível uso de TH em circunstâncias especiais. Há muitas situações em que não existe uma solução ideal e/ou os dados são incompletos para uma determinada situação. Os casos não-padronizados são descritos a seguir com as possíveis opções de tratamento que precisarão ser modificadas quando mais dados se tornarem disponíveis.

Caso 1

Uma mulher de 41 anos de idade, que teve 3 gestações e 3 filhos, com um último período menstrual 6 meses atrás, queixa-se de ondas de calor perturbadoras, sono de má qualidade e irritabilidade. A paciente leu sobre os resultados do WHI e está relutante em usar TH. Ela procura aconselhamento com seu médico.

Qual é a principal preocupação da paciente?

Ela está preocupada com o fato de experimentar um dos efeitos colaterais relatados no WHI.

Neste momento, seria importante explicar que não sabemos se os achados do WHI podem ser aplicados diretamente às mulheres de menos de 50 anos de idade, pois o estudo arrolou mulheres de 50 a 79 anos de idade, com a idade média de 63. O aumento percentual do risco no WHI é muito pequeno e representa um aumento acima da ocorrência usual de um determinado evento em um determinado grupo etário. Para uma mulher que está na casa dos quarenta, os riscos de ataque cardíaco, acidente vascular encefálico, trombose e câncer de mama são bastante pequenos. Assim, o risco absoluto para esta paciente seria muito baixo. O risco pode ser alterado ainda mais pelo fato de que o grupo de comparação seria composto de mulheres com idade semelhante, muitas das quais ainda estariam produzindo seu próprio estrogênio, diferentemente das mulheres estudadas no WHI, em que o grupo de controle apresenta níveis de estrogênio extremamente baixos. Na ausência de contra-indicações, parece apropriado usar a dose mínima de TH que alivie os sintomas da paciente e reavaliar sua situação a cada ano. Teoricamente, a diminuição adicional nos riscos pode advir do uso de estrogênio parenteral.

Caso 2

Uma mulher de 62 anos, que teve 2 gestações e 2 filhos, caucasiana, apresenta-se sem queixas para uma consulta anual. Ela vem usando TH desde a menopausa. Durante os últimos 5 anos, esteve sob um regime oral combinado contínuo, acredita que está se mantendo saudável e jovem. Ela está satisfeita em saber que está conseguindo proteção óssea e, talvez, também usufruindo de outros benefícios dos cuidados preventivos.

Como o médico pode abordar esta paciente diante dos atuais achados de pesquisa?

A paciente deverá ser informada de que a taxa basal de DCV, acidente vascular encefálico e trombose aumenta com a idade, de modo que seu risco absoluto de experimentar um desses efeitos colaterais pode estar aumentando. Em particular, ela está se aproximando da idade em que a doença de Alzheimer começa a se manifestar, e o WHI relatou um risco aumentado de demência em mulheres que participaram no estudo. Só foi permitido que mulheres de 65 anos ou mais fossem arroladas nesse estudo auxiliar. Neste momento, não se sabe se uma mulher idosa que usou TH desde a menopausa pode estar em menor risco, já que ela sobreviveu ao uso mais precoce da TH sem eventos adversos. Por exemplo, a proporção de risco elevada para trombose venosa com o uso de EPT diminuiu com os anos a partir da randomização no WHI, de 4,01 no primeiro ano para 1,04 no sexto ano, o que sugere que as mulheres suscetíveis foram gradualmente eliminadas do grupo de usuárias de TH, na medida em que tiveram eventos trombóticos, tendo sido deixadas as mulheres menos suscetíveis, que continuaram na TH.[20]

Recomendação?

Diminuição progressiva da TH: foram identificados eventos adversos com o uso de TH e os dados do estudo controlado randomizado não mostram um benefício predominante. Se a paciente se opuser a interromper o uso, recomende uma dose de TH menor e certifique-se de que ela está ciente e desejosa de aceitar os riscos conhecidos.

Quais são as alternativas para a paciente?

Outros medicamentos, cálcio, vitamina D e medidas de estilo de vida estão disponíveis para a prevenção de osteoporose (ver Cap. 23). Cremes e loções hidratantes e filtro solar podem ajudar a preservar a aparência da pele. A prática de exercício e uma boa alimentação trazem inúmeros benefícios. A atrofia vaginal pode ser abordada com as medidas práticas discutidas anteriormente ou com o estrogênio tópico em dose baixa.

Caso 3

Uma mulher de 54 anos de idade apresenta osteopenia grave, uma história familiar importante de osteoporose e nenhuma etiologia secundária de sua condição. Ela experimentou efeitos colaterais com os tratamentos para osteoporose disponíveis, os quais foram para ela inaceitáveis. A paciente estava satisfeita com a TH no passado e quer retomá-la. Existem várias opções. Esta mulher pode ficar bem sob TH em dose baixa, mas precisa entender os riscos da TH a longo prazo. Uma alternativa poderia ser acompanhá-la com medições da densidade óssea e atenção consciente para cálcio e vitamina D mais exercício. Os bifosfonatos parenterais estão disponíveis e a alternativa dos moduladores seletivos do receptor de estrogênio pode estar disponível em futuro próximo.

Caso 4

Uma sobrevivente de câncer de mama de 53 anos de idade relata que uma atrofia vaginal grave afetou profundamente sua qualidade de vida e seu relacionamento sexual. Ela entende os riscos da TH, inclusive a possível recorrência do câncer, e está disposta a assumir tais riscos. Se as medidas práticas e as terapias alternativas falharem, esta paciente pode beneficiar-se de um curso curto de estrogênio vaginal em dose baixa e possível dilatador vaginal até que a atividade sexual seja confortável. A essa altura, deverá ser suficiente interromper a TH, e manter a atividade sexual regular com lubrificante. A paciente deverá ser advertida de que um estudo que investigava o uso de TH em sobreviventes de câncer de mama foi interrompido por causa de uma recorrência aumentada de câncer de mama no grupo da TH.[32]

Questões de orientação

- A mulher está interessada na TH em função dos sintomas da menopausa?
- Ela apresenta contra-indicações à TH?
- Ela está ciente de que, em geral, os sintomas são transitórios?
- Ela está ciente de que, após a interrupção da TH, os sintomas podem reincidir mais adiante?
- Ela está ciente das alternativas de conduta para tratar os sintomas?
- Ela está adequadamente informada a respeito dos riscos e dos benefícios da TH?
- Qual seria a dose mínima de TH que poderia aliviar seus sintomas?

Qual é a evidência?

A evidência de estudo controlado randomizado não sustenta o uso a longo prazo da TH para prevenção da doença crônica em mulheres saudáveis na pós-menopausa. O estrogênio isolado parece ter menos riscos e benefícios que estrogênio e progestina combinados. O consenso é que o uso da TH na menor dose efetiva para tratar os sintomas da menopausa durante um intervalo de tempo limitado é aceitável, porque os riscos absolutos são pequenos para mulheres no grupo etário da perimenopausa.

REFERÊNCIAS

1 Sevringhaus E. *Endocrine Therapy*. Chicago, IL: Year Book Publishers, Inc.; 1938.

2 Zandi PP, Carlson MC, Plassman BL, et al. Hormone replacement therapy and incidence of Alzheimer disease in older women: the Cache County Study. *Journal of the American Medical Association*. 2002;288(17):2133-2139.

3 Nevitt M, Cummings S, Lane N, et al. Association of estrogen replacement therapy with osteoarthritis of the hip in elderly white women. Study of Osteoporotic Fractures Research Group. *Arch Intern Med*. 1996;156:2073-2080.

4 Smith W, Mitchell P, Wang JJ. Gender, oestrogen, hormone replacement and age-relate macular degeneration: results from the Blue Mountains Eye Study. *Aust N Z J Opphthalmol*. May 25 (Suppl. 1): S13-S15.

5 Grodstein F, Colditz G, Stampfer M. Postmenopausal hormone use and tooth loss: a prospective study. *J Am Dent Assoc*. 1996;127: 370-377.

6 Wall LL. Medical management of pelvic relaxation. *Curr Opin Obstet Gynecol*. Aug 1993;5(4):440-445.

7 Raz R, Stamm W. A controlled trial of intravaginal estriol in postmenopausal women with recurrent urinary tract infections. *N Engl J Med*. 1993;329:753-756.

8 Writing Group for the Women's Health Initiative Investigators. Risks and benefits of estrogen plus progestin in healthy postmenopausal women: principal results from the Women's Health Initiative randomized controlled trial. *JAMA*. 2002;288:321-333.

9 Effects of estrogen or estrogen/progestin regimens on heart disease risk factors in postmenopausal women. *JAMA*. 1995;273:199-208.

10 Hulley S, Grady D, Bush T, et al. Randomized trial of estrogen plus progestin for secondary prevention of coronary heart disease in postmenopausal women. *JAMA*. 1998;280:605-613.

11 Grady D, Herrington D, Bittner V, et al. Cardiovascular disease outcomes during 6.8 years of hormone therapy. *JAMA*. 2002;288:49-57.

12 The Women's Health Initiative Steering Committee. Effects of conjugated equine estrogen in postmenopausal women with hysterectomy. *JAMA* 2004;291:1701-1712.

13 ACOG News Release. *ACOG Statement on the NIH Announcement to Halt Estrogen-Only Arm of the WHI Study*. March 2, 2004. communications@acog.org Accessed June 20, 2004. Members only.

14 Recommendations for estrogen and progestogen use in peri- and postmenopausal women: October 2004 position statement of The North American Menopause Society. *Menopause*. 2004;11:589-600.

15 USPSTF. Postmenopausal hormone replacement therapy for the primary prevention of chronic conditions. *Ann Intern Med*. 2002;137: 834-839.

16 RCPE. Consensus Conference on Hormone Replacement Therapy, October 2003. Final Consensus Statement. Royal College of Physicians of Edinburgh. http://www.rcpe.ac.uk/esd/consensus/hrt_03.html. Accessed 04-01-04.

17 Kronenberg F. Hot flashes: epidemiology and physiology. *Ann NY Acad Sci*. 1990;592:52-86.

18 Shumaker SA, Legault C, Rapp SR, et al. Estrogen plus progestin and the incidence of dementia and mild cognitive impairment in postmenopausal women. *JAMA*. 2003;289:2651-2662.

19 Rapp SR, Espeland MA, Shumaker SA, et al. Effect of estrogen plus progestin on global cognitive function in postmenopausal women. The Women's Health Initiative Memory Study. A Randomized controlled trial. *JAMA*. 2003;289:2663-2672.

20 Cushman M, Kuller LH, Prentice R, et al. Estrogen plus progestin and risk of venous thrombosis. *JAMA*. 2004;292:1573-1580.

21 Wassertheil-Smoller S, Hendrix S, Limacher M, *et al.* Effect of estrogen plus progestin on stroke in postmenopausal women. *JAMA.* 2003;289:2673–2684.

22 Manson J, Hsia J, Johnson K, *et al.* Estrogen plus progestin and the risk of coronary heart disease. *N Engl J Med.* 2003;349:523–534.

23 Chlebowski R, Hendrix S, Langer R, *et al.* Influence of estrogen plus progestin on breast cancer and mammography in healthy postmenopausal women. *JAMA.* 2003:289:3243–3253.

24 Shumaker SA, Legault C, Kuller L, *et al.* Conjugated equine estrogens and incidence of probable dementia and mild cognitive impairment in postmenopausal women. *JAMA.* 2004;291:2947–2058.

25 Glueck C, Scheel D, *et al.* Estrogen induced pancreatitis in patients with previously covert familiar type V hyperlipoproteinemia. *Metabolism.* 1972;21:657–666.

26 Chetkowski R MD, Steingold KA. Biologic effects of transdermal estradiol. *N Engl J Med.* 1986;314:1615–1620.

27 Scarabin PY, Oger E, Plu-Bureau G. Differential association of oral and transdermal oestrogen-replacement therapy with venous thromboembolism risk. *Lancet.* 2003;362:428–432.

28 McClung M, *et al. Changes in BMD Lumbar Spine (L1–L4) with E2 Alone and Combined with NETA.* San Francisco, CA: ASBMR; 1998.

29 Million Women Study Collaborators. Breast cancer and hormone-replacement therapy in the Million Women Study. *Lancet.* 2003;362: 419–427.

30 Collaborative Group on Hormonal Factors in Breast Cancer. Breast cancer and hormone replacement therapy: collaborative reanalysis of data from 51 epidemiological studies of 52,705 women with breast cancer and 108,411 women without breast cancer. *Lancet.* 1997;350: 1047–1059.

31 Grady D, Ettinger B, Tosteson AN, *et al.* Predictors of difficulty when discontinuing postmenopausal hormone therapy. *Obstet Gynecol.* 2003;102:1233–1239.

32 Holmberg L, Anderson H, for the HABIT steering and data monitoring committees. HABITS trial looking at use of HT in breast cancer survivors terminated early due to safety concerns. *Lancet.* 2004;363: 453–455.

ESTRATÉGIAS PREVENTIVAS DE SAÚDE

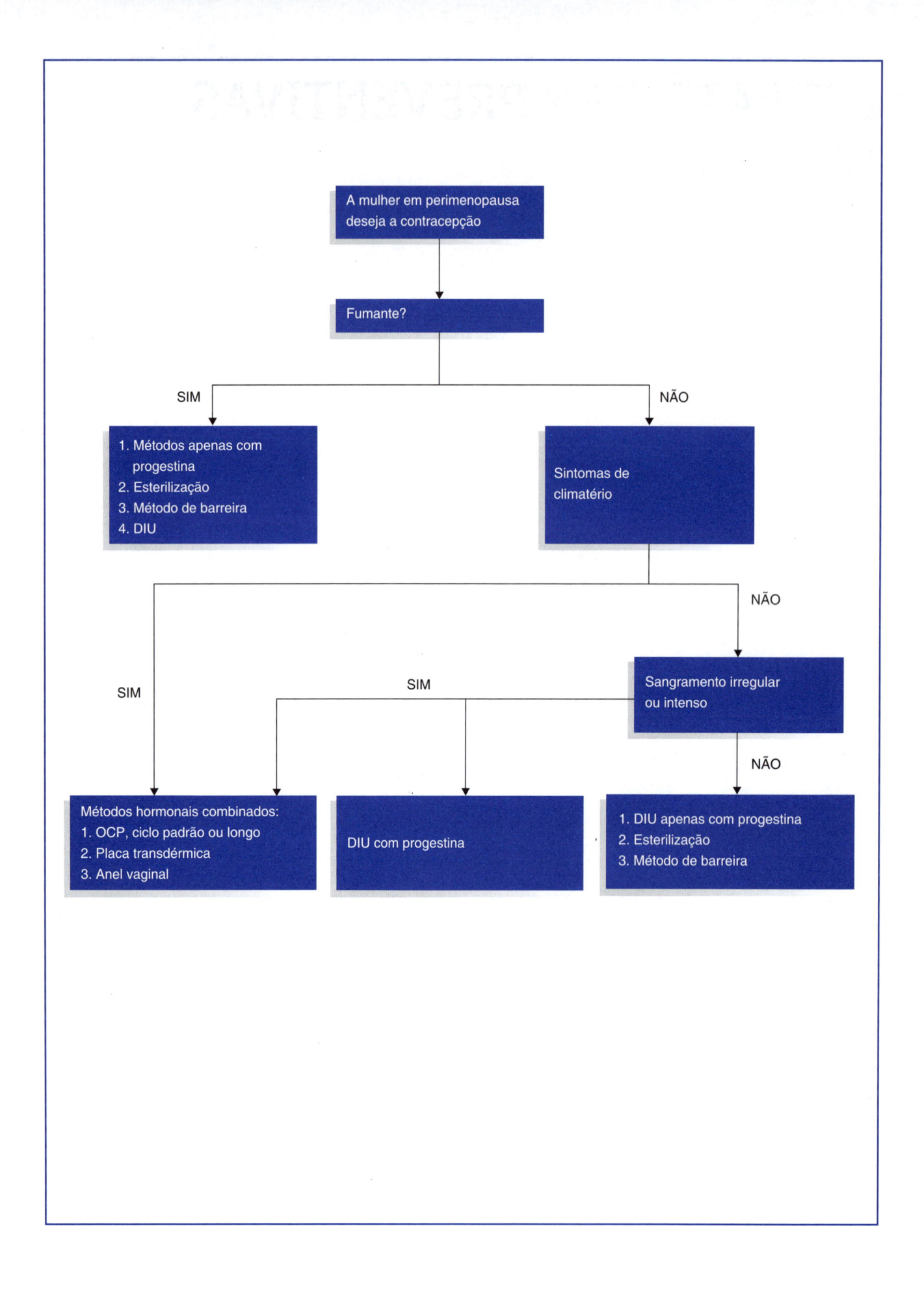

```
                    ┌─────────────────────────┐
                    │ A mulher em perimenopausa│
                    │ deseja a contracepção    │
                    └────────────┬────────────┘
                                 │
                    ┌────────────▼────────────┐
                    │ Fumante?                │
                    └────────────┬────────────┘
                      SIM        │        NÃO
              ┌──────────────────┴──────────────────┐
              ▼                                     ▼
   ┌──────────────────────┐              ┌──────────────────┐
   │ 1. Métodos apenas com│              │ Sintomas de      │
   │    progestina        │              │ climatério       │
   │ 2. Esterilização     │              └────────┬─────────┘
   │ 3. Método de barreira│                       │ NÃO
   │ 4. DIU               │                       ▼
   └──────────────────────┘              ┌──────────────────┐
                                         │ Sangramento      │
                                         │ irregular ou     │
                                         │ intenso          │
                                         └────────┬─────────┘
                                                  │ NÃO
```

Fluxograma: Contracepção na perimenopausa

- **A mulher em perimenopausa deseja a contracepção**
  - **Fumante?**
    - **SIM:**
      1. Métodos apenas com progestina
      2. Esterilização
      3. Método de barreira
      4. DIU
    - **NÃO: Sintomas de climatério**
      - **SIM:** Métodos hormonais combinados:
        1. OCP, ciclo padrão ou longo
        2. Placa transdérmica
        3. Anel vaginal
      - **NÃO: Sangramento irregular ou intenso**
        - **SIM:** DIU com progestina
        - **NÃO:**
          1. DIU apenas com progestina
          2. Esterilização
          3. Método de barreira

21 Contracepção

Paul A. Robb
Daniel B. Williams

Questões de orientação

- O casal deseja ter filhos no futuro?
- Quão devastadora seria uma falha nos métodos de contracepção?
- A mulher está apresentando ciclos irregulares ou intensos?
- A mulher está apresentando algum sintoma hipoestrogênico?
- Além da idade, a mulher apresenta fatores de risco para osteoporose?

Qual é a evidência

Embora pareça irônico, as mulheres que buscam engravidar no período da perimenopausa freqüentemente têm dificuldade de conceber, enquanto aquelas que não procuram aumentar suas famílias permanecem em risco para gravidez. Na verdade, cerca de 80% das mulheres de 40 a 44 anos estão aptas a conceber.[1] Com freqüência, para as mulheres que estão nesse grupo etário, uma gravidez não-planejada também é uma gravidez indesejada. Isto leva a uma taxa de aborto de 35% entre as mulheres grávidas acima de 40 anos e a uma taxa ainda mais alta entre aquelas acima de 45 anos, o que torna esta a taxa mais elevada de qualquer grupo, exceto para as pré-adolescentes.[2] Os tipos de opções contraceptivas disponíveis para mulheres em idade reprodutiva avançada são idênticos àqueles disponíveis para os grupos etários mais jovens. Devido à fertilidade declinante, a eficácia dos métodos contraceptivos provavelmente se mostra aumentada nesse grupo etário. Em geral, as mulheres dessa idade são mais complacentes; no entanto, uma consciência da fertilidade diminuída poderia, em tese, tornar as mulheres menos complacentes. Embora nenhuma forma de contracepção esteja necessariamente contra-indicada com base apenas na idade, algumas escolhas contraceptivas podem ter benefícios adicionais para esse grupo etário. As opções incluem esterilização, métodos de barreira, dispositivos intra-uterinos (DIU) e métodos hormonais. Muitas novas opções tornaram-se disponíveis recentemente, sobretudo no último grupo.

Esterilização

PONTO-CHAVE

A esterilização continua sendo muito difundida, mas não oferece nenhum outro benefício além da contracepção.

A esterilização feminina, apesar da falta de benefícios não-contraceptivos, é o método mais comum de contracepção usado por mulheres em perimenopausa nos EUA.[3]

A taxa de esterilização é mais elevada nos EUA em comparação com outros países, talvez pelo fato de que, nos EUA, o seguro freqüentemente cobre o procedimento de esterilização e, com freqüência, não cobre os métodos contraceptivos reversíveis. A taxa de fracasso é muito baixa, mas trata-se de um método muito disseminado, com uma faixa de 0,75% a 3,65%.[4] A esterilização também requer cirurgia ambulatorial, com os riscos cirúrgico e anestésico inerentes. Isto contrasta com a vasectomia, método de esterilização masculina que requer apenas um procedimento ambulatorial sob anestesia local. Embora existam relatos de irregularidades menstruais após a esterilização feminina, muitos estudos sugeriram que não há alteração na função menstrual.[5] O problema do pesar da esterilização, que pode ser significativo em uma população mais jovem, é em geral mínimo nesse grupo etário.

Métodos de barreira

Esses métodos têm taxas de eficácia típicas em torno de 85% e podem ser ainda mais efetivos no grupo idoso devido ao declínio da fertilidade. Devemos considerar as conseqüências de um fracasso contraceptivo para esse grupo etário quando aconselhamos sobre esses métodos relativamente menos efetivos. Os efeitos colaterais são raros e o método é totalmente controlado pela paciente. O uso do diafragma requer adaptação pelo médico. A camisinha apresenta o benefício adicional de proteção contra infecções sexualmente transmissíveis. Contudo, esses métodos não têm benefício de controle do ciclo.

Métodos naturais

Embora os métodos naturais possam ser utilizados, as alterações no ciclo menstrual na perimenopausa tornam esses métodos não-confiáveis. Mais uma vez, as conseqüências do fracasso dos métodos naturais contraceptivos são, com freqüência, muito altas, o que torna-os menos desejáveis para a maioria das mulheres.

Dispositivos intra-uterinos

PONTO-CHAVE

O DIU de levonorgestrel oferece proteção contra o sangramento disfuncional e hiperplasia, além da contracepção muito efetiva por longo prazo.

Os DIU oferecem proteção muito efetiva por longo prazo contra a gravidez, com taxas de eficácia acima de 99%, o que, com freqüência, os torna muito atraentes para mulheres nos últimos anos de sua fase reprodutiva. Os DIU de cobre são efetivos por 10 anos, enquanto o sistema de levonorgestrel é efetivo por 5 anos. Qualquer um destes pode servir bem a uma mulher durante o período de perimenopausa. Os riscos dos DIU incluem o risco de infecção no intervalo de 20 dias após a inserção,[6] perfuração no momento da inserção e o risco de gravidez ectópica, caso ocorra uma falha no método de contracepção. Os dispositivos à base de cobre podem ter a desvantagem de aumentar as cólicas e o sangramento menstruais, o que pode se somar à menstruação já desordenada presente em muitas mulheres em perimenopausa. Os agentes antiinflamatórios não-esteróides podem aliviar esses efeitos. O sistema levonorgestrel preenche o hiato entre os DIU e os métodos hormonais ao combinar uma progestina a um sistema de DIU. Pode, além disso, ter o benefício de evitar o sangramento uterino e a hiperplasia que podem resultar do estrogênio nos ciclos anovulatórios que são comuns nesse período da vida da mulher.

Um recente estudo de acompanhamento por 3 anos mostrou que 77% das mulheres estavam muito satisfeitas com o sistema levonorgestrel.[7]

Métodos hormonais

SOMENTE PROGESTINA

O acetato de medroxiprogesterona depot (DMPA) injetável está disponível há muitos anos em forma de injeção, a ser administrada por via intramuscular a cada 3 meses. Tem eficácia muito boa e pouca oportunidade de falha de adesão. Os efeitos colaterais comuns são ganho de peso, distensão abdominal, acne, cefaléia, alterações de humor e retorno tardio da fertilidade. Existem várias outras preocupações para as mulheres em perimenopausa. Comprovou-se que o uso do DMPA provoca uma diminuição na densidade óssea.[8] Existe evidência de que essas perdas são recuperadas dentro de 12 a 24 meses após a interrupção do uso de DMPA.[9] No entanto, para as mulheres em perimenopausa, quando o DMPA é empregado até o momento da menopausa, é possível que quaisquer diminuições na densidade óssea não venham a ser totalmente recuperadas, pois acredita-se que a recuperação da massa óssea depende do retorno dos níveis de estrogênio suprimidos pelo DMPA a um estado pré-menopausa normal. No ambiente da perimenopausa, o uso do DMPA pode fazer com que a usual perda óssea da menopausa ocorra mais precocemente. Esse método também pode induzir um estado hipoestrogênico que pode exacerbar quaisquer sintomas hipoestrogênicos das ondas de calor e da sudorese noturna que são comuns no período da perimenopausa. Também existe um retardo imprevisivelmente longo no retorno da fertilidade após o uso de DMPA, o que torna esse método uma escolha menos desejável para mulheres acima de 35 anos de idade que estão pensando em futuras gestações. Por fim, o DMPA provoca, com freqüência, irregularidade menstrual antes de causar amenorréia, que pode agravar a irregularidade já existente no período da perimenopausa. É provável que o novo implante de levonorgestrel em bastão único e as outras formas de contracepção somente com progestina também não sejam a melhor escolha para uma mulher em perimenopausa, devido aos problemas inerentes de sangramento irregular. Por outro lado, a contracepção apenas com progestina pode ajudar a corrigir a deficiência relativa de progesterona experimentada por algumas mulheres. O comprimido apenas com progestina pode ser utilizado por mulheres idosas que fumam,[10] mas, tal como ocorre com as formas injetáveis, a irregularidade menstrual pode tornar-se um problema.

Métodos de combinação de estrogênio e progestina

ORAIS

PONTO-CHAVE

Os métodos de combinação de estrogênio e progestina oferecem benefícios adicionais, aplicáveis especialmente às mulheres na perimenopausa, incluindo redução dos sintomas vasomotores, redução do sangramento disfuncional e preservação da massa óssea.

Observa-se uma diminuição do uso de contraceptivo oral (OCP) com a idade, o que provavelmente decorre da crença disseminada de que o uso de OCP incorre em maior risco de saúde para a mulher depois dos 35 anos. Estudos anteriores sugeriram um risco cardiovascular aumentado, mas, removidos os fatores geradores de confusão, tais como o fumo, o risco desapareceu.[11] Portanto, o OCP não é mais recomendado para mulheres acima de 35 anos que continuam a fumar. Pílulas mais modernas contêm uma dose menor, em comparação com os comprimidos nos estudos iniciais, e podem ter menor risco, embora permaneça um pequeno risco de trombose venosa. Para a mulher em perimenopausa, todos os benefícios usuais do comprimido se aplicam, tais como redução da probabilidade de desenvolver câncer de ovário e de endométrio, anemia, infecção pélvica, cistos de ovário, doença benigna da mama e dismenorréia. Além disso, os OCP combinados proporcionam inúmeras vantagens que se aplicam especialmente às mulheres na perimenopausa. O comprimido está associado a uma redução nos sintomas do climatério, tais como sintomas vasomotores,[12] redução na incidência de sangramento disfuncional[13] e preservação da densidade óssea.[14] Para a mulher em perimenopausa que apresenta sintomas de climatério, o OCP de ciclo longo (84 dias) pode ser especialmente valioso para o alívio dos sintomas. É preciso mencionar que os dados recentes originários do estudo Women's Health Initiative (WHI)[15] não se aplicam necessariamente à população de pacientes em perimenopausa, pois esse estudo incluiu apenas mulheres em pós-menopausa com idade média de 63 anos e que receberam terapia de reposição hormonal. Contudo, também foi notado um aumento no risco relativo para doença cardíaca, câncer de mama, acidente vascular encefálico e eventos trombóticos venosos nas mulheres de 50 a 54 anos que estavam usando estrogênio e progestina combinados de modo contínuo. Ainda que o risco relativo fosse semelhante em todos os grupos etários no WHI, o risco absoluto seria menor nas mulheres mais jovens porque a taxa basal de eventos é mais baixa.

Os OCP de dose baixa são uma excelente opção de baixo risco para a mulher idosa no final de seus anos reprodutivos.

TRANSVAGINAIS

O anel vaginal de uso mensal é outro método não-oral que contém etinil-estradiol e etonogestrel (metabólito ativo do desogestrel). Libera 15 µg de etinil-estradiol diariamente e 120 µg de etonogestrel diários. Sua eficácia comparou-se favoravelmente à dos OCP.[16] Clinicamente, parece haver menos sangramento avassalador com o anel vaginal na comparação com outros métodos contraceptivos hormonais.[17] O regime aprovado consiste em inserir o anel por 3 semanas e, em seguida, removê-lo por 1 semana antes de inserir um novo anel. Após a remoção, pode-se esperar o retorno da ovulação em algumas semanas.[18] O anel pode provocar aumento das secreções vaginais decorrentes de um efeito mecânico.[19] O anel pode não ser adequado para as mulheres que têm prolapso significativo, e as mesmas contra-indicações que se aplicam aos OCP também se aplicam ao anel.

TRANSDÉRMICOS

A placa semanal é outra modalidade para administração de hormônios contraceptivos. A placa contém etinil-estradiol (20 µg/dia) e norelgestromina (150 µg/dia; um metabólito ativo de norgestimato). A eficácia contraceptiva compara-se àquela dos OCP. O regime aprovado consiste em aplicar uma placa semanalmente durante 3 semanas, seguidas de uma semana sem placa, antes de se começar um novo ciclo. Quando a placa se destaca (ocorrência de aproximadamente 1%), deverá ser substituída de imediato. A placa pode ser aplicada no abdome, nas nádegas, na parte superior do tronco (deve-se evitar as mamas) ou na parte superior externa do braço. Mais uma vez, as mesmas precauções que se aplicam a outros métodos contraceptivos hormonais combinados também se aplicam à placa, e os mesmos benefícios podem ser esperados. Existem relatos de que a eficácia contraceptiva pode ser reduzida nas mulheres que pesam mais de 90 kg.[20] Um estudo que comparou a placa a um OCP (Triphasil) mostrou um aumento na sensibilidade da mama no grupo que usava placa nos dois primeiros ciclos.[21] *O efeito de primeira passagem* hepática é evitado com essa fonte parenteral. Recentemente, houve relatos de um discreto aumento do risco trombótico nas usuárias de placas contraceptivas.

Quando se deve interromper a contracepção hormonal?

Uma questão que surge com freqüência entre as mulheres em perimenopausa em relação às doses contraceptivas dos hormônios é sobre quando se deve interrompê-las e considerar a terapia hormonal (TH) para os sintomas da menopausa. Uma maneira fácil consiste em obter um nível de hormônio foliculoestimulante (FSH) no final da semana sem hormônio (6º ou 7º dia) e interromper o uso dos contraceptivos quando o FSH estiver acima de 20 UI/ℓ. Algumas mulheres podem não mostrar aumento no FSH depois de 1 semana,[22] mas não constitui problema retestar em apenas 1 ano, ou pode-se estender o período sem hormônio para 2 semanas com o reexame do FSH e do estradiol naquele momento (nesse caso, é necessário um método de apoio da contracepção). Castracane *et al.*[22] concluíram que, depois de 2 semanas sem hormônios, ou uma elevação no FSH, ou nenhuma alteração nos níveis basais de estradiol constituíam forte evidência de que era seguro interromper o uso dos contraceptivos. Uma mulher pode, então, considerar a troca para a TH, caso esteja sintomática e deseje a TH. Os métodos não-hormonais de contracepção apresentam a vantagem de não obscurecerem a menopausa natural da mulher.

Qual é a evidência?

A mulher não-fumante que está na perimenopausa apresenta as mesmas opções contraceptivas que as mulheres mais jovens. O declínio natural na fertilidade provavelmente aumenta a eficácia de todas as modalidades. A esterilização continua sendo uma escolha difundida, mas não oferece qualquer benefício contraceptivo adicional e implica um procedimento cirúrgico. Os métodos de barreira apresentam uma elevada taxa de fracasso, o que precisa ser levado em conta no processo de decisão. As escolhas hormonais proporcionam benefícios adicionais e poucos riscos à mulher saudável. A progestina no DIU com levonorgestrel pode proporcionar melhora às pacientes que têm sangramento disfuncional, bem como prevenção de hiperplasia endometrial. Em outras formas, os métodos apenas com progestina podem exacerbar os padrões de sangramento irregular inerentes a esse grupo etário e o DMPA pode resultar em perda óssea num momento em que tal perda não pode ser totalmente recuperada. As escolhas que envolvem a utilização de estrogênios podem ser vantajosas pelo fato de que têm a probabilidade de exibir um efeito positivo sobre alguns dos sintomas específicos que podem ser observados em mulheres em perimenopausa. Os estrogênios reduzem os sintomas vasomotores, protegem contra a perda óssea e regulam o ciclo menstrual, de modo que o sangramento uterino disfuncional pode ser reduzido. O teor de estrogênio nos OCP vem diminuindo, o que pode servir para reduzir os efeitos colaterais. Sistemas de administração mais modernos para os métodos contraceptivos combinados, incluindo as injeções *depot*, anéis vaginais e placas, estenderam as opções para as mulheres, e, por não empregarem a absorção intestinal, eles evitam o efeito de primeira passagem no metabolismo hepático.

As mulheres na fase final da idade reprodutiva ainda se vêem diante da importante questão da gravidez indesejada. As mulheres nesse grupo etário dispõem de inúmeras opções para contracepção, as quais são semelhantes às suas contrapartes mais jovens. É imperativo que essas pacientes recebam aconselhamento apropriado, a fim de que possam escolher o método que seja ótimo para elas.

Discussão de casos

Caso 1

A sra. W. é uma mulher de 46 anos de idade que vive uma relação monogâmica há 23 anos, tem três filhos, e deseja um método contraceptivo. Ela não tem vontade de aumentar sua família no futuro. Ela e o marido vêm usando camisinha, mas ela está preocupada quanto à alta taxa de falha desse tipo de preservativo, principalmente porque acha que ela e o marido não têm condições de ter outro filho. Ela tentou OCP no passado, mas não gostava de ter de tomar um comprimido todo dia. Comumente, suas menstruações acontecem a cada 30 a 32 dias, mas às vezes há ausência de um ou dois ciclos, seguida de uma menstruação intensa. A sra. W. é uma pessoa saudável, sem problemas médicos no momento.

Ao exame, a paciente tem útero de tamanho normal e antevertido. Por causa do sangramento irregular, realiza-se uma biopsia de endométrio no consultório. Revela-se endométrio proliferativo, negativo para hiperplasia ou malignidade. Depois de uma discussão sobre métodos contraceptivos, ela decide experimentar o DIU com levonorgestrel. Este é inserido 5 dias depois do período menstrual seguinte. Nos 2 primeiros meses, a paciente observa certo borramento, mas isto desaparece e seus períodos menstruais realmente cessam. A sra. W. está se sentindo bem e planeja continuar usando esse tipo de dispositivo até completar 51 anos de idade.

REFERÊNCIAS

1 Schmidt-Sarosi C. Infertility in the older woman. *Clin Obstet Gynecol.* 1998;41:940–950.

2 Henshaw SK. Unintended pregnancy in the United States. *Fam Plann Perspect.* 1998;30:24–29.

3 Williams JK. Contraceptive needs of the perimenopausal woman. *Obstet Gynecol Clin North Am.* 2002;29:575–588.

4 Peterson HB, Xia Z, Hughes JM, et al. The risk of pregnancy after tubal sterilization: findings from the US Collaborate Review of sterilization. *Am J Obstet Gynecol.* 1996;174:1161–1170.

5 Peterson HB, Jeng G, Folger SG, et al. The risk of menstrual abnormalities after tubal sterilization: findings from the US Collaborative Review of Sterilization. *N Engl J Med.* 2000;343L:1681–1687.

6 Farley TMM. Intrauterine device and pelvic inflammatory disease: an international perspective. *Lancet.* 1992;339:785–788.

7 Baldaszti E, Beate WP, Löschke. Acceptability of the long-term contraceptive levonorgestrel-releasing intrauterine system (Mirena®): a 3-year follow-up study. *Contraception.* 2003;67:87–91.

8 Ott SM, Scholes D, LaCroix AZ, et al. A prospective controlled study on the bone biochemical markers in women. *J Clin Endocrinol Metab.* 2001;86:179–185.

9 Cundy T, Cornish X, Evans MC, et al. Recovery of bone density in women who stop using medroxyprogesterone acetate. *BMJ.* 1993;308: 247–248.

10 Medical Eligibility Criteria for Contraceptive Use Third edition—2004. htt://www.who.int/reproductive-health/publications/mec, accessed 10-02-05.

11 Croft P, Hannaford PC. Risk factors for acute myocardial infarction in women: evidence from the Royal College of General Practitioners' oral contraceptive study. *Br Med J.* 1989;298:165–168.

12 Shargil AA. Hormone replacement therapy in perimenopausal women with a triphasic contraceptive compound: a three-year prospective study. *Int J Fertil.* 1985;30(1):15, 18–28.

13 Davis A, Godwin A, Lippman J, et al. Triphasic norgestimate-ethinyl estradiol for treating dysfunctional uterine bleeding. *Obstet Gynecol.* 2000;96(6):913–920.

14 Gambacciani M, Spinetti A, Cappagli B, et al. Hormone replacement therapy in perimenopausal women with a low dose or contraceptive preparation: effects on bone mineral density and metabolism. *Maturitas.* 1994;19(2):125–131.

15 Rossouw J, Anderson G, Prentice R. Risks and benefits of estrogen plus progestin in healthy postmenopausal women: principal results from the Women's Health Initiative randomized controlled trial. *JAMA.* 2002;288:321–333.

16 Dieben TO, Roumen FJ, Apter D. Efficacy, cycle control, and user acceptability of a novel combined contraceptive vaginal ring. *Obstet Gynecol.* 2002;100:585–593.

17 Roumen FJ, Apter D, Mulders TM, et al. Efficacy, tolerability and acceptability of a novel contraceptive vaginal ring releasing etonogestrel and ethinyl estradiol. *Hum Reprod.* 2001;16:469–475.

18 Mulders TM, Dieben TO, Bennik HJ. Ovarian function with a novel combined contraceptive vaginal ring. *Hum Reprod.* 2002;75:2594–2599.

19 Roumen F, Dieben T, Assendorp R, et al. The clinical acceptability of a non-medicated vaginal ring. *Contraception.* 1990; 42(2):201–207.

20 Ortho-McNeil Pharmaceutical Inc., Ortho Evra (norelgestromin/ ethinyl estradiol transdermal system) package insert. Raritan, NJ; 2001.

21 Audet MC, Moreau M, Koltun WD, *et al*. ORTHO EVRA/EVRA 004 Study Group. Evaluation of contraceptive efficacy and cycle control of a transdermal contraceptive patch vs an oral contraceptive: a randomized controlled trial. *JAMA*. 2001;285(18):2347–2354.

22 Castracane VD, Gimpel T, Goldzieher JW. When is it safe to switch from oral contraceptives to hormonal replacement therapy? *Contraception*. 1995;52(6):371–376.

22 Triagem e prevenção do câncer

Elizabeth V. Brandewie

Testes de triagem

O câncer é a principal causa de morte entre as mulheres na perimenopausa; portanto, é crucial que os médicos que cuidam de mulheres nesse grupo etário estejam bem informados a respeito das últimas recomendações para a triagem de câncer.[1] Um momento ideal para discutir os testes de triagem de câncer com uma paciente é durante seu exame anual. Infelizmente, as recomendações conflitantes de diversas organizações nacionais podem gerar confusão e prejudicar a probabilidade do médico de implementar a triagem para o câncer. Este capítulo focaliza-se nas recomendações nacionais para a triagem do câncer em mulheres na perimenopausa; de modo específico, a triagem para os cânceres de mama, cólon, colo uterino, útero e ovário. Além disso, também são destacadas as novas técnicas de triagem.

As instituições nacionais aderiram a princípios específicos relacionados com os testes de triagem antes de fazer suas recomendações. Esses princípios incluem os seguintes.[2]

PRÍNCIPIOS DE ORIENTAÇÃO PARA TESTES DE TRIAGEM

A doença a ser triada deve representar uma sobrecarga para os serviços de saúde significativa para a sociedade.
- A doença deverá ter uma fase pré-clínica detectável, definida como o tempo principal de permanência temporária.
- O tratamento precoce da paciente deverá melhorar a morbidade e a mortalidade causadas pela doença, justificando, assim, o custo do teste de triagem.
- O teste de triagem deverá ter boa sensibilidade e especificidade.
- O teste de triagem deverá ser seguro e bem tolerado pela paciente.

Obviamente, se o teste de triagem, ou o teste de acompanhamento por ele induzido, for muito desconfortável para a paciente, será difícil implementar essa triagem. Além disso, a doença deve ser suficientemente prevalente para justificar

```
                          ┌─────────────────┐
                          │Paciente saudável│
                          └─────────────────┘
```

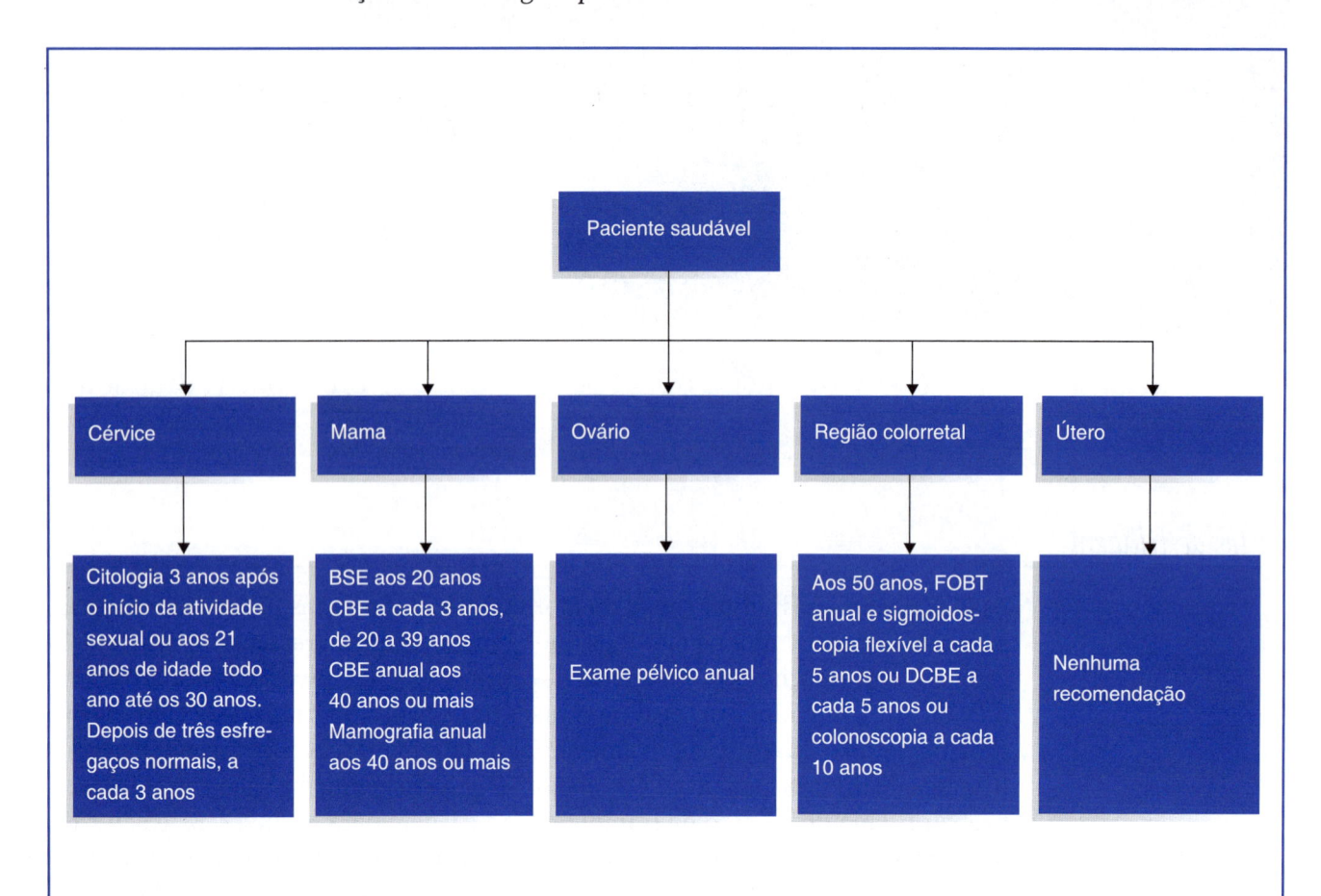

Cérvice	Mama	Ovário	Região colorretal	Útero
Citologia 3 anos após o início da atividade sexual ou aos 21 anos de idade todo ano até os 30 anos. Depois de três esfregaços normais, a cada 3 anos	BSE aos 20 anos CBE a cada 3 anos, de 20 a 39 anos CBE anual aos 40 anos ou mais Mamografia anual aos 40 anos ou mais	Exame pélvico anual	Aos 50 anos, FOBT anual e sigmoidoscopia flexível a cada 5 anos ou DCBE a cada 5 anos ou colonoscopia a cada 10 anos	Nenhuma recomendação

Diretrizes de triagem da American Cancer Society.

BSE, auto-exame da mama
CBE, exame clínico da mama
FOBT, teste de sangue oculto nas fezes
DCBE, enema baritado com duplo contraste

o custo da triagem em grandes populações de pacientes. O teste de triagem deverá ter boa especificidade para identificar com exatidão as pacientes com doença pré-clínica, impedindo, assim, que um grande número de pacientes passe por procedimentos diagnósticos invasivos desnecessários. Por fim, a própria doença deve ter um estágio pré-clínico que o teste de triagem vise com a intenção de ou obter a cura ou reduzir significativamente a morbidade e a mortalidade.

Triagem do câncer de mama

O câncer de mama é o câncer mais comum em mulheres, excluindo-se os cânceres de pele. É a causa número um de morte por câncer em mulheres de 20 a 59 anos. No ano de 2003, estima-se que ocorreram 39.800 mortes por essa doença.[3] Certamente, o câncer de mama satisfaz ao critério de "sobrecarga da doença" para a triagem do câncer. Vários estudos sobre triagem do câncer de mama mostram que existe um estágio pré-clínico detectável.

PONTO-CHAVE

A detecção precoce do câncer de mama reduzirá a mortalidade global associada à doença.

A detecção precoce reduz o tamanho do tumor e dos linfonodos, ambos preditores da mortalidade por câncer de mama. De maneira específica, o Swedish Two-County Trial observou uma sobrevida de 16 anos para 88% dos tumores de 5 mm ou menos *versus* uma sobrevida por 16 anos de 69% para tumores de mais de 1 cm.[4] São revistas as últimas recomendações relativas à triagem por mamografia, auto-exame da mama (BSE) e exame clínico da mama (CBE) feitas pela American Cancer Society (ACS, 2003), pela United States Preventive Services Task Force (USPSTF, 2002) e pelo American College of Obstetricians and Gynecologists (ACOG, 2003). Além disso, são debatidos outros testes de triagem, inclusive a ressonância magnética (RM), a ultra-sonografia e a lavagem ductal.

MAMOGRAFIA

Nas mulheres de risco médio, a ACS recomenda mamografia de triagem anual, a começar aos 40 anos de idade.[5] Por outro lado, a USPSTF aconselha a triagem mamográfica para mulheres de risco médio de 40 anos de idade ou mais a cada 1 a 2 anos.[6] A meio caminho, o ACOG recomenda a mamografia a cada 1 a 2 anos para mulheres de risco médio de 40 a 49 anos, e mamografia anual a partir dos 50 anos de idade.[7] Estas recomendações baseiam-se nas análises de pelo menos oito estudos de triagem controlados e randomizados de mamografias de mulheres de 40 a 74 anos de idade, os quais mostram uma redução de aproximadamente 20 a 30% na mortalidade por câncer de mama a partir da mamografia de triagem.[8] Infelizmente, os estudos diferiram em relação ao intervalo de triagem, ao uso de outros testes de triagem como o CBE e à proporção de mulheres na faixa etária de 40 a 50 anos. A ACS identifica o período de permanência temporária diminuído do câncer de mama em mulheres de 40 a 49 anos de idade *versus* mulheres de mais idade como uma evidência adicional para confirmar a necessidade de triagem anual a partir dos 40 anos. Em um estudo de mulheres de 40 a 49 anos com diagnóstico de câncer de mama invasivo, 32,1% foram diagnosticados a partir da mamografia e 67,9% apresentavam uma massa palpável. Das pacientes que tinham massa palpável, 41,5% apresentavam metástases para linfonodos *versus* 6,3% das pacientes diagnosticadas por mamografia.[9]

Levantaram-se preocupações quanto à triagem mamográfica anual nas mulheres em perimenopausa. Aproximadamente 40% dos cânceres de mama diagnosticados por mamografia são de carcinoma ductal *in situ* (DCIS).[10] A história natural do DCIS é desconhecida, e a maioria das mulheres com DCIS realizou um procedimento cirúrgico. A evidência sugere fortemente que o DCIS é um precursor do câncer invasivo; contudo, Smith argumenta que o DCIS não deve ser considerado um "custo" da triagem mamográfica.[2] Estimou-se a sensibilidade da triagem mamográfica única como sendo de 71 a 96% com uma especificidade de 94 a 97%. O valor preditivo positivo de uma mamografia diagnóstica anormal, exigindo biopsia, varia de 12 a 78%.[8] Durante um período de 10 anos, percebeu-se que 23% das mulheres de uma comunidade apresentavam mamografia anormal, exigindo uma nova mamografia ou biopsia.[11] Por fim, a mamografia envolve uma exposição à radiação. Feig e Hendrick estimaram que a mamografia anual de 100.000 mulheres, começando aos 40 anos de idade, induziria não mais que oito mortes por 100.000 por câncer de mama.[12]

EXAME CLÍNICO DA MAMA

PONTO-CHAVE

> *A sensibilidade para a detecção do câncer de mama pelo exame clínico é baixa.*

A ACS recomenda o CBE para mulheres em risco médio, a começar na década dos 20 anos, como parte dos exames gerais de saúde, de preferência a cada 3 anos. Em torno dos 40 anos, recomenda-se um CBE anual.[5] O ACOG também endossa o CBE.[7] Por outro lado, a USPSTF concluiu que existem evidências insuficientes para recomendar a favor ou contra a triagem para câncer de mama.[6] Embora a sensibilidade do CBE seja baixa, Oestreicher observou que 5,7% dos cânceres de mama foram diagnosticados pelo CBE isolado.[13] Além disso, a ACS sugere que o CBE é uma importante oportunidade para se discutirem os sintomas da mama, fatores genéticos e novas estratégias de triagem.

AUTO-EXAME DA MAMA

PONTO-CHAVE

> *Um estudo de controle randomizado do BSE não demonstrou redução na mortalidade por câncer de mama.*

A ACS recomenda que as mulheres sob risco médio, a começar na década dos 20 anos, deverão ser informadas dos benefícios e das limitações do BSE, e é aceitável que as mulheres optem por não realizar o BSE.[5] As recomendações da ACS são sustentadas pelo ACOG.[7] Segundo a USPSTF, não há evidência suficiente para recomendação em favor ou contra o BSE.[6] Ambas as recomendações seguiram o relato final do estudo controlado randomizado com base em Xangai. Esse estudo não mostrou diminuição da taxa de mortalidade por câncer de mama com a instrução do BSE. Também se notou um aumento na taxa de biopsia benigna.[14] A ACS sustenta que, como um percentual significativo dos cânceres de mama é primeiramente percebido de maneira acidental pela paciente, pode trazer algum benefício para as mulheres o fato de ter maior consciência da anatomia de suas mamas.

NOVAS TECNOLOGIAS

MAMOGRAFIA DIGITAL A mamografia digital (MD) refere-se ao uso de detectores digitais para obtenção de uma imagem radiológica generalizada da mama. Isto é comparado à mamografia comum (MC), na qual uma chapa com fósforo serve como detector, gerando, subseqüentemente, uma imagem radiológica permanente. Ambas as técnicas envolvem doses semelhantes de radiação. Lewin realizou um estudo prospectivo de 4.945 pacientes que foram submetidas tanto à mamografia comum quanto à MD. Ele não observou diferença significativa na taxa

PONTO-CHAVE

Em um estudo, a análise das imagens da MD auxiliada por computador resultou em aumento do número de cânceres detectados.

de detecção de câncer, embora houvesse um número muito menor de repetições das exposições com a MD.[15] A MD possibilita o *processamento pós-aquisição da imagem*. Assim, o radiologista pode alterar a luminosidade da imagem, praticamente eliminando o problema de possível sub ou superexposição.[16] Além disso, as imagens digitais podem ser facilmente acessadas e armazenadas. Por fim, a MD pode ser empregada em conjunto com a detecção auxiliada por computador (DAC), conforme se discute adiante.

DETECÇÃO AUXILIADA POR COMPUTADOR A DAC refere-se ao uso de computadores para rever as mamografias digitalizadas, visando detectar e indicar na mamografia os sinais de câncer. Esta tecnologia é usada como coadjuvante da interpretação por um radiologista. De maneira ideal, o radiologista revê a imagem antes da DAC e, em seguida, repete essa revisão depois de considerar os sinais indicativos produzidos pelo computador. Desta maneira, esta tecnologia não se destina a substituir o radiologista; em vez disso, sua finalidade consiste em ajudar a evitar os falsos negativos associados à mamografia.[16] Em um estudo prospectivo de 12.860 pacientes que se submetiam à triagem mamográfica, Freer observou que a DAC resultou em um aumento de 19,5% no número de cânceres detectados sem um aumento inaceitável na taxa de novos exames.[17] Da mesma forma, Warren Burhenne revisou 286 cânceres que foram notados na nova revisão dos exames anteriores. A DAC poderia ter reduzido em 77% a taxa de falso negativo de 21%.[18] No entanto, é muito importante considerar a DAC um auxiliar para a revisão por um radiologista, pois a DAC detectou 100% das microcalcificações por malignidade *versus* 67% das massas malignas.[18] Em suma, a DAC é uma nova técnica promissora; ainda assim, é preciso avaliar a relação entre custo e eficácia.

ULTRA-SONOGRAFIA DA MAMA A ultra-sonografia da mama é utilizada principalmente como auxiliar à triagem mamográfica para ajudar na diferenciação entre lesões mamárias benignas e malignas.[19] A ultra-sonografia bilateral total da mama (BWBS) foi estudada como um teste de triagem em grande parte nas mulheres que têm mamas radiologicamente densas. A BWBS é limitada pelas capacidades técnicas do ultra-sonografista. Quando uma lesão não é notada durante o exame, ela não será percebida pelo radiologista que reveja o filme do exame. Além disso, a ultra-sonografia não pode substituir por completo a mamografia como teste de triagem por causa da incapacidade da ultra-sonografia de mostrar microcalcificações.[19] No entanto, Kolb estudou 3.626 pacientes com mamas densas notadas na mamografia. A BWBS aumentou em 17% a detecção de câncer. A fim de detectar esse aumento, a biopsia por aspiração por agulha fina (FNAB) ou a biopsia cirúrgica foram efetuadas em 123 pacientes.[20] Gordon revisou 1.575 massas sólidas detectadas por ultra-sonografia que não eram palpáveis e estavam ocultas na mamografia. O câncer de mama foi detectado em 44 casos (2,8%) depois que 279 pacientes foram submetidas à FNAB.[21]

Em suma, a ultra-sonografia pode detectar o câncer de mama que está oculto à mamografia, principalmente em pacientes que têm mamas densas. Neste ponto, é um exame complementar à mamografia, já que possui uma sensibilidade total inferior à mamografia. Contudo, nas pacientes em pré-menopausa com mamas

PONTO-CHAVE

A ultra-sonografia é um exame complementar à mamografia e pode ser efetiva em mamas radiologicamente densas. Possui uma sensibilidade global diminuída para detecção de câncer de mama em relação à mamografia.

densas, em especial as pacientes sob alto risco de desenvolver câncer de mama, a ultra-sonografia pode ser empregada como um adjunto à mamografia para triagem.

IMAGEM DA MAMA POR RESSONÂNCIA MAGNÉTICA A RM da mama apresenta uma sensibilidade que se aproxima de 100% e uma especificidade de 90% nas populações de alto risco.[22] Diante do alto custo, juntamente com sua elevada especificidade, esse exame foi avaliado principalmente nas populações de alto risco. A imagem por RM implica rastrear cada mama antes e depois da administração de um agente de contraste intravenoso, o gadolínio. Warner estudou 196 mulheres de 26 a 59 anos, tanto com câncer de mama comprovado associado a mutações dos genes 1 ou 2 (BRCA-1 ou BRCA-2) quanto com forte história familiar de cânceres de mama ou de ovário que se submeteram a mamografia, ultra-sonografia, imagem por RM e CBE em um único dia. Seis cânceres invasivos foram detectados na imagem obtida por RM, e apenas dois desses casos foram detectados na mamografia. No geral, 23 mulheres precisaram passar por uma biopsia de mama a fim de se diagnosticarem aqueles seis casos.[22]

> **PONTO-CHAVE**
> *A imagem da mama por RM pode ser valiosa nas pacientes de alto risco.*

A qualidade da imagem por RM não é influenciada pela densidade da mama; sendo assim, pode tornar-se o teste de triagem ideal para pacientes em pré-menopausa sob alto risco para câncer de mama. Com freqüência, essas pacientes apresentam mamas que são muito densas para uma mamografia de qualidade. Além disso, os dados sugerem que as pacientes geneticamente predispostas a desenvolver câncer de mama na pré-menopausa podem ter mamas que são mais sensíveis aos efeitos da radiação.[23] A imagem da mama obtida por RM não é tão sensível para a detecção do carcinoma ductal *in situ* (DCIS); no entanto, essa lesão é menos comum nas pacientes de alto risco, em comparação com as pacientes de risco médio.[24] Neste ponto, a imagem da mama por RM, como teste de triagem, permanece assunto de pesquisa.

> **PONTO-CHAVE**
> *A lavagem ductal deve ser vista como um instrumento para a vigilância das pacientes sob risco aumentado de desenvolver câncer de mama.*

LAVAGEM DUCTAL A hiperplasia ductal atípica é um fator de risco conhecido para o desenvolvimento de carcinoma de mama. Em 2001, Dooley relatou o uso de uma nova técnica, a lavagem ductal, para obter uma amostra das células intraductais da mama.[25] Esse estudo arrolou 507 mulheres sob risco aumentado de desenvolver câncer de mama — história pessoal prévia de câncer de mama, risco igual ou maior que 1,7% no modelo de Gail para 5 anos ou portadora de BRCA-1 ou BRCA-2. Essas pacientes foram submetidas a aspiração do mamilo, seguida de lavagem ductal dos ductos que produziu o aspirado do mamilo. Todas as pacientes tinham CBE e mamografia negativos no ano anterior. A lavagem ductal envolve a canulação dos ductos mamários, seguida de infusão e coleta de soro fisiológico. A lavagem ductal detectou células mamárias intraductais anormais em 24% das pacientes *versus* a aspiração do mamilo, que detectou células atípicas em 6% das pacientes.[25] Atualmente, não existem dados sobre a sensibilidade ou especificidade da lavagem ductal para detecção de câncer de mama. Sendo assim, essa técnica não é considerada um teste de triagem para câncer de mama. Em vez disso, a lavagem ductal pode ser um teste que pode ajudar na decisão entre a modalidade de vigilância ou a cirurgia para a terapia de redução do risco nas pacientes sob risco aumentado de desenvolver câncer de mama.[25]

PACIENTES SOB RISCO AUMENTADO DE CÂNCER DE MAMA

PONTO-CHAVE

As mutações BRCA-1 e BRCA-2 envolvem os genes supressores tumorais que são herdados de maneira autossômica dominante. As portadoras do BRCA-1 ou do BRCA-2 têm um risco de câncer de mama por toda a vida que varia de 50 a 85% e um risco aumentado de câncer de ovário de até 44%.

A identificação das mutações dos Genes 1 e 2 Associados ao Câncer de Mama (BRCA-1 e BRCA-2) em 1994 e 1995, respectivamente, melhoraram muito nossa compreensão da predisposição genética para o desenvolvimento de câncer de mama.[26,27] Ambos os genes são considerados genes supressores tumorais envolvidos na avaliação do dano e/ou da reparação do DNA. Eles são herdados de maneira autossômica dominante. Ford apresentou os dados do Breast Cancer Linkage Consortium, que observou que, nas famílias com pelo menos quatro casos de câncer de mama, a doença estava ligada ao BRCA-1 em 52% e ao BRCA-2 em 32%.[28] Além disso, aproximadamente 10% das pacientes de menos de 35 anos que têm câncer de mama são portadoras de um desses genes.[29] Existem relatos de centenas de mutações nesses genes, e a maior parte é única para as famílias. Duas mutações originais são identificadas, as quais ocorrem principalmente em pacientes descendentes de judeus asquenaze. Estima-se que o risco de câncer de mama durante a vida nas portadoras de mutações BRCA-1 ou BRCA-2 é de cerca de 50 a 85%, e 60% desses cânceres ocorrem antes da menopausa.[30]

A ACS lista os seguintes fatores de risco para uma mulher ser portadora do BRCA-1 ou do BRCA-2[31]:

- Duas ou mais parentes com câncer de mama ou de ovário
- Câncer de mama ocorrendo antes dos 50 anos em uma parente afetada
- Parentes com câncer de mama e de ovário
- Uma ou mais parentes com dois cânceres (mama e ovário ou dois cânceres de mama independentes)
- Parentes masculinos com câncer de mama
- História familiar de câncer de mama ou de ovário e ser descendente de judeus asquenaze

Foram desenvolvidos muitos modelos para se estimar o risco de uma mulher desenvolver câncer de mama. O modelo de Gail foi desenvolvido antes da identificação do BRCA-1.[32] Esse modelo focaliza principalmente fatores de risco reprodutivos e parentes de primeiro grau com a doença. O modelo de Claus inclui parentes tanto de primeiro quanto de segundo graus que tenham a doença.[33] Um modelo mais recente, o BRCAPRO, estima o risco de uma mulher ser portadora de uma mutação BRCA.[34] A American Society of Clinical Oncology recomenda os testes genéticos para mulheres com risco de 10% ou mais de portar essas mutações.[35] Infelizmente, como as mutações são únicas para as famílias, os testes genéticos são mais valiosos quando o caso-índice de câncer de mama ainda está vivo e deseja se submeter aos testes genéticos.

Em 1997, o Cancer Genetics Consortium elaborou recomendações para triar as pacientes com mutações BRCA-1 ou BRCA-2 conhecidas.[23] Essas recomendações são para pacientes sob risco muito elevado de desenvolver câncer de mama, e só podem ser estendidas a pacientes com risco previsto que seja similar às portadoras de mutação. Recomenda-se que se inicie o BSE aos 18 anos de idade e que o CBE seja feito anualmente ou a cada 6 meses, começando aos 25 a 35 anos. Quanto à mamografia anual, a recomendação é de que comece aos 25 a 35 anos, levando-se em consideração a adequação do primeiro estudo. Conforme discutimos anteriormente, a ultra-sonografia pode ser um auxiliar útil da mamografia nessas pacientes. A obtenção de imagens da mama por RM pode ser uma alternativa, mas ainda está sob pesquisa.

Quadro 22.1 **PACIENTES EM RISCO MAIS ELEVADO**

PACIENTES EM RISCO MAIS ELEVADO	
CATEGORIA DE RISCO FAMILIAL	RECOMENDAÇÃO DE TRIAGEM
Dois ou mais parentes de primeiro grau com câncer de cólon ou um único parente de primeiro grau com câncer de cólon ou pólipos adenomatosos diagnosticados antes dos 60 anos	Colonoscopia a cada 5 anos, começando aos 40 anos de idade ou 10 anos menos que a primeira pessoa diagnosticada na família, o que vier primeiro
Parente de primeiro grau acometido de câncer colorretal ou de um pólipo adenomatoso com 60 anos ou menos, ou dois parentes de segundo grau acometidos de câncer colorretal	Idêntico ao risco médio, porém começando aos 40 anos de idade
Um parente de segundo grau ou qualquer parente de terceiro grau com câncer colorretal	Idêntico ao risco médio

FONTE: U. S. Multisociety Task Force on Colorectal Cancer guidelines.

Triagem do câncer colorretal

PONTO-CHAVE

Os pólipos adenomatosos podem ser um estágio precursor para câncer de cólon.

O câncer colorretal é outra doença ideal para triagem. É a terceira causa mais comum de morte por câncer em mulheres.[1] Uma pessoa de 50 anos tem 5% de risco de desenvolver câncer colorretal até o final da vida.[36] Além disso, existe um estágio pré-clínico identificável, pois 80% dos cânceres colorretais originam-se de pólipos adenomatosos.[37] Cerca de 20 a 25% das pessoas de 50 anos apresentam pólipos colônicos, e 10% dos pólipos adenomatosos com mais de 1 cm tornam-se malignos em 10 anos.[38] O National Polyp Study mostrou que a identificação e a remoção dos pólipos adenomatosos reduziram a incidência de câncer de cólon.[39] Além dos pólipos colônicos, uma história familiar de câncer de cólon em dois ou mais parentes de primeiro grau pode ajudar a identificar o risco mais elevado dos indivíduos (ver Quadro 22.1).

PONTO-CHAVE

O exame retal digital não é considerado um teste de triagem para câncer colorretal.

Vários testes de triagem estão disponíveis para triar câncer de cólon. Entre eles incluem-se o teste de sangue oculto nas fezes (FOBT), sigmoidoscopia flexível, FOBT e sigmoidoscopia flexível, enema baritado com duplo contraste (DCBE) e colonoscopia. Esses testes são abordados individualmente mais adiante. Além disso, são discutidas técnicas mais modernas, englobando a colonoscopia por tomografia computadorizada (CTC) ou *colonoscopia virtual*, teste do DNA fecal e testes imunológicos fecais. O exame retal digital não é mais considerado um teste de triagem para câncer colorretal. São abordadas as recomendações da U. S. Multisociety Task Force on Colorectal Cancer, da USPSTF e da ACS. Essas recomendações são para indivíduos sob *risco médio*: nenhum parente de primeiro grau com câncer de cólon ou pólipos adenomatosos antes dos 60 anos de idade, nenhuma condição clínica que predisponha ao desenvolvimento de câncer colorretal, como a doença intestinal inflamatória, e nenhuma história pessoal de câncer colorretal ou de pólipos adenomatosos.

TESTE DE SANGUE OCULTO NAS FEZES

A U. S. Multisociety Task Force on Colorectal Cancer, a USPSTF e a ACS recomendam, sem exceção, o FOBT anual, começando aos 50 anos de idade.[40-42]

Os testes de guáiaco são os mais comumente utilizados e incluem nomes de marca como Hemoccult II e Hemoccult II SENSA (Beckman Coulter, Inc., Fullerton, CA). O teste consiste em três cartões impregnados de guáiaco. Quando tratados com um revelador que contenha hidrogênio peroxidase, os cartões fornecem um resultado codificado por cor, baseado na presença ou ausência da atividade do heme nas fezes semelhante à peroxidase.[43] Geralmente, esses testes exigem abstenção do consumo de carne vermelha durante 3 dias e de agentes antiinflamatórios não-esteróides (AINE) durante 1 semana antes dos exames. Todas as sociedades recomendam a realização do FOBT em fezes eliminadas espontaneamente. Três grandes estudos controlados randomizados mostraram mortalidade diminuída por câncer colorretal com o uso do FOBT.[44-46] Existe um estudo que mostrou um valor preditivo positivo comparável com o FOBT realizado no momento de um exame retal digital; no entanto, não existem dados sobre sensibilidade ou especificidade.[47] Além disso, o protocolo de três amostras foi desenvolvido com base no conceito de que os pólipos colônicos sangram de forma intermitente. Todos os resultados positivos deverão ser seguidos por colonoscopia.

PONTO-CHAVE

O FOBT deverá ser realizado a partir dos 50 anos de idade. Todos os testes positivos para sangue oculto nas fezes deverão ser seguidos de uma colonoscopia.

Existem novos testes imunoquímicos, tais como o !nSure FOBT, Hemeselect (SmithKline Diagnostics, San Jose, CA) e Flexsure OBT (SmithKline Diagnostics, San Jose, CA).[43] Esses testes detectam a porção da globina intacta da hemoglobina humana. Isto anula a necessidade de restrição na dieta; como a hemoglobina não sobrevive à passagem pelo trato gastrintestinal superior, esse teste é específico para o sangramento a partir do cólon e do reto.[43] O !nSure FOBT foi aprovado pelo Food and Drug Administration (FDA) em 2001, e mostrou uma sensibilidade de 87% para câncer colorretal em um grupo de indivíduos em risco para câncer colorretal.[48] Infelizmente, esse teste requer que a amostra seja enviada para o laboratório em que o teste é realizado. A ACS endossou os testes imunoquímicos como alternativas aceitáveis para os testes tradicionais à base de guáiaco.

SIGMOIDOSCOPIA FLEXÍVEL

De maneira ideal, a sigmoidoscopia flexível examina o terço distal do cólon. A ACS, a U. S. Multisociety Task Force on Colorectal Cancer e a USPSTF recomendam a sigmoidoscopia flexível além do FOBT anual a cada 5 anos para pacientes com idade de 50 anos ou mais.[40-42] Vários estudos de caso-controle mostraram mortalidade reduzida por câncer colorretal com a triagem por sigmoidoscopia. A análise dos achados a partir de colonoscopias em 2.885 veteranos sugere que uma sigmoidoscopia flexível seguida de colonoscopia quando foi encontrado um pólipo, teria identificado 70 a 80% dos pacientes com neoplasia proximal avançada. A decisão de realizar colonoscopia quando são encontrados pólipos na sigmoidoscopia é complexa e deverá ser baseada no tamanho e na histologia do pólipo.

ENEMA BARITADO COM DUPLO CONTRASTE

O enema baritado com duplo contraste (DCBE) é recomendado como uma alternativa de teste de triagem para câncer colorretal pela ACS e pela U. S. Multisociety Task Force on Colorectal Cancer com uma freqüência de a cada 5 anos para pacientes de 50 anos ou mais.[40, 42] O DCBE apresenta várias limitações. Demonstrou-se

Seção 5: *Estratégias preventivas de saúde*

que, em comparação com a colonoscopia, esse teste detecta apenas 48% dos adenomas de mais de 1 cm.[49] Também requer uma preparação intestinal. Dachman reconhece que poucos radiologistas estão devidamente treinados para interpretar as imagens.[50] Esse teste é atualmente realizado com menor freqüência.

COLONOSCOPIA

PONTO-CHAVE

A colonoscopia parece ser a técnica mais sensível para triagem do câncer de cólon.

A colonoscopia é recomendada como um possível teste de triagem do câncer de cólon pela ACS e pela U. S. Multisociety Task Force on Colorectal Cancer com uma freqüência de a cada 10 anos para pacientes de 50 anos ou mais.[40,42] Embora seja mais dispendiosa e envolva um risco ligeiramente maior para o paciente, a colonoscopia é mais completa que a sigmoidoscopia, já que dois estudos mostraram que aproximadamente 50% das neoplasias proximais avançadas não tinham neoplasias colônicas distais.[51,52] Da mesma forma, existe uma tendência de proporção aumentada de neoplasia proximal com idade crescente e sexo masculino. Contudo, nenhum teste é perfeito, pois um estudo mostrou que a colonoscopia deixara passar despercebidos 6% dos pólipos de mais de 1 cm.[53]

NOVAS TECNOLOGIAS

COLONOSCOPIA POR TOMOGRAFIA COMPUTADORIZADA OU COLONOSCOPIA VIRTUAL
A CTC ou *colonoscopia virtual* utiliza uma técnica de demonstração combinada, reunindo as imagens de TC bi e tridimensionais para triar câncer de cólon. Os estudos mostraram sensibilidades de até 94% para pólipos de mais de 1 cm nos indivíduos de alto risco.[54] Esse exame requer uma preparação intestinal juntamente com a distensão do cólon, seja por ar ambiente, seja por dióxido de carbono. Quando um pólipo é percebido, é necessária colonoscopia para biopsiar o pólipo. Outra aplicação desse exame consiste em avaliar o cólon proximal nos pacientes com uma colonoscopia incompleta.

TESTE DO DNA FECAL Os testes para material genético alterado nas fezes é uma nova técnica de triagem. Um estudo mostrou uma sensibilidade de 71% para câncer colorretal nos indivíduos de alto risco.[43] Mais pesquisa se faz necessária, mas, se esse teste se mostrar confiável, ele apresenta a vantagem de não ser invasivo.

Triagem do câncer cervical

ESFREGAÇO DE PAPANICOLAOU

Desde a introdução do esfregaço de Papanicolaou (Pap), a taxa de mortalidade por câncer cervical nos EUA diminuiu aproximadamente 80%.[55] O câncer cervical é uma doença prevalente, com aproximadamente 12.200 casos estimados em 2003, e tem uma fase pré-clínica detectável. Assim, o câncer cervical é uma doença ideal para a triagem regular. Além disso, a sobrevida por 5 anos para a doença localizada é de 92% *versus* 32% para pacientes com disseminação regional.[55] Com as novas informações relativas ao método de coleta do esfregaço Pap, os intervalos de triagem ótimos e a associação do papilomavírus humano (HPV) com o câncer cervical, a ACS, a USPSTF e o ACOG liberaram recentemente novas diretrizes para a triagem de câncer cervical.

Triagem e prevenção do câncer

PONTO-CHAVE

A triagem citológica cervical anual é recomendada para mulheres com menos de 30 anos e a cada 3 anos naquelas com três triagens negativas consecutivas.

Em 2003, as diretrizes da ACS para a triagem do câncer cervical recomendavam um esfregaço de Papanicolaou em aproximadamente 3 anos depois da primeira relação sexual ou em torno dos 21 anos de idade. Em seguida, os esfregaços de Papanicolaou são recomendados a cada ano, com o esfregaço de Papanicolaou convencional, ou a cada 2 anos com a coleta à base de líquido. Aos 30 anos de idade, depois de três esfregaços de Papanicolaou negativos consecutivos que sejam satisfatórios para a evolução, a triagem deverá continuar a intervalos de 2 a 3 anos.[42] As recomendações do ACOG publicadas em 2003 estão de acordo com as recomendações da ACS em relação à idade do primeiro esfregaço de Papanicolaou.[56] Contudo, o ACOG recomenda esfregaços de Papanicolaou anuais para pacientes de menos de 30 anos, não diferenciando entre o método de coleta. Além disso, o ACOG estende o intervalo de triagem para mulheres de 30 anos de idade ou mais a cada 3 anos com história negativa prévia, conforme foi dito anteriormente. O teste automático para o HPV para mulheres de 30 anos de idade ou mais também é considerado "apropriado", pois os estudos mostraram que as mulheres nesse grupo etário com um teste de Papanicolaou negativo ou com testes de HPV de alto risco negativos estavam em risco muito baixo de desenvolvimento de displasia moderada ou grave durante os 3 a 5 anos seguintes. A USPSTF também está em acordo quanto à idade em que se iniciam os esfregaços de Papanicolaou, e recomenda os esfregaços de Papanicolaou pelo menos a cada 3 anos.[57] A recente mudança nas diretrizes de triagem relativas a mulheres sexualmente ativas de menos de 21 anos de idade baseia-se na evidência de que a infecção por HPV nessas mulheres é freqüentemente transitória, e também de que o câncer cervical nesse grupo etário é raro.[58]

PONTO-CHAVE

Depois de uma histerectomia completa (com a remoção do colo), a triagem citológica cervical não deverá ser mais necessária.

Certamente existem exceções a esses intervalos de triagem estendidos. Tanto a ACS quanto o ACOG são acordes em que as mulheres com história de HIV, história de exposição ao dietilestilbestrol ou as mulheres que estão imunocomprometidas deverão ser triadas com maior freqüência. O ACOG recomenda que as mulheres com HIV façam dois esfregaços de Papanicolaou no primeiro ano depois do diagnóstico e, em seguida, a intervalos anuais. Da mesma forma, as mulheres tratadas no passado para lesões intra-epiteliais escamosas de alto grau deverão continuar com a triagem anual.[42,56] Todas as três organizações são acordes em que, depois de uma histerectomia total para indicações benignas, os esfregaços de Papanicolaou não deverão mais ser realizados. O ACOG relata um estudo de 9.610 esfregaços de Papanicolaou realizados depois de histerectomias totais para indicações benignas que identificou zero caso de neoplasia intra-epitelial vaginal de grau 3 ou câncer.[59] As mulheres que tiveram lesões intra-epiteliais de alto grau do colo antes da histerectomia deverão continuar a ser triadas no período pós-operatório por vários anos até que sejam registrados três esfregaços vaginais negativos. O ACOG reconhece que, quando a patologia na histerectomia e a história de triagem prévia não podem ser confirmadas, essas diretrizes pós-histerectomia podem precisar ser alteradas.[56]

NOVAS TECNOLOGIAS

Essas diretrizes fazem alusão a duas tecnologias de triagem mais recentemente desenvolvidas: a coleta à base de líquido e a tipagem de HPV de alto risco. O ímpeto para desenvolver novas tecnologias baseia-se, em parte, em recentes análises que estimam a sensibilidade de um único esfregaço de Papanicolaou para um limiar de displasia moderada como sendo de 58%.[60] Da mesma forma,

```
                    ┌─────────────────────┐
                    │  Paciente em risco  │
                    └──────────┬──────────┘
        ┌──────────┬───────────┼───────────┬──────────┐
        ▼          ▼           ▼           ▼          ▼
```

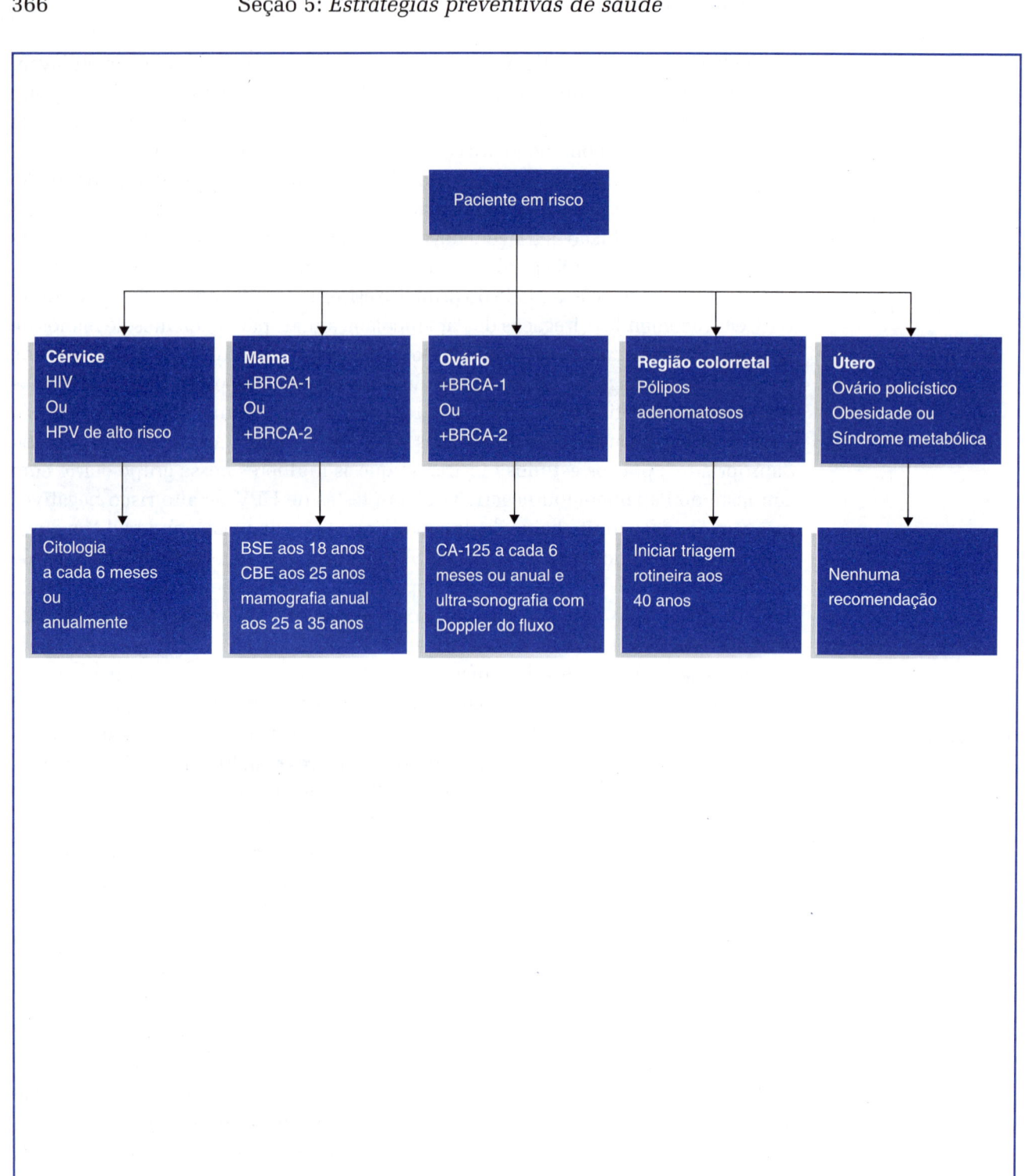

Cérvice	Mama	Ovário	Região colorretal	Útero
HIV Ou HPV de alto risco	+BRCA-1 Ou +BRCA-2	+BRCA-1 Ou +BRCA-2	Pólipos adenomatosos	Ovário policístico Obesidade ou Síndrome metabólica
Citologia a cada 6 meses ou anualmente	BSE aos 18 anos CBE aos 25 anos mamografia anual aos 25 a 35 anos	CA-125 a cada 6 meses ou anual e ultra-sonografia com Doppler do fluxo	Iniciar triagem rotineira aos 40 anos	Nenhuma recomendação

Recomendações de triagem para a paciente em risco.

BSE, auto-exame da mama
CBE, exame clínico da mama

estimou-se que 25% dos cânceres cervicais não foram detectados precocemente de forma secundária por causa de erros na técnica de amostragem cervical e nas interpretações dos achados.[61] Em 1996, o FDA aprovou o sistema de coleta à base de líquido ThinPrep. Com este sistema, o dispositivo de amostra do esfregaço é lavado em um frasco contendo uma solução preservativa tamponada com álcool. As células são em seguida transferidas para uma lâmina para avaliação. Os estudos perceberam a detecção aumentada de displasia cervical com o ThinPrep comparado com os esfregaços de Papanicolaou convencionais, embora existam poucos dados sobre a especificidade.[62] Outro benefício do sistema de coleta ThinPrep é a capacidade de realizar o teste de HPV de alto risco nas células que permanecem na solução. A triagem para o HPV dos esfregaços de Papanicolaou, relatadas como células escamosas atípicas de significado indeterminado (ASCUS), foi notada no ASCUS/lesão intra-epitelial escamosa de grau baixo (LIEGB) Triage Study como tendo excelente especificidade (96,3%) na detecção de displasia grave.[63] Hoje, os dados mais recentes indicam que o teste para o HPV realizado em conjunto mesmo com a citologia cervical normal melhora a sensibilidade.[64]

Em síntese, o câncer cervical é uma doença ideal para um teste de triagem. O esfregaço de Papanicolaou tem sido bem-sucedido em reduzir de maneira significativa a mortalidade por câncer cervical nos EUA. Atualmente, os esforços devem concentrar-se em fornecer a triagem para todas as mulheres, em uma tentativa de diminuir o percentual de mulheres diagnosticadas com câncer cervical que não receberam triagem em 5 anos antes do diagnóstico. Da mesma forma, as novas tecnologias são voltadas para reduzir o número de mulheres com câncer de colo cujo teste de triagem foi falso negativo.

Triagem do câncer de ovário

PONTO-CHAVE

A incapacidade de identificar a fase pré-clínica do câncer de ovário dificultou o estabelecimento de uma modalidade de triagem efetiva.

O câncer de ovário representa o quinto câncer mais comum nas mulheres e é responsável por 14.300 mortes por câncer todo ano.[1] Desta maneira, é responsável por mais mortes por câncer nas mulheres do que o câncer de colo e o câncer de útero combinados. O risco durante a vida de uma mulher é de aproximadamente 1 em 60. A idade mediana do diagnóstico é 59 anos e a sobrevida por 5 anos é de 52%.[55] Infelizmente, 75% das mulheres apresentam-se inicialmente com a doença já avançada. As mulheres portadoras da doença confinada aos ovários apresentam uma sobrevida muito melhor. Por conseguinte, seria muito benéfico desenvolver um teste de triagem ideal para câncer de ovário. Tanto a falta de especificidade dos testes de triagem quanto a lesão pré-clínica desconhecida do câncer de ovário prejudicaram a adoção da triagem do câncer de ovário (ver Cap. 12).

ULTRA-SONOGRAFIA E CA-125

Os dois principais testes de triagem que estão sendo atualmente avaliados nos grandes estudos são a ultra-sonografia transvaginal e o CA-125 sérico. Em 1984, Base *et al.* relataram pela primeira vez a identificação de uma glicoproteína, CA-125, que estava elevada 10 a 12 meses antes do desenvolvimento de um carcinoma de ovário em estágio III.[85] Infelizmente, apenas 50% dos cânceres de ovário em estágio I apresentam um CA-125 elevado, e outras doenças também foram associadas a um

CA-125 elevado.[66] No único estudo controlado randomizado que se publicou até o momento sobre triagem multimodal para câncer de ovário, Jacobs *et al.* avaliaram triagem seqüencial com CA-125 seguido de ultra-sonografia transvaginal nos casos de CA-125 elevado (> 30 U/mℓ) para mulheres em pós-menopausa de 45 anos de idade ou mais.[67] Relataram um valor preditivo positivo de 20,7% e uma sobrevida com aumento estatisticamente significativo para câncer de ovário no grupo examinado. No University of Kentucky Ovarian Cancer Screening Project, a ultra-sonografia transvaginal, com uma triagem anormal definida pelo volume do ovário e pela idade da paciente, alcançou uma sensibilidade de 81% e um valor preditivo positivo de 9,4%. Mais de 50% dos cânceres de ovário estavam no estágio I. No geral, foram realizadas 180 cirurgias a fim de diagnosticar os 17 casos de câncer de ovário.[68]

PONTO-CHAVE

Os testes de triagem não deverão ser realizados nas pacientes sob risco médio para câncer de ovário.

Estão em andamento dois importantes estudos randomizados para avaliar o uso do CA-125 sérico e a ultra-sonografia transvaginal para triar câncer de ovário nas mulheres em pós-menopausa. O United Kingdom Trial of Ovarian Cancer Screening (UKTOCS) é um estudo randomizado que começou em 2001 envolvendo 200.000 mulheres em pós-menopausa de 50 a 74 anos de idade, randomizadas para nenhuma triagem, triagem multimodal conforme descrito anteriormente, ou ultra-sonografia transvaginal. O estudo PLCO, estudo de triagem para cânceres de próstata, pulmão, cólon e ovário, custeado pelo National Institutes of Health (NIH), envolve 74.000 mulheres de 60 a 74 anos de idade, randomizadas para o CA-125 e ultra-sonografia transvaginal anuais *versus* os cuidados clínicos rotineiros. Ambos os estudos são direcionados para detectar diminuições na mortalidade por câncer de ovário; contudo, os resultados não estarão disponíveis por vários anos.[69]

PACIENTES SOB RISCO AUMENTADO PARA CÂNCER DE OVÁRIO

PONTO-CHAVE

As mulheres com mutações BRCA-1 ou BRCA-2 deverão considerar a triagem com ultra-sonografia transvaginal, usando o Doppler com fluxo colorido, e o CA-125 anualmente ou a cada 6 meses.

Atualmente, a ACS e a USPSTF não recomendam um teste de triagem para pacientes sob risco médio de câncer de ovário. Uma indicação para triagem do câncer de ovário pode ser feita para aquelas pacientes sob risco aumentado de desenvolver a doença com base na história familiar. Aproximadamente 5 a 10% dos casos de câncer de ovário são familiais, e os genes BRCA-1 e BRCA-2 são responsáveis pela maioria desses casos.[70,71] Além disso, originalmente se estimava que as portadoras de BRCA-1 tinham um risco cumulativo de câncer de ovário de 44% em torno de 70 anos de idade, mas dados mais recentes sugerem que esta era uma estimativa excessiva.[28] Da mesma forma, as portadoras de BRCA-2 apresentam risco menor de câncer de ovário do que as portadoras de BRCA-1. Em 1997, o Cancer Genetics Studies Consortium recomendou que as portadoras do sexo feminino da mutação BRCA-1 e possivelmente da mutação BRCA-2 se submetam a ultra-sonografia transvaginal uma vez por ano ou a cada 6 meses com o acréscimo de Doppler com fluxo colorido e teste de CA-125 sérico começando aos 25 a 35 anos de idade.[23] A ooforectomia profilática nessas pacientes também é uma opção, e o leitor deve consultar a declaração do Cancer Genetics Studies Consortium para uma discussão mais pormenorizada.

Por fim, novos marcadores moleculares, inclusive proteínas e material genético, estão atualmente sob pesquisa, englobando o ácido lisofosfatídico, a mesotelina e o HE4.[69] Espera-se que o uso de vários marcadores venha a apresentar sensibilidade e especificidade melhoradas na triagem do câncer de ovário (ver Cap. 12).

Câncer de útero

O câncer uterino é o câncer ginecológico mais comum em mulheres nos EUA. Posiciona-se como o quarto câncer mais comum diagnosticado em mulheres depois dos cânceres de mama, pulmão e cólon.[1] Infelizmente, ainda carece de um instrumento de triagem de massa rotineiro. Muitos cânceres de útero originam-se do endométrio. A ACS concluiu, em suas Guidelines for the Early Detection of Cancer, que não havia evidência suficiente para recomendar a triagem para câncer de endométrio para mulheres sob riscos médio ou aumentado.[3] Em concordância, o ACOG reconhece que a triagem populacional total para câncer de endométrio e seus precursores não é eficaz em termos de custo, nem está assegurada.[72] Felizmente, 97% dos cânceres de útero envolvem o endométrio e, portanto, se anunciam por sangramento vaginal anormal. Isto leva de imediato à pesquisa adicional que conduz ao diagnóstico. Cerca de 75% das mulheres com cânceres de endométrio estão em pós-menopausa, o que coloca a idade como um importante fator de risco para a doença. Outros fatores de risco são obesidade, diabetes melito, hipertensão, ingestão de estrogênio sem oposição ou anovulação, ingestão de tamoxifeno e fatores genéticos e familiais.[73] A ACS e o ACOG recomendam que, no início da menopausa, as mulheres devem ser informadas sobre os riscos e os sintomas do câncer de endométrio. Além disso, deve-se instar veementemente as mulheres a relatar ao médico qualquer sangramento ou borramento inexplicado.

Qual é a evidência?

- Estima-se que a sensibilidade da triagem mamográfica isolada seja de 71 a 96% com uma especificidade de 94 a 97%. O valor preditivo positivo de uma mamografia diagnóstica anormal, exigindo biopsia, varia de 12 a 78%.[8]

  As análises de pelo menos oito estudos controlados randomizados da mamografia para triagem em mulheres de 40 a 74 anos mostram uma redução de aproximadamente 20 a 30% na mortalidade por câncer de mama com a triagem mamográfica.[8]
- Para mulheres de alto risco com mutações BRCA-1 ou BRCA-2, o Cancer Genetics Consortium elaborou as seguintes recomendações:[23] o BSE é recomendado, começando aos 18 anos, e o CBE é recomendado, seja uma vez por ano ou a cada 6 meses, começando aos 25 a 35 anos. Recomenda-se a mamografia anual com início aos 25 a 35 anos, levando-se em consideração a adequação do primeiro exame.
- Três grandes estudos controlados randomizados mostraram redução da mortalidade por câncer colorretal com o uso do FOBT.[44-46]
- A triagem citológica cervical ThinPrep mostrou uma detecção aumentada da displasia cervical em comparação com os esfregaços de Papanicolaou convencionais, embora existam poucos dados sobre a especificidade.[62] Observou-se no ALTS que a triagem para o HPV com esfregaços de Papanicolaou, relatado como ASCUS, tem excelente sensibilidade (96,3%) na detecção de displasia grave.[63]

Discussão de caso

Caso 1

Uma mulher de 47 anos de idade apresenta-se para avaliação e tratamento de sintomas vasomotores. Ela tem ascendência asquenaze. A revisão de sua história familiar mostra que ela tem duas tias maternas com câncer de mama e sua mãe morreu de câncer de ovário aos 48 anos de idade. Ela é filha única. Quais dos seguintes exames a paciente deverá considerar?

- BRCA-1/BRCA-2
- Triagem citológica cervical
- Mamografia
- Exame retal
- Ultra-sonografia transvaginal com Doppler de fluxo
- Níveis de CA-125

Discussão

Esta mulher satisfaz os critérios, já que tem fatores de risco para portar mutações BRCA-1 ou BRCA-2 por causa de sua história familiar de câncer de mama e ovário e sua herança judia asquenaze. Caso seja BRCA positiva, ela deverá ser aconselhada sobre a disponibilidade dos exames para BRCA e suas implicações potenciais. Ambos os genes codificam para os supressores tumorais e estão envolvidos na vigilância celular para lesão e reparação do DNA. As estimativas quanto aos riscos de câncer de mama durante a vida para as portadoras de mutações BRCA-1 ou -2 variam de 50 a 85%, e a maioria desses cânceres ocorre antes da menopausa. Caso o médico se sinta pouco à vontade em fornecer as informações principais, a paciente deverá ser encaminhada para um centro de aconselhamento genético ou um centro de câncer que ofereça os serviços de aconselhamento genético. Se essa paciente for BRCA-1 ou BRCA-2 positiva, deverá realizar mamografia uma vez por ano e um CBE anual ou a cada 6 meses. A imagem por RM pode ser valiosa nas pacientes com tecido mamário denso. Se o exame for negativo, mas a paciente for portadora de BRCA, a terapia hormonal para os sintomas vasomotores deverá ser considerada com cautela.

Essas mulheres também estão sob risco aumentado para câncer de ovário, com um risco durante a vida de até 44%. O Cancer Genetics Studies Consortium recomendou que essas mulheres sejam triadas com níveis anuais de CA-125 e ultra-sonografia transvaginal com Doppler do fluxo dos ovários anualmente ou a cada 6 meses. A triagem para os cânceres de cólon e cervical deverá seguir as diretrizes rotineiras.

Referências

1. Jemal A, Murray T, Samuels A, et al. Cancer statistics, 2003. *CA Cancer J Clin*. 2003;53:5–26.
2. Smith R. Screening fundamentals. *J Natl Cancer Inst Monogr*. 1997; 22:15–19.
3. Smith RA, Cokkinides V, Eyre HJ. American Cancer Society guidelines for the early detection of cancer, 2003. *CA Cancer J Clin*. 2003; 53:27–43.
4. Tabar L, Duffy SW, Vitak B, et al. The natural history of breast carcinoma: what have we learned from screening? *Cancer*. 1999;86:449–462.
5. Smith RA, Saslow D, Sawyer KA, et al. American Cancer Society guidelines for breast cancer screening: update 2003. *CA Cancer J Clin*. 2003;53:141–169.
6. USPSTF. Screening for breast cancer: recommendations and rationale. *Ann Intern Med*. 2002;137:344–346.
7. American College of Obstetricians and Gynecologists (ACOG). *ACOG Practice Bulletin*. Breast cancer screening. Number 42, April 2003.
8. Humphrey L, Helfand M, Chan B, et al. Breast cancer screening: a summary of the evidence for the U.S. Preventive Services Task Force. *Ann Intern Med*. 2002;137:347–360.
9. Chang H, Cole B, Bland K. Nonpalpable breast cancer in women aged 40–49 years: a surgeon's view of benefits from screening mammography. *J Natl Cancer Inst Monogr*. 1997;22:145–149.

10 Ernster V, Barclay J. Increases in ductal carcinoma *in situ* (DCIS) of the breast in relation to mammography: a dilemma. *J Natl Cancer Inst Monogr.* 1997;22:151–156.

11 Elmore JG, Barton MB, Moceri VM, et al. Ten-year risk of false positive screening mammograms and clinical breast examinations. *N Engl J Med.* 1998;338:1089–1096.

12 Feig SA, Hendrick RE. Radiation risk from screening mammography of women aged 40–49 years. *J Natl Cancer Inst Monogr.* 1997;22:119–124.

13 Oestreicher N, White E, Lehman CD, et al. Predictors of sensitivity of clinical breast examination. *Breast Cancer Res Treat.* 2002;76:73–81.

14 Thomas DB, Gao DL, Ray RM, et al. Randomized trial of breast self examination in Shanghai: final results. *J Natl Cancer Inst.* 2002;94:1445–1457.

15 Lewin J, Hendrick RE, D'Orsi CJ, et al. Comparison of full-field digital mammography with screen-film mammography for cancer detection: results of 4,945 paired examinations. *Radiology.* 2001;218:873–880.

16 Leung JWT. New modalities in breast imaging: digital mammography, positron emission tomography, and sestamibi scintimammography. *Radiol Clin N Am.* 2002;40:467–482.

17 Freer TW, Ulissey MJ. Screening mammography with computer-aided detection: prospective study of 12,860 patients in a community breast center. *Radiology.* 2001;220:781–786.

18 Warren Burhenne LJ, Wood SA, D'Orsi CJ, et al. Potential contribution of computer-aided detection to the sensitivity of screening mammography. *Radiology.* 2000;215:554–562.

19 Gordon PB. Ultrasound for breast cancer screening and staging. *Radiol Clin N Am.* 2002;40:431–441.

20 Kolb TM, Lichy J, Newhouse JH. Comparison of the performance of screening mammography, physical examination, and breast ultrasound and evaluation of factors that influence them: an analysis of 27,825 patient evaluations. *Radiology.* 2002;225:165–175.

21 Gordon PB, Goldenberg SL, Chan NH. Solid breast lesions: diagnosis with ultrasound-guided fine-needle aspiration biopsy. *Radiology.* 1993;189:573–580.

22 Warner E, Plewes DB, Shumank RS, et al. Comparison of breast magnetic resonance imaging, mammography, and ultrasound for surveillance of women at high risk for hereditary breast cancer. *J Clin Oncol.* 2001;19:3524–3531.

23 Burke W, Daly M, Garber J, et al. Recommendations for follow-up care of individuals with an inherited predisposition to cancer. *JAMA.* 1997;277:997–1003.

24 Orel SG. MR imaging of the breast. *Radiol Clin N Am.* 2000;38:899–913.

25 Dooley WC, Ljung BM, Veronesi U, et al. Ductal lavage for detection of cellular atypia in women at high risk for breast cancer. *J Natl Cancer Inst.* 2001;93:1624–1632.

26 Miki Y, Swensen J, Schattuck-Eidens D, et al. Isolation of BRCA1, the 17q-linked breast and ovarian cancer susceptibility gene. *Science.* 1994;266:66–71.

27 Wooster R, Bignell G, Lancaster J, et al. Identification of the breast cancer susceptibility gene BRCA2. *Nature.* 1995;378:789–792.

28 Ford D, Easton DF, Stratton M, et al. Genetic heterogeneity and penetrance analysis of the BRCA1 and BRCA2 genes in breast cancer families. *Am J Hum Genet.* 1998;62:676–689.

29 Malone KE, Daling JR, Neal C, et al. Frequency of BRCA1/BRCA2 mutations in a population-based sample of young breast carcinoma cases. *Cancer.* 2000;88:1393–1402.

30 Barnes-Kedar IM, Plon SE. Counseling the at risk patient in the BRCA1 and BRCA2 era. *Obstet Gynecol Clin N Am.* 2002;29:341–366.

31 Smith RA, Saslow D, Sawyer KA, et al. American Cancer Society guidelines for breast cancer screening: update 2003. *CA Cancer J Clin.* 2003;53:141–169.

32 Gail MH, Brinton LA, Byar DP, et al. Projecting individualized probabilities of developing breast cancer for white females who are being examined annually. *J Natl Cancer Inst.* 1989;81:1879–1886.

33 Claus E, Risch N, Thompson WD. Autosomal dominant inheritance of early-onset breast cancer. *Cancer.* 1994;73:643–651.

34 Euhus DM, Smith KC, Robinson L, *et al.* Pretest prediction of BRCA1 or BRCA2 mutation by risk counselors and the computer model BRCAPRO. *J Natl Cancer Inst.* 2002;94:844–851.

35 Statement of the American Society of Clinical Oncology. Genetic Testing for Cancer Susceptibility, adopted on February 20, 1996. *J Clin Oncol.* 1996;14:1730–1736.

36 Winawer SJ, Fletcher RH, Miller R, *et al.* Colorectal cancer screening: clinical guidelines and rationale. *Gastroenterology.* 1997;112: 594–642.

37 Stryker SJ, Wolff BG, Culp CE, *et al.* Natural history of untreated colonic polyps. *Gastroenterology.* 1987;93:1009–1013.

38 Winawer SJ, Shike M. Prevention and control of colorectal cancer. In: Greenwald P, Kramer BS, Weed DL, eds. *Cancer Prevention and Control.* New York: Marcel-Dekker; 1995:537–560.

39 Winawer SJ, Zauber AG, O'Brien MJ, *et al.* Randomized comparison of surveillance intervals after colonoscopic removal of newly diagnosed adenomatous polyps. *N Engl J Med.* 1993;328: 901–906.

40 Winawer SJ, Fletcher R, Rex D, *et al.* Colorectal cancer screening: clinical guidelines and rationale-update based on evidence. *Gastroenterology.* 2003;124:544–560.

41 USPSTF Recommendations 2003. *www.preventiveservices.ahrq.gov* accessed 11/3/2003.

42 Smith R, Cokkinides V, Eyre HJ. American Cancer Society for early detection of cancer, 2003. *CA Cancer J Clin.* 2003;53:27–43.

43 Levin B, Brooks D, Smith RA, *et al.* Emerging technologies in screening for colorectal cancer. *CA Cancer J Clin.* 2003;53:44–55.

44 Mandel JS, Bond JH, Church TR, *et al.* Reducing mortality from colorectal cancer by screening for fecal occult blood. *N Engl J Med.* 1993;328:1365–1371.

45 Hardcastle JD, O'Chamberlain J, Robinson MHE, *et al.* Randomised controlled trial of faecal-occult-blood screening for colorectal cancer. *Lancet.* 1996;348:1472–1477.

46 Kronborg O, Fenger C, Olsen J, *et al.* Randomised study of screening for colorectal cancer with faecal-occult-blood test. *Lancet.* 1996;348: 1467–1471.

47 Bini EJ, Rajapaksa RC, Weinshel EH. The findings and impact of nonrehydrated guaiac examination of the rectum (FINGER) study. *Arch Intern Med.* 1999;159:2022–2026.

48 !nSure, Summary of safety and effectiveness. Available at *http://www. insurefobt.com/scientific03.html.* Accessed November 2003.

49 Winawer SJ, Stewart ET, Zauber AG, *et al.* A comparison of colonoscopy and double-contrast barium enema for surveillance after polypectomy. National Polyp Study Work Group. *N Engl J Med.* 2000;342:1766–1772.

50 Dachman AH, Yoshida H. Virtual colonoscopy: past, present, and future. *Radiol Clin N Am.* 2003;41:377–393.

51 Lieberman DA, Weiss DG, Bond JH, *et al.* Use of colonoscopy to screen asymptomatic adults for colorectal cancer. Veteran Affairs Cooperative Study Group 380. *N Engl J Med.* 2000;343:162–168.

52 Imperiale TF, Wagner DR, Lin CY, *et al.* Risk of advanced proximal neoplasms in asymptomatic adults according to the distal colorectal findings. *N Engl J Med.* 2000;343:169–174.

53 Rex DK, Cutler CS, Lemmel GT, *et al.* Colonoscopic miss rates of adenomas determined by back-to-back colonoscopies. *Gastroenterology.* 1997;112:24–28.

54 Hara AK. The future of colorectal Imaging: computed tomographic colonography. *Gastroenterol Clin N Am.* 2002;31:1045–1060.

55 SEER cancer database. *www.seer.cancer.gov.* Accessed November 2003.

56 ACOG Practice Bulletin. Number 45, August 2003. Cervical Cytology Screening. *Obstet Gynecol.* 2003;102:417–427.

57 USPSTF Recommendations 2003. *www.preventiveservices.ahrq.gov.* accessed 11/3/2003.

58 Ho GYF, Bierman R, Beardsley L, *et al.* Natural history of cervicovaginal papillomavirus infection in young women. *N Engl J Med.* 1998; 338:423–428.

59 Pearce KF, Haefner HK, Sarwar SF, *et al.* Cytopathological findings on vaginal papanicolaou smears after hysterectomy for benign gynecological disease. *N Engl J Med.* 1996;335:1559–1562.

60 Nanda K, McCrory DC, Myers ER, *et al.* Accuracy of the Papanicolaou test in screening for and follow-up of cervical cytologic abnormalities: a systematic review. *Ann Intern Med.* 2000;132:810–819.

61 Sawaya GF, Brown AD, Washington AE, *et al.* Current approaches to cervical cancer screening. *N Engl J Med.* 2001;344:1603–1607.

62 Lee KAR, Ashfaq R, Birdsong GG, *et al.* Comparison of conventional Papanicolaou smears and a fluid-based, thin-layer system for cervical cancer screening. *Obstet Gynecol.* 1997;90:278–284.

63 Solomon D, Schiffman M, Tarone R. Comparison of three management strategies for patients with atypical squamous cells of undetermined significance: baseline results from a randomized trial. *J Natl Cancer Inst.* 2001;93:293–299.

64 Sherman ME, Lorincz AT, Scott DR, *et al.* Baseline cytology, human papillomavirus testing, and risk for cervical neoplasia: a 10-Year cohort analysis. *J Natl Cancer Inst.* 2003;95:46–52.

65 Bast RC, Siegal FP, Runowicz C, *et al.* Elevation of serum CA-125 prior to diagnosis of an epithelial ovarian carcinoma. *Gynecol Oncol.* 1985; 22:115–120.

66 Kramer BS, Gohagan J, Prorok PC, *et al.* A National Cancer Institute sponsored screening trial for prostatic, lung, colorectal, and ovarian cancers. *Cancer.* 1993;71:589–593.

67 Jacobs I, Davies AP, Bridges J, *et al.* Prevalence screening for ovarian cancer in postmenopausal women by CA-125 measurement and ultrasonography. *BMJ.* 1993;306:1030–1034.

68 van Nagell JR, DePriest PD, Reedy MB, *et al.* The efficacy of transvaginal sonographic screening in asymptomatic women at risk for ovarian cancer. *Gynecol Oncol.* 2000;77:350–356.

69 Jacobs I. Discussion: ovarian cancer screening. *Gynecol Oncol.* 2003; 88:S80–S83.

70 Schildkraut JM, Thompson WD. Familial ovarian cancer: a population-based case-control study. *Am J Epidemiol.* 1988;128:456–466.

71 Risch HA, McLaughlin JR, Cole DEC, *et al.* Prevalence and penetrance of germline BRCA1 and BRCA2 mutations in a population series of 649 women with ovarian cancer. *Am J Hum Genet.* 2001; 68:700–710.

72 ACOG Committee Opinion. *Routine Cancer Screening.* Number 247, December, 2000.

73 Rose PG. Endometrial carcinoma. *New Engl J Med.* 1997;336:640–649.

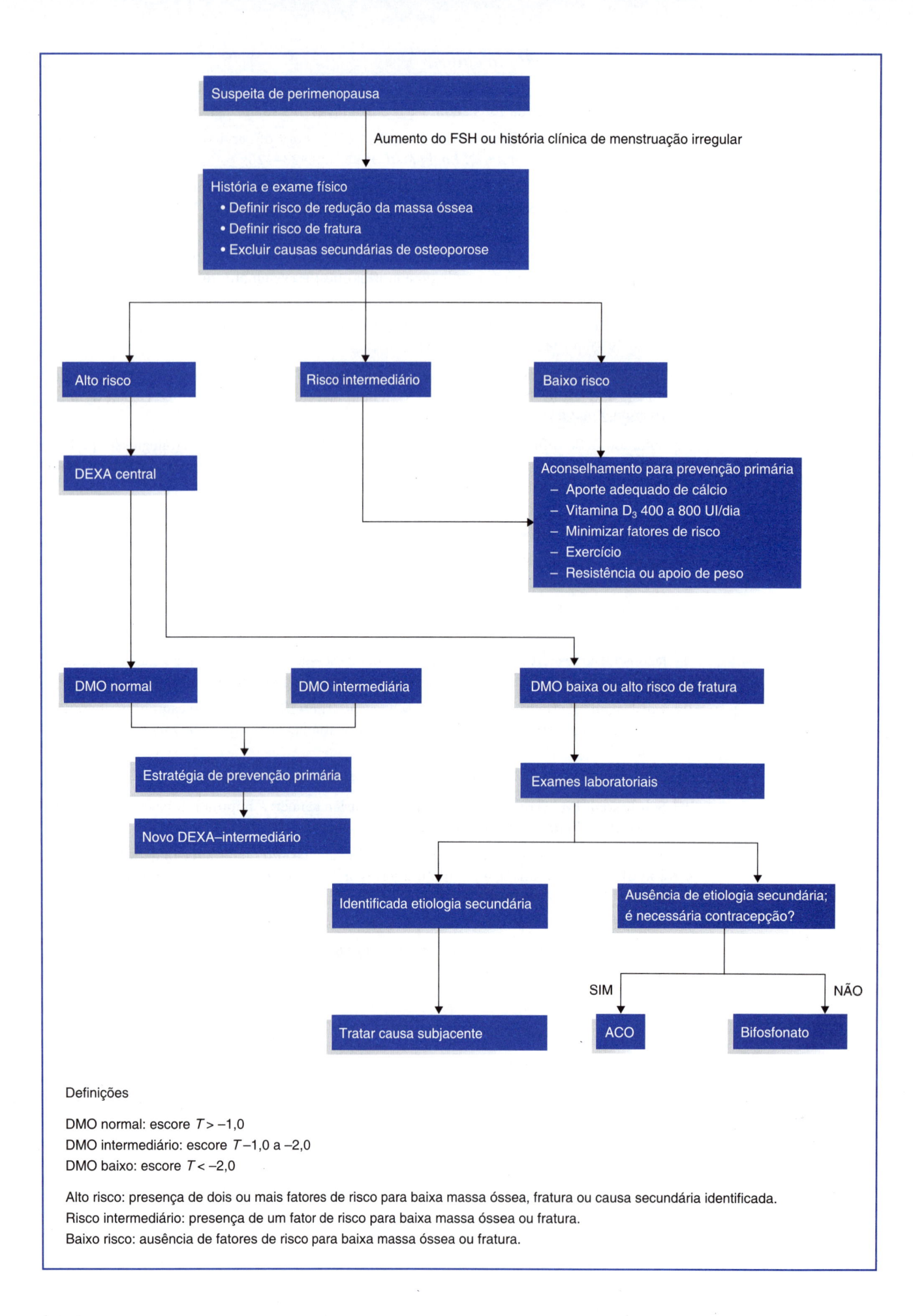

```
Suspeita de perimenopausa
        │
        │ Aumento do FSH ou história clínica de menstruação irregular
        ▼
História e exame físico
 • Definir risco de redução da massa óssea
 • Definir risco de fratura
 • Excluir causas secundárias de osteoporose
        │
   ┌────┼────────────────┐
   ▼    ▼                ▼
Alto   Risco           Baixo
risco  intermediário   risco
  │       │              │
  ▼       ▼              ▼
DEXA    Aconselhamento para prevenção primária
central    – Aporte adequado de cálcio
           – Vitamina D₃ 400 a 800 UI/dia
           – Minimizar fatores de risco
           – Exercício
           – Resistência ou apoio de peso
```

- DMO normal
- DMO intermediária
- DMO baixa ou alto risco de fratura
  - Exames laboratoriais
    - Identificada etiologia secundária → Tratar causa subjacente
    - Ausência de etiologia secundária; é necessária contracepção?
      - SIM → ACO
      - NÃO → Bifosfonato

DMO normal / DMO intermediária → Estratégia de prevenção primária → Novo DEXA–intermediário

Definições

DMO normal: escore $T > -1,0$
DMO intermediário: escore $T -1,0$ a $-2,0$
DMO baixo: escore $T < -2,0$

Alto risco: presença de dois ou mais fatores de risco para baixa massa óssea, fratura ou causa secundária identificada.
Risco intermediário: presença de um fator de risco para baixa massa óssea ou fratura.
Baixo risco: ausência de fatores de risco para baixa massa óssea ou fratura.

23 Perimenopausa e saúde óssea

Rebecca D. Jackson
W. Jerry Mysiw
Shubhangi Shidham

Introdução

A osteoporose é um importante problema de saúde pública que atinge as mulheres na pós-menopausa. A principal repercussão clínica da osteoporose é a fratura por fragilidade óssea. A baixa massa óssea secundária à osteoporose contribui para cerca de 1,5 milhão de fraturas por ano, entre elas quase 300.000 fraturas de quadril. A osteoporose não causa apenas dor, deficiência e redução da qualidade de vida: dados recentes sugerem que as fraturas vertebrais e de quadril contribuem para aumentar a mortalidade.

Embora a osteoporose seja uma doença multifatorial, que reflete um conjunto de influências ambientais, genéticas, de estilo de vida e metabólicas, a ação dos hormônios sexuais é um importante fator que influi nas taxas de remodelação e perda óssea. Portanto, os fatores que influenciam a exposição ao estrogênio podem produzir efeitos graves e clinicamente significativos sobre o surgimento posterior de osteoporose e aumentar o risco de fratura. Até recentemente, a atenção voltou-se sobretudo para estratégias diagnósticas e intervenções capazes de prevenir a perda óssea após a menopausa, quando ocorrem acentuadas reduções na exposição ao estrogênio. Hoje, porém, há cada vez mais dados que apontam para um possível papel da perimenopausa na regulação do metabolismo ósseo, ou seja, os distúrbios da remodelagem e a perda óssea podem ocorrer anos antes do surgimento de deficiências significativas de estrogênio. Nesse período da transição menopáusica, é possível reduzir significativamente os efeitos da osteoporose em pacientes de alto risco por meio de uma cuidadosa avaliação seguida da instauração de estratégias preventivas e terapêuticas.

Epidemiologia da osteoporose na pós-menopausa

A osteoporose é definida como uma doença esquelética sistêmica, caracterizada por redução da resistência óssea, que predispõe o indivíduo a um maior risco de fratura.[1] Esta definição abarca os efeitos sobre a massa óssea, a renovação óssea e a microarquitetura — fatores importantes para a resistência dos ossos, que devem ser levados em consideração quando se avalia o risco de fratura. Nos EUA, mais de uma em cada duas mulheres brancas pós-menopáusicas sofrerá pelo menos uma fratura secundária à osteoporose durante a vida;[2] entre as mulheres afro-americanas, a incidência de fraturas é cerca de metade.

Após a menopausa, as possibilidades de perda óssea e fraturas aumentam na presença de fatores de risco específicos, alguns dos quais são modificáveis e podem ser trabalhados em estratégias preventivas. Demonstrou-se também que o tempo de início do estado hipoestrogênico da menopausa também exerce importante impacto sobre o risco de fratura em anos posteriores. Segundo esse conceito, pode ser indicada a detecção precoce e intervenção em mulheres sob risco de redução da massa óssea ou perda óssea rápida na perimenopausa, pois perdas acentuadas podem ter efeitos adversos imediatos pequenos sobre as fraturas, mas podem trazer morbidade bem mais acentuada após alguns anos.[3]

Fisiopatologia dos estrogênios na saúde óssea

Durante toda a vida adulta, a quantidade de massa óssea reflete o impacto da quantidade de osso obtida durante a adolescência e o início da idade adulta (pico de massa óssea) menos a perda óssea que ocorre com o envelhecimento, com a deficiência de estrogênio ou com fatores secundários. O estrogênio desempenha papel decisivo tanto para iniciar o crescimento ósseo quanto para a aquisição de massa óssea na adolescência e nas taxas de perda óssea na transição menopáusica. Os fatores de estilo de vida, tais como atividade física e nutrição, também são elementos importantes para se obter um pico de massa óssea e reduzir a taxa de perda óssea em anos subseqüentes.

O valor máximo possível para o tamanho e a massa dos ossos é determinado geneticamente. A primeira janela de vulnerabilidade do esqueleto ocorre quando se atinge o pico de massa óssea. Nesse ponto, um aporte de cálcio insuficiente na dieta ou a diminuição da exposição aos hormônios reprodutivos podem reduzir o pico de massa óssea, o que, após alguns anos, pode se manifestar em forma de uma redução da reserva esquelética para acomodação de perdas relacionadas com a menopausa e com a idade.

A massa óssea permanece relativamente estável até a terceira ou a quarta décadas de vida, época em que se inicia, lentamente, a perda óssea. Os dados cruzados baseados nas características clínicas da perimenopausa (definida pelo surgimento de sangramento de padrão irregular) ou aumentos transitórios da secreção de gonadotropina sugerem que a densidade mineral óssea (DMO) das mulheres na perimenopausa é menor que nas mulheres que ainda não atingiram a menopausa.[4,5] Dados longitudinais revelam que essa DMO mais baixa é secundária à perda óssea que antecede a menopausa.[6-13] O exame dos padrões de perda óssea na perimenopausa sugere que, embora a magnitude da perda seja maior em locais ricos em osso esponjoso, também pode haver perda acentuada na coluna vertebral (1,8% ao ano) e no quadril (1,3% ao ano).[14] Como esse período antecede a amenorréia secundária à deficiência de estrogênio, postula-se que os ciclos anovulatórios e as variações dos padrões menstruais contribuem para um padrão hormonal que propicia a perda óssea.[15]

Quando a mulher entra na menopausa, a perda óssea se acelera, e a diminuição de massa óssea é máxima nos primeiros 3 a 6 anos da menopausa. Em seguida, a perda óssea alentece, mas continua durante toda a velhice.

O início da perda óssea na perimenopausa e a aceleração do ritmo de perda no início da menopausa refletem os efeitos da diminuição do estrogênio e/ou do maior nível de gonadotropinas sobre o processo de remodelagem óssea. A remodelagem óssea é um processo dinâmico de auto-reparo que ocorre em unidades ósseas multicelulares discretas na superfície óssea. O processo básico de remodelagem compreende quatro etapas básicas: ativação, reabsorção, reversão e formação. Os osteoclastos são recrutados para a superfície óssea e, ao responderem às citocinas circulantes, liberam enzimas proteolíticas e ácido sobre a superfície óssea, levando assim à digestão da matriz orgânica e à dissolução do mineral do osso. Clinicamente, pode-se examinar essa fase de reabsorção da remodelagem óssea medindo-se os produtos de degradação do colágeno tipo I (N-telopeptídio [N-Tx], C-telopeptídio [C-Tx] ou desoxipiridinolina [DPD]). Durante a reabsorção óssea, também ocorre liberação de mediadores químicos, que recrutam osteoblastos até a superfície óssea através de um processo acoplado e coordenado. Durante a formação óssea, que é um processo mais lento, o osteoblasto sintetiza matriz colágena (osteóide), que é mineralizada em seguida. Na clínica, pode-se avaliar a formação óssea medindo-se dois marcadores séricos da função osteoblástica: a fosfatase alcalina específica para osso (BSAP) e a osteocalcina (OC). A mineralização completa do esqueleto requer um suprimento adequado de cálcio e fosfato extracelular e níveis suficientes de 1,25 $(OH)_2$ vitamina D.

Em adultos jovens com esqueleto maduro, a quantidade de osso formada é igual à quantidade reabsorvida e a massa óssea é estável. No entanto, qualquer distúrbio do ciclo de remodelagem (aumento ou diminuição da modelagem óssea, aumento da reabsorção ou diminuição da formação) pode causar um déficit ósseo líquido ao fim de cada ciclo.

Esse desequilíbrio na remodelagem está por trás da perda óssea observada em resposta à deficiência de estrogênio na menopausa. À medida que caem os níveis de estrogênio, aumenta a liberação de interleucina 1 e de fator de necrose tumoral das células mononucleares do sangue periférico e interleucina 6 e fatores estimuladores de colônia de granulócitos e de macrófagos de osteoblastos e de células estromais. A maior exposição do microambiente ósseo a essas citocinas e aos fatores de crescimento leva à ativação dos osteoclastos com aumento na reabsorção. Assim, ocorre um desacoplamento da remodelagem óssea, e a formação não consegue compensar pela reabsorção, acelerando, portanto, a perda de massa óssea. Embora o estradiol sofra alterações menos drásticas durante a perimenopausa, existem poucos dados indicando que podem ocorrer alterações na remodelagem óssea, de natureza semelhante, mas de grau menor, durante esse período inicial de transição.

Quais são as evidências que associam alterações no meio hormonal à perda óssea?

A característica mais constante da perimenopausa é a presença de acentuada variabilidade hormonal, que pode influenciar profundamente a remodelagem óssea

> **PONTO-CHAVE**
>
> *Os marcadores de reabsorção óssea aumentam durante o início da perimenopausa e permanecem elevados até a menopausa.*

e a perda óssea dela decorrente. No início da perimenopausa, há um aumento transitório do hormônio foliculoestimulante (FSH) e da inibina durante a fase folicular do ciclo, que estão associados a um maior percentual de ciclos anovulatórios. O FSH mais elevado pode acelerar a produção de níveis normais ou mais elevados de estradiol na fase lútea do ciclo.[16] Com a progressão da perimenopausa e a aproximação da menopausa, os níveis de estradiol caem aos poucos. Logo, a avaliação de mulheres na perimenopausa deve levar em conta o singular impacto que esses padrões hormonais cambiantes observados entre o início e o fim da perimenopausa podem ter sobre os marcadores diagnósticos e sobre as escolhas de intervenções preventivas e terapêuticas.

Em resposta à perimenopausa, ocorrem aumentos significativos nos marcadores de reabsorção óssea (DPD e N-Tx) e formação (OC e fosfatase alcalina total), que refletem aumento da remodelagem óssea.[14, 17–19] Com a transição para a menopausa, os níveis de N-Tx sofrem novos aumentos. Isto sugere que o N-Tx talvez reflita melhor o grau de remodelagem óssea e de perda óssea subseqüente que ocorrem com a deficiência estrogênica na menopausa. Por outro lado, os marcadores de formação óssea e o estradiol só caem abaixo dos níveis da pré-menopausa quando ocorre a menopausa.[19] Foram descritas correlações inversas significativas entre os marcadores que refletem um aumento da renovação óssea (BSAP, C-Tx, OC e DPD) e a variação em dois anos da DMO.[20]

> **PONTO-CHAVE**
>
> *No início da perimenopausa, existe uma correlação entre perda óssea e aumentos do FSH.*

A relação entre a perimenopausa e o aumento da reabsorção óssea também é assinalada por estudos que examinaram os efeitos da perimenopausa sobre o sistema ativador do ligante NF-kappa (RANK-L) à base de osteoprotegerina (OPG). A OPG é um falso receptor do RANK-L e uma potente inibidora da osteoclastogênese. Demonstrou-se que as mulheres apresentam níveis mais altos de OPG na pós-menopausa do que antes da menopausa[21] e que os níveis de OPG apresentam correlação direta com a idade, com o DPD urinário e com o FSH; o OPG também é mais elevado e os níveis de RANK-L são menores na perimenopausa. Outros achados compatíveis com a associação entre OPG e taxas mais altas de reabsorção óssea em mulheres na perimenopausa são a correlação direta entre OPG e N-Tx e a correlação inversa entre RANK-L e OC.[22]

O exame do efeito dos padrões hormonais sobre as alterações da massa óssea sugere que ocorre perda de massa óssea antes que haja uma queda acentuada nos níveis de estradiol.[18, 23] Rannevik e colaboradores sugeriram que não há associação significativa entre os níveis de hormônio (definidos pelo estradiol) e DMO no antebraço distal.[24] Estudos longitudinais mostraram que as mulheres na perimenopausa podem perder até 10,6% do osso trabecular em dois anos, mesmo que os níveis de estradiol após 1 e 12 meses sejam mais altos que os valores médios encontrados em mulheres na pré-menopausa.[19]

No entanto, a ação das gonadotropinas também afeta a massa óssea na perimenopausa.[5, 18, 23] Para cada aumento "fértil" do FSH, ocorre uma redução concomitante da DMO,[25] cuja magnitude é de 0,5% da DMO a cada 5 mUI/mℓ de aumento do FSH. A relação descrita entre a DMO e o FSH parece ser linear e não sofre variações de acordo com a origem étnica da mulher. Por outro lado, não há associação, após ajuste para covariantes, entre a DMO e o estradiol sérico, a testosterona total ou os índices de androgênio livre ou de estradiol livre.[5] Esses dados indicam que as alterações do estado hormonal (medidas pelo FSH) podem promover a reabsorção óssea e contribuir para uma redução da massa óssea antes do último período menstrual.

Em suma, alguns marcadores relacionados com a reabsorção óssea (não todos) aumentam com o início da perimenopausa, e ao mesmo tempo a DMO diminui, tanto na coluna vertebral quanto no colo do fêmur.[19] A fisiopatologia dessa perda óssea ainda é incerta, pois ela ocorre antes da queda dos níveis de estrogênio, mas está associada a um aumento das gonadotropinas.[5, 18, 23] Isto sugere que uma diminuição do número de folículos e outras alterações sutis da função menstrual podem estar por trás desse efeito. No final da perimenopausa, as informações disponíveis indicam que a perda óssea está diretamente relacionada com as concentrações de estradiol, e a OC se mostrou melhor preditora de perda óssea durante a menopausa do que os marcadores de reabsorção.[12]

Uma importante questão não resolvida é a determinação de se essa perda óssea precoce predispõe a mulher a um risco maior de fratura. Não há dados prospectivos que sugiram um efeito positivo direto da perda óssea perimenopáusica sobre o risco de fratura durante a perimenopausa imediata. Existem, porém, alguns dados segundo os quais uma perda óssea precoce mais significativa, tal como a que ocorre na menopausa precoce ou na insuficiência ovariana prematura, pode predispor a um risco maior de fraturas após vários anos.[3] Logo, parece razoável concluir, embora os dados ainda sejam limitados, que a prevenção de perdas acentuadas de massa óssea na perimenopausa em populações vulneráveis, cujo pico de DMO é baixo, pode reduzir a incidência de fraturas mais tarde na vida, período em que há um risco clinicamente significativo de fratura.

Avaliação da saúde óssea da mulher na perimenopausa

Na clínica, as perguntas mais importantes para se avaliar o risco de osteoporose em uma mulher na perimenopausa visam a três assuntos específicos: *quais são os fatores de risco presentes na mulher que podem predispô-la a uma menor massa óssea à medida que ela entra na perimenopausa, se existem fatores além da densidade óssea que possam predispor a mulher a um maior risco de fraturas e se há causas secundárias de osteoporose que possam predispô-la a taxas mais elevadas de perda óssea*. O principal objetivo da história e do exame físico é avaliar esses riscos a fim de determinar se há necessidade de outros exames (Quadro 23.1).

FATORES QUE CONTRIBUEM PARA A REDUÇÃO DA MASSA ÓSSEA

A redução da massa óssea, que é um fator de risco independente para fratura e para DMO, é usada para definir a osteoporose. A redução da massa óssea é, em todos os indivíduos, multifatorial.

Após ajuste para idade, peso, altura e estilo de vida, a hereditariedade e a genética são responsáveis por 46 a 62% da variância da DMO. O impacto de fatores genéticos é observado de forma mais dramática quando é atingido o pico de massa óssea, pois a formação óssea parece depender fortemente de fatores genéticos, ao contrário da reabsorção óssea.

O segundo fator mais importante para determinar baixa massa óssea é o peso corporal, que responde por 15 a 20% da variância da DMO. Outro preditor comprovado de redução da massa óssea na perimenopausa é o baixo peso corporal. Antes, postulou-se que o efeito protetor do peso corporal elevado fosse explicado pela maior quantidade de gordura corporal, que pode contribuir para níveis de estrogênio bem mais elevados e, portanto, propiciar taxas mais baixas de perda óssea em mulheres obesas ou com sobrepeso. Na perimenopausa, a massa corporal magra responde por 38% da variância da DMO do colo do fêmur, e o percentual de gordura corporal não exerce efeito independente significativo.[26]

Uma redução dos níveis de estrogênio na perimenopausa pode levar a taxas mais altas de perda óssea e redução da expectativa de vida, e a exposição ao estrogênio é um fator de risco independente para perda de massa óssea. Uma perda óssea acentuada na perimenopausa, associada a valores mais altos de FSH[5] ou a uma perimenopausa mais prolongada que a média, pode aumentar o risco de osteoporose de início precoce.

O tabagismo exerce efeitos adversos sobre a massa óssea ao promover o metabolismo do estrogênio, e as mulheres que fumam entram na menopausa mais cedo; demonstrou-se também que o tabagismo é um fator de risco independente para baixa massa óssea na perimenopausa.[7] O álcool exerce efeitos adversos diretos sobre a função dos osteoblastos e aumenta a perda de cálcio pela urina. Estudos recentes sugeriram que um consumo intenso de álcool prejudica os ossos, ao passo que o uso moderado (menos de sete doses de bebidas alcoólicas por semana) não o faz.

Quadro 23.1 **FATORES DE RISCO IMPORTANTES NA HISTÓRIA OU NO EXAME**

MASSA ÓSSEA REDUZIDA	RISCO DE FRATURA	CAUSA SECUNDÁRIA
Não-modificável	Fatores esqueléticos	Endocrinopatias
Idade	DMO e qualidade óssea	Hipogonadismo
História familiar	Geometria	Hipercalciúria
Modificável	Fratura anterior	Hiperparatireoidismo
Diminuição da exposição ao estrogênio	Metabolismo ósseo	Hipertireoidismo
	Aumento da reabsorção	Excesso de corticóides (Cushing)
Aporte inadequado de cálcio	Baixos níveis de 25(OH) vitamina D	Má absorção
Álcool em excesso	Quedas	Gastrectomia
Baixa atividade física	Fragilidade	Doença intestinal inflamatória
Tabagismo	Mecânica da queda	Espru celíaco
Medicamentos	Déficit cognitivo	Cirrose biliar primária
Glicocorticóides	Distúrbios proprioceptivo-visuais	Insuficiência pancreática
Excesso de medicamentos para a tireóide	Medicamentos	Distúrbios neoplásicos
	Obstáculos	Mieloma múltiplo
Heparina	Outros	Hemoglobinopatias
Agonista/antagonista de GnRH	Idade	Distúrbios mieloproliferativos
Fenitoína	História familiar de fratura	Doença de Gaucher
Ciclosporina	Baixo peso corporal	Mastocitose
Depo-Provera	Tabagismo	Hereditários
		Osteogênese imperfeita
		Ehler-Danlos
		Homocistinúria
		Osteomalacia
		Medicamentos
		Outros
		Imobilização
		Depressão

A redução da atividade física pode levar a uma drástica perda de massa óssea à medida que o estresse mecânico modula a formação óssea. A atividade física pode exercer seu maior impacto sobre a osteoporose ao regular a obtenção da massa óssea máxima determinada geneticamente e o tamanho na infância e na adolescência.

A nutrição também pode determinar papel importante na patogênese da osteoporose, mas são poucos os estudos que examinaram a interação de nutrientes e padrões alimentares específicos sobre a massa óssea na perimenopausa. Os estudos epidemiológicos mostraram que há uma correlação entre o aporte de cálcio e a DMO em todas as idades. Os fatores que prejudicam o balanço de cálcio, tais como consumo excessivo de cafeína, consumo elevado de proteínas ou consumo excessivo de sódio, também podem aumentar o risco de redução da massa óssea.

Existem ainda diversas outras entidades clínicas que podem contribuir para taxas excessivas de perda óssea e redução prematura da massa óssea, que devem ser levados em conta ao se avaliar o risco de osteoporose. A maioria dessas etiologias secundárias de osteoporose, que levam a taxas mais altas de reabsorção óssea e perda óssea, pode estar presente na perimenopausa. As doenças auto-imunes (p. ex., hipertireoidismo subclínico), que são mais comuns na perimenopausa ou no início da menopausa, também podem produzir efeitos adversos sobre o esqueleto. Também foi demonstrado que a depressão está associada a massa óssea 7,8% menor em mulheres na perimenopausa.[27]

FATORES QUE CONTRIBUEM DIRETAMENTE PARA O RISCO DE FRATURA

Estudos epidemiológicos recentes que avaliaram especificamente mulheres mais idosas na pós-menopausa identificaram fatores de risco específicos, que podem aumentar o risco de fratura patológica, independentemente do efeito desses fatores sobre a densidade óssea. Pode-se dividi-los em fatores que afetam diretamente a quantidade e a qualidade do esqueleto e o metabolismo ósseo ou que aumentam a freqüência e o efeito das quedas. Até hoje, ainda não há dados definindo fatores de risco específicos ou confirmando o papel desses fatores em mulheres na perimenopausa. Enquanto não se puder fazer uma recomendação baseada em evidências, é prudente avaliar os quatro principais fatores de risco identificados em mulheres mais idosas, que podem definir um subgrupo de risco mais elevado de mulheres na pós-menopausa: mulheres com história pregressa de fratura não-traumática, história familiar positiva para fratura em parente de primeiro grau de mais de 50 anos, tabagismo no presente ou peso corporal no quartil inferior para a idade.

Os dados também sugerem que as taxas de reabsorção óssea podem ser um preditor de risco independente para fratura. Na perimenopausa, taxas mais altas de reabsorção óssea são uma das primeiras conseqüências clinicamente visíveis das alterações dos hormônios sexuais. Outro risco é o da redução dos estoques de vitamina D, secundária a um consumo dietético inadequado e ao uso de filtros solares. Uma redução significativa desses estoques pode estar associada a taxas mais rápidas de perda óssea.

É razoável concluir que os fatores que comprovadamente afetam o pico de massa óssea ou a integridade da microarquitetura afetarão o risco posterior de fratura durante toda a vida, mas ainda faltam dados sobre os fatores que podem alterar as taxas de perda óssea na perimenopausa. Estão em andamento estudos longitudinais, tais como o Study of Women's Health Across the Nation (SWAN),

Seção 5: *Estratégias preventivas de saúde*

que estão avaliando fatores de risco e seus efeitos sobre parâmetros metabólicos durante a menopausa. Esses estudos possibilitarão uma melhor compreensão das características clínicas de mulheres que podem apresentar maior risco e ser candidatas a uma avaliação e um tratamento mais vigorosos. Hoje, porém, o tratamento de mulheres na perimenopausa deve empregar uma avaliação criteriosa, no contexto clínico, dos fatores de risco considerados associados à osteoporose.

ESTUDOS RADIOLÓGICOS PARA DEFINIR A MASSA ÓSSEA

A DMO possibilita prever o risco de fratura e estimar o risco relativo de fratura. A métrica em geral é baseada no número de desvios-padrão da queda da densidade óssea abaixo dos valores encontrados na população adulta jovem normal. Em mulheres na pós-menopausa e de compleição normal, observa-se um aumento exponencial do risco de fratura a partir de um desvio-padrão abaixo da população de referência. De modo geral, para cada DP de redução da DMO ocorre um aumento do risco relativo de fratura (em qualquer local do esqueleto) de 1,8 a 2,2 vezes. A avaliação do DMO é o principal método diagnóstico para osteoporose, porque a baixa densidade óssea é um excelente preditor do risco de fratura.

A absorciometria central de dupla energia de raios X (DXA) é considerada o padrão-ouro para determinação da DMO. Entre as suas vantagens, estão a alta precisão, a rapidez do exame, a dose mínima de radiação, o baixo custo e a eficácia para acompanhamento. Pode-se fazer a DMO de qualquer local do esqueleto. Alguns locais avaliados com freqüência são a coluna lombar, o quadril e o rádio distal.

Os resultados dos exames de DXA são expressos em forma de DMO por região em gramas de conteúdo mineral ósseo por cm^2. São realizadas comparações com duas populações de referência, produzindo-se assim os escores *T* e *Z*. O *escore T* é uma comparação da DMO do indivíduo com os valores médios encontrados em mulheres brancas de 20 a 30 anos, que é expresso em desvios-padrão abaixo ou acima dessa média; o *escore Z* compara a DMO à de uma população da mesma idade, do mesmo sexo, etnia e peso corporal.

A Organização Mundial de Saúde criou, a partir da relação bem-definida entre o risco de fratura e a massa óssea, três critérios diagnósticos baseados no *escore T*: normal (DMO até 1 DP abaixo da população jovem normal de referência), osteopenia (BMD de l a 2,5 DP abaixo da população de referência) e osteoporose (< 2,5 DP abaixo da população de referência). No entanto, é importante notar que esses critérios apresentam limitações na avaliação de populações multiétnicas na perimenopausa, pois foram validados apenas contra bancos de dados em que predominavam mulheres brancas saudáveis e na perimenopausa. Logo, não se pode inferir que eles sejam igualmente aplicáveis, com o mesmo grau de precisão, para medir o risco de fratura em mulheres na perimenopausa.

As alterações degenerativas exercem efeito menos acentuado sobre os exames DXA laterais da coluna, que são uma medida sensível da ossatura trabecular vertebral. Embora haja dados sugerindo que a rápida perda de osso esponjoso que ocorre na perimenopausa pode ser mais fácil de detectar na DXA lateral, não há estudos longitudinais definindo os pontos de corte necessários para se avaliar uma intervenção.

A absorciometria de raios X periféricos mede a DMO em locais no esqueleto apendicular (rádio distal e calcâneo). Como as variações da DMO afetam menos os ossos periféricos, não se pode usar a DXA periférica para avaliar a eficácia do tratamento.

Perimenopausa e saúde óssea

PONTO-CHAVE

Não há evidências científicas suficientes para se realizar rastreamento universal da massa óssea na perimenopausa.

A tomografia computadorizada quantitativa (TCQ) é o único método diagnóstico capaz de medir a verdadeira densidade volumétrica e pode ajudar a avaliar a massa óssea em mulheres com volume ósseo muito pequeno ou muito grande. A TCQ possibilita ver separadamente o conteúdo de osso trabecular e cortical e é mais sensível para detectar perda de osso trabecular, o que pode torná-la mais útil para avaliação da massa óssea na perimenopausa. No entanto, a utilidade clínica da TCQ é limitada pela maior magnitude dos erros *in vivo* de precisão e acurácia e pela maior exposição à radiação.

A ultra-sonografia quantitativa (USQ) foi desenvolvida para medir a qualidade dos ossos. Como a osteoporose é uma doença caracterizada tanto pela redução da massa óssea quanto por alterações da microarquitetura, as medições da velocidade de transmissão de ultra-sonografia, que são afetadas pela separação, conectividade e elasticidade das trabéculas, possibilitam discriminar alterações estruturais na osteoporose. O método se mostrou promissor para detectar mulheres na perimenopausa com maior risco de osteoporose, mas são necessários novos estudos para avaliar sua capacidade preditiva a longo prazo.

Embora seja consenso que as técnicas de densitometria são bastante precisas e acuradas, a principal pergunta para o clínico é determinar em quais mulheres na perimenopausa essas técnicas diagnósticas têm maior probabilidade de serem benéficas. Atualmente, não há dados em favor de rastreamento universal de mulheres na perimenopausa com DXA. O rastreamento das mulheres na perimenopausa com DMO de rotina não é recomendado pelo American College of Obstetricians and Gynecologists (ACOG), pela North American Menopause Society (NAMS) ou pela National Osteoporosis Foundation (NOF). Uma revisão das diretrizes sobre osteoporose elaboradas fora dos EUA revelou que cinco das nove diretrizes eram contra o rastreamento de todas as mulheres na perimenopausa: INAHTA, Comissão Européia, Canadian Task Force, British Columbia Office of Health Technology Assessment e United Kingdom Department of Health; as outras quatro agências não ofereciam qualquer recomendação citando a insuficiência das evidências científicas: US Preventive Services Task Force, National Institutes of Health, Swedish Council of Technology Assessment in Health Care e Agência Catalã.[28] Com base nas atuais evidências, deve-se reservar a DXA para uso diagnóstico ou confirmatório em pessoas sob maior risco de perda de massa óssea ou de fratura, ou aquelas com evidências de uma patologia subjacente que aumente o risco de perda óssea e de fratura. Esta informação deve ser associada, quando apropriado, a outros dados clínicos e laboratoriais para se propor um plano de conduta.

AVALIAÇÃO LABORATORIAL

Ainda não há dados baseados em evidências para ajudar a determinar a avaliação laboratorial correta para se testar o risco de fratura na perimenopausa. Os dados disponíveis indicam uma relação inversa entre o FSH e a DMO e explicam a variabilidade da DMO melhor que a classificação clínica de padrões de sangramento menstrual irregulares. O FSH da fase folicular é um critério laboratorial sugestivo de perimenopausa, que pode ajudar no diagnóstico de perimenopausa, estratificação de risco e como biomarcador do risco de queda da massa óssea. No entanto, não se demonstrou correlação entre FSH e risco de fratura. O FSH pode ter pouca utilidade em mulheres com vários fatores de risco clínicos para fratura osteoporótica.

Níveis de estradiol abaixo de 5 pg/mℓ estão associados a DMO menor e aumento do risco de fraturas; portanto, a dosagem do estradiol total ou livre durante a menopausa pode ajudar, em determinadas mulheres, a definir melhor o risco de fratura. O uso desse exame no início da perimenopausa é limitado pelas amplas oscilações dos hormônios sexuais nesse período. Outro fator que limita a utilidade das dosagens de estradiol (total ou livre) como biomarcador do risco de perda óssea é a ausência de um limiar bem-definido para a ocorrência de perda óssea.

Estudos recentes mostraram que a deficiência de vitamina D é comum e facilmente tratável. A dosagem de 25(OH) vitamina D usando uma metodologia que possibilite avaliar os níveis tanto de D2 quanto de D3 é um importante fator no tratamento clínico da osteoporose.

Pode-se predizer que os marcadores de reabsorção óssea (p. ex., N-Tx, C-Tx ou DPD) e de formação óssea (OC, BSAP) são úteis na avaliação da osteoporose e para orientar as escolhas de tratamento, mas o papel desses marcadores no tratamento da osteoporose clínica ainda é limitado. No entanto, a descoberta de altos níveis de um marcador de reabsorção óssea em um indivíduo com redução de massa óssea na perimenopausa pode ajudar na decisão de iniciar um medicamento para prevenir a perda óssea.

Finalmente, se houver intenção de tratar, devem-se fazer exames de bioquímica, funções hepática e renal, hemograma completo, calcemia, fósforo e fosfatase alcalina total, a fim de se pesquisarem causas secundárias de perda óssea ou fatores que possam influir nas escolhas de tratamento. Na menopausa normal ou na osteoporose por involução, esses exames laboratoriais são normais. Se for apropriado, podem ser feitos outros exames de acordo com a história e o exame físico para descartar causas secundárias de osteoporose.

Opções para prevenção e tratamento da osteoporose na perimenopausa

ESTRATÉGIAS DE PREVENÇÃO PRIMÁRIA

PONTO-CHAVE

Devem ser dadas orientações sobre estratégias de prevenção primárias, tais como cálcio em quantidade adequada, vitamina D_3, exercício e interrupção do tabagismo, a todas as mulheres na perimenopausa, haja ou não risco de redução da massa óssea.

O objetivo da prevenção primária da osteoporose é minimizar as taxas de perda óssea durante a transição da perimenopausa. Essas estratégias devem ser discutidas com todas as mulheres nessa fase. As estratégias preventivas incluem evitar o fumo, moderação no consumo de álcool, minimização do uso de medicamentos que contribuem para um balanço de cálcio negativo ou perda óssea e garantir uma atividade física regular e um consumo adequado de cálcio e vitamina D.

As recomendações para consumo adequado de cálcio e vitamina D sugerem que o consumo total de cálcio, de fontes alimentares e de suplementos deve ser de 1.000 a 1.500 mg de cálcio elementar e o de vitamina D deve ser de 400 a 600 UI/dia. Dados recentes sugerem que a necessidade de se atingir um nível de 30 ng/mℓ ou mais de 25(OH) vitamina D exigiria o consumo diário de 700 a 800 UI/dia de vitamina D. Um estudo randomizado prospectivo recente mostrou que a DMO de mulheres na perimenopausa que receberam um suplemento de 500 mg de cálcio e 200 UI de vitamina D foi significativamente maior que a DMO de mulheres tratadas com placebo.[29]

O exercício estimula diretamente a formação de osso, e o exercício com apoio de peso contribui para o desenvolvimento e a manutenção da massa óssea. Uma revisão sistemática da eficácia do exercício na prevenção e no tratamento da osteoporose em uma população diversa de mulheres na pré-menopausa ou na pós-menopausa revelou tendências que sugeriram aumento ou preservação da densidade óssea com o exercício. Dados longitudinais recentes em mulheres que mantiveram a atividade física (corrida ou voleibol) durante a menopausa não mostraram redução na taxa de perda óssea na coluna (−2,6% ao ano) ou no quadril (−1,07% ao ano).[30]

INTERVENÇÕES FARMACOLÓGICAS

PONTO-CHAVE

O uso de anticoncepcionais orais na perimenopausa reduz os marcadores de reabsorção óssea e pode alentecer a perda óssea, mas não foi demonstrado qualquer efeito na redução de fraturas.

Existem diversos medicamentos que podem ser eficazes em prevenir a perda óssea em mulheres na perimenopausa e com redução de massa óssea (definida como escore *T* abaixo de −2,0) ou com aumento acentuado do risco de fratura (dois ou mais fatores de risco de fratura, redução de massa óssea ou causa secundária de osteoporose). O agente mais bem estudado (e provavelmente mais eficaz) para prevenção da perda óssea na perimenopausa é a hormonioterapia (HM), formulada como um anticoncepcional oral. Por outro lado, não há dados de estudos clínicos em favor do uso de bifosfonatos ou do teriparatida na perimenopausa, embora os estudos de prevenção no início da menopausa permitam algumas inferências sobre o uso de bifosfonatos.

Em mulheres na perimenopausa e oligomenorréicas, demonstrou-se que o uso de anticoncepcionais em baixas doses diminui a excreção urinária de hidroxiprolina, um marcador da degradação do colágeno e da reabsorção óssea, e a OC plasmática, além de reduzir as alterações à USQ óssea.[31] O uso de anticoncepcionais orais na quarta década de vida também se mostrou capaz de reduzir o risco de fraturas de quadril após algumas décadas em mulheres. Os dados do estudo Danish Osteoporosis Prevention Study, que acompanhou mulheres no final da perimenopausa e no início da pós-menopausa, indicam uma DMO maior no fêmur proximal e na coluna vertebral em usuárias de HM.[32] Estimou-se que apenas 8,4 e 5,6% não apresentaram resposta à HM no colo do fêmur e na coluna vertebral, respectivamente, contra 25 e 75% das que responderam bem ao tratamento. As mulheres que não responderam tiveram incidência maior de tabagismo com DMO baixa na coluna, e as que responderam bem eram mais idosas, com peso corporal mais elevado e maior consumo de álcool. Os dados obtidos em 93.725 mulheres na pós-menopausa do grupo de observação do estudo Women's Health Initiative não mostraram evidência de menor incidência de fraturas nas mulheres que haviam usado anticoncepcionais orais.[33]

Embora o estudo Women's Health Initiative tenha demonstrado que o estrogênio na pós-menopausa é eficaz em diminuir o risco de fraturas clínicas nas vértebras, no punho, no quadril e o total de fraturas, o risco maior de doença coronariana, acidente vascular encefálico, tromboembolismo venoso e câncer de mama levou à recomendação de uso de outros agentes, com perfis de risco-benefício mais favoráveis, para prevenção e tratamento da osteoporose na pós-menopausa.[34] Ainda não há dados de comparação disponíveis para se avaliar a totalidade dos benefícios e riscos dos anticoncepcionais orais e da HM em mulheres na perimenopausa. As mulheres e os profissionais de saúde poderiam tomar decisões mais bem informadas sobre o uso de anticoncepcionais orais de baixas doses na perimenopausa se houvesse mais estudos bem conduzidos, que elucidassem os efeitos dos anticoncepcionais orais na menopausa. Para tentar minimizar esses riscos associados à HM oral, as mulheres vêm tentando usar fitoestrogênios como alternativa aos estrogênios. Em mulheres na perimenopausa, não houve associação entre um consumo mais alto de genisteína (uma isoflavona da soja) e aumento da BMD.[35]

Os bifosfonatos (análogos de pirofosfato) mostraram-se, de modo consistente, agentes eficazes na prevenção e no tratamento da osteoporose na pós-menopausa. O alendronato, o risendronato, o ibandronato e o etidronato cíclico mostraram-se capazes de aumentar a DMO de modo dependente da dose, tanto na coluna quanto no quadril; também se mostraram capazes de reduzir em 30 a 50% a incidência de fraturas vertebrais, um efeito que se inicia precocemente, até 6 a 12 meses após o início do tratamento. O alendronato e o risendronato também diminuem as taxas de fratura não-vertebral. No entanto, como ainda há fertilidade na perimenopausa e o uso de bifosfonatos pode prejudicar o desenvolvimento do esqueleto fetal, os bifosfonatos só podem ser indicados para mulheres na perimenopausa que estejam usando controle de natalidade eficaz e que não possam engravidar.

A calcitonina é um agente reabsortivo fraco, aprovado para o tratamento de osteoporose confirmada em mulheres na pós-menopausa. Na dose de 100 unidades subcutâneas ao dia, esse medicamento mostrou-se ineficaz em reduzir a renovação óssea ou a perda de DMO na perimenopausa.[36]

Em suma, a perimenopausa é uma época em que ocorre variação dos hormônios sexuais: as gonadotropinas flutuam, o estradiol diminui e, enfim, a menstruação desaparece e sobrevém a menopausa. Nesse período, ocorre um rápido aumento da reabsorção óssea, que pode atingir níveis tão elevados quanto os da menopausa, ou ainda mais altos. A massa óssea, em especial nas regiões esponjosas e trabeculares, se perde à taxa de 1 a 2% ao ano. Um uso cuidadoso de DXA e exames laboratoriais para identificar mulheres na perimenopausa com alto risco de osteopenia ou perda óssea rápida durante a perimenopausa possibilita que se iniciem intervenções para alentecer a perda óssea antes que sobrevenha a perda óssea acelerada do início da menopausa, que aumenta o risco de fratura em anos posteriores. Embora ainda haja poucas análises baseadas em evidências disponíveis para se criarem recomendações, é razoável empregar as recomendações da National Osteoporosis Foundation: iniciar intervenção em mulheres na perimenopausa com redução significativa da densidade óssea (T abaixo de $-2,0$) ou em indivíduos com densidade óssea um pouco maior, mas com outros fatores de risco ou uma causa secundária confirmada de osteoporose. A HM mostrou-se eficaz em prevenir perda óssea. Embora ainda não tenham sido realizados estudos clínicos de bifosfonatos na perimenopausa, sua eficácia em prevenir a perda óssea na menopausa justifica a avaliação de seu uso em mulheres que apresentem diminuição significativa da massa óssea e que não corram risco de engravidar. Essas intervenções propiciam mais benefício do que o que se pode obter com um bom suprimento de cálcio, vitamina D e exercício regular. Algumas evidências sugerem que, nessas mulheres de alto risco, os benefícios de se prevenirem maiores perdas ósseas pode reduzir o risco de fratura em décadas futuras e, portanto, diminuir a morbidade e a mortalidade associadas à osteoporose.

Perguntas para orientação

- Existem fatores de risco específicos e identificáveis que possam estar contribuindo para a redução da massa óssea ou para fraturas?
- A mulher tem baixo peso corporal em relação às colegas da mesma idade?
- Ela fuma atualmente?

- Ela apresenta história de ovulação ou distúrbios menstruais que possam estar contribuindo para perdas precoces de massa óssea?
- Ela usa anticoncepcionais hormonais? Se usa, qual o tipo?
- Existe uma forte história familiar de baixa massa óssea ou fraturas patológicas?
- A paciente tem história pregressa de depressão ou sinais e sintomas de distimia que possam estar contribuindo para piorar o risco para o esqueleto?
  - Existem características bioquímicas que introduzem risco de perda rápida de massa óssea?
    - Se o FSH foi solicitado, a elevação é suficiente para sugerir uma piora significativa do risco?
    - A paciente apresenta deficiência ou insuficiência de vitamina D?
    - Os níveis de estradiol da paciente estão muito baixos? Um estradiol abaixo de 5 pg/mℓ indica que a mulher apresenta risco relativo máximo de perda óssea e fratura.
    - Existem evidências de hipertireoidismo subclínico?
  - Avaliação de estratégias de prevenção primária
    - O aporte diário total de cálcio (dietético e suplementar) é igual ou superior a 1.000 mg de cálcio elementar?
    - A mulher usa algum suplemento multivitamínico ou de vitamina D, bebe leite ou é exposta o suficiente à luz solar, de modo a garantir o equivalente a pelo menos 600 a 800 UI de vitamina D ao dia?
    - Qual é o atual esquema de exercícios da paciente? Existe algum empecilho a um programa de exercícios capaz de propiciar carga intermitente ao esqueleto?
  - Avaliação da necessidade de intervenção farmacológica para prevenir perda óssea
    - A massa óssea é baixa o suficiente (escore T abaixo de $-2,0$) para que a mulher tenha risco de perda óssea significativa, ou o risco de fratura nos próximos 5 a 10 anos é alto o bastante para justificar um tratamento farmacológico?
    - Existe alguma causa secundária de osteoporose que possa estar acentuando o risco de perda de massa óssea, perda óssea ou fratura?
    - Existe alguma contra-indicação ou consideração específica quanto a anticoncepcionais orais (ou HM), tais como história de câncer de mama, doença coronariana ou tromboembolismo venoso?
    - A paciente está usando uma forma confiável de controle da natalidade, que possa permitir a avaliação da indicação do uso de bifosfonatos?

Discussão de caso

CASO 1

Uma mulher branca de 46 anos vem ao seu consultório para discutir suas preocupações quanto ao risco de osteoporose. Ela observou recentemente que sua menstruação está irregular, com duração do ciclo entre 25 e 40 dias no último ano e alguns fogachos leves, que são mais comuns à noite. A mãe dela, de 68 anos, recebeu recentemente um diagnóstico de osteoporose após sofrer uma fratura vertebral por compressão. A paciente deseja saber se ela precisa de mais uma avaliação para se determinar o seu risco de osteoporose.

Qual é a primeira abordagem diagnóstica a ser utilizada?

Seria importante saber os potenciais fatores de risco que essa mulher pode apresentar, que sugeririam que ela apresenta maior risco de baixa densidade óssea ou maior risco de fratura. Uma história e exame físico cuidadosos, com ênfase nos fatores de risco para redução da massa óssea, risco de fraturas e causas secundárias, seriam indicados. Existe ainda uma boa oportunidade para se enfatizarem estratégias preventivas, tais como modificação dos fatores de estilo de vida, inclusive exercício físico, nutrição, tabagismo e consumo de álcool, e também para ensinar a mecânica corporal correta para se reduzir o risco de fraturas por compressão. A medição da altura inicial com um estadiômetro de parede seria útil nos anos mais tardios da idade adulta, pois uma diminuição de 2,5 cm ou mais na altura é o achado mais sensível para uma nova fratura por compressão.

Ao ouvir a história da paciente, você constata que ela fraturou o punho no ano passado ao passear com o cachorro, fumava um maço de cigarros ao dia até cinco anos atrás e acredita ser intolerante à lactose. Ela tenta se lembrar de tomar um suplemento de cálcio pelo menos uma vez ao dia, mas raramente se lembra de tomar o multivitamínico.

Com base nesses fatores, estão indicados outros exames para firmar o diagnóstico?

O ACOG, a NAMS, a NOF e várias outras diretrizes publicadas não recomendam usar de rotina a densitometria óssea para rastreamento de mulheres na perimenopausa. No entanto, esta mulher apresenta vários fatores de risco que pode predispô-la a diminuição da massa óssea e a fraturas. Se as informações obtidas com esse exame forem úteis para a escolha de estratégias de tratamento, seria apropriado solicitar uma DXA central da coluna vertebral e do fêmur.

Ela fez uma DXA, que constatou escores T de –1,5 na coluna lombar e de –0,9 no conjunto do quadril.

Com base nessa apresentação clínica, qual a melhor opção de tratamento?

Embora ela tenha uma história pregressa de fratura, a magnitude da redução da massa óssea é pequena; portanto, seria apropriada uma orientação sobre estratégias de prevenção primária. O risco atual de fraturas é baixo devido à idade, às características clínicas e à massa óssea. Os anticoncepcionais orais devem ser usados apenas se iniciados para contracepção ou tratamento dos sintomas, e não como intervenção primária para prevenir perda óssea. No entanto, o uso desses medicamentos pode diminuir a perda óssea durante a transição. A checagem dos níveis de 25(OH) vitamina D_3 pode ser indicada para garantir que os estoques de vitamina D sejam adequados. Deve-se também traçar um plano para exames de acompanhamento.

Referências

1. Osteoporosis Prevention, Diagnosis and Therapy. NIH Consensus Development Conference. Bethesda, MD; 2000:17:1–45.

2. US Department of Health and Human Services. *Bone Health and Osteoporosis: A Report of the Surgeon General.* Rockville, MD: US Department of Health and Human Services. Office of Surgeon General; 2004.

3. van Der Voort DJM, van Der Weijer PHM, Barentsen R. Early menopause: increased fracture risk at older age. *Osteoporos. Int.* 2003; 14:523–531.

4. Perrone G, Galoppi P, Capro O, et al. Lumbar and femoral bone density in perimenopausal women with irregular cycles. *Int J Fertil Menopausal Stud.* 1995;40:120–125.

5. Sowers MR, Finkelstein JS, Bondarenko I, et al. The association of endogenous estrogen hormone concentrations and bone mineral density measures in pre- and perimenopausal woman of four ethnic groups: SWAN. *Osteoporos. Int.* 2003;14:44–52.

6 Recker RR, Lappe JM, Davies M, et al. Change in bone mass immediately before menopause. *J Bone Miner Res.* 1992;7:857–862.

7 Sowers MFR, Clark M, Hollis B, et al. Radial bone mineral density in pre- and post-menopausal women: a prospective study of rates and risk factors for loss. *J Bone Miner Res.* 1992;7:647–657.

8 Fujiwara S, Funkunaga M, Nakamaura T, et al. Rates of change in spinal bone density among Japanese women. *Calcif Tissue Int.* 1998;63:202–2079.

9 Riggs BL Wahner HW, Meltin III LJ, et al. Rates of bone loss in the appendicular and axial skeletons of women. *J Clin Invest.* 1986;77:1487–1491.

10 Recker R, Lappe J, Davies K, et al. Characterization of perimenopausal bone loss: a prospective study. *J Bone Miner Res.* 2000;15:1965–1973.

11 Citron JT, Ettinger B, Genant HK. Spinal bone loss in estrogen-replete calcium-replete premenopausal women. *Osteoporos Int.* 1995;5:228–233.

12 Slemenda C, Hui SL, Longcope C, et al. Sex steroids and bone mass. A study of changes about the time of menopause. *J Clin Invest.* 1987; 80:1261–1269.

13 Pouilles JM, Tremollieres F, Ribot C. The effects of menopause on longitudinal bone loss from the spine. *Calcif Tissue Int.* 1993;52:340–343.

14 Seifert-Klauss V, Mueller JE, Luppa P, et al. Bone metabolism during the perimenopause transition: a prospective study. *Maturitas.* 2002; 41:23–33.

15 Sowers MFR, Galuska D. Epidemiology of bone mass in premenopausal women. *Epidemiol Rev.* 1993;15:374–398.

16 Prior J. Perimenopause: the complex endocrinology of the menopausal transition. *Endocr Rev.* 1998;19:397–428.

17 Hoshino H, Kushida K, Takahashi M, et al. Changes in levels of biochemical markers and ultrasound indices of os calcis across the menopause transition. *Osteoporos Int.* 2000;11:128–133.

18 Ebeling P, Atley LM, Guthrie JR, et al. Bone turnover markers and bone density across the menopause transition. *J Clin Endocrinol Metab.* 1996;81:3366–3371.

19 Seifert-Klauss V, Laakmann J, Rattenhuber J, et al. Bone metabolism, bone density and estrogen levels in perimenopause: a prospective, 2-year study. *Zentrabl Gynakol.* 2005;127:132–139.

20 Rosenbrock H, Seifert-Klauss V, Kaspar S, et al. Changes of biochemical bone markers during the menopause transition. *Clin Chem Lab Med.* 2002;40:143–151.

21 Oh KW, Rhee EJ, Lee WY, et al. The relationship between circulating osteoprotegerin levels and bone mineral metabolism in healthy women. *Clin Endocrinol.* 2004;61:244–249.

22 Jacka FN, Zhao HY, Ning G, et al. Relationships between the changes of serum levels of OPG and RANK-L with age, menopause, bone biochemical markers and bone mineral density in Chinese women aged 20–75. *Calcif Tissue Int.* 2005;76:1–6.

23 Nilas L, Christiansen C. The pathophysiology of peri- and post-menopausal bone loss. *Br J Obstet Gynaecol.* 1989;96:580–587.

24 Ravennik G, Jeppson S, Johnell O, et al. A longitudinal study of the perimenopause transition: altered profiles of steroid and pituitary hormones, SHBG and bone mineral density. *Maturitas.* 1995;21:103–113.

25 Garton M, Martin J, New S, et al. Bone mass and metabolism in women aged 45–55. *Am J Clin Nutr.* 1996;44:563–570.

26 Li S, Wagner R, Holm K, et al. Relationship between soft tissue body composition and bone mass in perimenopausal women. *Maturitas.* 2004;47:99–105.

27 Jacka FN, Pasco JA, Henry MJ, et al. Depression and bone mineral density in a community sample of perimenopausal women: Geelong Osteoporosis Study. *Menopause.* 2005;12:88–91.

28 Rossignol M, Moride Y, Perreault S, *et al*. Recommendations for the prevention of osteoporosis and frailty fractures: international comparison and synthesis. *Int J Technol Assess Health Care*. 2002;18:597–610.

29 DiDaniele N, Carbonelli MG, Candelero N, *et al*. Effect of supplementation of calcium and vitamin D on bone mineral density and bone mineral content in peri- and pos-menopause women; a double-blind, randomized controlled trial. *Pharmacol Res*. 2004;50:637–641.

30 Goto S, Shigeta H, Hyakutake S, *et al*. Comparison of menopause-related changes in bone mineral density of the lumbar spine and the proximal femur in Japanese female athletes: a long-term longitudinal study using dual-energy X-ray absorptiometry. *Calcif Tissue Int*. 1996;59:461–465.

31 Gambacciani M, Cappagli B, Ciaponi M, *et al*. Hormone replacement therapy in the perimenopause: effect of a low dose oral contraceptive preparation on bone quantitative ultrasound characteristics. *Menopause*. 1999;6:43–48.

32 Rejnmark L, Vestergaard P, Tofteng CL, *et al*. Response rates to oestrogen treatment in perimenopausal women: 5-year data from the Danish Osteoporosis Prevention Study (DOPS). *Maturitas*. 2004;48:307–320.

33 Barad D, Kooperberg C, Wactawski-Wende J, *et al*. Prior oral contraception and postmenopausal fracture: a Women's Health Initiative observational cohort study. *Fertil Steril*. 2005;84:374–383.

34 Writing group for the Women's Health Initiative Investigators. Risks and benefits of estrogen plus progestin in healthy postmenopausal women: principal results from the Women's Health Initiative randomized controlled trial. *JAMA*. 2002;288:321–333.

35 Greendale GA, FitzGerald G, Huang MH, *et al*. Dietary soy isoflavones and bone mineral density: results from the Study of Women's Health Across the Nation. *Am J Epidemiol*. 2002;155:746–754.

36 Arnala I, Saastamoinen J, Alhava EM. Salmon calcitonin in the prevention of bone loss at perimenopause. *Bone*. 1996;18:629–632.

# 24 Uso de medicina alternativa

Maida Taylor

Introdução

Após o estudo Women's Health Initiative, as mulheres com sintomas incômodos do climatério também ficaram intrigadas com as mudanças abruptas nas concepções sobre hormonioterapia. Muitas delas optaram por tratamentos sem receita. O abuso e o uso errôneo do termo "hormônio natural" exacerbou-se bastante, e a promoção de alternativas à hormonioterapia também vem aumentando. À medida que vão perdendo a confiança nos médicos, nos fármacos, na indústria farmacêutica e no sistema médico como um todo, as mulheres acreditam erroneamente que os suplementos vendidos sem receita ou de origem botânica são seguros e eficazes apenas porque estão nas prateleiras das lojas. Muitas compram produtos caros, para os quais não há evidência de eficácia ou comprovação de segurança.

Devido a esse conjunto de eventos, é importante que os médicos em atividade e outros profissionais de saúde conheçam as técnicas de medicina complementar e alternativa, ou pelo menos sejam capazes de obter informações adequadas de fontes confiáveis de maneira rápida e eficiente.

> **PONTO-CHAVE**
>
> *A medicina alternativa abrange diversos sistemas médicos, baseados em concepções físicas diferentes da fisiologia empregada na medicina ocidental.*

Definição de medicina complementar e alternativa

A medicina alternativa abrange diversos sistemas médicos, baseados em concepções físicas diferentes da fisiologia empregada na medicina ocidental. Alguns exemplos são a medicina tradicional chinesa (MTC), um sistema que define a saúde em termos do equilíbrio de uma força essencial chamada Qi (pronuncia-se "quí"). Diz-se que a acupuntura promove o bem-estar e trata as doenças ao regular o fluxo de Qi ao longo de meridianos que correm pelo corpo. Os sistemas médicos do tipo mente-corpo promovem a saúde por meio do uso consciente e inconsciente da mente sobre os processos corporais. Entre os sistemas de manipulação e as técnicas corporais estão a quiroprática, a osteopatia e a massagem.

A meditação, a hipnose, a música e a oração pertencem ao território dos sistemas mente-corpo. Outros sistemas que têm certa relação com a medicina mente-corpo são as chamadas técnicas de modulação de energia, que supostamente reordenam os campos bioelétricos do corpo, tais como o toque terapêutico, o tratamento Qi Gong e ímãs. O tipo mais conhecido e difundido são os tratamentos de base biológica, tais como medicamentos botânicos, suplementos dietéticos, vitaminas, minerais e medicina ortomolecular.

Abrangência do uso da medicina complementar e alternativa (MCA)

A prática da MCA pode ser definida de maneira estrita, adotando-se a definição apenas para tratamentos não-convencionais, mas a abrangência da MCA também pode ser bastante ampla quando o termo também inclui dieta, nutrição, oração e o uso de vitaminas e suplementos minerais. Dependendo da definição, as estimativas do uso de MCA variam de menos de 10% a mais de 60%.

Nos EUA, o Food and Drug Administration (FDA), de âmbito federal, impõe restrições às afirmações que os fabricantes de suplementos podem fazer sobre vitaminas e suplementos; no entanto, muitos fornecedores prometem, velada ou abertamente, benefícios muito além do que é permitido pelo FDA. A palavra *humor* sugere tratamento da depressão, *saúde da próstata* significa tratamento para hipertrofia prostática benigna. Na verdade, talvez essas duas afirmações sobre o tratamento sejam verdadeiras para alguns produtos botânicos. A linha divisória entre fato e ficção começa a perder a nitidez quando se ouvem afirmações sobre *controle do apetite* que parecem prometer perda de peso sem dieta ou exercício, *bem-estar* sugerindo interrupção do processo de envelhecimento e *rico em fibras* como sugestão de prevenção do câncer.

Apelo da MCA

Nem todos os usuários de medicina alternativa estão insatisfeitos com a medicina convencional alopática. Astin[1] (1998) indagou a mais de 1.000 pessoas sobre o uso de medicina alternativa. As maiores taxas de uso foram em pessoas de 35 a 49 anos (42%) e de 50 a 64 (44%). Os motivos de uso da MCA foram, entre outros: (1) insatisfação com a medicina convencional devido à ineficácia, à impessoalidade, ao excesso de tecnologia, ao preço alto ou aos efeitos colaterais; (2) necessidade de controle pessoal, com visão das alternativas como menos autoritárias, capazes de propiciar mais controle e maior autonomia pessoal; e (3) consistência filosófica, com percepção de que as alternativas são mais compatíveis com os valores pessoais e com as crenças pessoais éticas e religiosas. Os usuários de técnicas alternativas são mais instruídos, mas têm pior estado de saúde. Eles afirmam ter uma visão mais holística da saúde; também é mais comum entre eles uma experiência transformadora que afetou profundamente sua visão do mundo e seus valores. Muitos tinham doenças crônicas, tais como ansiedade, problemas lombares, dor crônica e problemas do trato urinário, em muitos casos com tratamento convencional inadequado. Indivíduos com crenças e valores compatíveis com ambientalismo, feminismo, espiritismo e psicologia de auto-ajuda também são mais propensos a usar MCA.

Tratamentos de MCA comuns

Todos os sistemas de MCA oferecem intervenções para abordagem dos sintomas do climatério. As mais usadas são a medicina botânica, os chamados hormônios naturais derivados de plantas e terapias mente-corpo, tais como medicação, movimento, ou uma associação de ambos.

Embora o termo *herbóreo* seja usado para medicamentos feitos da porção herbácea das plantas (folhas e caules), a palavra *botânica* indica alimentos e suplementos feitos de qualquer parte da planta: folhas, caules, sementes, frutos, flores e raízes.

Estima-se que 30% da atual farmacopéia dos EUA sejam derivados de antigos medicamentos obtidos de plantas, ainda cultivadas em campos abertos, ou substâncias fitoquímicas que hoje são sintetizadas em laboratório. São usadas diferentes plantas para diferentes objetivos terapêuticos; também se podem usar partes diferentes da mesma planta para queixas diferentes. Ao discutirmos o papel da MCA no tratamento da mulher na perimenopausa, a maioria das informações será dedicada ao uso de intervenções do tipo medicina botânica.

Estima-se que 30 a 60% das mulheres usam intervenções alternativas para a menopausa, tais como os chamados estrogênios "naturais", estrogênios de plantas (cujo termo correto é *fito-MSRE*, pois atuam como moduladores seletivos de receptores de estrogênios), medicamentos herbais e acupuntura. Os medicamentos botânicos, herbais e muitos esteróides são vendidos sem receita; alguns deles chegam a ter efeito significativo sobre as funções hormonais. Embora haja poucos estudos clínicos, muitas pessoas acreditam que os medicamentos botânicos são seguros e eficazes porque são usados há muito tempo, ou seja, a perenidade de um costume é considerada uma prova suficiente.

PESQUISAS E QUESTÕES REGULATÓRIAS RELACIONADAS COM A MEDICINA BOTÂNICA

Nos EUA, a demanda dos consumidores e o apoio do Congresso levou ao surgimento de legislação que ajudou a consolidar uma aparente legitimidade da medicina complementar e alternativa (MCA) no país. Em 1992, foi inaugurado o Departamento de Medicina Alternativa (Alternative Medicine) do National Institutes of Health, cujo financiamento, apesar de mínimo (US$ 2 milhões), foi considerado por muitos um desperdício de dinheiro público. Atualmente, o Centro Nacional de MCA (National Center for CAM) tem um orçamento de US$ 89 milhões e tornou-se um importante financiador de pesquisa sobre MCA. A lei Dietary Supplement Health and Education Act (DSHEA) classifica os medicamentos botânicos como suplementos dietéticos, isentando-os do procedimento regulatório a que estão sujeitos os demais medicamentos. Esses suplementos podem ser vendidos sem supervisão e testes pelo FDA. Infelizmente, os medicamentos botânicos são isentos do processo de aprovação, ao contrário dos produtos farmacêuticos, cuja eficácia e segurança precisam ser comprovadas antes que o medicamento seja aprovado. Na verdade, o ônus da prova passa para a agência do governo, que precisa demonstrar insuficiência de eficácia e segurança. Este

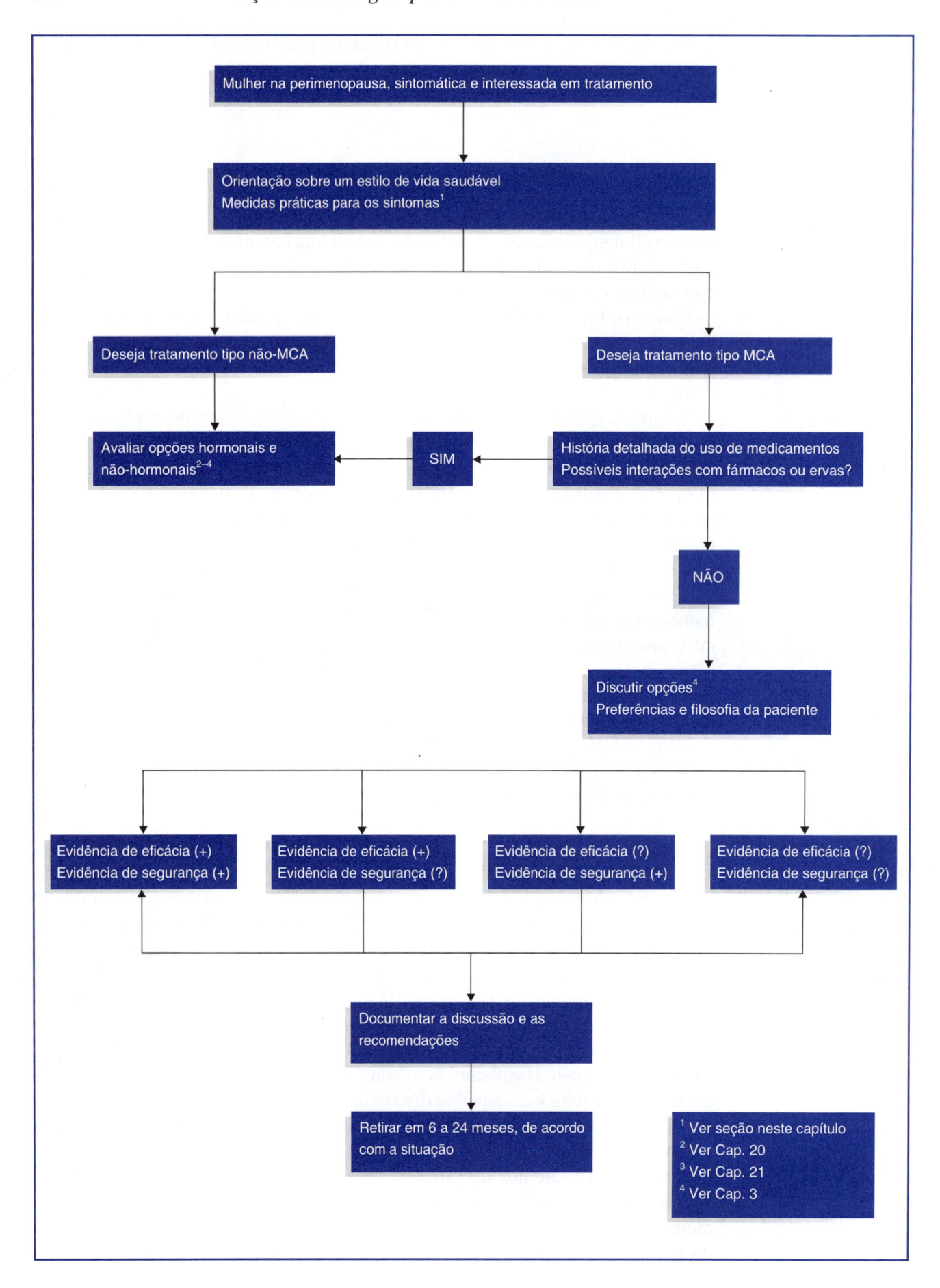

```
┌─────────────────────────────────────────────────┐
│ Mulher na perimenopausa, sintomática e          │
│ interessada em tratamento                       │
└─────────────────────────────────────────────────┘
                        │
                        ▼
┌─────────────────────────────────────────────────┐
│ Orientação sobre um estilo de vida saudável     │
│ Medidas práticas para os sintomas[1]            │
└─────────────────────────────────────────────────┘
```

```
        ┌───────────────────────┐                                   ┌───────────────────────┐
        │ Deseja tratamento     │                                   │ Deseja tratamento     │
        │ tipo não-MCA          │                                   │ tipo MCA              │
        └───────────────────────┘                                   └───────────────────────┘
                    │                                                           │
                    ▼                                                           ▼
        ┌───────────────────────┐       ┌─────┐       ┌───────────────────────────────────────┐
        │ Avaliar opções        │◄──────│ SIM │◄──────│ História detalhada do uso de          │
        │ hormonais e           │       └─────┘       │ medicamentos                          │
        │ não-hormonais[2–4]    │                     │ Possíveis interações com fármacos     │
        └───────────────────────┘                     │ ou ervas?                             │
                                                      └───────────────────────────────────────┘
                                                                      │
                                                                      ▼
                                                                  ┌──────┐
                                                                  │ NÃO  │
                                                                  └──────┘
                                                                      │
                                                                      ▼
                                                      ┌───────────────────────────────────────┐
                                                      │ Discutir opções[4]                    │
                                                      │ Preferências e filosofia da paciente  │
                                                      └───────────────────────────────────────┘
```

```
┌──────────────────────┐  ┌──────────────────────┐  ┌──────────────────────┐  ┌──────────────────────┐
│ Evidência de         │  │ Evidência de         │  │ Evidência de         │  │ Evidência de         │
│ eficácia (+)         │  │ eficácia (+)         │  │ eficácia (?)         │  │ eficácia (?)         │
│ Evidência de         │  │ Evidência de         │  │ Evidência de         │  │ Evidência de         │
│ segurança (+)        │  │ segurança (?)        │  │ segurança (+)        │  │ segurança (?)        │
└──────────────────────┘  └──────────────────────┘  └──────────────────────┘  └──────────────────────┘
```

```
              ┌───────────────────────────────────┐
              │ Documentar a discussão e as       │
              │ recomendações                     │
              └───────────────────────────────────┘
                              │
                              ▼
              ┌───────────────────────────────────┐
              │ Retirar em 6 a 24 meses, de       │
              │ acordo com a situação             │
              └───────────────────────────────────┘
```

[1] Ver seção neste capítulo
[2] Ver Cap. 20
[3] Ver Cap. 21
[4] Ver Cap. 3

mandado legal não tem fundamento. Em janeiro de 2005, o Institute of Medicine enviou um relatório ao Congresso sugerindo trabalhos para emenda à lei DSHEA a fim de se obterem padrões de controle de qualidade e rotulagem mais precisa nesse campo *(http://national-academies.org)*.

TOXICIDADE, CONTAMINAÇÃO E ADULTERAÇÃO

A adulteração e a contaminação são bastante comuns. Na Califórnia, o estudo de medicamentos chineses patenteados encontrou 30% de produtos adulterados com fármacos; medicamentos herbáceos para resfriado contendo pseudo-efedrina, afrodisíacos "batizados" com metiltestosterona e remédios para artrite cujo teste foi positivo para ibuprofeno.[2] Os medicamentos botânicos também variam de potência de acordo com as condições climáticas ou sazonais e com o processamento. Pode haver grandes variações em lotes diferentes de um mesmo fabricante, além de grande variação entre os produtos de fabricantes diferentes. A contaminação pode ocorrer durante a plantação, a colheita, o processamento ou a embalagem.

> **PONTO-CHAVE**
>
> *A incidência de reações adversas é de 1 em 1.000 usuários; logo, é preciso tratar 4.800 pacientes para ver dois eventos.*

Estima-se que apenas 10% das reações adversas a medicamentos receitados sejam relatadas e que, com tratamentos alternativos, a prevalência de relatos cai para menos de 1%. Os tradicionalistas afirmam que a evidência experimental de que os medicamentos alternativos são seguros é suficiente, mas, recentemente, DeSmet definiu quão pouco um terapeuta que trabalhe sozinho sabe a partir da experiência clínica. A coleta de dados e os estudos são essenciais para que se possa proteger os pacientes contra práticas não-seguras. "Se um medicamento causasse uma reação adversa a cada mil usuários, um terapeuta tradicional teria que tratar 4.800 pacientes com a erva (um paciente a cada dia de trabalho durante mais de 18 anos) para ter uma chance de 95% de observar a reação em mais de um usuário."[3]

Alguns problemas inerentes aos medicamentos botânicos são os seguintes:[4, 5]

- Qualidade
- Eficácia
- Segurança
- Falta de padronização
- Adulteração
- Possíveis interações entre fármacos e ervas
- Falta de relatos de eventos adversos
- Variação nos componentes ativos em função dos lotes, das mudanças de estações, e assim por diante.

O chaparral foi associado a hepatite não-viral e a insuficiência hepática fulminante com indicação de transplante, e o confrei, que em geral é tomado em forma de chá, é um conhecido causador de toxicidades pulmonar, renal, gastrintestinal (GI) e hepática. Recentemente, as agências reguladoras e profissionais de saúde reivindicaram o banimento da éfedra (Ma Huang), uma erva com atividade adrenérgica usada como estimulante (*ecstasy* herbáceo) e anorexígeno, após várias mortes nos EUA. A éfedra foi associada a palpitações, arritmias, acidente vascular encefálico, psicose e hipertensão. A *Lobelia* (tabaco indiano) pode causar disfunção autonômica, levando a depressão respiratória, hipotensão, coma e morte. De Smet menciona, em um excelente resumo, outros medicamentos botânicos perigosos ou potencialmente fatais;[4] também foram descritos recentemente na literatura os seguintes problemas:

- Contaminação do PC Spes, uma erva usada para tratar problemas de próstata. Em um relato de caso, o produto estava contaminado com varfarina, pois ambos os comprimidos foram embalados na mesma linha de produção. Em outro caso, o medicamento havia sido contaminado por alprazolam (Xanax). Finalmente, descobriu-se que alguns lotes continham indometacina e dietilestilbestrol.[6] O FDA ordenou o recolhimento do PC Spes em todos os EUA devido à possibilidade de contaminação.
- Em 2001, o exame dos produtos de *Echinacea* por um laboratório independente mostrou grande variação nas quantidades de compostos fenólicos entre marcas e entre diferentes lotes de uma mesma marca. Demonstrou-se ainda que a *Echinacea* e outros medicamentos herbáceos, em especial os cultivados na Índia ou na China, contêm grandes quantidades de pesticidas organoclorados, chumbo, arsênico e outros metais pesados. Recentemente, pesquisadores do National Institutes of Health procuraram uma fonte de glicosamina e condroitina para testar esses produtos no tratamento da artrite, mas não encontraram um produtor capaz de fornecer lotes consistentes e o NIH teve que fabricar o produto usado no estudo.

Estes são apenas alguns casos típicos dos problemas associados ao uso de medicamentos botânicos, o que assinala a necessidade de se identificarem produtos de alta qualidade de fabricantes confiáveis.

Em 28 de fevereiro de 2004, o FDA e o Department of Health and Human Services anunciaram em conjunto o banimento da éfedra,[7] iniciativa tomada após revisão de cerca de 16.000 relatos de eventos adversos. Uma revisão RAND dos casos apontou duas mortes, quatro ataques cardíacos, nove acidentes vasculares, uma convulsão e cinco casos psiquiátricos associados à éfedra, sem que houvesse outros fatores contribuindo. O comunicado do FDA à imprensa citou um estudo que afirmava: "os produtos de éfedra respondem por menos de 1% das vendas de suplementos dietéticos, mas respondem por 64% dos eventos adversos associados a suplementos dietéticos". O diretor do FDA emitiu um aviso especial sobre o uso da éfedra durante atividades esportivas intensas, uso com cafeína e outros estimulantes, uso por indivíduos em dietas que induzem estresse sobre o sistema cardiovascular e uso por pessoas de menos de 18 anos. Deve-se ter cuidado especial com pessoas que padecem de transtornos alimentares, transtornos da imagem corporal ou alterações do humor: são esses pacientes os mais propensos a abusar da éfedra e cujo risco de incidência elevada de eventos adversos graves é máximo. Essa ação do FDA é uma iniciativa ousada para proteger a saúde pública contra o comercialismo. A capacidade de validar a utilidade científica das modalidades de MCA é dificultada tanto pela promoção exacerbada, sincera porém mal-orientada quanto pela fraude pura e simples.

Uso da MCA para tratar fogachos

ALIMENTOS À BASE DE SOJA E ISOLADOS DE ISOFLAVONA

O uso da soja por mulheres na perimenopausa não foi abordado especificamente, e a soja foi estudada apenas em mulheres na pós-menopausa. Os resultados são contraditórios e difíceis de comparar devido à variabilidade da quantidade de proteína de soja em diferentes alimentos, que contêm diferentes

PONTO-CHAVE

Os planos dos estudos variam bastante, com diferentes critérios de entrada, diferentes tratamentos e populações de pacientes variáveis.

quantidades de isoflavonas, que são o componente ativo. Muitos desses estudos também tiveram duração breve, às vezes menos de três meses. Um dos estudos representativos é o de Washburn,[8] no qual as mulheres receberam 20 g de proteína de soja com 34 mg de isoflavonas ou um complexo de 20 g de carboidratos durante 1,5 mês. No grupo tratado, a intensidade dos fogachos diminuiu, mas a freqüência permaneceu a mesma. Albertazzi[9] estudou mais de 100 mulheres com sete ou mais fogachos ao dia, indicando-as aleatoriamente para um suplemento de 60 g de proteína de soja com 76 mg de isoflavonas ou para um controle com caseína. Os fogachos diminuíram em 45% no grupo de tratamento, contra apenas 30% no grupo de controle. Murkies[10] deu às mulheres um suplemento de farinha de soja. Após três meses, o grupo tratado com soja apresentou redução de 40%, ao passo que os controles, que receberam farinha de trigo, tiveram queda de 25%. A diferença não foi estatisticamente significativa.

Em 2001, Knight et al.[11] conduziram um estudo randomizado, duplo cego, controlado com placebo e de grupos paralelos com 24 mulheres na pós-menopausa. Após três meses de tratamento, as mulheres cuja dieta incluíra uma bebida com 60 g de proteína de soja, com 134,4 mg de concentração de isoflavonas totais, foram comparadas a um grupo de controle que ingerira a mesma bebida mas sem isoflavonas. Não foram observadas diferenças nos fogachos, nos escores Greene Menopause Symptom Scores, nos índices de maturação vaginal, nos níveis de hormônio foliculoestimulante (FSH), na globulina ligadora de hormônios sexuais (SHBG) nem nos marcadores de renovação óssea. O grupo tratado com soja teve taxa de abandono do estudo de 25% devido ao gosto ruim. Outros estudos também tiveram taxas elevadíssimas de saída nos grupos tratados com soja, por desconforto gastrintestinal, gases, cólicas e dores no estômago.

Assim, continuam as contradições e ambigüidades em relação aos alimentos que contêm soja e os fogachos. Recentemente, Burke et al.[12] fizeram um estudo com 241 mulheres com sintomas moderados (2,6 a 4,2 fogachos por dia), escolhendo-as aleatoriamente em um de três grupos. Todas as mulheres receberam 25 g de proteína, mas a quantidade de isoflavona na soja foi estratificada: (1) proteína de soja livre de isoflavona, (2) soja com 42 mg de isoflavonas e (3) soja com 58 mg de isoflavonas. Nos dois anos do estudo, foi observada redução do número e da intensidade dos sintomas vasomotores em todos os três grupos de tratamento, mas não houve diferenças significativas. No grupo que recebeu apenas proteína, a incidência de sintomas vasomotores caiu de 3,5 para 0,8 sintomas vasomotores por dia; no grupo que recebeu 58 mg de isoflavonas, a queda foi de 3,2 para 1,3; e no grupo tratado com 42 mg, a queda foi de 2,6 para 1,5. As mulheres no grupo tratado com soja mais isoflavonas tiveram queda mais rápida, mas no final todos os grupos atingiram o mesmo nível. Como não havia um grupo placebo verdadeiro no estudo, restou incerteza sobre se a diminuição representa apenas uma "diminuição" natural dos sintomas com o tempo. Os proponentes da soja sugeriram que, quando as pacientes do estudo sofrem mais sintomas, a soja parece oferecer algum benefício. Os efeitos são difíceis de medir quando a incidência de fogachos é baixa.

Um grande estudo publicado examinou o papel das isoflavonas na função cognitiva, na densidade mineral óssea e nos lipídios plasmáticos em mulheres na pós-menopausa. Ao todo, 202 mulheres saudáveis na Holanda, na pós-menopausa e entre 60 e 75 anos de idade receberam, aleatoriamente, 25,6 g de proteína de soja contendo 99 mg de isoflavonas (52 mg de genisteína, 41 mg de daidzeína e 6 mg de gliceteína) ou um pó de proteínas de leite integral, diariamente, durante 12 meses. O protocolo incluiu diversos exames de cognição e demência, tais como minimental; aprendizado verbal auditivo de Rey, *digit span* direto e inverso, teste de Doors; teste de substituição de símbolos por dígitos, testes de trilhas Al, A2 e B; fluência verbal A e N e teste de nomeação de Boston. A densidade mineral óssea do quadril e da coluna lombar foi testada por meio de absorciometria de raios X de dupla energia, e os perfis lipídicos também foram obtidos. Foram colhidos dados úteis de 175 indivíduos e, ao fim de um ano, durante o qual as participantes aderiram bem ao tratamento, não foram observadas diferenças significativas na função cognitiva, na densidade mineral óssea nem nos lipídios plasmáticos.[13]

Suplementos de Isoflavona à Base de Soja ou de Trevo Vermelho

A soja e o trevo vermelho (*Trifolium pratense*) são ambos leguminosas ricas em várias substâncias fitoquímicas e esteróis. A soja é a principal fonte de fitoflavonas da dieta humana, mas o trevo vermelho é o vegetal mais rico em isoflavonas. O trevo vermelho também é uma rica fonte de cumestanos, uma substância fitoquímica com atividade semelhante à dos esteróides. Os proponentes afirmam que os isolados de isoflavona são tão benéficos quanto os alimentos de soja integral, mas ainda não há evidências em prol de tais afirmações.

Os estudos de vários isolados de isoflavonas para fogachos tiveram resultados irregulares. Uma preparação comercial à base de trevo vermelho e contendo um total de 40 mg de isoflavonas foi dada a 51 mulheres, enquanto outras 43 mulheres recebiam placebo. Baber[14] constatou, após um estudo com cruzamento de seis meses de duração, que o produto não era mais eficaz que o placebo. A freqüência dos fogachos diminuiu 18% com o produto e 20% com o placebo. Não houve diferenças nos outros sintomas (escala de Greene) ou na espessura endometrial (ultra-sonografia). Knight estudou o mesmo produto[15] usando isoflavona 40 mg, 160 mg ou placebo durante 12 semanas. A freqüência dos fogachos diminuiu 35%, 29% e 34%, respectivamente. Não houve diferenças nos valores basais de FSH ou de SHBG.

Em outro estudo, 30 mulheres com amenorréia havia mais de 12 meses e que sofriam mais de cinco fogachos ao dia foram inscritas em um estudo randomizado, no qual foram dados, após quatro semanas iniciais de placebo, 12 semanas de tratamento ou placebo.[16] O grupo de tratamento ativo recebeu um comprimido com 80 mg de isoflavona (Promensil). Foram usados como parâmetros o número de fogachos ao dia e variações no escore da Escala de Climatério de Greene. Na fase inicial, a incidência de fogachos caiu 16%; na fase duplo-cega posterior, observou-se nova diminuição, estatisticamente significativa, de 44% no grupo tratado com isoflavona ($P < 0,01$), ao passo que não houve redução no grupo placebo. O escore de Greene foi 13% menor apenas no grupo de tratamento, permanecendo inalterado no grupo placebo.

Por outro lado, um estudo bem maior, conduzido por Tice *et al.*, acompanhou 252 mulheres na menopausa, de 45 a 60 anos de idade e com sintomas mais intensos.[17] Os participantes precisavam atender ao mesmo critério adotado nos estudos de registro do FDA: pelo menos 35 fogachos por semana (sete ou mais por dia). Após um período inicial de duas semanas com placebo, as mulheres foram então indicadas aleatoriamente para Promensil (total de 82 mg de isoflavonas por dia), Rimostil (total de 57 mg de isoflavonas por dia) ou um placebo idêntico. O acompanhamento durou 12 semanas no total. Duzentas e quarenta e seis participantes (98%) completaram as 12 semanas do protocolo e 97% dos comprimidos do medicamento do estudo foram consumidos. As taxas de retenção e adesão foram bastante altas. As reduções no número médio diário de fogachos após 12 semanas foi semelhante nos grupos de Promensil (5,1), do Rimostil (5,4) e do placebo (5,0), valores que correspondem a cerca de 30 a 40% durante o estudo. As medições de qualidade de vida e a Escala de Climatério de Green foram semelhantes em todos os grupos.

Em um estudo de Faure, um extrato de soja padronizado foi analisado em 75 mulheres com pelo menos sete fogachos ao dia e que estavam a seis meses da menopausa.[18] As mulheres receberam *Phytosoya* (com 70 mg de genisteína e daidzeína) ou placebo. Após 16 semanas, o grupo de tratamento apresentou uma redução de 61,2% dos sintomas, contra uma redução de apenas 20,8% no grupo placebo. Quando se definiram os pacientes respondedores como os que apresentaram pelo menos 50% de redução, 65,8% das mulheres do grupo de tratamento foram classificadas como respondedoras, contra apenas 34,2% do grupo placebo. Durante o estudo, 15% e 39% das mulheres saíram.

Em suma, os alimentos à base de soja podem ter certa utilidade no tratamento de sintomas vasomotores, mas esta é restrita, e a magnitude do benefício é bastante imprevisível. Muitas pessoas, sobretudo no norte da Europa e indivíduos brancos dos EUA, são incapazes de converter a genisteína e a daidzeína em genisteína e daidzeína; portanto, essas pessoas talvez não se beneficiem de uma dieta rica em soja. Como os alimentos ricos em soja são inofensivos se consumidos em quantidades normais e podem, em tese, propiciar algum benefício para a saúde, tais como melhora no colesterol (a evidência nesse caso também é um tanto confusa e contraditória) e diminuição na taxa de queda da densidade mineral óssea, seu uso é uma recomendação bastante segura. No entanto, não se devem superestimar os benefícios.

É importante orientar as mulheres a comprar alimentos de soja que contenham realmente isoflavonas. O tofu embalado em tubos de plástico branco muitas vezes é lavado com álcool, processo que remove as isoflavonas. Devido à demanda do consumidor, muitas marcas de tofu, leite de soja e alimentos de soja listam o teor de isoflavona na embalagem ao lado da lista de valores nutricionais do United States Department of Agriculture (USDA). O uso de alimentos à base de soja também pode ter algum apelo para as convicções éticas e filosóficas de muitas mulheres. É necessário lembrar que 50% das calorias da soja vêm de gorduras, embora se trate de uma gordura "boa". Assim, deve-se recomendar tofu e leite de soja desnatados, grãos de soja comestíveis pobres em gordura, e assim por diante. Os rótulos da USDA também são úteis para identificar alimentos à base de soja com melhor equilíbrio nutricional, com apenas 20 a 30% das calorias derivadas de gordura. A eficácia e a segurança dos comprimidos que contêm isolados de isoflavona obtidos do trevo ou da soja ainda não foram comprovadas o suficiente para apoiar seu uso. Os isolados de isoflavona custam de US$ 22 a US$ 50 por mês, e as evidências não são favoráveis a essa despesa.

Cohosh Negro (*Cimifuga racemosa*, L. Nutt, Família Ranunculaceae)

O cohosh negro tem diversos nomes populares, tais como cimicífuga ou erva-de-são-cristóvão. O *Lydia Pinkham's Vegetable Compound* era feito à base de cohosh negro mais etanol a 18%. Diz-se que a quantidade de cohosh negro é semelhante à encontrada nas atuais formulações comerciais. Na Europa e nos EUA, existe um extrato à base de etanol, vendido sem receita sob o nome Remifemin, que está na lista de botânicos aprovados pela Comissão E da Alemanha para tratamento de sintomas de climatério, síndrome pré-menstrual (SPM) e dismenorréia. Antes do reconhecimento da possível ligação entre estrogênio e câncer de mama, as pesquisas laboratoriais do fabricante buscavam provar que o cohosh negro tinha atividade estrogênica, mas a companhia modificou essa abordagem após 1990, quando passou a tentar caracterizar o cohosh negro como outra coisa que não um estrogênio.

De oito estudos publicados, sete não usaram controles com placebo, e sete deles estão disponíveis apenas em alemão. Duker (1991) comparou o placebo ao cohosh negro na dose de 40 mg 2 vezes/dia (o dobro da dose "padrão") e observou, durante os dois meses do estudo, que o Remifemin foi cerca de 25% melhor que o placebo em suprimir os fogachos. Stoll (1987) administrou 40 mg 2 vezes/dia em comparação com o estrogênio eqüino conjugado (EEC), 0,625 mg, e com o placebo. Esse remédio herbáceo proporcionou um bom alívio, ao passo que o estrogênio não foi melhor que o placebo, um achado difícil de explicar. O estudo incluiu mulheres na pré-menopausa, na perimenopausa e na pós-menopausa. Outro estudo, conduzido por Lehmann-Willenbrock em mulheres na pós-menopausa, avaliou 60 indivíduos de menos de 40 anos. Uma leitura cuidadosa do *abstract* revela que, embora todas essas mulheres houvessem sido histerectomizadas, todas tinham pelo menos um dos ovários.

A publicação mais recente sobre o cohosh negro foi feita em 85 sobreviventes de câncer de mama. As participantes receberam placebo ou cohosh negro, 20 mg 2 vezes/dia, e, com o tempo, ambos os grupos (tratamento e placebo) tiveram redução significativa do número e da intensidade dos fogachos. No entanto, as diferenças entre os grupos não foram estatisticamente significativas. Talvez esse estudo não se aplique a todas as pacientes com câncer de mama, pois 59 das 85 mulheres estavam usando tamoxifeno. Ausência de eficácia em mulheres tratadas com tamoxifeno talvez não ocorra em pacientes com câncer de mama que não estejam usando tamoxifeno ou em outras mulheres na menopausa. Das mulheres que receberam cohosh negro, apenas nove não estavam usando tamoxifeno. Esses achados não obliteram todas as esperanças em torno do cohosh negro;[19] são necessários mais estudos, com planejamento minucioso.

Embora o fabricante e a Comissão E, um órgão regulador da Alemanha que supervisiona a fabricação e o uso de medicamentos botânicos, garantam que o cohosh negro é seguro, ainda há algumas perguntas sem resposta. Estudos recentes que avaliaram a espessura endometrial, o índice de maturação do epitélio vaginal e as dosagens séricas de hormônio luteinizante (LH), FSH, estradiol e prolactina[20] confirmaram que o cohosh negro não produz efeitos estrogênicos periféricos. O cohosh negro não provoca alterações renais, hepáticas ou de coagulação; também não tem efeitos colaterais graves, exceto por algumas queixas gastrintestinais brandas. Recentemente, um estudo em animais levantou preocupações sobre a segurança do cohosh negro. No verão de 2003, apareceu em serviços de notícias de saúde um *abstract* da Duquesne University, apresentado em 12 de julho no encontro anual da American Association for Cancer Research em Washington, DC. Um grupo de camundongos recebeu, durante 12 meses, cohosh negro em quantidades semelhantes a 40 mg/dia, a dose normalmente recomendada para tratar sintomas de menopausa. O cohosh negro não pareceu aumentar o risco de câncer de mama nos camundongos, mas constatou-se que, em camundongos com tumores mamários, o cohosh negro pareceu aumentar o número de tumores que lançaram metástases pulmonares. Por outro lado, muitos clínicos convencionais e alternativos vêm recomendando o cohosh negro a sobreviventes de câncer de mama. Embora não seja prova definitiva, esse modelo animal lança dúvidas sobre o uso do cohosh negro. Não há registro oficial de eventos adversos em mulheres que usaram esse suplemento herbáceo.

Atualmente, pode ser aconselhável indicar o uso de cohosh negro em mulheres sintomáticas apenas por tempo limitado. Mulheres com alto risco de câncer de mama devem dar o devido consentimento informado, da mesma forma que se estivessem usando estrogênios.

DONG QUAI, ANGELICA SINENSIS, TAMBÉM CHAMADA DANG GUI, TANG KUEI

O Dong Quai (*Angelica polymorpha* Maxim., var. sinesis Oliv., também conhecido como A. *sinensis* [Oliv.]) é um tipo de angélica. A raiz, utilizada na MTC para restaurar o "equilíbrio feminino", é uma panacéia para quase todas as doenças ginecológicas, tais como fogachos, dismenorréia, oligomenorréia, SPM, amenorréia e síndrome menopáusica; também é recomendada como laxante e antiespasmódico e para tratamento de insônia, anemia e hipertensão. O Dong Quai é descrito como "uma erva quente que circula e nutre o sangue, que também é boa para fortalecer um indivíduo com baixo peso, fragilizado, anêmico ou frio". O Dong Quai é supostamente estrogênico, pois já foi associado a episódios de sangramento uterino e tem efeitos uterotrópicos em ratos submetidos a ooforectomia. Não há estudos do Dong Quai orientados especificamente para a perimenopausa. Hirata *et al.*[21] estudaram 71 mulheres com FSH acima de 30 mUI/mℓ e as indicaram aleatoriamente para Dong Quai 4,5 g/dia ou placebo. Os desfechos, documentados a partir de diários das pacientes e do Índice Kupperman, não encontraram diferenças no FSH, LH, estradiol, índice de maturação vaginal e espessura endometrial. Os críticos sugeriram que o projeto do estudo foi inadequado, pois o Dong Quai nunca foi administrado isoladamente, mas sempre foi usado em associação com outras ervas, e que a interação entre os elementos botânicos produz uma sinergia que é necessária para os efeitos clínicos. No entanto, no mundo real, o Dong Quai é promovido e vendido como uma única erva, com freqüência em doses muito baixas, bem inferiores aos 7 a 12 g usados por alguns praticantes de MTC. Diante da falta de eficácia e da possibilidade de anticoagulação e interações da erva com outros medicamentos, os clínicos devem orientar as mulheres a evitar o Dong Quai.

PRÍMULA (PRÍMULA, ESTRELA-DA-TARDE, *OENOTHERA BIENNIS* L. FAMÍLIA ONAGRACEAE)

A prímula, uma bela planta florescente, bastante encontrada em jardins, é uma rica fonte de ácido linolênico, um ácido graxo essencial tipo ômega-3, também encontrado em peixes de água fria, óleo de canola, óleo de soja e alguns óleos vegetais. O ácido gama-linolênico (AGL) é obtido dos óleos de semente de borragem, groselha e prímula. Esses ácidos graxos são eicosanóides, que participam da composição das membranas celulares. As vias do AGL absorvido na dieta levam ao ácido dihomo-gama linolênico (ADGL), que por sua vez é convertido pelas células inflamatórias em ácido 15-(S)-hidróxi-8,11,13-eicosatrienóico e prostaglandina E1, compostos que apresentam potente atividade antiinflamatória. O AGL e o ADGL parecem afetar processos inflamatórios regulando os linfócitos T; o AGL também inibe a angiogênese. Por isso, a prímula é recomendada para uma série de processos inflamatórios e auto-imunes. Na medicina reprodutiva, o óleo de prímula (OP) é usado para tratar a mastalgia e a mastodinia. Recentemente, Blommers *et al.* descreveram um estudo de prímula e óleo de peixe para mastalgia crônica grave. Não houve diferença entre as mulheres em nenhum dos grupos quando foram usados óleo de milho mais óleo de gérmen de trigo como controles.[22] As utilizações mais difundidas são para SPM e para sintomas de menopausa. Existem sete estudos de OP na SPM, cinco dos quais usaram cegamento e randomização. A resposta ao OP não foi melhor do que com placebo.[23,24] Um estudo clínico bem elaborado de utilização do OP na menopausa também produziu resultados nulos.[25]

GINSENG (*PANAX GINSENG*)

Vários tipos de *ginseng* têm como nome do gênero a palavra pânax, que é derivada de *panacea* (cura-tudo). (Existe também um caso de sangramento uterino em uma mulher que utilizou um creme facial contendo *ginseng*.) O *ginseng* é amplamente divulgado como um suplemento para promover o rendimento, com promessas de disposição, velocidade e resistência. Para as mulheres, o *ginseng* oferece a mais promissora das tentações: a promessa de perda de peso sem dieta ou exercício. São atribuídos diferentes efeitos aos vários tipos de *ginseng*: os *ginsengs* chinês e coreano, que são ditos mais estimulantes, afrodisíacos, digestivos e anabolizantes, são promovidos como tônicos para a saúde dos idosos; o *ginseng* americano é considerado o melhor "adaptágeno"; e o *ginseng* siberiano é supostamente o melhor para o rendimento atlético e a resistência. Infelizmente, a maior parte da literatura sobre *Eleutherococcus* está em russo, e os estudos feitos por treinadores olímpicos e militares soviéticos não estão acessíveis.

Quanto à menopausa especificamente, Wiklund relatou recentemente um estudo bastante grande e de longo prazo de um produto comercial, o Ginsana 115, que é o ingrediente ativo de um produto comercializado como Ginsana nos EUA e na Europa. Foi feito um estudo randomizado, duplo-cego, multicêntrico e de grupos paralelos em 384 mulheres na pós-menopausa em 16 semanas, no qual foram acompanhadas as seguintes medidas fisiológicas: FSH, níveis de estradiol, espessura do endométrio, índice de maturidade e pH vaginal. O principal parâmetro foi o escore total do índice PGWB, que mostrou uma ligeira tendência de melhora sintomática global ($P < 0,1$). Também houve melhora com o *ginseng* na comparação com o placebo nas escalas de depressão, bem-estar e saúde, mas o estudo não tinha potência suficiente para "provar" esses desfechos secundários. O *ginseng* não afetou os níveis de FSH e de estradiol, a espessura do endométrio, o índice de maturidade e o pH vaginal; a incidência de fogachos também não melhorou no grupo tratado, em comparação com o grupo placebo.[26]

PROGESTERONA TÓPICA, INHAME-SELVAGEM E *DIOSCOREA*

Os cremes de progesterona são vendidos sem receita em lojas de suplementos alimentares como suplementos para a menopausa e a perimenopausa. A progesterona é absorvida através da pele. O Dr. John Lee fez diversas afirmações em favor da progesterona tópica, descrevendo um grande grupo de mulheres que, ao usá-la, apresentou grandes aumentos de massa óssea e alívio de vários dos sintomas de climatério. Leonetti e Anasti tentaram reproduzir os resultados de Lee,[27] designando 102 mulheres saudáveis na menopausa havia 5 anos para receber progesterona transdérmica em creme ou placebo. As mulheres usaram um quarto de colher de chá de creme (contendo progesterona 20 mg ou placebo) na pele mais multivitamínicos e cálcio 1.200 mg. Após um ano, a densidade óssea e os exames de bioquímica sérica foram medidos novamente. Trinta das 43 (69%) mulheres do grupo de tratamento e 26 das 47 (55%) mulheres do grupo placebo se queixavam inicialmente de sintomas vasomotores. Nos diários das pacientes, observou-se melhora ou resolução dos sintomas em 25 das 30 (83%) pacientes tratadas e 5 das 26 (19%) que receberam placebo ($P < 0,001$). Não houve diferenças na densidade mineral óssea entre os grupos.

Ultimamente, os cremes de progesterona vêm sendo promovidos, de boca em boca e em palestras ao consumidor, como substitutos para os progestogênios orais em mulheres que usam estrogênios exógenos. Esta abordagem pode limitar a hiperplasia a curto prazo, mas ainda são necessários estudos a longo prazo. Os níveis séricos de progesterona variam muito quando se usa a via transdérmica. As mulheres usuárias de suplementos de estrogênio que escolhem o creme de progesterona em vez de progestogênios orais devem ser avaliadas com biopsia de endométrio anual, da mesma forma que se estivessem usando estrogênios isolados.

O inhame-selvagem contém extrato de *Dioscorea villosa*, o inhame mexicano que supostamente aumenta a produção endógena de progesterona natural e outros esteróides sexuais supra-renais como a desidroepiandrosterona (DHEA). No entanto, não existe via de conversão da *Dioscorea* em progesterona *in vivo*; na verdade, é mais correto classificar o extrato de inhame mexicano como estrogênico, pois o inhame contém diosgenina, um fitoestrogênio vegetal. A maioria dos cremes disponíveis no mercado não contém extrato de inhame, e muitos contêm progesterona ou progestogênios como o acetato de medroxiprogesterona; outros ainda foram adulterados com estrogênios. Os proponentes da medicina natural admitem a existência de um "esquema do inhame-selvagem". Um suprimento para um mês custa mais que um mês de EEC ou creme de estradiol. Se uma mulher apresentar sangramento vaginal após usar um desses cremes, é necessária uma avaliação do endométrio com exames de biopsia e ultra-sonografia, conforme indicação.

Uso da MCA para cognição e memória

GINGKO (*GINGKO BILOBA*)

O gingko, também chamado nogueira-do-japão, gingko e gincoácea, é uma árvore muito antiga. O extrato da folha de gingko contém diversos flavonóides e terpenos ativos. O gingko vem sendo usado para fins medicinais na MTC há séculos; afirma-se que ele é capaz de alentecer o envelhecimento, promover o fluxo sanguíneo cerebral e prevenir ou tratar a demência por múltiplos infartos (DMI), a doença de Alzheimer (DA) e a perda de memória. O medicamento também é usado no tratamento do tinido de origem circulatória, SPM, impotência, acidente vascular encefálico, choque, cefaléias, hiperlipidemia, hepatite, asma, colite e surdez coclear. O gingko aumenta o fluxo sanguíneo e a perfusão dos tecidos, estimula a produção de prostaglandinas e tem alguma atividade catecolaminérgica.

Os estudos clínicos mostraram melhora nos sintomas cognitivos na DA e na DMI. Algumas possíveis explicações são o aumento do fluxo sanguíneo, diminuição da agregação de eritrócitos e da viscosidade sanguínea. Foram realizados alguns estudos bem elaborados da função cognitiva em pacientes com demência, que mostraram pequenas melhoras funcionais; mas os estudos clínicos envolvendo a cognição e a memória em indivíduos saudáveis tiveram resultados menos favoráveis. Ainda não há estudos em mulheres de meia-idade na perimenopausa. O gingko mostrou-se um tratamento eficaz na disfunção sexual induzida por antidepressivos.[28] A dosagem recomendada para esta indicação é de 60 a 240 mg/dia.

Como o gingko diminui a agregação de plaquetas e de eritrócitos, deve-se ter cuidado ao recomendá-lo a pacientes que estejam usando anticoagulantes, ácido acetilsalicílico e antiinflamatórios não-esteróides. Foram descritas hemorragias espontâneas subdurais, subaracnóideas e retinianas, entre outras.

Uso da MCA *para depressão e transtornos de humor*

KAVA (*PIPER METHYSTICUM*)

O kava é um arbusto encontrado no Pacífico sul, cujas raízes contêm kavapironas, uma família de compostos farmacologicamente ativos. As bebidas de kava são usadas em rituais em várias ilhas do Pacífico para fins espirituais e recreativos. O produto mais estudado é um extrato chamado WS 1490, que contém 70% de kavapironas. A ação do kava é bastante semelhante à dos benzodiazepínicos. Alguns locais de ação postulados são o sistema límbico e os receptores de ácido gama-aminobutírico (GABA); no entanto, o kava não se liga diretamente aos receptores de benzodiazepínicos. O kava também inibe os receptores de norepinefrina, antagoniza a dopamina, inibe a monoaminoxidase B (MAO-B) e diminui a liberação de glutamato; no entanto, a substância não interage com os receptores de opióides. Foram realizados sete estudos randomizados, que em sua maioria compararam o kava aos benzodiazepínicos. A impressão geral foi de que o kava propicia reduções significativas nos escores de ansiedade, mas as amostras foram muito pequenas e os critérios de admissão aos estudos variaram bastante. Embora não tenha sido estudado especificamente na perimenopausa, o kava oferece algumas interessantes possibilidades para tratamento da ansiedade e da insônia. Dois efeitos colaterais são a desorientação e a intoxicação; o uso de álcool e de outros sedativos hipnóticos pode potenciar os efeitos do kava.

Desde 1999, profissionais de saúde na Alemanha, na Suíça e nos EUA observaram casos de toxicidade hepática grave possivelmente associada ao consumo de kava. Onze pacientes que usaram produtos de kava sofreram insuficiência hepática e receberam transplante de fígado. Em 25 de março de 2002, o FDA emitiu um aviso aos consumidores após terem sido descritos cinco casos desse tipo: quatro na Europa e um nos EUA. Já ocorreram pelo menos dois casos nos EUA. A venda de kava já foi suspensa em vários países da Europa.[29]

ERVA-DE-SÃO-JOÃO (*HYPERICUM PERFORATUM*)

Os extratos dessa flor, que contêm hipericina, pseudo-hipericina e flavonóides, são usados há centenas de anos no tratamento de depressão leve a moderada. Já foram propostos diversos mecanismos de ação para os efeitos psicotrópicos da erva-de-são-joão (ESJ), mas nenhum deles foi confirmado. Entre eles: (1) inibição da monoaminoxidase (MAO) e da catecol metiltransferase (COMT); (2) diminuição do hormônio liberador de corticotropina, com redução dos níveis de cortisol ou influência sobre os receptores GABA no cérebro; e (3) bloqueio dos receptores de serotonina. A ESJ inibe a recaptação de norepinefrina, serotonina e dopamina. A hipericina, que antes era considerada o principal ingrediente ativo, serve como indicador de padronização para produtos comerciais do tipo extrato alcoólico. A hipericina não parece ser um inibidor da MAO. Muitos produtos eram padronizados de modo a conter 0,3% de hipericina, mas atualmente as formulações são padronizadas de acordo com o teor de hiperforina, que, segundo se acredita, é o ingrediente ativo. Os extratos de ESJ são remédios populares contra disforia, depressão, transtorno afetivo sazonal e outros problemas afetivos.

A maioria dos estudos da ESJ comparou-a a antidepressivos tricíclicos, muitas vezes usados em doses subterapêuticas. Os estudos que compararam a ESJ aos inibidores seletivos de recaptação de serotonina (ISRS) apresentam as seguintes limitações: pequeno tamanho, ausência de placebo, curta duração e variação entre as preparações. Linde analisou 15 estudos controlados em uma metanálise. Uma análise combinada de 1.757 casos constatou que a hipericina em doses abaixo de 1,2 mg ao dia induziu uma melhora de 61% na depressão leve a moderada, e doses maiores (até 2,7 mg/dia) produziram uma melhora de 75%. A erva-de-são-joão parece ser ineficaz na depressão grave. Em um grande estudo patrocinado pelos National Institutes of Mental Health,[30] a ESJ se mostrou ineficaz no tratamento da depressão, mas o ISRS usado no estudo também foi relativamente ineficaz e teve maior incidência de efeitos colaterais.

Os efeitos colaterais da ESJ são secura na boca, tontura, prisão de ventre, transtorno GI, sedação, fadiga e confusão. A ESJ tem potencial fotossensibilizador; também existem preocupações quanto ao risco de catarata. Um crescente volume de literatura vem documentando diversas interações entre a ESJ e diversos fármacos: a ESJ reduziu os níveis séricos de indinavir a níveis baixos o suficiente para tornar ineficaz esse inibidor de protease.[31] As interações da ESJ (*Hypericum perforatum*) com outras substâncias[32] incluem possíveis interações com inibidores da recaptação de serotonina, diminuição da biodisponibilidade da digoxina, da teofilina, da ciclosporina e da femprocumona, e redução dos níveis de anticoncepcionais orais, bloqueadores de cálcio, metoprolol, propranolol, fenitoína, rifampicina, midazolam e outros anestésicos. A ESJ também exerce um potente efeito de regulação positiva do sistema P450, em especial do CYP3A. A ESJ induz alterações na glicoproteína *P*, um transportador responsável pelo efluxo de várias drogas, podendo, portanto, afetar o nível de agentes metabolizados por esta via.[33] Os anestesistas pedem a seus pacientes que interrompam o uso de medicamentos botânicos pelo menos duas semanas antes de cirurgias eletivas.

Uso da MCA para distúrbios do sono

**VALERIANA
(*VALERIANA
OFFICINALIS*,
L. VALERIANACEAE)**

A valeriana comum, ou erva-de-são-jorge, é usada há anos como calmante e sonífero. O componente ativo ainda não foi identificado, mas acredita-se que se trata de um derivado de GABA. É interessante notar que foi encontrado um composto análogo semelhante ao GABA na camomila, que também é considerada um remédio para dormir e sedativo herbáceo. Antes do surgimento de benzodiazepínicos e barbitúricos, muitas doenças psiquiátricas eram tratadas com valeriana. Não há toxicidade demonstrável, e a toxicidade herbácea se degrada rapidamente. Existem poucos relatos de reações distônicas e distúrbios visuais, talvez por interações com outros medicamentos. Em chá ou em tintura de álcool, a valeriana pode produzir efeitos sedativos e calmantes leves, sem a persistência de metabólitos que ocorre após o uso de diazepam. Após a retirada do L-triptofano do mercado, houve um aumento no uso de valeriana. Estudos sobre a arquitetura do sono constataram que a valeriana reduz a latência do sono, prolonga o estágio 2 do sono não-REM e diminui a duração do sono de movimentos oculares rápidos (REM) e do sono de ondas lentas.[34] Outros estudos de EEG não confirmaram esses achados. Embora eventos adversos sejam raros, um recente relato de caso atribuiu à retirada aguda da valeriana, após uso prolongado do medicamento, uma insuficiência cardíaca de alto débito, taquicardia e *delirium*.[35] O álcool e os hipnótico-sedativos não devem ser usados junto com a valeriana.

Quais são as evidências?

De modo geral, os produtos botânicos, outros suplementos e práticas alternativas não foram tão rigorosamente testados quanto os fármacos comumente receitados. Não existe metodologia consistente ou padrão para teste de produtos botânicos e suplementos, e é necessário testar cada produto individualmente. Tal como ocorre com os fármacos convencionais, cada estudo requer cuidadosa revisão e análise. A bibliografia citada neste capítulo traz orientações úteis para o clínico; outra boa fonte de informações é o *site* do National Center for Complementary and Alternative Medicine, em *http://nccam.nih.gov/health/*.

Conclusões

PONTO-CHAVE

Forneça sempre informações precisas sobre a segurança e a eficácia de tratamentos alternativos.

As abordagens de MCA vêm sendo cada vez mais usadas no tratamento de sintomas na perimenopausa e em períodos mais tardios. Como ainda há incertezas e críticas aos esquemas hormonais, as mulheres vêm procurando alternativas mais suaves às intervenções farmacêuticas convencionais para alívio dos sintomas.

Ao orientar mulheres sobre o uso de medicamentos botânicos em vez de tratamento hormonal convencional, é prudente avaliar com cuidado todas as opções. O aconselhamento deve incluir: (1) documentação da gravidade dos sintomas, (2) avaliação das evidências em prol da eficácia e da segurança das alternativas, (3) consentimento informado adequado, (4) acompanhamento a intervalos razoáveis

Uso de medicina alternativa

para avaliação da segurança e da eficácia e, (5) se necessário, encaminhamento para um especialista apropriado para acupuntura, terapia comportamental cognitiva, meditação ou outras modalidades de MCA. As abordagens de MCA podem ser divididas em quatro principais categorias[36]:

- Eficácia e segurança confirmadas
- Evidência em prol da segurança, mas evidências duvidosas sobre a eficácia
- Evidência em prol da eficácia, mas evidências duvidosas sobre a segurança; e
- Modalidades comprovadamente perigosas ou ineficazes

A decisão final de usar medicamentos botânicos vendidos sem receita é da paciente, pois não se pode negar-lhe o acesso. É importante ter cuidado se a mulher escolher um remédio de eficácia não-comprovada. Embora as plantas medicinais não tenham toxicidade grave, a abordagem mais compassiva é a orientação, não a rejeição. Muitas mulheres constatarão que os medicamentos alternativos não são tão úteis e, se os canais de comunicação ainda estiverem abertos, voltarão para novas orientações e tratamento. Com a progressão da perimenopausa, as queixas e os sintomas podem mudar. Diante das incertezas e da instabilidade da transição menopáusica, talvez os melhores medicamentos sejam o apoio, a bondade e o tempo.

Discussão de casos

Caso 1

Uma mulher de 51 anos na perimenopausa apresenta suores noturnos, distúrbios do sono, secura vaginal e irritabilidade. A última menstruação foi há 6 semanas. A paciente vem sendo incomodada pelos sintomas, em especial a fadiga causada pela falta de sono, e não quer tomar hormônios de jeito nenhum, pois sua irmã mais velha desenvolveu câncer de mama após usar hormônios durante 6 anos. Ela vinha lutando contra os sintomas há vários meses, quando entrou em uma loja de produtos naturais local e ficou impressionada com a quantidade de opções. A paciente pergunta se os dois produtos que ela comprou são seguros e gostaria de saber que outros suplementos poderiam ser úteis no tratamento de seus sintomas.

- Avaliação do distúrbio do sono: aumento da latência do sono, despertar precoce, suores noturnos
- O que ela já tentou no passado?
- O que ela trouxe consigo?
- Discutir sobre a valeriana, a camomila e outros produtos botânicos, que têm pouca eficácia comprovada mas são bastante seguros e podem ter algum valor
- Embora se acredite que a valeriana faça ligação com os receptores do neurotransmissor GABA, encurte a latência do sono e pareça melhorar a qualidade do sono, esse medicamento não é apropriado para tratar a insônia aguda. No entanto, a valeriana promove, após várias semanas de uso, um estado de sono natural, e parece fazê-lo sem induzir dependência e sem os outros efeitos colaterais associados a outros fármacos indutores do sono[37]
- A camomila é usada para insônia em forma de chá ou como aromaterapia, e é considerada segura. Também se pode usá-la em cápsulas ou em tintura, ou colocar flores secas de camomila em um sachê e colocá-lo sob a torneira da banheira para produzir uma sensação de relaxamento. É importante evitar esta erva em indivíduos que tenham alergia comprovada à ambrosia-americana, pois ambas as plantas pertencem à família das margaridas
- Outras plantas citadas como úteis contra insônia, inquietude e ansiedade são lavanda, melissa, passiflora e lúpulo, que são todas seguras em forma de chás ou de aromaterapia[38]

- Discutir a higiene do sono. As intervenções comportamentais devem incluir as seguintes:
  - Não se exercitar após as 18 h
  - Não usar cafeína após as 15 h
  - Evitar sonecas
  - Evitar grandes refeições e ingestão excessiva de líquidos antes de dormir, a fim de diminuir os riscos de indigestão, refluxo gastresofágico e noctúria
- Banhos quentes e toalha na cabeça podem ser úteis
- Para algumas pessoas, também são úteis a iluminação, o som, a música e a aromaterapia
- Marcar consulta de acompanhamento
- Avaliar o uso de fármacos para induzir o sono se os medicamentos botânicos falharem

Caso 2

Uma mulher de 45 anos apresenta seis meses de amenorréia. Ela tem poucos sintomas, mas gostaria de saber que tipos de suplementos e produtos nutricionais poderia tomar para maximizar sua saúde a longo prazo, e também quais suplementos nutricionais ela poderia usar para reduzir o risco de doença cardíaca, acidente vascular encefálico, câncer de mama e osteoporose. Ela ouviu dizer que a soja traz todos os benefícios do estrogênio sem os riscos e está interessada em uma dieta à base de soja; também ouviu falar que o inhame contém substâncias químicas que proporcionam os benefícios do estrogênio; e gostaria de saber se comprimidos de soja trazem os mesmos benefícios a longo prazo que as dietas à base de soja.

- Avaliar fatores de risco pessoais para doença cardiovascular, tais como tabagismo, obesidade, diabetes, lipídios e inatividade
- Avaliar riscos de saúde na família, tais como osteoporose e história de câncer
- Rever a história dietética, do peso e reprodutiva
- Realizar um rastreamento adequado para a meia-idade, incluindo mamografia, teste das fezes com guáiaco, lipidograma e, se houver indicação, densidade mineral óssea
- Estimular a prática de exercício
- Aconselhamento nutricional, inclusive as seguintes informações:
  - Suplementos vitamínicos e minerais de valor comprovado: multivitaminas com folato; cálcio, 1.500 mg/dia (pois a paciente não usa hormonioterapia); vitamina D ou análogos são suplementos úteis em mulheres na menopausa. As recomendações atuais variam de 400 a 800 UI/dia. Entre os análogos da vitamina D estão o calcitriol, 0,25 mg; ergocalciferol, 800 UI; ou colecalciferol, 800 UI (20 µg) por VO diariamente.
- Alimentos à base de soja e seus papéis nutricionais e na saúde a longo prazo. Dados epidemiológicos mostraram uma correlação entre alto consumo de soja e redução do risco de câncer. Ainda não há estudos mostrando taxas mais baixas de câncer em mulheres que receberam uma dieta rica em soja nem estudos mostrando que mulheres com câncer de mama que consumiram uma dieta à base de soja tiveram taxas menores de recorrência. Alguns estudos estão sendo realizados para pesquisa desses pontos
- Em alguns estudos, a proteína de soja (20 a 50 mg/dia) diminuiu o colesterol em 10 a 15%, mas outros estudos não mostraram qualquer efeito. Mesmo assim, o FDA classificou a soja como um alimento saudável para o coração e recomenda o consumo de 25 g/dia. Acredita-se que os efeitos sobre os lipídios são um efeito direto da proteína, independentemente do menor consumo de gordura associado às dietas de soja (ver adiante sobre a ineficácia dos comprimidos de soja). As propriedades antioxidantes da soja e de muitos outros vegetais podem ajudar a prevenir lesões oxidativas dos lipídios bem como lesões oxidativas associadas ao câncer. A genisteína pode inibir a coagulação e a formação de trombos, protegendo contra doença coronária
- Os efeitos sobre a osteoporose são incertos e parecem ser pequenos. A soja parece alentecer a reabsorção óssea, efeito que talvez se deva a uma diminuição do aporte de nitrogênio em relação a uma dieta à base de carne. Acredita-se que o nitrogênio promove a reabsorção óssea

- A soja em quantidades acima de 80 mg/dia (padrão de consumo asiático) pode ajudar a moderar os fogachos leves a moderados, mas os resultados dos estudos vêm sendo inconsistentes
- Vitaminas, minerais e suplementos de valor não comprovado:
    - Os comprimidos à base de soja ou isoflavona não mostraram efeito consistente sobre os fogachos ou os lipídios, e não se pode considerá-los seguros a longo prazo
- Inhame: os inhames que contêm compostos semelhantes aos esteróides não são os inhames e as batatas-doces encontrados em supermercados. Os inhames ricos em moléculas do tipo esteróide (*Dioscorea villosa* ou *mexicana*) não são cultivados para uso alimentar. Seria necessário consumi-los crus e em grandes quantidades para se obterem efeitos do tipo esteróide. A maioria dos cremes de inhame contém pouco ou nenhum inhame; mesmo que contivessem, não atuariam como o hormônio verdadeiro. O mesmo ocorre com os comprimidos de inhame. Muitos cremes de inhame são adulterados com progesterona, progestogênios, como o acetato de medroxiprogesterona ou até mesmo estrogênios. Logo, deve-se considerá-los *placebos inativos*.
- Magnésio: a hipomagnesemia vem sendo apontada como um possível coadjuvante na doença coronariana e no diabetes. Pesquisas recentes sugerem que indivíduos com níveis mais altos de magnésio têm maior capacidade de utilizar insulina. Uma dieta rica em grãos integrais, feijões, sementes, nozes, peixe e vegetais de folhas verdes pode propiciar um aporte adequado de magnésio. "Trinta gramas de sementes de girassol contêm 100 mg; de amêndoas, 85 mg; de castanha-de-caju, 75 mg; de gérmen de trigo, 70 mg; de castanha-do-pará, 65 mg; de chocolate escuro, 35 mg. Meia xícara de espinafre cozido ou de beterraba ou de feijão cozido contêm 60 a 80 mg; e noventa gramas de peixe (vários tipos) contêm 50 a 90 mg."[39] As águas "pesadas" são fontes de magnésio. Os suplementos também auxiliam a motilidade gastrintestinal e ajudam a reduzir a prisão de ventre associada a suplementos de cálcio, além de ajudar na absorção do cálcio. Embora a deficiência de magnésio não seja comum, os suplementos em geral não são prejudiciais
- Não se demonstrou que outros sais minerais, como o boro e o selênio, tragam benefícios consistentes em indivíduos que têm nutrição normal
- Discutir a evolução da perimenopausa, a possibilidade de sintomas mais tardios e a necessidade de manter uma relação terapêutica e tratamento

REFERÊNCIAS

1. Astin J. Why patients use alternative medicine: results of a national study. *JAMA*. 1998;279(19):1548–1553.
2. Ko RJ. Adulterants in Asian patent medicines. *N Engl JMed*. 1998; 17;339(12):847.
3. De Smet PAGM. Health risks of herbal remedies. *Drug Saf*. 1995;13:81–93.
4. De Smet PAGM. Drug Therapy: Herbal Remedies. *New Engl J Med*. 2003;347:2046–2056.
5. Marcus D, Grollman AP. Botanical medicines—the need for new regulations. *N Engl J Med*. 2003;347:2073–2076.
6. Sovak M, Seligson AL, Konas M, et al. Herbal composition PC-SPES for management of prostate cancer: identification of active principles. *J Natl Cancer Inst*. 2002;94(17):1275–1281.
7. http://www.fda.gov/bbs/topics/NEWS/2003/NEW00875.html
8. Washburn S, Burke GL, Morgan T, et al. Effect of soy protein supplementation on serum lipoproteins, blood pressure, and menopausal symptoms in perimenopausal women. *Menopause*. 1999;6:7–13.
9. Albertazzi P, Pansini F, Bottazzi M, et al. Dietary soy supplementation and phytoestrogen levels. *Obstet Gynecol*. 1999;94(2):229–231.

10 Murkies AL, Lombard C, Strauss BJ, *et al*. Dietary flour supplementation decreases postmenopausal hot flushes: effect of soy and wheat. *Maturitas*. 1995;21(3):189–195.

11 Knight DC, Howes JB, Eden JA, *et al*. Effects on menopausal symptoms and acceptability of isoflavone-containing soy powder dietary supplementation. *Climacteric*. 2001;4(1):13–18.

12 Burke GL, Legault C, Anthony M, *et al*: Soy protein and isoflavone effects on vasomotor symptoms in peri- and postmenopausal women: the Soy Estrogen Alternative Study. *Menopause*. 2003;10(2):147–153.

13 Kreijkamp-Kaspers S, Kok L, Grobbee DE, *et al*. Effect of soy protein containing isoflavones on cognitive function, bone mineral density, and plasma lipids in postmenopausal women: a randomized controlled trial. *JAMA*. 2004;292(1):65–74.

14 Baber RJ, Templeman C, Morton T, *et al*. Randomized placebo-controlled trial of an isoflavone supplement and menopausal symptoms in women. *Climacteric*. 1999;2:85–92.

15 Knight DC, Howes JB, Eden JA. The effect of Promensil™, an isoflavone extract, on menopausal symptoms. *Climacteric*. 1999;2:79–84.

16 van de Weijer PH, Barentsen R. Isoflavones from red clover (Promensil) significantly reduce menopausal hot flush symptoms compared with placebo. *Maturitas*. 2002;42(3):187–193.

17 Tice JA, Ettinger B, Ensrud K, *et al*. Phytoestrogen supplements for the treatment of hot flashes: the Isoflavone Clover Extract (ICE) Study: a randomized controlled trial. *JAMA*. 2003;290(2):207–214.

18 Faure ED, Chantre P, Mares P, *et al*. Effects of a standardized soy extract on hot flushes: a multicenter, double-blind, randomized, placebo-controlled study. *Menopause*. 2002;9(5):329–334.

19 Jacobson JS, Troxel AB, Evans J, *et al*. Randomized trial of black cohosh for the treatment of hot flashes among women with a history of breast cancer. *J Clin Oncol*. 2001;19(10):2739–2745.

20 Schaper & Brummer GmbH & Co KG. Remifemin®: The Herbal Preparation for Gynecology: Scientific Brochure. Salzgitter, Germany: Schaper & Brummer, 1997 http://www.schaper-bruemmer.de

21 Hirata JD, Swiersz LM, Zell B, *et al*. Does dong quai have estrogenic effects in postmenopausal women? A double-blind, placebo-controlled trial. *Fertil Steril*. 1997;68(6):981–986.

22 Blommers J, de Lange-De Klerk ES, Kuik DJ, *et al*. Evening primrose oil and fish oil for severe chronic astalgia: a randomized, double-blind, controlled trial. *Am J Obstet Gynecol*. 2002;187(5):1389–1394.

23 Budeiri D, Li Wan Po A, Dornan JC. Is evening primrose oil of value in the treatment of premenstrual syndrome? *Control Clin Trials*. 1996;17(1):60–68.

24 Collins A, Coleman G, Landgren BM. Essential fatty acids in the treatment of premenstrual syndrome. *Obstet Gynecol*. 1993;81:93–98.

25 Chenoy R, Hussain S, Tayob Y, *et al*. Effect of oral gamolenic acid from evening primrose oil on menopausal flushing. *BMJ*. 1994;308:501–503.

26 Wiklund IK, Mattsson LA, Lindgren R, *et al*. Effects of a standardized ginseng extract on quality of life and physiological parameters in symptomatic postmenopausal women: a double-blind, placebo-controlled trial. Swedish Alternative Medicine Group. *Int J Clin Pharmacol Res*. 1999;19(3):89–99.

27 Leonetti HB, Longo S, Anasti JN. Transdermal progesterone cream for vasomotor symptoms and postmenopausal bone loss. *Obstet Gynecol*. 1999;94(2):225–228.

28 Cohen AJ, Bartlik B. Ginkgo biloba for antidepressant-induced sexual dysfunction. *J Sex Marital Ther*. 1998;24(2):139–143.

29 Hepatic toxicity possibly associated with kava-containing products—United States, Germany, and Switzerland, 1999–2002. *MMWR Morb Mortal Wkly Rep*. 2002;51(47):1065–1067.

30 Hypericum Depression Trial Study Group. Effect of *Hypericum perforatum* (St John's wort) in major depressive disorder: a randomized controlled trial. Hypericum Depression Trial Study Group. *JAMA.* 2002; 287(14):1807–1814.

31 Piscitelli SC, Burstein AH, Chaitt D, *et al.* Indinavir concentrations and St John's wort. *Lancet.* 2000;355:547.

32 Fugh-Berman A. Herb-drug interactions. *Lancet.* 2000;355(9198):134–138.

33 The Medical Letter, Drug Interactions with St. John's Wort, Jun 26, 2000 42:

34 Leathwood PD, Chauffard F, Heck E, *et al.* Aqueous extract of valerian root improve sleep quality in man. *Pharmacol Biochem Behav.* 1982;17:65–71.

35 Garges HP, Varia I, Doraiswamy PM. Cardiac complications and delirium associated with valerian root withdrawal. *JAMA.* 1998;280:1566–1567.

36 Cohen MH, Eisenberg DM. Potential physician malpractice liability associated with complementary and integrative medical therapies. *Ann Intern Med.* 2002;136(8):596–603.

37 Schulz V, Hansel R, Tyloer VE. *Rational Phytotherapy: A Physicians' Guide to Herbal Medicine.* Berlin: Springer-Verlag; 1998:81.

38 The Complete German Commission E Monographs. *Therapeutic Guide to Herbal Medicines.* Klein J, eds. Austin, TX: American Botanical Council; 1998.

39 *http://www.berkeleywellness.com/html/ds/dsMagnesium.php* UC Berkeley Wellness Letter, January 2002.

Índice Alfabético

Os números em **negrito** indicam os locais onde o assunto é abordado mais extensamente. Algarismos em *itálico* significam que os temas podem ser encontrados em figuras ou quadros.

A

Ablação
- endometrial, *122*
- térmica, 134

Aborto espontâneo, *142*
Abscesso tuboovariano, *142*
Absorciometria, 382
- de raios X com energia dupla, 300

Abuso sexual, *143, 289*
Acetaminofeno, 99, 150
Acetato
- de ciproterona, 104
- de leuprolida, 234
- de medroxiprogesterona, 105, 123, 337, 349

Acidente vascular encefálico, 76, *305*, 313
Ácido(s)
- acetilsalicílico, *99*
- antranílicos, 150
- biliares, 211
- - seqüestradores de, 211
- dihomo-gama linolênico, 402
- gama-linolênico, 401
- graxos, 180, 401
- nicotínico, *205, 210, 246*
- - de liberação prolongada, 210
- propiônicos, 150
- valpróico, *100*

Adenoma tóxico, *251*
Adenomiose, 119, *143*, 144
Aderências pélvicas, *143*, 144
- extensas, 144

Adipócitos, 104
Adson, pinça de, *277*
AFCAPS/TexCAPS, estudo, 208
Agentes, 77
- antiinflamatórios não-esteróides, 135
- vasoativos, 77

Agranulocitose, 252

Agulha, biopsia por, 188
- aspiração com, 252

Álcool, uso do, 94
- abusivo, 66

Alendronato, 386
Alergia ao látex, 266
Alimentos à base de soja, 399
- e isolados de isoflavona, 396

ALLHAT-LLT, estudo, *206*, 208
Allis, pinça de, *274*
Almotriptana, *99*
Alopregnanolona, 234
Alosetrona, cloridrato de, 146
Alprazolam, 396
Alterações
- cognitivas na perimenopausa, **47-59**
- - e declínio cognitivo-cerebral, 50
- - - capacidade de memória verbal em mulheres jovens e de meia-idade, 54
- - - efeitos do estrogênio, 50
- - - sintomas, 52
- - envelhecimento cognitivo, 48
- degenerativas das vértebras e articulações pélvicas, *143*, 146
- do trato geniturinário na perimenopausa, 105
- endócrinas, **13-28**
- - definições e estágios da transição menopáusica, 22
- - identificação da transição menopáusica e da menopausa, 24
- - que ocorrem antes da e durante a transição menopáusica, 14
- - - hormonais, 14
- - - ovarianas, 14
- - - sintomas associados ao envelhecimento reprodutivo, 21

- hormonais, impacto das, fisiológicas na composição corporal, 107
- na atividade sexual em adultos idosos, 72

Alzheimer, doença de, 49, 318, 403
Amenorréia, 135, 401
- hipotalâmica, 34

American Heart Association, 195
Amiodarona, *250*
Amitriptilina, *100*
Amoxicilina, 183
Analgésicos, 96
- simples, tipos de, *99*

Análogos do GnRH, 149
Andrógenio(s), 3, 226, *246*
- biodisponibilidade de, 292
- deficiência de, 291
- - Declaração de Consenso Princeton para, *291*
- - sintomas, 293
- níveis de, *289*
- papel dos, 79
- terapia de reposição de, disfunção sexual e, **287-302**
- - avaliação da baixa libido, 288
- - evidência, 299
- - fundamentos, 287
- - mulheres na perimenopausa em risco de, 291
- - suplementação de androgênio em mulheres na perimenopausa com baixo desejo sexual, 294
- tipos de, *298*

Androstenediona, 21, 226
Anel, 269
- himenal, 269
- vaginal, 350

Anemia, 123
- ferropriva, 127

Aneurisma da aorta abdominal, *200*
Angelica sinensis (v. Dong Quai)
Anomalias uterinas, 119
Ansiedade, 226
- depressão e, 66

Ansiolíticos, 150
Anticolinérgicos, efeitos dos, 76
Anticoncepcionais orais, 95, 405
Anticonvulsivantes, 98, 151
- tipos de, 100

Antidepressivos, 63, 98, 150, 226
- e estrogênio, associação de, 228
- efeitos, 76
- serotoninérgicos, 227, 236
- tipos de, *100*
- tricíclicos, 146, 150, 405

Antiespasmódicos, 146, 401
Anti-hipertensivos, efeitos, 76
Anti-histamínicos, efeitos, 76
Antiinflamatórios, 150
- não-esteróides, 98, 135, 150

Antipsicóticos, efeitos, 76
Antitireoidianos, 252
Ânus, músculo levantador do, *273*
Aparelhos de eletrocautérios bipolares, 134
Apendicite aguda, *142*
Apetite, controle do, 392
Apnéia do sono, 61, 64
- hipertensão como risco importante para, 65
- tratamento, 68

Apoptose, 49
Aromatase, 104
Aromaterapia, 407
Artéria, 96
- temporal, biopsia da, 96
- uterina, embolização da, *122, 133,* 137

Arteriopatia periférica, *200*
Arterite das células gigantes, 96
Articulações, alterações degenerativas das vértebras e, pélvicas, *143,* 146
Artrite, 146
- reumatóide, 300, 321

ASCOT, estudo, 208, 217
Astroglide, 266, 271
Atenolol, *100*
Aterosclerose, 304
Atividade, 72
- física, 106 (*v.t.* Exercício)
- sexual, alterações na, em adultos idosos, 72

Atorvastatina, *205*
Atrofia, 104
- da pele, 104
- vaginal, 105, 289, 339

Auto-exame da mama, 358
Aversão sexual, transtorno da, critérios do DSM-IV-TR para o, 75

B

BAAF (*v.* Biopsia por aspiração com agulha fina)
Bactérias, 261
- aeróbicas, 261
- infecções por, 261

Bartholin, 261
- ducto de, 268
- glândulas de, 261
- - excisão radical bilateral da, *280*

BCPT, estudo, 211

Beck, questionário de depressão de, 295
Behçet, doença de, 266
BELLES, estudo, 209
Betabloqueadores, 98, 247
   - tipos de, *100*
Bexiga, 147
Bifosfonatos, 385
Biofeedback eletromiográfico de superfície, 277
Biopsia, 11
   - da artéria temporal, 96
   - do endométrio, 11, *118*
   - por agulha, 188
   - por aspiração com agulha fina, 252
BIP, estudo, 213
Bloqueadores dos canais de cálcio, 98, 405
   - tipos de, *100*
Boca, lesões na, 266
Bócio, 245
   - multinodular, *251*
    - - tóxico, 251
Bolsa do *endocatch*, *168*
Bradicardia, 249
BRCA-1, 360
BRCA-2, 360
Bromocriptina, *179*
   - mesilato de, 184
Butalbital, *99*
Butorfanol, *99*

C

CA-125, 172
Cabeça, dor de, história de, 96
Cabergolina, 184
Cafeína, *66, 99*
   - uso da, 94
Cálcio, bloqueadores dos canais de, 98
   - tipos de, *100*
Calcitonina, 386
Calcitriol, 408
Cálculos crônicos, *143*
Calor, ondas de (v. Ondas de calor)
Camisinha, 348
Câncer, *143* (v.t. Tumores)
   - colorretal, *305*, 317
   - de endométrio, 305, 315
   - de mama, 305, 316
    - - história familiar de, 158
   - de ovário, 158
    - - estágio 1, 162
    - - história familiar de, 158
    - - mortalidade por, *169*
    - - rastreamento, *170*
     - - - algoritmo de, *171*
     - - - definições estatísticas no, *170*
   - de tireóide, 253
    - - diferenciado, 253
    - - medulares, 253
   - pancreático, 298
   - triagem e prevenção do, **355-373**
    - - cervical, 364
     - - - esfregaço de Papanicolaou, 364
     - - - novas tecnologias, 365
    - - colorretal, 362
     - - - colonoscopia, 364
     - - - enema baritado com duplo contraste, 363
     - - - sigmoidoscopia flexível, 363
     - - - teste de sangue oculto nas fezes, 362
    - - de mama, 357
     - - - auto-exame da mama, 358
     - - - detecção auxiliada por computador, 359
     - - - exame clínico da mama, 358
     - - - lavagem ductal, 360
     - - - mamografia, 357
     - - - pacientes sob risco aumentado de, 361
     - - - ressonância magnética, 360
     - - - ultra-sonografia, 359
    - - de ovário, 367
     - - - pacientes sob risco aumentado para, 368
     - - - ultra-sonografia e CA-125, 367
    - - de útero, 369
    - - testes de triagem, 355
Carboidratos, dieta pobre em, 108
Carcinoma, 104
   - da tireóide anaplásico, 253
   - de células basais, 104
   - ductal *in situ*, 358
Cardiomegalia, 249
Cardiopatia coronariana, 304
   - estudos clínicos randomizados da terapia hormonal pós-menopausa e a, *308*
CARE, estudo, *206, 208*
Catecol metiltransferase, 405
Catecolaminas, 34
Cateter de Foley, *122*
Cavidade, 132
   - endometrial, 132
   - uterina, *130*
Cefaléia(s), 94
   - de início recente, 96
   - em idosos, 96
   - tensionais, 96
   - tipo *cluster*, 96
   - tipo enxaqueca, tratamentos, *99*
    - - preventivos, *100*
    - - agudos para as, *99*

Célula(s), 96
- atípicas, 188
- basais, carcinoma de, 104
- de Langerhans, 104
- epiteliais vaginais, 105
- gigantes, arterite das, 96
- parabasais, 105
- parafoliculares, 253
- tumoral, 128

Cervicite, *143*
- crônica, 145

Chaparral, 395

Chlamydia, 261

Ciclos menstruais, 14, 95, *289*
- anovulatórios, sangramento vaginal anormal associado a, 119
- durante a transição menopáusica, *15*
- irregulares, 119
- ovulatórios, sangramento vaginal anormal associado a, 119

Ciclosporina, *380*, 405

Cimifuga racemosa (*v.* Cohosh negro)

Cintigrafia da tireóide, 248

Cipionato de testosterona, 298

Ciprofloxacino, 271

Ciproterona, acetato de, 104

Cirrose biliar primária, *380*

Cistite, 76, *142*
- intersticial, *143*, 147

Cisto(s), 158
- de ovário, *142*, 157
- - pequenos e uniloculares, 158
- - roto, *142*
- - tratamento do, 172
- - unilocular, 164
- mamários, 186

Cistoscopia, 147

Citalopram, *227*, 234

Citocinas, 94

Citocromo P-450, 210

Clavulanato, 183

Climatério, 22

Clinical Dementia Rating, escala, 54

Clitóris, 79

Clofibrato, *205*

Clomipramina, 234

Clonazepam, 151

Clonidina, 34, 39

Cloridrato de alosetrona, 146

Cognição
- alteração na, *291*
- e memória, uso de medicina complementar e alternativa para, 403

Cohosh negro, 400

Coito, dor durante o, 78

Colágeno, 104
- diminuição da elasticidade do, 104
- doenças vasculares do, 321

Colecalciferol, 408

Colesevelam, *205*

Colesterol, 307
- total, *201*

Colestipol, *205*

Colestiramina, 146, *205*, 210

Cólicas uterinas, 135

Colles, fáscia de, 269

Colóide, 246

Colonoscopia, 146, 364
- virtual, 362

Coluna lombossacra, 146

Coma mixedematoso, 249

Complexo tuboovariano, *142*

Composição corporal, 106
- hormonioterapia e efeito sobre a, 108
- impacto das alterações hormonais fisiológicas na, 107
- massa e, e perimenopausa, 106

Confrei, 395

Consulta clínica-mulher em perimenopausa, 9

Contracepção, **347-354**
- dispositivos intra-uterinos, 349
- esterilização, 348
- evidência, 347
- interrupção da, 351
- métodos, 348
- - de barreira, 348
- - de combinação de estrogênio e progestina, 350
- - hormonais, 349
- - naturais, 348

Contraceptivos, 292
- orais, 128, 135, *246*

Corticotropina, hormônio liberador de, 63

Cortisol, 64, 405

COX, inibidores da, 150

Creatinina fosfocinase, níveis elevados de, 249

Creatinofosfoquinase, 216

Creme(s), 271
- de progesterona, 402
- Silvadene, 271

Crescimento, fatores de, 138

Cristas epidérmicas, 104

Cryoprobe guiado por ultra-sonografia, 123

Curetagem, 299

D

Daidzeína, 398
Danacrina, 181
Danazol, 149, *179*
Danish Osteoporosis Prevention Study, estudo, 385
Declínio cognitivo, 49
   - cerebral, perimenopausa e, 50
   - e demência, 318
   - leve, 49
Deficiência de androgênio, *291*
   - Declaração de Consenso Princeton para, *291*
   - sintomas, 293
Déficit(s), 95
   - cognitivo, *380*
   - neurológicos, 95
Demência, 49, *305*
   - declínio cognitivo e, 318
Densidade mineral óssea, 376
Depo-Provera, *122, 380*
Depressão, *143, 289*
   - algoritmo para diagnóstico e tratamento da, na perimenopausa, *230*
   - e a insônia, 64
   - e ansiedade, 66
   - e transtornos de humor, uso de medicina complementar e alternativa para, 404
   - questionário de Beck, 295
Depressão, variações de humor e síndrome pré-menstrual, **223-243**
   - depressão perimenopáusica, 223
     - - características clínicas e evolução, 224
     - - diretrizes para avaliação e tratamento de depressão na perimenopausa, 229
     - - epidemiologia, 223
     - - fatores de risco e etiologia, 224
     - - tratamento, 225
       - - - hormonioterapia, 225
       - - - não-hormonais, 226
   - síndrome pré-menstrual e transtorno disfórico pré-menstrual, 232
     - - características clínicas, 233
     - - epidemiologia, 232
     - - fatores de risco e etiologia, 233
     - - tratamento, 234
Derivação gástrica, técnica de, 109
Derivados do ergot, tipos de, 99
Derme, 104
Derogatis, inventário de função sexual de, 280
Desejo sexual hipoativo, transtorno do, 74
Desidroepiandrosterona, 226
Desidroepiandrosterona, sulfato de, 291
Desipramina, 234
Despertar sexual feminino, transtorno do, 85
Destruição iatrogênica do tecido tireoidiano, *250*
DHEA (*v.* Desidroepiandrosterona)
Diabetes, 76
   - melito, *200*
   - tipo 2, 106
Diafragma, 348
Dicloxacilina, 183
Dieta, 235
   - hipolipídica, 202, 216
   - pobre em carboidratos, 108
   - pobre em gordura, 108
Dietilestilbestrol, 331
Digoxina, 405
Diidotirosina, 246
Diltiazem, 100
Dimetil-sulfóxido, 147
Dioscorea, 402
   - *mexicana*, 409
   - *villosa*, 403
Dióxido de carbono, 364
Discos vertebrais herniados, 146
Disfunção (*v.t.* Distúrbio)
   - da tireóide, **245-256**
     - - anatomia, 245
     - - distúrbios, 249
       - - - câncer da tireóide, 253
       - - - doenças não-tireoidianas, 254
       - - - hipertireoidismo, 250
       - - - hipotireoidismo, 249
       - - - nódulos tireoidianos, 252
     - - exame, 247
     - - fisiologia do hormônio tireoidiano, 245
     - - regulação dos hormônios tireoidianos, 247
   - erétil, 77
   - sexual, 83
     - - diagnóstico, 85
     - - e terapia de reposição de androgênio, **287-302**
       - - - avaliação da baixa libido, 288
       - - - evidência, 299
       - - - fundamentos, 287
       - - - mulheres na perimenopausa em risco de, 291
       - - - suplementação de androgênio em mulheres na perimenopausa com baixo desejo sexual, 294

- - fatores relacionados com a idade e o impacto da, do parceiro, 83
- - prevalência, 87
Dislipidemias, 196
Dismenorréia, 333, 401
Dispareunia, 224
Dispositivo intra-uterino (v. DIU)
Distúrbio(s) (v.t. Disfunção)
- da tireóide, 249
- - câncer da tireóide, 253
- - doenças não-tireoidianas, 254
- - hipertireoidismo, 250
- - hipotireoidismo, 249
- - nódulos tireoidianos, 252
- do humor, escala de, 54
- neoplásicos, *380*
- supra-renais, 76
Distúrbios de lipoproteínas e hipercolesterolemia, **195-222**
- avaliação de risco, 197
- doenças cardiovasculares em mulheres, 195
- fatores de risco cardiovasculares novos ou emergentes, 215
- interpretação dos níveis de lipídios, 198
- - causas secundárias de dislipidemia, 198
- - hormonioterapia e moduladores seletivos de receptores de estrogênio, 199
- - transição menopáusica, 198
- perspectivas futuras no tratamento da hiperlipidemia, 215
- tratamento de distúrbios lipoprotéicos, 200
- - alterações no estilo de vida, 200
- - tratamento medicamentoso da hiperlipidemia, 202
- - - HDL baixo e TG elevado, 211
- - - HDL baixo, sem hipertrigliceridemia ou LDL elevado, 214
- - - hipertrigliceridemia isolada, 213
- - - LDL elevado, 203
Distúrbios do sono, 234
- em mulheres na perimenopausa e na menopausa, **61-70**
- - apnéia do sono, 64
- - insônia, 61
- - - distúrbio objetivo, 63
- - - queixa subjetiva, 61
- - tratamento, 66
- - - apnéia do sono, 68
- - - insônia, 66

- uso de medicina complementar e alternativa para, 406
DIU, *118*, 349
Diuréticos, 236
Diverticulite, *142*, 143
DNA fecal, teste do, 364
Doença(s)
- auto-imune da tireóide, 250
- cardíaca, 96
- cardiovascular(es), 304
- - em mulheres, 195
- - espectro do risco de, em mulheres, *200*
- - guia para prevenção primária de, *198*
- coronária, risco de, 197
- crônica, 303
- da vesícula biliar, *305*, 318
- de Alzheimer, 49, 318, 403
- de Behçet, 266
- de Gaucher, *380*
- de Graves, 250
- de Hashimoto, *250*
- de Mondor, 180
- de Plummer, 251
- de Sheehan, 250
- de von Willebrand, 119
- esquelética sistêmica, 375
- grave, *246*
- hipotalâmica/hipofisária, 248
- inflamatória pélvica aguda, *142*
- intestinal, *143*
- - funcional, *143*
- - inflamatória, *143*, 146, 362
- neurodegenerativas, 49
- nodular tireoidiana, 248
- trofoblástica, *251*
- vasculares do colágeno, 321
Dong Quai, 401
Dopamina, 247
Dor(es)
- cervical, 94
- com a relação sexual, *258*
- de cabeça, história de, 96
- de mama, 177
- - intensa, 181
- durante o coito, 78
- em queimação na região vulvar, 264
- genital, 85
- mamária, 180
- - cíclica, 180
- - crônica, 191
- muscular, 96
- musculoesquelética, 180
- na pelve, crônica, 141

- neuropática, *143*, 147
- questionário de, de McGill, 280
- regional complexa, síndrome de, 141
- visceral complexa, síndrome da, 148
- vulvar, síndrome de, 258

Dor pélvica, **141-156**
- aguda, 141
  - - etiologias da, *142*
- condições associadas a, *143*
- crônica, *142*
  - - síndrome da, 148
    - - - terapia clínica complementar, 148
  - - tratamento, 148
    - - - fisioterapia, 151
    - - - manipulação hormonal, 149
    - - - medicamentos que modificam a percepção da dor, 149
    - - - psicoterapia, 151
    - - - técnicas de neuromodulação, 151
    - - - terapia clínica complementar, 148
- plano de diagnóstico e tratamento geral, *152*
- significativa, 127
- tratamento das patologias subjacentes, 143
  - - adenomiose, 144
  - - aderências pélvicas inclusive a síndrome do resquício ovariano, 144
  - - alterações degenerativas das vértebras e articulações, 146
  - - cervicite crônica e endometrite, 145
  - - cistite intersticial, 147
  - - condições intestinais dolorosas, 146
  - - distúrbios do processamento da dor, 147
  - - dor neuropática, 147
  - - endometriose, 143
  - - hérnias, *143*, 146
  - - má posição uterina, 145
  - - malignidade, 145
  - - miomas uterinos, 145
  - - relaxamento pélvico, 145

Doxepina, *100*
Drospirenona, 239
Ducto, 183
- de Bartholin, 268
- mamilar, 183
Ductoscopia, 183, 185
- mamária, 185

E

Echinacea, 396
Edinburgh Depression Scale, 229
Éfedra, 395
Eixo hipotâlamico-hipofisário-tireoidiano, 254
Eletriptana, 99
Eletrocautérios, 123
- bipolares, aparelhos de, 134
Embriopatia, 252
Emergência, histerectomia de, 122
Emoliente fecal, 271
Enantato de testosterona, 298
Endocatch, bolsa do, *168*
Endométrio, 11
- ablação do, *122*
- biopsia de, 11, *118*
- câncer de, *305*, 315
Endometriose, 143
Endometrite, *142, 143*, 145
Enema baritado com duplo contraste, 363
Enotera, óleo de, *179*
Ensaios randomizados e controlados com placebo, 105
Envelhecimento, 21
- cognitivo, 48
- efeitos do, na pele, 104
- reprodutivo, sintomas associados ao, 21
Enxaqueca(s), **93-102**, 333
- ataques incipientes de, 98
- avaliação do paciente, 95
- cefaléias tipo, *99*
  - - tratamentos agudos para as, *99*
  - - tratamento preventivo, *100*
- diagnóstico diferencial, 96
- fisiopatologia, 93
  - - papel do estrogênio, 95
- menstruais, 95
- sintomas, 94
- tratamento, 96
  - - da crise aguda, 98
  - - de resgate, 100
  - - preventivo, 98
Enzima aromatase, 104
Ephedra, *109*
Epiderme, 104
- atrofia progressiva da, 104
Epistaxe, 119
Equimose, 269
ERA, estudo, 307, *308*, 315
Ergocalciferol, 408
Ergot, derivados do, tipos de, *99*
Ergotamina, supositórios de, *99*
Eritema puntiforme, 183
Erva-de-são-joão, 405

Escala
- Clinical Dementia Rating, 54
- de distúrbios do humor, 54
- de Greene, 398

Escitalopram, *227*

Esclerose múltipla, 76

Escore de pontos de Framingham, *201*

Esfregaço(s), 364
- de Papanicolaou, 364
- vaginais, 365

Espéculo de Pederson, 265

ESPRIT, estudo, 308

Espru, *143*
- celíaco, *380*

Estatinas, 203
- estudos clínicos do tratamento com, *206*

Esterilização, 348
- tubária, 11

Esteróide(s), 107
- contraceptivos, 292
- supra-renal, 107

Estilo de vida, alterações no, 200

Estímulo sexual, declínio no, 80

Estradiol, 225, 400
- níveis de, *289*
- vaginal, tabletes de, uso tópico de, 105
- valerato de, 104

Estresse, 49
- oxidativo, 49
- psicológico, 53

Estrogênio(s), 48, 64, 95, 225
- efeitos do, sobre a função cognitiva-cerebral, 50
- eqüinos conjugados, 104, 400
- fisiopatologia, na saúde óssea, 376
- manipulação de, 97
- moduladores seletivos dos receptores do, 105, 199
- sinais de, *289*
-- adequado, *289*
-- baixo, *289*
- sistêmicos e locais, 105
- tópicos, 104

Estrogenioterapia, 48, 97
- sistêmica, efeitos da, sobre a pele, 104

Estrona-3-glucuronídio, 14

Estudo(s)
- AFCAPS/TexCAPS, 208
- ALLHAT-LLT, *206*, 208
- ASCOT, 208, 217
- BCPT, 211
- BELLES, 209
- BIP, 213
- CARE, *206*, 208
- clínicos randomizados da terapia hormonal pós-menopausa e a cardiopatia coronariana, *308*
- Danish Osteoporosis Prevention Study, 385
- de coortes longitudinais para a perimenopausa, *4*
- ERA, 307, *308*, 315
- ESPRIT, *308*
- HATS, 214
- HERS, 106, 208, *304*, *308*, 315, 332
- HPS, *206*, 208
- Lehmann-Willenbrock, 400
- LIPID, *206*, 208, 217
- Massachusetts Male Aging Study, 73
- Melbourne Women's Midlife Health Project, 20
- MIRACL, *206*, 208
- National Council on Aging, 87
- NCEP ATP III, 196
- NHANES, 196, 295
- NHS, 195, 304, 315
- Papworth Hormone-Replacement Therapy Atherosclerosis Study, 308
- PEPI, 315, 332
- Pfizer Global Study, 73, 87
- PLCO, 368
- PROSPER, *206*, 208, 217
- PROVE-IT, *206*, 208
- REVERSAL, 208
- RUTH, 211
- Seattle Midlife Women's Health, 53
- Sleep Heart Healthy Study, 65
- STRAW, 22
- Study of Osteoporotic Fractures, 319
- SWAN, 4, 31, 381
- TNT, 206
- USPSTF, 322
- VA-HIT, 213
- WAVE, 307, 308
- WEST, 315
- WHI, 63, 97, 105, 226, 303, 305, 309, 315, 331
- WHIMS, 335
- Women's Healthy Lifestyle Project, 199
- WOSCOPS, *206*

Etinil estradiol, 239

Eutireoidismo, 248

Exame, 265
- clínico da mama, 358
- colposcópico, 265

Exercício(s), 97 (*v.t.* Atividade física)
- aeróbico regular, 97
- físico, 229
- regular, 108

Ezetimibe, *205*, 210

F

Fadiga, 66
   - diurna, 66
   - persistente e inexplicada, *291*
Falência ovariana prematura, 137
Fáscia de Colles, 269
Fatores de crescimento, 138
Feedback eletromiográfico, 280
Femprocumona, 405
Fenitoína, *380*, 405
Fenofibrato, *205*
Fentermina, *109*
Fezes, teste Hemoccult de, 158
Fibratos, 210
Fibrilação atrial, 119
Fibróides uterinos, 119
Fibromialgia, *143*, 147
Fisioterapia e dor pélvica crônica, 151
Flexsure OBT, teste, 363
5-fluorouracila, *246*
Fluoxetina, *100, 227*, 234
Fluvastatina, *205*
Fluvoxamina, *227*
Fluxo menstrual, 119, 135, 159, 172
Fogachos, uso de medicina complementar e alternativa para, 396
   - alimentos à base de soja e isolados de isoflavona, 396
   - cohosh negro, 400
   - *Dioscorea*, 402
   - Dong Quai, 401
   - ginseng, 402
   - inhame-selvagem, 402
   - prímula, 401
   - progesterona tópica, 402
   - suplementos de isoflavona à base de soja ou de trevo vermelho, 398
Foley, cateter de, *122*
Folículo tireoidiano, 246
Food and Drug Administration, 38, 392
Força muscular diminuída, *291*
Fosfatase alcalina específica para osso, 377
Fosfodiesterase, inibidores da, 76
Framingham, escore de pontos de, 201
Fratura, *305*
   - de quadril, *305*
   - fatores que contribuem diretamente para o risco de, 381
Freqüência, *109*
   - cardíaca, *109*
   - urinária, 147
Frovatriptana, *99*
Fumo, uso abusivo de, 66
Função
   - cognitiva-cerebral, efeitos do estrogênio sobre a, 50
   - sexual, 280
     - - alteração da, *291*
     - - inventário de, de Derogatis, 280
Fungos, infecções por, 261
Furosemida, *246*

G

Gabapentina, 39, *100*, 147, 151
Galactografia, 184
Gastroplastia em banda vertical, 109
Gaucher, doença de, *380*
Genfibrozila, *205*
Genisteína, 385, 398
Ginkgo, 403
Ginseng, 402
Glândula(s), 183
   - de Bartholin, 261
     - - excisão radical bilateral da, *280*
   - de Montgomery, 183
   - tireóide, 245
Glicemia de jejum, *106, 197*
Gliceteína, 398
Glicocorticóides, *246, 247*
Glicuronato de pregnanediol, 16
Globulina, 246
   - de ligação de tiroxina, 246
   - ligadora de hormônios sexuais, 397
Glutamato monossódico, 94
GnRH, análogos do, 149
Gonadotropina, 34, 386
   - coriônica humana, 247
Gordura, 103
   - abdominal, 103
   - dieta pobre em, 108
   - subcutânea, 104
   - visceral, 106
Graves, doença de, 250
Gravidez, *246*
   - e dor pélvica, *142*
Greene, escala de, 398
Guanosina, monofosfato cíclico de, 77

H

Hart, linha de, *277*
Hashimoto, doença de, *250*
HATS, estudo, 214
HDL (*v.* Lipoproteína de alta densidade)
Hematócrito, 138
Hemoglobinopatias, *380*
Hemorragia (*v.t.* Sangramento)
Hemossedimentação, velocidade de, 96
Hemotransfusões, 121
Heparina, *246, 380*
Hepatite, *246*
   - necrótica, 252
Hérnias, *143*, 146
Herpesvírus simples, infecções pelo, 266
HERS, estudo, 106, 208, *304, 308*, 315, 332

Hidrólise, 246
Hidromorfona, *99*
Hipercolesterolemia e distúrbios de lipoproteínas, **195-222**
- avaliação de risco, 197
- doenças cardiovasculares em mulheres, 195
- fatores de risco cardiovasculares novos ou emergentes, 215
- interpretação dos níveis de lipídios, 198
- - causas secundárias de dislipidemia, 198
- - hormonioterapia e moduladores seletivos de receptores de estrogênio, 199
- - transição menopáusica, 198
- perspectivas futuras no tratamento da hiperlipidemia, 215
- tratamento de distúrbios lipoprotéicos, 200
- - alterações no estilo de vida, 200
- - tratamento medicamentoso da hiperlipidemia, 202
- - - HDL baixo e TG elevado, 211
- - - HDL baixo, sem hipertrigliceridemia ou LDL elevado, 214
- - - hipertrigliceridemia isolada, 213
- - - LDL elevado, 203

Hiperêmese gravídica, *251*
Hiperestesia, *258*
Hipericina, 405
Hiperlipidemia, tratamento medicamentoso da, 202
- HDL baixo, 211
- - e TG elevado, 211
- - sem hipertrigliceridemia ou LDL elevado, 214
- hipertrigliceridemia isolada, 213
- LDL elevado, 203

Hiperparatideoidismo, *380*
Hiperplasia, *133*
- ductal, 360
- endometrial, *133*

Hiperprolactinemia, *118*
- primária, 184

Hipersensibilidade visceral, *143*
- regional ou generalizada, *152*

Hipertensão, 65
- como risco importante para apnéia do sono, 65
- diastólica, 249

Hipertireoidismo, 248, 250, *380*
- apático, 252

Hipnóticos, 68
Hipocampo, 49, 50
Hipocondríase e dor pélvica crônica, *143*

Hipófise, 247
Hipofisite linfocítica, *250*
Hipoglicemia, 249
Hiponatremia, 249
Hipotálamo, 245
- pré-óptico, injeção de norepinefrina no, 34

Hipotireoidismo, 216, 248, 249, 299
- causas de, *250*
- secundário, *250*
- terciário, *250*

Hipoventilação, 249
Histerectomia, 76, *122*, 254, 365
- de emergência, 122

Histeroscopia, 299
- operatória, 132

Histeroscópico flexível, 132
HIV, 198
Homocistinúria, *380*
Hormônio(s)
- bioidênticos, 337
- foliculoestimulante, 3, 247, 397
- liberador, 34
- - de corticotropina, 63
- - de gonadotropina, 34
- - de tireotropina, 247
- luteinizante, 3, 247
- peptídico, 247
- terapia de reposição de (*v*. Terapia de reposição hormonal)
- tireoestimulante, 248
- - sérico, concentração de, 248
- - tumor produtor de, *251*
- tireoidiano(s)
- - ação do, 246
- - circulante, 246
- - exógeno, ingestão de, *251*
- - metabolismo, 246
- - produção ectópica de, *251*
- - proteínas de ligação de, alteradas, *246*
- - regulação dos, 247
- - síntese e secreção, 245

Hormonioterapia, 105, 225
- e efeito sobre a composição corporal, 108
- e moduladores seletivos de receptores de estrogênio, 199

HPS, estudo, *206*, 208
HPV, 364
- infecçõs pelo, 266

Humor, 66
- disfórico, 291
- oscilações do, 66

Hunner, úlceras de, 147
Hypericum perforatum (*v*. Erva-de-são-joão)

Índice alfabético

I

Ibuprofeno, 135
Icterícia colestática, 252
Idosos, cefaléias em, 96
Implantes endometriais, 143
Imunoglobulinas tireoestimulantes, 250
Inchaço periorbital, 249
Incisão de Pfannenstiel, 147
Incontinência urinária, 105
Índice
- de androgênio livre, 21
- de massa corporal, 106, 304
- de maturação vaginal, 105
- Kupperman, 401
- morfológico ovariano, 158

Infarto do miocárdio, 304
Infecção(ões)
- pelo herpesvírus simples, 266
- pelo HPV, 266
- por bactérias, 261
- por fungos, 261
- por vírus, 261
- urinárias, 105

Infiltrado inflamatório significativo, 278
Inhame-selvagem, 402
Inibidores, 76
- da COX, 150
- da fosfodiesterase, 76
- da recaptação da serotonina, 150, 227

Inibinas, 3, 19
Injeção
- de norepinefrina, 34
- *depot*, 135

Insônia, 61
- crônica, 64
- depressão e a, 64
- distúrbio do sono objetivo, 63
- incidência da, 61
- queixa de, 61, 64
- risco de, 62
- tratamento, 66

Insuficiência
- cardíaca congestiva, 249
- renal crônica, *200*

Insulinemia, *109*
InSure FOBT, teste, 363
Intervalo de confiança, 304
Intestino irritável, síndrome do, 146
Intróito vaginal, *271*
Inventário de função sexual de Derogatis, 280
Iodetos, *250*
Iodo, 245
- ingestão de, 245
- radioativo, *250*

Iodotironina, 246
- análogos da, 247
- dealogenase, 246

Ioimbina, 34
Irradiação, *250*
Irritabilidade, 234
Isoflavona, 105
- alimentos à base de soja e isolados de, 396
- biodisponibilidade, 105
- suplementos de, à base de soja ou de trevo vermelho, 398

J

Jejum, glicemia de, *106*

K

Kava, 404
Kupperman, índice, 401

L

Langerhans, células de, 104
Laparoscopia, remoção tumoral por, *166*
Laqueadura tubária pós-parto, 138
Laser, micromanipulador a, *271*
L-asparaginase, *246*
Látex, alergia ao, 266
Lavagem ductal, 185, 360
Laxativos osmóticos, 146
LDL (*v.* Lipoproteína de baixa densidade)
Lehmann-Willenbrock, estudo, 400
Leptina, 108
Lesão(ões)
- de boca, 266
- de nervo, 147
  - - genitofemoral, 147
  - - ilioinguinal, 147
  - - ilioipogástrico, 147
  - - pudendo, 147
- hipofisárias, 96, *250*
- hipotalâmicas, *250*
- raquimedular, 76
- retal, 269

Leucocitose, 137
Leuprolida, acetato de, 234
Levetiracetam, 151
Levonorgestrel, 349
Levotiroxina, 254, 299
Libido, 288
- baixa, 8
- diminuição da, 291
- perda da, 224

Ligamento
- infundibulopélvico, *167*
- uteroovariano, *167*

Linfócitos T, 402
Linha de Hart, *277*
Liomiomas, 334
- degeneradores, 142
- uterinos, 127
Lípase intestinal, 109
LIPID, estudo, *206*, 208, 217
Lipídios, 198
- e lipoproteínas em mulheres, níveis ideais de, *199*
- interpretação dos níveis de, 198
- - causas secundárias de dislipidemia, 198
- - hormonioterapia e moduladores seletivos de receptores de estrogênio, 199
- - transição menopáusica, 198
Lipoproteína, 107
- de alta densidade, 107, 307
- de baixa densidade, 107, 307
Líquen plano, 266
Líquido
- folicular, 18
- *ThinPrep*, 367
Lítio, 250
Lobelia, 395
Lócus cerúleo, 94
Loperamida, 146
Lovastatina, 205
L-triptofano, 406
Lúpus eritematoso sistêmico, 321

M

Ma Huang, 395
Má posição uterina, 145, *143*
Magnésio, 409
- sulfato de, 146
Maleato de tegaserode, 146
Mama, **177-194**
- câncer de, *305*, 316
- - história familiar de, 158
- - triagem do, 357
- - - auto-exame, 358
- - - detecção auxiliada por computador, 359
- - - exame clínico, 358
- - - lavagem ductal, 360
- - - mamografia, 357
- - - mamografia digital, 358
- - - pacientes sob risco aumentado de, 361
- - - ressonância magnética, 360
- - - ultra-sonografia, 359
- cistos de, 186
- dor na, 177
- - cíclica, 180
- - intensa, 181
- massa de, 185
- secreção de, 181
- - avaliação, 185
- - bilateral ou unilateral, 183
- - espontânea, *182*
- - provocada, 183
Mamografia, 180, 357
- digital, 358
Manipulação hormonal e dor pélvica crônica, 149
Manual Diagnóstico e Estatístico para Doenças Mentais, 224
Maprotilina, 234
Massa
- corporal, índice de, 106, 304
- mamária, 185, *187*
- óssea, 379
- - estudos radiológicos para definir a, 382
- - fatores que contribuem para redução da, 379
Massachusetts Male Aging Study, 73
Mastalgia, *179*, 333
Mastite periductal, 184
Mastocitose, *380*
Mastodinia, *179*
Masturbação, 76
Maturação vaginal, índice de, 105
McGill, questionário de dor de, 280
Medicina complementar e alternativa, **391-411**
- abrangência, 392
- apelo da, 392
- definição, 391
- tratamentos, 393
- - pesquisas e questões regulatórias relacionadas com a medicina botânica, 393
- - toxicidade, contaminação e adulteração, 395
- uso de, para cognição e memória, 403
- uso de, para depressão e transtornos de humor, 404
- uso de, para distúrbios do sono, 406
- uso de, para fogachos, 396
- - alimentos à base de soja e isolados de isoflavona, 396
- - cohosh negro, 400
- - *Dioscorea*, 402
- - Dong Quai, 401
- - ginseng, 402
- - inhame-selvagem, 402
- - prímula, 401
- - progesterona tópica, 402

Índice alfabético

- - suplementos de isoflavona à base de soja ou de trevo vermelho, 398
- Medroxiprogesterona, acetato de, 105, 123
- Megacólon, 249
- Melanócitos, 104
- Memória, 54
  - algoritmo para avaliação de queixas de, durante a perimenopausa, *46*
  - alteração na, *291*
  - capacidade de, verbal em mulheres jovens e de meia-idade, 54
  - e cognição, uso de medicina complementar e alternativa para, 403
  - verbal, diferenças etárias no desempenho da, *56*
- Menopausa, *118*
  - distúrbio do sono em mulheres na perimenopausa e na, **61-70**
    - - apnéia do sono, 64
    - - insônia, 61
    - - tratamento, 66
  - identificação da transição menopáusica e da, 24
  - início da, 107
  - sangramento uterino anormal em mulheres na, *118*
  - termossensibilidade na, 36
- Menorragia, 11
- Menstruação, 142
- irregular, 249
- Meperidina, *99*
- Mesilato de bromocriptina, 184
- Metabolismo basal, *109*
- Metformina, *109*
- Metiltestosterona, *298*
- Metimazol, 252
- Método(s)
  - de barreira, 348
  - de combinação de estrogênio e progestina, 350
    - - orais, 350
    - - transdérmicos, 351
    - - transvaginais, 350
  - de contracepção, 349
    - - hormonais, 349
    - - naturais, 348
- Metoprolol, *100*, 405
- 3-metoxi-4-hidroxifenilglicol, 34
- Metronidazol, 183
- Mialgia, 209
- Micção, dificuldade de, 147
- Microdochectomia, 184
- Micromanipulador a *laser*, 271
- Microscópico cirúrgico, *271*
- Midazolam, 405
- Mieloma múltiplo, *380*
- Mifepristona, 133, 136
- Minerais, 235
- Miocárdio, infarto do, 304
- Mioma(s) uterino(s), **127-130**, *143*, 145
  - apresentação clínica, 129
  - biologia dos, 127
  - condutas diagnósticas, 130
  - destruição de, *122*
  - intracavitário, vista histeroscópica de um, *134*
  - pequenos e múltiplos, *133*
  - sintomáticos, *132*
  - submucoso, 129, *132*
  - suspeita de, *129*
  - tratamento, 135
    - - cirúrgico, 132
    - - clínico, 135
      - - - agentes antiinflamatórios não-esteróides, 135
      - - - contraceptivos orais, 135
      - - - embolização da artéria uterina, 137
      - - - mifepristona, 136
    - - futuros, 138
    - - não-cirúrgico, 138
- Miomectomia, *122*, 134
- MIRACL, estudo, *206*, 208
- Mitotano, *246*
- Modulador seletivo de receptor de estrogênio, 105, 199
- Molécula de tireoxina, 246
- Mondor, doença de, 180
- Monoaminoxidase B, 404
- Monofosfato cíclico de guanosina, 77
- Monoiodotirosina, 246
- Monoterapia, estrogênio em, 225
- Montgomery, glândulas de, 183
- Morfina, *99*
- Morte(s)
  - femininas por cardiopatia, *8*
  - por câncer de ovário, *169*
- Muco cervical, *289*
- Mucosa vaginal, 105
- Músculo(s), 269
  - bulbocavernoso, 269
  - levantador do ânus, *273*
  - perivaginais, 85
- *Mycoplasma*, 261

N

- Nadolol, 100
- National Council on Aging, estudo, 87
- National Health and Social Life Survey (*v.* NHSLS)

National Polyp Study, 362
NCEP ATP III, estudo, 196
Nefrolitíase, *142*
Neocórtex, 50
Nervo, lesão do, 147
 - genitofemoral, 147
 - ilioinguinal, 147
 - ilioipogástrico, 147
 - pudendo, 147
Neuralgia do pudendo, 258
Neuroestimuladores, *152*
Neuromodulação, técnicas de, e dor pélvica crônica, 151
Neuropatias periféricas, 76, 141
NHANES, estudo, 6, 196, 295
NHS, estudo, 304, 315
NHSLS, 73
Niacina, *205*
Nicotina, *66*
Nifedipina, *100*
Nitratos, 94
Nódulo de tireóide, 252, 299
Norepinefrina, 37, *109*
 - injeção de, no hipotálamo pré-óptico, 34
 - mista, 150
Noretindrona, 122
Nortriptilina, *100*
NovaSure, dispositivo, 123
Nurses Health Study, 195

O

Obesidade, 108
 - abdominal, *197*
 - mórbida, 109
 - tratamento, 108
Obstrução intestinal, *142*
Óleo
 - de enotera, *179*
 - de prímula, 402
 - de soja, 401
Oligomenorréia, 385, 401
Ondas de calor, **31-44**
 - controle da, *30*
 - endocrinologia, 33
 - eventos fisiológicos periféricos das, *32*
 - fisiologia, 31
 - freqüência das, e as temperaturas corporais centrais durante 24 h, 35
 - termorregulação e, 35
 - tratamento, 37
Oócitos, 14
Ooforectomia, 368
 - bilateral, 76
Opiáceos, 34
Opióides, 151
 - tipos de, *99*

Órgãos
 - genitais, 77
 - pélvicos, prolapso dos, 105
Orgasmo, 77
Orlistat, *109*
Osteopatia, 391
Osteoporose, 320
 - epidemiologia da, na pós-menopausa, 375
 - opções para prevenção e tratamento da, na perimenopausa, 384
Osteoprotegerina, 378
Ovário(s), 95, 158
 - câncer de, 158
 - - estágio 1, 162
 - - história familiar de, 158
 - - mortalidade por, *169*
 - - rastreamento, 170
 - - - algoritmo de, *171*
 - - - definições estatísticas no, *170*
 - - triagem do, 367
 - - - pacientes sob risco aumentado para, 368
 - - - ultra-sonografia e CA-125, 367
 - cisto(s) de, 157
 - - pequenos e uniloculares, 158
 - - tratamento do, 172
 - - unilocular, 164
 - policístico, síndrome do, *118*
 - tumor(es) de, *167*
 - - algoritmo de avaliação para, 163
 - - benignos *versus* malignos, 172
 - - císticos, **157-175**
 - - - algoritmo de tratamento para, *165*
 - - - aspiração de, *169*
 - - - avaliação, 157
 - - - fluxo sanguíneo ovariano, 159
 - - - índice morfológico ovariano, 158, *159*
 - - - justificativa, 168
 - - - marcadores séricos, 161
 - - - proteômica, 162
 - - - rastreamento, 164
 - - - tratamento, 164
 - - malignos, 160
 - - uniloculares, *158*
Ovulação, 123

P

Paciente(s)
 - sob risco aumentado de câncer de mama, 361
 - sob risco aumentado de câncer de ovário, 368

Panax ginseng (v. Ginseng)
Pâncreas, câncer de, 298
Papanicolaou, esfregaço de, 364
Papilas dérmicas, 104
Papilomas, 188
Papilomavírus humano (v. HPV)
Papworth Hormone-Replacement
  Therapy Atherosclerosis Study, *308*
Paroxetina, *227*
Parto, 119
  - sangramento excessivo no, 119
  - trabalho de, 147
Pederson, espéculo de, 265
Pele, 103
  - amarelada e áspera, 249
  - atrofia da, 104
  - e tecido conjuntivo subjacente,
    efeito da perimenopausa sobre a,
    103
  - efeitos da estrogenioterapia
    sistêmica sobre a, 104
  - efeitos do envelhecimento da, 104
  - enrugamento da, 103
  - vulvar, recomendações para o
    cuidado da, 281
Pelve, dor crônica na, 141
Penn State Cohort, 64
Pentosana sódica polissulfatada, 147
PEPI, estudo, 315, 332
Perda
  - de peso, 252
    - - tratamento clínico para, *109*
  - do tecido subcutâneo, 104
  - óssea, 291
    - - associação de alterações no
      meio hormonal à, 377
  - visual, 96
Perfil lipídico, *10*
Perfuração uterina, 123
Perimenopausa, **3-12**
  - abordagem a paciente em, 7
  - alterações cognitivas na, **47-59**
    - - e declínio cognitivo-cerebral, 50
      - - - capacidade de memória
        verbal em mulheres jovens
        e de meia-idade, 54
      - - - efeitos do estrogênio, 50
      - - - sintomas, 52
    - - envelhecimento cognitivo, 48
  - distúrbio do sono em mulheres na,
    e na menopausa, 61-70
    - - apnéia do sono, 64
    - - insônia, 61
    - - tratamento, 66
  - e saúde óssea, **375-390**
  - e sexualidade, **71-91**

- - alterações na atividade sexual
    em adultos idosos, 72
- - avaliação e tratamento dos
    problemas sexuais, 83
- - critérios do DSM-IV-TR para o
    transtorno da aversão sexual, 75
  - - - dispareunia, 78
  - - - estímulo sexual feminino, 76
  - - - orgásmico feminino, 77
  - - - vaginismo, 78
- - declínio no estímulo sexual, 80
- - e o papel dos androgênios, 79
- - fatores fisiológicos do
    envelhecimento que
    apresentam impacto no
    funcionamento sexual, 78
- - fatores relacionados com a idade
    e o impacto da disfunção
    sexual do parceiro, 83
- - fatores relacionados com a
    idade que têm impacto sobre o
    funcionamento sexual, 74
- - o que incluir em uma história
    sexual e como perguntar, 84
- - saúde sexual e sua importância,
    72
- efeito da, sobre a aparência física e
  os tecidos reprodutivos, **103-113**
  - - abordagens de tratamento, 108
  - - alterações do trato geniturinário,
    105
  - - hormonioterapia e efeito sobre a
    composição corporal, 108
  - - impacto das alterações
    hormonais fisiológicas na
    composição corporal, 107
  - - incontinência urinária e
    infecções do trato urinário, 105
  - - massa e composição corporal, 106
  - - pele e tecido conjuntivo
    subjacente, 103
- estudos de coortes longitudinais
  para a, 4
- mudança de perspectivas, 5
- síndrome da, *4*
Períneo, 279
Peso, perda de, 252
- tratamento clínico para, *109*
Pfannenstiel, incisão de, 147
Pfizer Global Study, 73, 87
pH vaginal, 105
Pílulas contraceptivas, 149, 292
Pinça
  - de Adson, *277*
  - de Allis, *274*
Pinças-mosquito, *274*
Pinocitose, 246

Piper methysticum (v. Kava)
PLCO, estudo, 368
Plummer, doença de, 251
Pólipo(s)
 - adenomatosos, 362
 - endometriais, 119
 - intra-uterino, *130*
Posicionamento uterino errôneo, *143*, 145
Pravastatina, *205*
Prearin, 6
Pregnanediol glucuronídio, 14
Prenhez ectópica, 142
Pressão arterial, *106*
 - sistólica, *201*
Prímula, óleo de, 402
Prisão de ventre, 142
Progesterona, 123
 - micronizada, 123
 - tópica, 402
Progestina, 303, 349, 352
Progestogênios, 105, 225
Prolactina, 400
Prolapso dos órgãos pélvicos, 105
Propilenoglicol, testosterona em, 298
Propiltiouracila, 247, 252
Propionato de testosterona, *298*
 - pílulas de, *298*
Propranolol, *100*, 405
PROSPER, estudo, *206*, 208, 217
Prostaglandinas vasodilatadoras, 135
Proteína(s), 50
 - betaamilóide, 50
 - de ligação de hormônio tireoidiano alteradas, *246*
Proteômica, 162
PROVE-IT, estudo, *206*, 208
Prurido vestibular, 263
Pseudomenopausa, 135
Psicoterapia e dor pélvica crônica, 151
Pudendo, neuralgia do, *258*

Q

Quadril, fratura de, *305*
Qualidade de vida e terapia de reposição hormonal, 320
Queimação, dor em, na região vulvar, 264
Questionário
 - de depressão de Beck, 295
 - de dor de McGill, 280
Quiroprática, 391

R

Radiação, *250*
Radioimunoensaio, 247
Radioisótopos, 248
 - I-123, 248
 - I-131, 248

Raios X, absortiometria de, com energia dupla, 300
Raloxifeno, 105, 199, *246*
Receptores
 - da serotonina neuronial entérica, 146
 - do estrogênio, moduladores seletivos dos, 105
Reflexo(s), 249
 - peristáltico, 147
 - tendinosos profundos, relaxamento tardio de, 249
Região
 - vulvar, dor em queimação ou lancinante na, 264
 - vulvovaginal, 78
Relação sexual, 76
 - dor com a, 258
Relaxamento pélvico, *143*, 145
Remoção tumoral por laparoscopia, *166*
Reposição hormonal (v. Terapia de reposição hormonal)
Respiração compassada, 39
Resquício ovariano, síndrome do, *143*, 144
Ressecamento vaginal, 333
Ressonância magnética da mama, 360
Retenção urinária aguda, *142*
REVERSAL, estudo, 208
Rifampicina, 405
Risendronato, 386
Ritmos circadianos, 35
Rizatriptana, *99*
Ronco, *60*
Rosuvastatina, *205*
Rugas, 104
RUTH, estudo, 211

S

Salicilatos, 150, *246*
Salpingo-oforectomia bilateral, 254, 335
Sangramento(s) (v.t. Hemorragia)
 - oligoovulatório, *118*
 - ovulatório, *118*
 - uterino, 338
 - - anormal, **117-126**
 - - - anovulatório, 121
 - - - diagnóstico diferencial e avaliação, 119
 - - - em mulheres no final da vida reprodutiva, perimenopausa e menopausa, tratamento, *118*
 - - - história, 117
 - - - ovulatório, 119
 - - - tratamento, 121

- - - tratamento a longo prazo do, *122*
- - imprevisível, 135
- vaginal, 127, 299
- - persistente, *118*

Saúde óssea e perimenopausa, **375-390**
- associação de alterações no meio hormonal à perda óssea, 377
- avaliação da saúde óssea da mulher, 379
- - avaliação laboratorial, 383
- - estudos radiológicos para definir a massa óssea, 382
- - fatores que contribuem diretamente para o risco de fratura, 381
- - fatores que contribuem para redução da massa óssea, 379
- epidemiologia da osteoporose na pós-menopausa, 375
- fisiopatologia dos estrogênios na saúde óssea, 376
- opções para prevenção e tratamento da osteoporose na perimenopausa, 384

Saúde sexual e sua importância, 72
Seattle Midlife Women's Health, estudo, 53
Secreção mamária, 181, 183
- avaliação, 185
- bilateral ou unilateral, 183
- espontânea, *182*
- provocada, 183

Secura vaginal, 105, 224
Seqüestradores de ácidos biliares, 211
Serotonina, *109*, 405
- inibidores da recaptação da, 150
- neuronal entérica, receptores da, 146
- papel da, na termorregulação, 228

Sertralina, *227*, 234
Sexualidade, perimenopausa e, **71-91**
- alterações na atividade sexual em adultos idosos, 72
- avaliação e tratamento dos problemas sexuais, 83
- critérios do DSM-IV-TR para o transtorno da aversão sexual, 75
- - dispareunia, 78
- - estímulo sexual feminino, 76
- - orgásmico feminino, 77
- - vaginismo, 78
- declínio no estímulo sexual, 80
- e o papel dos androgênios, 79
- fatores fisiológicos do envelhecimento que apresentam impacto no funcionamento sexual, 78

- fatores relacionados com a idade e o impacto da disfunção sexual do parceiro, 83
- fatores relacionados com a idade que tem impacto sobre o funcionamento sexual, 74
- o que incluir em uma história sexual e como perguntar, 84
- saúde sexual e sua importância, 72

Sheehan, doença de, *250*
Sibutramina, *109*
Sigmoidoscopia flexível, 363
Síndrome(s)
- coronárias agudas, *200*
- da dor, 148
- - pélvica crônica, 148
- - regional complexa, 141
- - visceral complexa, 148
- - vulvar, *258*
- de vestibulite vulvar, 267
- - indicações para cirurgia, *269*
- do intestino irritável, 146
- do ovário policístico, *118*, 196
- do resquício ovariano, *143*, 144
- metabólica, 106, 196
- - em mulheres, características de, *197*
- nefrótica, *246*
- pré-menstrual, 224
- - e transtorno disfórico pré-menstrual, 232
- - - características clínicas, 233
- - - epidemiologia, 232
- - - fatores de risco e etiologia, 233
- - tratamento, 234

Sinvastatina, *205*
Sistema(s)
- de estadiamento STRAW para o envelhecimento reprodutivo feminino normal, 22
- hipotálamo-hipofisário, 48
- nervoso central, 52
- P-450, 405
- urinário e dor pélvica crônica, *143*

Sleep Heart Healthy Study, 65
Soja, 398
- alimentos de, 399
- óleo de, 401

Sol, exposição ao, 104
Solução de vasopressina, *271*
Somatização, *143*
Somatostatina, 247
Sono, 61
- apnéia do, 61, 64
- - hipertensão como risco importante para, 65

- - tratamento, 68
- de ondas lentas, 64
- higiene do, *67*
- não-REM, 406
- perguntas de triagem sobre a história do, *66*
- REM, 63

Sono, distúrbio do, 234
- em mulheres na perimenopausa e na menopausa, **61-70**
- - apnéia do sono, 64
- - insônia, 61
- - - distúrbio do sono objetivo, 63
- - - queixa subjetiva, 61
- - tratamento, 66
- uso de medicina complementar e alternativa para, 406

Stages of Reproductive Aging Workshop, 13
STRAW, estudo, 22
Struma ovarii, 251
Sudorese, 39
Sulfato
- de desidroepiandrosterona, 291
- de magnésio, 146

Sumatriptana, *99*
Supositórios de ergotamina, *99*
SWAN, estudo, 4, 31, 381

T

Tabaco indiano, 395
Tabagismo, 104, 123, *201*
- ativo, *200*

Tabletes de estradiol vaginal, uso tópico de, 105
Tamoxifeno, 105, *179*, 199, *246*, 400
Taquicardia, 252
Taxa de suor corporal total, 32
Tecido, 103
- adiposo, 103
- conjuntivo, pele e, efeito da perimenopausa sobre a, 103
- subcutâneo, perda do, 104
- tireoidiano, destruição iatrogênica do, 250

Técnica(s), 109
- de derivação gástrica, 109
- de neuromodulação e dor pélvica crônica, 151

Tegaserode, maleato de, 146
Temperaturas esofágicas e retal, 33
Teofilina, 405
Terapia
- de reposição de androgênio e disfunção sexual, **287-302**
- - avaliação da baixa libido, 288
- - evidência, 299
- - fundamentos, 287
- - mulheres na perimenopausa em risco de, 291
- - suplementação de androgênio em mulheres na perimenopausa com baixo desejo sexual, 294
- de reposição hormonal, 6, **331-344**
- - futuras opções, 340
- - medidas práticas, 339
- - perspectiva histórica, 331
- - pós-menopausa e resultados de doença, *305*
- - riscos e benefícios da, 334
- - The Women's Health Initiative, 332
- - The Women's Health Initiative, prática clínica, 333

Terapia de reposição hormonal pós-menopausa, 308
- estudo de observação e ensaios clínicos, **303-328**
- - acidente vascular encefálico, 313
- - câncer, 315
- - - colorretal, 317
- - - de endométrio, 315
- - - de mama, 316
- - cardiopatia coronariana, 304
- - declínio cognitivo e demência, 318
- - diretrizes clínicas, 322
- - distúrbios, 321
- - doença da vesícula biliar, 318
- - evidência, 321
- - osteoporose, 320
- - qualidade de vida, 320
- - tromboembolia venosa, 315
- estudos clínicos randomizados da, e a cardiopatia coronariana, 308

Termossensibilidade na menopausa, 36
Tesoura de Steven, *274*
Teste(s)
- de guáiaco, 362
- de Papanicolaou, *10*
- de sangue oculto nas fezes, 362
- de triagem para câncer, 355
- do DNA fecal, 364
- *Flexsure* OBT, 363
- *Hemoccult* de fezes, 158
- *inSure* FOBT, 363
- tireóideo, 10
- Verbal Paired Associate Test, 54

Testosterona, 21, 226, *289*
- cipionato de, *298*

Índice alfabético

- em propilenoglicol, *298*
- enantato de, *298*
- níveis de, diminuição dos, 79
- propionato de, 298
- - pílulas de, 298

ThermaChoice, dispositivo, 123
ThinPrep, líquido, 367
Tibolona, *298*
Timolol, *100*
Tinido, 403
Tionamidas, *250*
Tiramina, 94
Tireócitos, 246
Tireoglobulina, 246
Tireóide
- câncer de, 253
- - diferenciado, 253
- - medulares, 253
- carcinoma anaplásico da, 253
- cintigrafia da, 248
- disfunção da, **245-256**
- - anatomia, 245
- - distúrbios, 249
- - - câncer da tireóide, 253
- - - doenças não-tireoidianas, 254
- - - hipertireoidismo, 250
- - - hipotireoidismo, 249
- - - nódulos tireoidianos, 252
- - exame, 247
- - fisiologia do hormônio tireoidiano, 245
- - regulação dos hormônios tireoidianos, 247
- doença auto-imune da, 250
- hiperplasia e hipertrofia da, 247
- nódulo de, 299
- ultra-som da, 248

Tireoidectomia, 250
Tireoidite, *251*
- aguda, *250*
- linfocítica crônica, *250*
- subaguda, *250*

Tireoperoxidase, 245
Tireotoxicose, *251*
- avaliação da, 255
- diagnóstico diferencial, *251*

Tireotropina, 246
- hormônio liberador de, 247

Tireoxina, molécula de, 246
Tiroxina, globulina de ligação de, 246
TNT, estudo, *206*
Tofu, 399
Tomografia computadorizada, 50
- por emissão de fóton único, 50
- quantitativa, 383

Topiramato, *100*, 151

Toradol, 271
Torção anexial, *142*
Toxicidade, contaminação e adulteração na medicina alternativa, 395
Trabalho de parto, 147
Transição menopáusica, 14
- alterações endócrinas que ocorrem antes da e durante a, 14
- definições e estágios da, 22
- identificação da, e da menopausa, 24

Transtiretina, 246
Transtorno
- da aversão sexual, critérios do DSM-IV-TR para o, 75
- de humor e depressão, uso de medicina complementar e alternativa para, 404
- disfórico pré-menstrual, 93, 223, 232
- - algoritmo para diagnóstico e tratamento do, 237
- do desejo sexual hipoativo, 74
- do despertar sexual feminino, 85

Trato
- genital, 105
- geniturinário, alterações do, na perimenopausa, 105
- urinário, 105
- - infecções do, 106
- - - e perimenopausa, 105

Traumatismo cervical, 123
Trevo vermelho, 398
Trifolium pratense (*v.* Trevo vermelho)
Trigliceridemia, 106
Triglicerídios, aumento de, nível ideal, 212
Triiodotironina, 246
Triptanas, tipos de, 99
Trocartes laparoscópicos, 166
Tromboembolia venosa, 315
Tumor(es) (*v.t.* Câncer)
- de ovário, 167
- - algoritmo de avaliação para, 163
- - benignos *versus* malignos, 172
- - císticos, **157-175**
- - - algoritmo de tratamento para, *165*
- - - aspiração de, *169*
- - - avaliação, 157
- - - evidência, 172
- - - fluxo sanguíneo ovariano, 159
- - - índice morfológico ovariano, 158
- - - justificativa, 168

- - - marcadores séricos, 161
- - - proteômica, 162
- - - rastreamento, 164
- - - tratamento, 164
- - malignos, 160
- - uniloculares, *158*
- pélvicos benignos, 127
- produtor de hormônio tireoestimulante, *251*
- remoção por laparoscopia do, *166*

U

Úlceras de Hunner, 147
Ultra-sonografia, 14, 383
- *cryoprobe* guiado por, 123
- da mama, 359
- da tireóide, 248
- do ovário, 367
- quantitativa, 383
- transvaginal, 14, 158
- - do útero, 130
Umidificante vaginal, 339
Ureaplasma, 261
Uretra, 147
Uretropexia retropúbica, 147
USPSTF, estudo, 322
Útero, *130*
- câncer de, 369
- ultra-som transvaginal do, *130*

V

Vagina, 79
- parede da, 274
- secura da, 105
VA-HIT, estudo, 213
Valerato de estradiol, 104
Valeriana officinalis, 406
Vasoconstrição cerebral regional, 94
Vasopressina, solução de, *271*
Vasos sanguíneos que irrigam tumores ovarianos malignos, 160
Velocidade de hemossedimentação, 96

Venlafaxina, 38, *227*
Verapamil, *100*
Verbal Paired Associate Test, 54
Vértebras, alterações degenerativas das, e articulações, pélvicas, *143*, 146
Vesícula biliar, doença da, *305*, 318
Vestibulite vulvar, *258*
- síndrome de, 267
- - indicações para cirurgia, *269*
Vestíbulo vulvar, anatomia do, 270
Vírus, 261
- da imunodeficiência humana (*v.* HIV)
- infecções por, 261
Vitamina(s), 109, 235
- D, 408
- E, 180
Vulvodinia, **258-283**
- anatomia, 262
- diagnóstico, 267
- - diferencial, 266
- epidemiologia, 262
- etiologia, 261
- exame físico, 264
- nomenclatura, 260
- sinais, 264
- sintomas, 263
- tratamento, 267

W

WAVE, estudo, 307, *308*
WEST, estudo, 315
WHI, estudo, 63, 97, 105, 226, *303*, *305*, 309, 315, 331, 332
- incidência de condições entre usuárias de placebo no, 336
- prática clínica, 333
WHIMS, estudo, 335
Willebrand, doença de von, 119
Wisconsin Sleep Cohort, 64
Women's Healthy Lifestyle Project, estudo, 199
WOSCOPS, estudo, *206*